"十三五"互联网+创新教育教材

中医食疗药膳学

主　　审　谭兴贵
主　　编　聂　宏　蒋希成
副 主 编　杨添淞　张　晶　张魁魁
编　　者　（以姓氏笔画为序）
王灵哲　付　鹏　代　优　冯楚文　任宇坤
杜　琳　杨添淞　张　晶　张　锐　张魁魁
郑晓英　姜雨微　姜晓光　聂　宏　徐　鹏
曹雪丹　蒋希成
药膳制作　李宝珠　刘佳佳
药膳视频编辑　马　野　侯　成　庄瑞雪　夏　涛
摄　　像　孙国威　付　尧　康彦松　原　磊　郑文韬

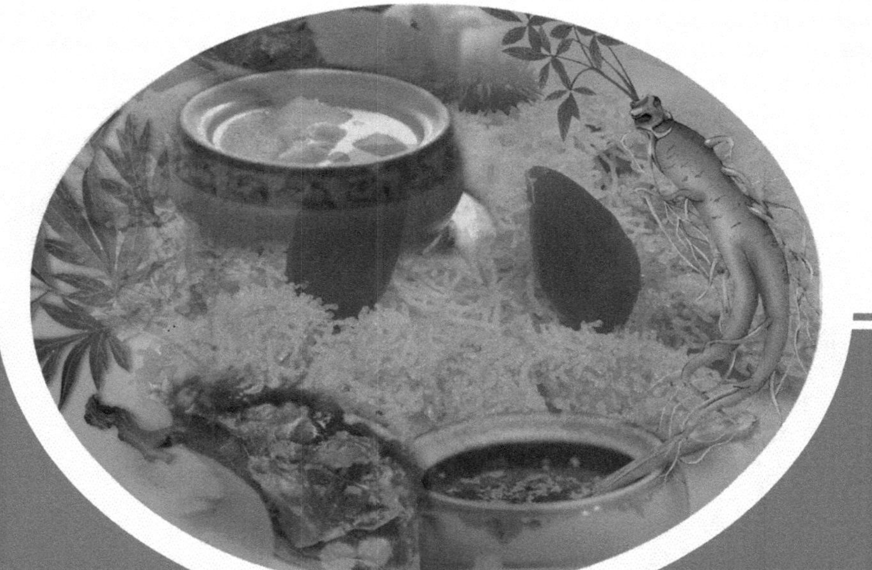

西安交通大学出版社
XI'AN JIAOTONG UNIVERSITY PRESS

图书在版编目(CIP)数据

中医食疗药膳学/聂宏，蒋希成主编.—西安：西安交通大学出版社，2017.7(2024.8 重印)

ISBN 978-7-5605-9862-8

Ⅰ.①中… Ⅱ.①聂… ②蒋… Ⅲ.①食物疗法—中医学院—教材 Ⅳ.①R247.1

中国版本图书馆 CIP 数据核字(2017)第 166918 号

书　　名　中医食疗药膳学
主　　编　聂　宏　蒋希成
责任编辑　李　晶

出版发行　西安交通大学出版社
（西安市兴庆南路 1 号　邮政编码 710048）
网　　址　http://www.xjtupress.com
电　　话　(029)82668357　82667874(市场营销中心)
(029)82668315(总编办)
传　　真　(029)82668280
印　　刷　西安五星印刷有限公司

开　　本　787mm×1092mm　1/16　**印张**　28.75　**字数**　691 千字
版次印次　2017 年 8 月第 1 版　2024 年 8 月第 7 次印刷
书　　号　ISBN 978-7-5605-9862-8
定　　价　58.00 元

如发现印装质量问题，请与本社市场营销中心联系。
订购热线：(029)82665248　(029)82667874
投稿热线：(029)82668803
读者信箱：med_xjup@163.com

编写说明

本书根据国务院《中医药发展战略规划纲要(2016—2030年)》、教育部《关于全面提高高等教育质量的若干意见》的精神,依据行业人才培养和需求,以全面提高中医药院校学生的食疗养生知识和能力、积极与养生保健及医疗康复卫生实践接轨为目标,以学生为主体,在内容选择、模块设计、版面等方面充分考虑了学生的心理特点,并实现教材的立体化配套。

中医学认为,医食同源,药食同源,寓医于食,寓药于食。我国古代很多医药学家,都注意到了饮食对健康和衰老的影响,以及饮食在医疗上的作用。中医食疗药膳学是中医治疗学的重要组成部分,其特点是无毒副作用,服用安全可靠,适于长期服用,有益于健康、长寿,因而提倡食疗、药膳,既继承了我国医药学的宝贵传统,也符合现代社会的需要。

本书具有以下主要特色:

1. 首次将互联网+纸媒教材的模式应用于中医药教育教学领域,创新性地应用二维码链接视频,演示药膳制作技术,打造开放性、立体化的教材。

2. 本书紧扣专业特点,将全书分为上、中、下三篇。上篇为总论,主要介绍中医食疗药膳的发展概况、基础理论与基本知识。中篇介绍了食物类原料129种、药物类原料87种和药膳配方216首。下篇为中医食养与常见病症食疗。在编写内容上充分体现了中医食疗药膳学的学术思想,紧扣教育教学改革精神,充分体现了“三基五性”的教材编写基本原则。

3. 本书可用于本科教学,亦可供研究生选修,并可作为社会科普用书。本书在编写中除纳入食物与食疗方、疾病饮食治疗外,并增加了现代研究及临床应用,这是本书的亮点之一,突出临床的实用原则,更利于学以致用。

4. 本书由世界中医药学会联合会药膳食疗研究专业委员会会长谭兴贵教授担任主审。具体编写工作如下:第一章、第二章、第三章由张晶编写;第四章由王灵哲、姜晓光编写;第五章食物类原料——粮食类由张晶编写,果品类由张锐编写,蔬菜类由郑晓英编写,肉禽乳蛋类、水产类、调料及其他由曹雪丹编写;第六章、第十一章由蒋希成编写;第七章由聂宏编写;第八章、第九章由杜琳编写;第十章、第十三章由杨添淞编写;第十二章一至八节由付鹏编写,第九节由姜雨微编写,十至十六节由代优编写;第十四章由张魁魁编写。本书药膳制作及视频拍摄编辑等工作由李宝珠、聂宏、马野、侯成、庄瑞雪、夏涛、孙国威、付尧、康彦松、原磊、郑文韬、刘佳佳、张锐、冯楚文、任宇坤、夏凯雨等人完成。

由于时间和水平所限,书中难免存在不足之处,恳请广大读者批评指正,以待再版时进一步完善。

编 者

2017年6月

CONTENTS 目录

上篇　总论

中篇　药食的性能与应用

下篇　中医食养与常见病症食疗

上篇
总论

第一章 绪论

第一节 中医食疗药膳学的概念及内容

一、中医食疗药膳学的概念

中医食疗药膳学，有着数千年的发展史，是中华民族宝贵遗产的重要组成部分，它是中医药学的分支学科，是在中医学理论指导下，研究食疗药膳的起源、发展、理论、应用及开发研究的一门学科。

我国自古就有“寓医于食”“医食同源”之说。“食疗”顾名思义，即以膳食作为治疗疾病的手段，或称饮食疗法。中医食疗药膳学，“食疗”重在“疗”，主要应用于患病人群以达到治疗疾病的目的。一方面，根据不同的体质或不同的病情，选取具有一定保健作用或治疗作用的食物，通过合理的烹调加工，成为具有一定的色、香、味、形及疗疾效能的美味食品。另一方面，在中医学理论指导下，将药物和食物相配伍，采取独特的烹调技术制作成的特殊食品，这样的特殊食品被称为“药膳”。“药膳”，最早见于《后汉书·列女传》，药膳可分为保健药膳与治疗药膳两类，保健药膳可用于长寿、美容、补益、病后调养，治疗药膳则根据不同病种及病情需要而对症治疗。

食疗是药膳发挥防病治病作用的具体体现。食疗中“食”的概念远比药膳广泛，它包含了药膳在内的所有饮食。故食疗不必一定是药膳，但药膳则必定具备食疗功效。历代食养、食治所涉及的膳食主要是药食和膳食，因此，药膳学的学术范畴基本上属于古代食养食疗的全部内容。

食疗药膳学的应用随着“药食同源”的观念，与中医药学的起源发展同步，但近年来才形成一门相对独立的学科。食疗药膳学的形成，预示着中华民族的食疗药膳文化将得到深入的研究、发掘、发展、传播，进而对人类的健康发展做出有益的贡献。

食疗药膳学是以药物和食物为原料，通过烹饪加工而制成的一种具有食疗作用的膳食，它是中国传统医学知识与烹调经验相结合的产物，它“寓医于食”，既将药物作为食物，又将食物赋予药物，它既具有营养价值，又可防病治病，保健强身，延年益寿。

因此，食疗药膳学既不同于一般中药方剂，又有别于普通饮食，是一种兼有药物功效和食品美味的特殊膳食。它可以使食用者得到美食的享受，又在享受中使其身体得到滋补，既可防病，又可治病。因而，中国传统食疗药膳的制作和应用，不但是一门科学，更可以说是一种文化。

二、中医食疗药膳学研究的内容

食疗、药膳具有在中华民族应用时间跨度长，传播范围广，与中医药学密不可分的特点。早在1400多年前，唐代孙思邈《备急千金要方》一书就有“食治篇”，既分类介绍了果实、菜蔬、谷米、鸟兽及虫鱼的性能、应用，又在卷首序中论述了食疗的意义、原则和饮食宜忌。因此，食疗药膳学研究的内容非常广泛。中医食疗药膳学的研究内容主要包括基础理论和临床应用两大部分，主要有以下几方面。

1. 中医食疗药膳的古代文献研究

食疗在我国已有数千年的悠久历史，在浩如烟海的古代本草文献中，有不少是专门论述食养、食疗、食治的著作，如《食疗本草》《饮膳正要》，像古代著名的医书《黄帝内经》《伤寒杂病论》《肘后备急方》《太平圣惠方》《圣济总录》《养老奉亲书》等书籍中也包含大量中医食疗药膳学的相关内容。通过对中医食疗药膳的古代文献研究，使我们在继承的基础上发展提高是中医食疗药膳学研究的主要任务。

2. 理论研究

中医食疗药膳学以中医学理论为指导，是在中医学框架体系中长期积累形成的。本学科研究的是理论体系、思维方法、基本原则。特别是中药与食物如何配伍才能发挥最佳作用的问题仍值得进一步研究。还有对药膳配伍的禁忌问题、药膳作用机制等进一步的研究，可更好地指导药膳的临床运用。

3. 药食的性能与应用研究

《素问・五常政大论》所说：“谷肉果菜，食养尽之。”孙思邈在《备急千金要方・食治篇》中所说：“食能祛邪而安脏腑，悦神，爽志，以资气血。”药膳原料包含药物和食物两类物质，这些原料既有食的特性，又有药的特征，必须认识它们药食的性能与应用，摸索探究更多更广泛的食物，扩展新的认识和经验，再结合现代科学技术手段加以验证。

4. 食疗养生菜的开发

药膳既适合于家庭食品的制作，又可作为餐馆配膳的美食佳肴，已成为中医食疗的主要表现形式之一。除了要具有药物的调养作用外，还必须具有食品色、香、味、形的特点，因此好的药膳必须是一种受人欢迎的美食品，寓治疗、调养于享受之中，所以对烹调方法的研究就显得尤为重要。

5. 临床应用

中医食疗药膳学研究临床上各科疾病的辨证施膳方法。在食疗实践中，辨证施食与辨病施食是提高食疗效果的两个重要原则。辨证与辨病，两者相辅相成，不可顾此失彼；并注意与现代医学、现代营养学及烹饪学等其他学科知识领域相结合，更好地服务于临床，解决实际问题。

第二节　中医食疗药膳学发展简史

一、远古至周朝

食疗药膳的起源根据“药食同源”或“医食同源”的观念，说明它在中华民族文化中早以形成，至少在中医学起源时，已伴随着食疗药膳的萌芽。这一时期的下限约在周代。人类在最早的“茹毛饮血”时期，为了生存而摄取食物的过程中，经不断的偶然，发现某些食物在果腹的同时，还具有增强体力、减少或“治疗”疾病的作用。这使得人类从“偶然”进入到主动寻求，这种“寻求”的本能和经验的积累，就成了食疗药膳的起源，至今仍然有流传，谓生饮鹿血可以壮阳、生吞蛇胆可以明目，就保留有上古时代食疗的痕迹。但是，在火使用之前，人类仍然是疾病多而寿命短。《韩非子·五蠹》谓：“上古之世……民食果，蚌蛤，腥臊恶臭而伤害胃腹，民多疾病。有圣人做钻燧取火以化腥臊，而民悦之，使王天下，号之曰燧人氏。”自燧人氏之后，人类进入了熟食时代，疾病减少，体质得到了增强。火的使用，使人类的饮食得到了根本变革，也为食疗药膳的形成开辟了全新的途径。

追溯早期的食疗药膳，自然离不开酒的酿造。酒既是饮料，又是治病的药品。酒起源于上古禹时代，《战国策》谓“帝女令仪狄作酒醪，禹尝之而美”。《内经·素问》汤液醪醴论篇也说“上古圣人做汤液醪醴”。“禹尝之而美”是指饮料言；《内经》所言则是药物作用，谓这种汤液醪醴。从酒的发明到使用，自开始就是医与食的混合体。这种观念已经形成，并在已有的文献记载着，“药食一家，医食同源”，而且从酒的应用，可以说食疗药膳学已经有了真正的发端。

自文字出现后，甲骨文与金文中就已经有了“药”字与“膳”字。而将“药”学与“膳”学联系起来使用，形成药膳这个词，则最早见于《后汉书·列女传》。其中有“母亲调药膳思情笃密”这样的字句。在古代的典籍中，已经出现了有关制作和应用药膳的记载。《吕氏春秋·本味》记载伊尹和商汤谈及“凡味之本，水最为始，五味三材，九沸九变，火为之纪，时疾时徐，灭腥、去臊、除膻，必以其胜，无失其理。调和之事，必以甘酸苦辛咸，先后多少，其齐甚微，皆有自起”，说明此时已开始认识到食物有“偏性”。其中“阳补之姜，招摇之桂”之说，不仅阐述了烹调技艺，还指出了姜、桂是药食两用食材。《周礼》记载了“食医”，食医主要掌握调配周天子的“六食”“六饮”“六膳”“百馐”“百酱”的滋味、温凉和分量。食医所从事的工作与现代营养医生的工作类似，同时书中还涉及了其他一些有关食疗的内容。《周礼·天官》中还记载了疾医主张用“五味，五谷，五药养其病”；疡医则主张“以酸养骨，以辛养筋，以咸养脉，以苦养气，以甘养肉，以滑养窍”等。这些主张已经是很成熟的食疗原则。这些记载表明，我国早在西周时代就有了丰富的药膳知识，并出现了从事药膳制作和应用的专职人员。成书于战国时期的《黄帝内经》载有：“凡欲诊病，必问饮食居处”，“治病必求其本”，“药以祛之，食以随之”；并说“人以五谷为本”，“天食人以五气，地食人以五味”，“五味入口，藏于肠胃”，“毒药攻邪，五谷为养，五果为助，五畜为益，五蔬为充，气味合而服之，以补精益气”。与《黄帝内经》成书时间相近的《山海经》中也提到一些食物的药用价值：“枥木之实，食之不老”。《淮南子》描写了神农“尝百草之滋味，水泉之甘苦，令民知所避就。当此之时，一日而遇七十毒”。

“知所避就”就是懂得百草的基本性能及毒性，为后世本草学打下基础。上述医籍的记载，说明在先秦时期中国的食疗药膳理论已具雏形。

二、秦汉时期

秦汉时期食疗药膳有了进一步的发展。汉末年成书的《神农本草经》集前人的研究载药365种，其中大枣、人参、枸杞、五味子、地黄、薏苡仁、茯苓、沙参、生姜、葱白、当归、贝母、杏仁、乌梅、鹿茸、核桃、莲子、蜂蜜、龙眼、百合、附子等，都是具有药性的食物，常作为配制药膳的原料。汉代名医张仲景的《伤寒杂病论》《金匮要略方论》，进一步发展了中医理论，在治疗上除了用药外，还采用了大量饮食调养方法来配合。如白虎汤、桃花汤、竹叶石膏汤、瓜蒂散、十枣汤、百合鸡子黄汤、当归生姜羊肉汤、甘麦大枣汤等。在食疗方面，张仲景不仅发展了《黄帝内经》的理论，突出了饮食的调养及预防作用，开创了药物与食物相结合治疗重病、急证的先例，而且记载了食疗的禁忌及应注意的饮食卫生。汉代以前虽有较丰富的药膳知识，但仍不系统。汉代为我国药膳食疗学理论的奠基时期。关于药膳的具体使用，先秦时期即有专书论及，《汉书·艺文志》收有《神农食经》，因已亡佚，后世无从知其内容。但既名“食经”，显然是药膳食疗的专书。专书未见，散见于其他书中的相关内容，则可谓比比皆是。《五十二病方》书中收载280余首方，药物近250种，食物类药品占四分之一，如秫米、青粱米、鸡、羊肉、鲋鱼、乳汁、蜜、猪脂、牛脂、食盐等，其中所载50余种疾病，有一半左右，可行食疗。由此，食疗的认识与中医药发展是同步的，食物始终是中药的重要组成部分。《山海经》则有一些更加详细的描述，如“嘉果，其实如桃，其叶如枣，黄华而赤木付，食之不劳”，“幼鸟，其状如凫，赤身而朱目，赤尾，食之宜子”，“梨，其叶状如荻而赤华，可以已疽”，“猩猩，其状如禺而白耳，伏行人走，食之善走”等，说明该时期已对膳食用于保健防病、改善体质等有了很多实际运用的经验。

三、晋唐时期

晋唐时期为食疗药膳学的形成阶段。这时期的药膳食疗理论有了长足的发展，出现了一些专门阐述。晋代葛洪的《肘后备急方》、北魏崔洁的《食经》、梁代刘休的《食方》等著述对中国药膳理论的发展起到了承前启后的作用。唐代孙思邈在其所著的《备急千金要方》中设有“食治”专篇，至此，食疗已经开始成为专门学科，其《备急千金要方》第二十六卷专门论述食养食治，涉及食治原料162种，其中果实类30种、蔬菜类63种、谷米类24种、鸟兽类45种。这是食治原料学的奠基。孙思邈还指出“食能排邪而安脏腑，悦情爽志以资气血，凡欲治疗，先以食疗；既食疗不愈，后乃用药耳”，并认为“若能用食物平疴，适性遣疫者，可谓良工，长年饵老之奇法，极养生之术也”。孙思邈的弟子孟诜集前人之大成编成了《食疗本草》。这是我国第一部集食物、中药为一体的食疗学专著，共收集食物241种，详细记载了食物的性味、保健功效、过食、偏食的副作用，以及其独特的加工烹饪方法。这时还有医博士昝殷编著的《食疗心鉴》，本书以食治为主，共列15类食方，是一部比较系统和完备的食物疗法专书。南唐陈士良的《食性本草》，都是在晋唐时期出现的专门论述食疗功效的专著，将食疗、药膳作为专门的学科进行详细的论述。

唐代名医王焘所撰《外台秘要》，有关食疗的内容非常丰富，如治疗气嗽用杏仁煎方，久咳用久咳不瘥方和疗咳喘唾血方，寒痢用生姜汁加白蜜方，赤痢用崔氏黄连丸方，卒下血用赤小豆取绞汁饮之法等。该书谈到了食禁，如治咳嗽方忌生葱、生蒜或海藻、菘菜咸物等，治疗痔疮忌鱼肉、鸡肉、酒等。这些从实践中总结出来的宝贵经验，大部分内容至今仍为临床常用。这表明晋唐时期食疗本草发展已到了一个鼎盛阶段，大大促进了后世食疗本草的发展。

四、宋元时期

宋元时期为食疗药膳学全面发展时期。宋代官方修订的《太平圣惠方》专设“食治门”，记载药膳方剂 160 首，可以治疗 28 种病症，且药膳以粥、羹、饼、茶等剂型出现。官方修订的大型方书《圣济总录》中记有食治方 285 个，食膳类型又增加了散、饮、汁、煎、饼、面等。民间的食疗书有：陈直所撰的《养老奉亲书》，是一本老年疾病治疗保健方面的书籍，特别在老年食疗方面强调“节制饮食，调治疾病”的学术思想，他论述了食疗在老年病中的重要性：“主身者神，养气者精，益精者气，资气者食，食者生民之本，活人之事也。其高年之人，真气耗竭，五脏衰弱，全仰饮食，以资气血。”书中以动物及脏器为食物予老人食养，是其一大特色。书中共收食治方 169 首，并详细介绍了这些食疗方的烹调方法、适用证候及注意事项，至今仍有较高的现实指导意义。陈达叟著的《本心斋蔬食谱》，载蔬食二十谱，别具一格。林洪著的《山家清供》，载各种食品 102 种，有荤有素、琳琅满目、美不胜收，不但治病，且可赏心悦目，促进食欲。

元朝的统治者也重视医药理论，提倡蒙、汉医的进一步结合和吸收外域医学的成果。由饮膳太医忽思慧所编著的《饮膳正要》，为我国最早的营养学专著，收载食物 203 种，除了谈到对疾病的治疗，首次从营养学的观点出发，强调了正常人应加强饮食、营养摄取，用以预防疾病，并详细记载了饮食卫生、服用药食的禁忌及食物中毒的表现，颇有见解。

金元时期很多著名医学家都十分重视食养食疗。补土家李杲补脾胃养元气，论病识证多强调饮食不当引起脾胃受伤，饮食不节是致病的重要原因，从另一角度深化了食养的重要性。攻下派的张子和更直接强调食养，说“养生当论食补”“精血不足当补之以食”，认为食养与药治处于相等的重要位置。

此外，贾铭的《饮食须知》、吴瑞的《日用本草》、娄居的《食治通说》、郑樵的《食鉴》等，都从不同侧面论述食疗，对中医食疗学的发展都做出了一定贡献。

五、明清时期

明清时期中医食疗药膳学进入更加完善的阶段。医家们从整体观念出发，详细地论述食物的效用，并主张辨证施食，把食疗与临床学科紧密联系在一起，在疾病的预防、治疗和康复过程中起到重要的作用。在这一时期几乎所有关于本草的著作都注意到了本草与食疗的关系，对于药膳的烹调和制作也达到了极高的水平，且大多符合营养学要求。明代李时珍的医药学巨著《本草纲目》为中医食疗提供了丰富的资料，仅谷、菜、果三部就收有 300 多种，其中专门列有饮食禁忌、服药与饮食的禁忌等。朱橚撰写的《救荒本草》2 卷，记载 414 种野生食用植物的产地、形态、性味、毒性、食用部位、食用方法等，结合食用，以备荒年之用。目的是以救荒为主，详细地介绍了对有毒植物的加工处理方法，十分详尽。此外还有徐春蒲的

《古今医统》、卢和的《食物本草》、宁原的《食鉴本草》，其中较为著名的是贾铭的《饮食须知》、王孟英的《随息居饮食谱》等，它们至今在临床及生活中仍有较大的实用价值。这一时期的食疗学还有一个突出的特点，提倡素食的思想得到进一步发展。如黄云鹄所著的《粥谱》，共载药粥方200多个，成为现存的第一本药粥专著；曹庭栋的《老老恒言》重视素食，这对于食疗、养生学的发展均有帮助。费伯雄撰有《费氏食养三种》，尤以"食养疗法"一词为费氏首先明确提出。清代随着温病学说的创立，对热性病的食疗也积累了很多经验。如叶天士的《温热论》中应用甘蔗、梨、鲜芦根、生荸荠、生藕汁组成的"五汁饮"养胃阴以善后，用于治疗阴虚津涸，就是典型的食疗方。

六、近代和现代

由于现代科学技术的飞速发展，为食疗药膳产品的开发研究带来了生机与商机。同时因为药膳食品能防病治病、增强体质、有利于健康，又能丰富饮食品种，在日常生活中增加新的内容，因而受到人们的广泛喜爱，并对药膳产品的质量、品种有了更多需求，这些社会需求不断促使药膳食疗研究者们采用新技术、新方法，改进产品质量、增加新品种，尽可能地工业化生产。多种新技术的应用，使药膳从传统的菜肴饮食类、面点类、酒类发展为新型饮料类、冲服剂类、胶囊类、罐头类、蜜饯类等。为了更有利于开发研究，各地均成立了食疗药膳的研究机构，对药膳的现代化展开了深入的、有组织的、多方合作的研究工作，同时这方面的工作也受到国外有识之士的高度重视。近些年来，我国就食疗药膳开展了多次国际研讨会，进行了广泛的国际交流合作。从人们对食疗药膳的喜好，到食疗药膳副业的蓬勃兴起，特别是在"回归自然"的强烈呼声中，作为生态疗法的中医食疗药膳，已经展现出光明美好的发展前景。

近年来，关于食疗药膳的著作大量出版，如由窦寇祥主编的《饮食治疗指南》、顾奎勤等人编著的《家庭药膳》，是食疗方面的普及读物；如谢永新等编著的《中国食疗学》，则是丛书；由施杞、夏翔主编的《中国食疗大全》，为食疗方面的专著；王者悦编著的《中国药膳大辞典》是大型药膳工具书。这些书籍为食疗药膳的理论与应用提供了较全面的资料。同时如《药膳食疗》与《东方食疗与保健》杂志这样的药膳食疗专刊，以众多的栏目，从理论研究、实验研究及临床应用等各方面向人们传播了大量的药膳食疗信息。《中国烹饪》《中国食品》《东方美食》《中国食品报》《中医药报》等报刊开辟了药膳食疗专栏以介绍药膳知识，为增强人民体质、普及药膳食疗起到了非常重要的作用。

纵观几千年的食疗药膳学发展进程，从食疗药膳的理论奠基，到药膳食物的广泛运用、实用理论的不断发展，终使食疗药膳文化得以在现代发展为一门相对独立的分支学科。同时药膳食疗基础学科体系也不断分化，正衍生出药膳食疗资源学、药膳食疗鉴定学、药膳食疗化学、药膳食疗药理学、药膳食疗炮制学、药膳食疗毒理学、药膳食疗制剂学等多个新兴学科。围绕药膳食疗所进行的临床实践和科学研究也达到了新的高度。在科学日益发展、生活水平不断提高的当今，人们对药膳食疗的喜好日益增加，药膳食疗业的蓬勃兴起，中医食疗药膳学在未来必将大放异彩，为保障人类的健康长寿发挥重要作用。

第二章 中医食疗药膳学的理论基础

食疗药膳起源于数千年前，经过历代医家、养生家不断的研究和发展，形成了食疗药膳学的理论。认识和了解这些理论，并进一步充实和完善，无疑能促使食疗药膳学在新的历史条件下得到更大的发展与进步。

第一节　中医食疗药膳学的基础理论

一、天人相应的整体营养观

整体观念贯穿中医学的各个方面，它非常重视人体本身的统一性和完整性，以及人与自然界、社会的相互关系。

中医学认为，人体是以五脏为中心，而在心、肝、脾、肺、肾这五脏中，又以心为主导，配以六腑，通过经络系统"内属于脏腑，外络于肢节"的作用而形成的一个有机的整体。在阐述人体的生理功能、病理变化，以及对疾病的诊断、治疗时，都贯穿着"人体是有机的整体"这个基本观点。

机体与自然环境是协调统一的。人是自然界长期发展的产物，自然界存在着人类赖以生存的必要条件。自然界的变化可以直接或间接地影响人体，人体可以能动地对自然界的变化产生相应的反应，还可以能动地改造自然界。如肝与东方、春季、风、万物始生的生发、生物性味的酸味等具有相关性。在昼夜晨昏的阴阳消长中，人体的生理活动也发生适应性的变化，如人体的阳气在白天多趋于表，夜晚多趋于里。而疾病则有"旦慧昼安，夕加夜甚"的变化。生活在不同地方的人，对当地的地理环境和生活习惯都产生一定的适应性，某些地方性疾病更是与地理环境有不可分割的关系。所以，中医在治疗和预防疾病的时候要求"三因制宜"，即要因时、因地、因人制宜。

机体与自然界阴阳时令气候的变动也有关。如自然界阴阳的变动，"阳气始于温，盛于暑，阴气始于清，盛于寒"，针对这种变动，必须顺应这一规律以调节人体阴阳。所以，《素问·四气调神大论》说"春夏养阳，秋冬养阴"。有食谚，谓"冬吃萝卜夏吃姜，不用医生开药方"，即是对"春夏养阳，秋冬养阴"的恰当运用。

四时变化是阴阳在自然界变动的征兆，顺应四时，调配药食也就是调理阴阳。《素问·六元正纪大论》又指出治疗的原则是"用热远热，用温远温，用凉远凉，用寒远寒"，要求治疗疾病的药食要避开自然界的主气，以防药食的性能与自然界的阴阳属性相合而加重病情。

人具有自然界属性和社会属性，人和社会环境是辩证统一的。《内经》主张："上知天文，下知地理，中知人事，可以长久"，说明了中医从开始就把人与社会看作一个整体，并坚持从人与社会的整体上治疗并预防疾病。

中医常根据天人合一的整体营养观运用食物来达到补虚、泄实、调整阴阳的目的，做到“审因用膳”“辨证用膳”。药膳的施用，也正如中医治法中方剂的运用，目的是调理脏腑气血，协调机体阴阳。

药膳通过五脏对机体进行调节。五脏的生理功能是五味所维持的。《素问·六节脏象论》称为“地食人以五味”，并且说“五味入口，藏于肠胃。味有所藏，以养五脏气”。五脏受五味的滋养，才能使气血津液充盛，体现出的就是正常的生命活动，即“神”才能“自生”。五味与五脏相关：酸入肝，苦入心，甘入脾，辛入肺，咸入肾。某一种味对相应脏的功能活动具有特殊的促进作用，《内经》称为“先入”，如酸先入肝、甘先入脾等，这种先入能促进该脏功能，所谓“久而增气，物化之常也”（《素问·至真要大论》）。这一途径，确立了药膳运用的原则之一。

然而，若不适当地过用、偏用五味，则可导致脏腑阴阳的失调，可以引起各种不同的病证。损伤途径也基本上循五味五脏相关关系，即多食苦能损伤心气、多食咸能损伤肾气等。调治原则，也根据五脏五味的相关及五脏之间的关系确定，如肝病，《素问·脏气法时论》指出，“肝色青，宜食甘”，“肝苦急，宜食甘以缓之”；《素问·至真要大论》提示，“木位之主，其泻以酸，其补以辛”，“厥阴之客，以辛补之，以酸泻之，以甘缓之”等等，均指出病在肝脏者，根据病情的需要，需用散、缓、泻、补诸法，药食的配伍便需采用辛、甘、酸等味的物品。

这种人和自然息息相关的关系也体现在饮食营养方面。早在两千多年前，古代医者就认识到，作为自然界产物的“味”对机体脏腑的特定和选择作用。除此，食物对脏腑尚有“所克”“所制”“所化”等作用。

二、精气补充营养观

《素问·六节脏象论》曰：“天食人以五气，地食人以五味……五味入口，藏于肠胃，味有所藏，以养五气，气和而生，津液相成，神乃自生。”意思是说，人体五脏之气，气、血、津液的生成，神气的健旺，全赖天地间五气、五味之供奉，而五味的来源就是广泛存在于自然界的食物。

中医把每一种食物所含的营养称为“精微”物质，即“水谷之精”“后天之精”。

人体吸收“精微”物质后，主要化生为“气”。气，在古代是人们对自然现象的一种朴素的认识，认为气是构成世界的最基本物质，宇宙间的一切事物，都是气的运动变化而产生的。这种观点用之于医学领域，即认为气是构成人体的基本物质，并以气的运动变化来说明人的生命活动。如《素问·宝命全形论》说：“人以天地之气生，天地合气，命之曰人”，指出了人是物质的，是靠天地之气而生养的。在中医学里所谈气的含义：一是指构成人体和维持人体生命活动的精微物质，如水谷之气、呼吸之气等；二是指脏腑组织的各种不同功能活动，如脏腑之气、经络之气等，而两者又是相互联系的。

人体气的生成来源，总的来说不外乎三个方面，即藏于肾中来自父母的精气；饮食物中经脾胃吸收的水谷精微之气和经肺吸入的自然界清气。因此，气的生成多少，与先天之精气是否充足、饮食营养是否丰富、肺脾肾三脏的功能是否正常有密切关系，其中尤以脾胃的受纳与运化功能最为重要，所以称脾胃为“气血生化之源”“后天之本”。

先天之精气、后天水谷之气、被吸收的自然界清气，三者共同构成人体的真气，真气则为诸气之本。《灵枢·刺节真邪篇》说："真气者，所受于天，与谷气并而充身者也。"它具有充养周身，维持人体正常生理活动的作用。因为气在人体分布的部位不同，又有不同的名称和功能特点。如：元气是禀受于父母，藏于肾中的精气，具有激发和推动人体各脏腑组织功能活动的作用，也是维持人体正常生长发育的原动力，脏腑之气的产生也要根源于元气的资助。宗气是由肺吸入的清气和脾胃运化而来的水谷精气组合而成的，积聚胸中，主要功能是推动肺的呼吸和心血的运动。营气主要由脾胃中的水谷精微所化生，分布于脉管之中，其主要功能是化生血液，并与血共行于脉中，发挥其营养强身的作用。卫气亦主要由水谷之气所化生，是人体阳气的一部分，故又有"卫阳"之称，主要功能是护卫肌肤、抗御外邪，开合汗孔、调节体温，温煦脏腑、润泽皮毛等。

人的生命活动处在一个能量不断被消耗，又不断得到补充的过程之中，应该保持着动态的平衡。饮食物是"气"所发挥作用的物质基础，一旦饮食物供应不足，"气"就要耗散、消弱。正如《灵枢·五味篇》中所记述的："天地之精气，其大数常出三入一，故谷不入半日则气衰，一日则气少矣。"天之精气指自然界之大气，地之精气指的就是水谷之精气，天地之气不断供养人体，决定着人身之"气"的盛衰，可见食物与人的生命活动的密切关系。

中医学还认为，物质与功能之间有着密切的联系，物质与功能之间保持着动态的平衡状态，并以此来维持生命活动。

三、阴阳调理平衡营养观

阴阳学说是中医学的基本理论之一。《内经·阴阳应象大论》说："阴阳者，天地之道也，万物之纲纪，变化之父母，生杀之本始，神明之府也。治病必求其本。"这意思是：阴阳是什么呢？它是自然界发展变化的一般规律，因而是一切事物的纲领系统，变化的由来，生长消亡的根本，也是一切事物变化的根源。所以治疗疾病必须探求阴阳这个根本。

阴阳学说认为阴阳代表着一切事物中的矛盾双方，从人体物质结构来说，则阴成形，阳化气。体为阴，用为阳，血为阴，气为阳；以脏腑形态而言，则脏为阴，腑为阳，里为阴，表为阳等；从物质与功能的关系来看，则阴是代表物质的，它主静、主沉降；阳是代表功能的，主动、主升发。阴阳完全处于一个既对立又统一的状态。《内经·阴阳应象大论》又说："阴在内，阳之守也；阳在外，阴之使也。""无阴则阳无以生，无阳则阴无以化。"根据阴阳学说，人体必须保持阴阳动态的相对平衡，才能维持正常的生理状态，否则就会引起病变，甚至死亡。正如《素问·生气通天论》所述："阴平阳秘，精神乃治；阴阳离决，精气乃绝。"意即阴精充沛，阳气固密，两者互相调节而维持其相对平衡，是进行正常生命活动的基本条件；若由于阴阳失调，此消彼长，发展到一方消灭另一方，或一方损耗过度而致另一方失去依存，无法再保持阴阳两者能动的相互关系，即为阴阳的关系分离决裂，死亡到来。

食疗药膳学就是立足于整个人体的阴阳平衡这一点上的，主要在于物质与功能间的动态平衡，也可以认为人体对营养物质的吸收与对营养物质的消耗之间保持动态平衡。在这个理论指导下，像中医治疗疾病一样，食疗的根本原则也是运用食物来调整机体阴阳，使受到干扰或破坏的阴阳两方恢复其平衡状态。就像《素问·至真要大论》提出的"谨察阴阳所在而调之，以平为期"的原则，并为此列出了一系列治则，如"寒者热之，热者寒之，微者逆之，甚者从之，坚者削之，客者除之，劳者温之，结者散之，留者攻之，燥者濡之，急者缓之，散者收之，损者益之，逸者行之，惊者平之，上之下之，摩之浴之，薄之劫之，开之发之，适事为故。”意思是：寒病用热性的药物、食物来治疗；热病用寒性的药物、食物来治疗；病轻微的，可用逆治的方法，如寒证用热药，热证用寒药，实证用攻法，虚证用补法等；病重而复杂的，用从治的方法；凡有坚癖癥块的，当用推荡消块的方法；外来的客邪用祛除的方法；劳伤成病的，必须温养；情绪郁结的，适宜舒散；积滞留聚的，予以攻泻；干燥的要滋润；拘急的要缓和；有耗散时宜收敛；有亏损不足时，要用补养方法；因安逸太过而致病的，要多加活动；受惊而起病的，要使其安定等等。

中医治疗的原则在于调整阴阳以维持机体阴阳平衡状态，这一原则也适用于食疗。从近代研究和观察中发现，食疗可能具有以下作用。

(1)促进免疫系统与抑制免疫系统功能的平衡，以避免免疫功能低下或亢进(如变态反应)。有补益作用的血肉类食品、乳蛋类食品一般均有增强免疫功能的作用；属凉性的新鲜蔬菜，如荠菜等可能伴随有清热解毒作用并能抑制免疫功能的亢进。但从总的情况看，还是以起到调节免疫功能的作用为主。

(2)调整内环境的相对恒定，体温、渗透压、酸碱度、离子浓度是维持机体内环境恒定的重要因素。汗法、清热法对体温有调整作用(如用芫荽、生姜等发汗，芹菜、荠菜清热等)，淡渗利尿食物冬瓜、葫芦等有调节晶体渗透压的作用，温下、益气、泻下药有降酸作用(如芝麻、核桃仁等)。

(3)调整物质代谢，即合成与分解代谢的平衡。如：有助肾阳作用的食品羊肉、狗肉、雀肉等可能使低下的脱氧核糖核酸(DNA)合成率增加，龟、鳖等滋补肾阴的食物则可使亢进的DNA合成率下降。又如银耳、黑木耳能降低血液凝度，有利于冠心病及血管硬化症的防治；而茶具有的抗凝血与使纤维蛋白溶解的作用，不但对动脉粥样硬化、高脂血症、高纤维蛋白血症有明显的治疗作用，而且对肾炎患者的高凝状态及纤维蛋白的沉积均有良好的治疗作用。

四、辨证施膳的调养观

辨证论治是中医认识疾病和治疗疾病的基本原则，也是中医学的基本特点之一。

证，是机体在疾病发展过程中的某一阶段的病理概括。由于它包括了病变的部位、原因、性质以及邪正关系，反映出疾病发展过程中某一阶段的病理变化的本质。所谓辨证，就是将四诊(望、闻、问、切)所收集的资料、症状和体征，通过分析、综合，辨清疾病的原因、性质、部位以及邪正之间的关系，概括、判断为某种性质的证。论治，又称施治，则是根据辨证的结果，确定相应的治疗方法。辨证是决定治疗的前提和依据，论治是治疗疾病的原则和方法。辨证论治的过程，就是认识疾病和治疗疾病的过程。辨证和论治，是诊治疾病过程中既相互联系，又不可分割的两个方面，是理论和实践相结合的体现，是理法方药在临床上的具体运用，是指导中医临床工作的基本原则。

辨证首先着眼于证的分辨，然后才能正确的施治。例如感冒，见发热、恶寒、头身疼痛等症状，病属在表，但由于致病因素和机体反应性的不同，又常表现为风寒感冒和风热感冒两种不同的证。只有把感冒所表现的“证”是属于风寒还是风热辨别清楚，才能确定用辛温解表或辛凉解表方法，给以适当的治疗。由此可见，辨证论治既区别于头痛医头、脚痛医脚的局部对症疗法，又区别于那种不分主次，不分阶段，一方一药对一病的治疗方法。

由于辨证论治能辨证地看待病和证的关系，既可看到一种病可以包括几种不同的症，又看到不同的病在其发展过程中可以出现同一种证，因此在临床治疗时，还可以在辨证论治的原则指导下，采取“同病异治”或“异病同治”的方法来治疗。

再以感冒为例：风寒感冒表现为恶寒、发热、头痛、身痛、无汗、鼻塞、流清涕、喷嚏、咽痒或咳嗽，痰多稀薄、舌苔薄白，脉浮或浮紧。治则：辛温解表，祛风散寒。饮食治疗方面可选用生姜红糖茶、葱白粥、生姜粥、紫苏粥、姜糖苏叶饮、葱豉黄酒汤、芫荽饴糖饮等治疗。风热感冒表现为发热、微恶风寒或有汗出、头痛、口微干渴、咳嗽、痰黄稠、咽喉红肿疼痛、苔薄黄、脉浮数。治则：辛凉解表，疏风清热。饮食治疗可选用菊花茶、桑菊豆豉饮、薄荷芦根饮、白菜绿豆饮、葱豉粥、荷叶粥、薄荷粥、菊苗粥、银花饮等验方。这是“同病异治”的实例。又如肾阴不足、肝阳上亢的高血压患者，久痨阴虚的肺痨患者，肾阴不足、虚热内生的慢性肾炎患者，由于均具有头晕、耳鸣、腰酸、低热、手足心热、失眠、盗汗、心悸、舌红、少苔、脉数等症状，同样可以用雪羹汤、冰糖清炖银耳、梨浆粥等来治疗。这是“异病同治”的实例。

由此可见，中医治病主要的不是着眼于“病”的异同，而是着眼于病机的区别。相同的病机，可用基本相同的治法；不同的病机，就必须用不同的治法。所谓“证同治亦同，证异治亦异”，实质上是由于“证”的概念中包含着病机的缘故。这种针对疾病发展过程中不同质的矛盾用不同的方法去解决的法则，就是辨证论治的精神实质。食物治疗也遵循辨证论治（辨证施治）的原则。

辨证论治是中医认识疾病和治疗疾病的基本原则，也是中医学的特点之一。现在的科学饮食健康观念提倡审因施膳，即根据不同的人群、体质、地域、病情，做到“辨证施膳”，即“因人施膳”“因时施膳”“因地施膳”“因病施膳”。

（一）因人施膳

因人施膳是指根据男女不同、老少不同、体质不同、生活习惯等不同特点，所患疾病不同，来考虑治疗用药和食疗的原则，又称为因人制宜。

1. 年龄

年龄不同，生理功能及病变特点亦不同。小儿生机蓬勃，发育迅速，对营养物质的需求高，而其脏腑娇嫩、形气未充，故有“小儿脾常不足”之说。故给小儿的食养方中常以健脾开胃、实卫固表、固本培元等养疗方法调理脏腑功能，充养正气。青少年机体属于阳气旺盛的阶段。为满足该期身体迅速生长发育之需，给青少年的食养方要做到荤素搭配、营养均衡，从而达到增强体质、促进生长的目的。中年是人体一生中由盛而衰的转折点。中年脂肪蓄积，人开始发胖，免疫功能降低；鉴于中年时期元气渐趋衰弱的体质特点，张景岳提出：“人于中年左右，当大为修理一番，则再振根基，尚余强半。”倡导重振根基之理论，提出应自中年时期开始，为防患于未然，适时注意身体的修复颐养，不等到老年阶段衰老来临了才开始保养，这对于保持健康、有效预防早衰、减少疾病发生具有重要意义。老年人气血衰少、生机减退，患病多虚证或正虚邪实。此时的饮食治疗应以补养为主，且应长期坚持，选择清淡、熟软、易于消化吸收的食物，可适当多服用具有健脾开胃、补肾填精、益气养血、活血通脉、润肠通便及延年益寿作用的药粥、汤等。

2. 性别

男女性别不同，各有其生理特点。男性为阳刚之体，《素问》中记载“男子二八肾气盛，天癸至，精气溢泻”。其脏腑功能较女性旺盛，气多血少，阴弱阳旺。由于男性以肾精为本，精气易泄，易亏，因而男子精病多，其养生贵在节制房事以养其精，以注重保养肾精为重要原则。肝肾同源，精血互生，肝脏藏血输血以滋养肾脏。肝主疏泄，调畅情志，肝气调达则情志舒畅。故男子食养注重养护肾脏、肝脏。女性为阴柔之体，阴盛阳衰。女性体质有两个特点：女子以血为本，有余于气，不足于血；女子以肝为先天，主冲任二脉。特别是对妇女有经期、怀孕、产后等情况，因经孕产乳而伤于血，肝为藏血之脏，血伤则肝失所养，肝气横逆，易致诸疾。至女子天癸竭，气血皆虚，肾气渐衰，当益血之源，脾主运化而为统血之脏，故此时注意健脾。女性一生应注重肾、肝、脾三脏。

3. 体质

由于每个人的先天禀赋和后天调养不同，个体素质不仅有强弱之分，而且还有偏寒偏热以及素有某种慢性疾病等不同情况。常见的中医体质类型是根据 2009 年由中华中医药学会公布《中医体质分类与判定》，主要分为平和体质、气（血）虚体质、阳虚体质、阴虚体质、痰湿体质、瘀血体质、湿热体质、气郁体质、特禀体质九种。

（1）平和质　先天禀赋良好，后天调养得当，阴阳气血调和，以体态适中、面色红润、精力充沛等为主要特征。饮食调养首先是膳食平衡，要求食物多样化。少食过于油腻及辛辣之物。一般以选择平性食物为宜。五味不得偏嗜，否则过酸伤脾、过咸伤心、过甜伤肾、过辛伤肝、过苦伤肺。

（2）气（血）虚质　多表现为全身或某一脏腑功能衰退，其形成的原因多是由于先天禀赋不足，后天失养。特征是元气不足，以疲乏、气短、自汗等气虚表现为主要特征。常见表现：平素语音低弱，气短懒言，容易疲乏，精神不振，易出汗，舌淡红，舌边有齿痕，脉弱。食养原则需遵循健脾益气，忌食滋腻、生冷、苦寒、破气、耗气之品。

（3）阳虚质　是由于阳气不足，失于温煦，以形寒肢冷等虚寒表象为主要特征的体质状态。形成的原因多为先天不足，后天失养。常见表现：平素畏冷，喜热饮食，精神不振，睡眠偏多，口唇色淡，毛发易落，易出汗，脉沉迟。食养原则需遵循温补阳气，多食温热，忌食生冷的食养原则。调养阳虚体质的食物大多有助于生火，可以改善阳虚畏冷的体质，忌过食生冷、油腻之物。

（4）阴虚质　是由于体内津液精血等阴液亏少，以阴虚内热等表现为主要特征的体质状态。其形成原因多为先天不足，后天失养，纵欲耗精，积劳阴亏，或曾患出血性疾病等。以阴液亏少、口燥咽干、手足心热等虚热表现为主要特征。常见表现为手足心热，口燥咽干，鼻微干，喜冷饮，大便干燥，舌红少津，脉细数。阴虚体质的食疗调养原则是滋阴潜阳。平素多食用一些滋阴的食物，以保养阴精。少食辛辣刺激性食物，以免损耗津液。

（5）痰湿质　是指体内痰湿较盛的体质，由于水液内停而痰湿凝聚，以重浊黏滞为主要特征的体质状态。其形成的原因多是先天遗传，或后天过食肥甘。患病倾向多眩晕、胸痹、痰饮等，最受富贵病青睐，易患冠心病、高血压、高脂血症、糖尿病等疾病。常见的主要表现为面部皮肤油脂较多，多汗且黏腻，胸闷，痰多。痰湿体质者在食疗调养上以温暖肺、脾、肾为主。需遵循健脾化湿、多食清淡，忌用肥甘油腻煎炸等不易消化的食物。痰湿体质之人，在饮食上不宜贪凉饮冷、过食生冷瓜果或燥热的食品。

（6）湿热质　是以湿热内蕴为主要特征的体质状态。形成的原因多由于先天禀赋，或久居湿地，喜食肥甘，或长期饮酒，湿热内蕴。以湿热内蕴，以面垢油光、口苦、苔黄腻等湿热表现为主要特征。常见表现为面垢油光，口苦口干，身重困倦，易生痤疮，大便黏滞不畅或燥结，小便短黄，舌质偏红，苔黄腻，脉滑数。食养原则需遵循清热祛湿，忌食肥甘厚味、生冷之品，少食辛辣。

（7）瘀血质　以血行不畅，肤色晦暗、舌质紫黯等血瘀表现为主要特征。源于先天禀赋或后天损伤，跌扑闪挫，当时不觉，恶血在内而不去；或七情内伤，忧郁气滞，气滞血瘀，或久病入络，体质气馁，气阻血瘀。常见表现为肤色晦暗，色素沉着，容易出现瘀斑，口唇黯淡，舌黯或有瘀点，舌下络脉紫黯或增粗，脉涩。食养原则需遵循活血祛瘀，行气散结，忌食寒凉、收涩之品的食养原则。血瘀质宜多食用活血祛瘀的食材，气郁与血瘀常常互为因果，宜多配伍一些具有行气功能的食材。同时忌食寒凉、收涩之品，以免影响血液流通。

（8）气郁质　以失眠多梦，健忘，惊悸，怔忡表现为主要特征。形成的原因多为先天遗传，或因精神刺激，惊恐，所欲不遂，忧郁思虑等。常见表现为神情抑郁，情感脆弱，烦闷不乐，舌淡红，苔薄白，脉弦。食养原则需遵循行气解郁、芳香开郁，少食肥甘黏腻、收敛酸涩之品，多食行气解郁的食材，有助于气机调达、心情舒畅。

（9）特禀质　是指由于先天禀赋不足和禀赋遗传等因素造成的一种特殊体质，包括先天性、遗传性的生理缺陷与疾病、过敏反应等。其形成的原因多为先天禀赋不足、遗传等，或环境因素、药物因素等。常见表现：过敏体质者常见哮喘、风团、咽痒、鼻塞、喷嚏等，患胎传性疾病者具有母体影响胎儿个体生长发育及相关疾病特征，患遗传性疾病者有垂直遗传、先天性、家族性特征。食养原则为益气固表，调养先天，培补肾精肾气。忌生冷、辛辣、肥甘厚味以及各种“发”物，以免引起宿疾。

（二）因时施膳

四季有“春温、夏热、秋凉、冬寒”的气候变化，对人体的生理功能、病理变化均产生一定的影响，顺应“春生、夏长、秋收、冬藏”的自然规律，根据不同季节气候的特点，来考虑治疗用膳的原则，就是因时施膳。

1. 春季施膳

春季，是指从立春之日起，到立夏之日止。其气候特征是以风气为主令。而风又为六淫之首，《黄帝内经》中说“风者，百病之长也”。因此春季养生，既要助长人体自身阳气，又要注意避免受到风邪侵袭，应遵循助阳的原则，须食用温补肾阳的食物。减酸益甘，宜多食甜而少食酸：在这个季节多吃酸味食品，虽能加强肝的功能，但会使本来就偏亢的肝气更旺盛，进而伤害脾胃。多食些能补充津液的食物：因风为阳邪，其性开泻，可使人腠理疏松，迫使人体津液外出，造成口干、皮肤粗糙、干咳、咽痛，故可食些梨、蜂蜜、荸荠等食物。多食用有助于疏肝养气的绿色时蔬，饮食宜清淡，因机体经过冬季的寒冷，脏腑的功能活动一直处于较低水平，脾脏的运化功能尚未达到最佳状态。忌食黏硬、生冷、肥甘厚味等食物，以减轻脾胃压力。

2. **夏季施膳**

夏三月是指立夏后的四月、芒种后的五月和小暑后的六月，古人称为三夏，又作炎夏。《素问・四气调神大论》中记载“夏三月，此谓番秀，天地气交，万物华实”。夏季暑性温热，人体新陈代谢旺盛，汗易外泄，耗气伤津，可见唇干口燥、心烦口渴、小便短赤、大便干结等症状。夏季食养应遵循饮食清淡、多食酸苦、少食生冷、长夏化湿、卫生饮食的原则。忌吃温热助火的食品，忌吃油腻黏糯、煎炸炒爆等难以消化的食物，忌吃辛辣香燥、伤津耗液的食品，忌暴食生冷性寒之物，忌食变质食品，少吃荤腥之物。夏季注意饮食卫生，食物易变质，饭前便后要洗手，蔬菜水果要清洗干净，预防传染病。应补气养阴，清热祛湿。另外，孕妇和哺育期妇女、体力劳动者应多饮水，出汗多时，还应注意饮些盐水。忌贪冷饮，免伤脾胃。

3. **秋季施膳**

《素问・四气调神大论》中记载“秋三月，此为容平，天气以急，地气以明。早卧早起，与鸡俱兴，使志安宁，以缓秋刑，收敛神气，使秋气平，无外其志，使肺气清，此秋气之应，养收之道也”。秋季天气由热转凉，气温开始下降，空气中的湿度也逐渐下降，天气变得干燥萧瑟。人们往往会有口干舌燥、皮肤干燥、大便干结等一派燥象。人体顺应自然界的变化，应注重保养阴气。正如《黄帝内经》中所记载的“秋冬养阴”。秋冬之际养收气、养藏气，为以适应自然界阴气渐旺的规律，为来年的阳气生发打下基础，不应耗精而伤阴。秋季食养应遵循甘润养肺，少辛增酸，多吃粥食，兼顾脾胃。以“甘平为主”，即多吃有清肝作用的食物，少食酸性食物。秋季气候渐冷，瓜果也不宜过多食用，以免损伤脾胃的阳气。忌多吃补药补品，如人参、鹿茸等。

4. **冬季施膳**

冬三月是指立冬后的十月、大雪的十一月和小寒的十二月。《素问・四气调神大论》中记载“冬三月，此为闭藏，水冰地坼，无扰乎阳。早卧晚起，必待日光，使志若伏若匿，若有私意，若已有得，去寒就温，无泄皮肤，使气丞夺，此冬气之应，养藏之道也”。冬季食养应遵循冬季进补养阴，减咸增苦，少食生冷。顺应体内阳气的潜藏，以“敛阴护阳”为本。应保证蔬菜、水果和奶类供给充足。冬季为封藏之令，加上天气寒冷，根据中医“虚者补之，寒者温之”的原则，宜服食具有补气填精、滋养强壮作用的食品，宜吃温性或热性，特别是温补肾阳的食品进行调理，以提高机体的耐寒能力和抗病能力。忌吃性属寒冷的食物，忌吃生冷黏腻的食品。

（三）因地施膳

根据不同地理环境特点，来考虑治疗用药的原则，就叫因地制宜。

中国地域广阔，在地理、气候、资源等方面存在极大的差异，从而形成了中国各地方风味迥异的菜系。其中为代表的是特殊八大菜系，如川菜、鲁菜、苏菜、粤菜、浙菜、湘菜、闽菜、徽菜。而我国的地理区域通常是以文化为支撑的空间范围，在传统的文化方面具有一定的差别。由于我国的自然与人文环境存在一定的差异，且我国存在多个少数民族，各个少数民族的饮食习惯也不同，因此各地都会显示出其独特的饮食文化。如，朝鲜族饮食以“五谷”为主，喜爱食用米饭及冷面等。蒙古族习惯于放养牛羊，则日常饮食多饮用奶茶、牛奶、奶酪等，还习惯于食用牛羊肉。由于不同地区的地势环境、气候条件及生活习惯不同，人的生理活动和病变特点也不尽相同，故施膳时应区别对待。如我国西北地区，地势高，气候寒冷干燥，易受寒伤燥，其病多寒，治宜辛温，宜食温阳散寒或生津润燥之食物；东南地区，地势低而温热，气候温暖潮湿，易感湿邪，其病多热，治宜苦寒，宜食清淡、除湿之食物。这说明地区不同，加之各地区口味习惯的异同，如山西、陕西多喜食酸，云贵川湘等地喜辛辣，江浙等地喜甜咸味，而东北、华北各地又喜食咸与辛辣，东南沿海喜食海味，西北喜食乳酪等。药膳也要因地而异，讲究差异性。西北高寒地区宜用温补药膳，东南的卑湿地区宜用清凉药膳；同是阴寒之体，北方温补的药量应重于南方。

五、药食同源营养观

在我国传统文化中，药物与食物的关系是十分复杂又辩证统一的，这主要源于“药食同源”理论。“药食同源”，主要是说人们对食物与药物的认识是同步的，它们有着共同的渊源，食性理论与药性理论互相一致，同出一理。在我国的历代医书中，药物与食物有着千丝万缕的联系，不但药物与食物的作用有时难以区分，如成书于春秋战国时期的《黄帝内经》，提出了食养的概念，认为“药补不如食补”。《素问·脏器法时论》提出“毒药攻邪，五谷为养，五果为助，五畜为益，五菜为充”的治疗与食养原则，并且论述了药物与食物对人体相得益彰、互相补益的配合关系。东汉时期的《神农本草经》刊载了 365 种药物的药性特征，并将其分为上、中、下三品，上品共 120 种，为药中之君，主养命，以应天，无毒，多服久服不伤人，欲轻身益气，不老延年者，本上经；中品 120 种，为药中之臣，主养性，以应人，有毒无毒斟酌为宜，欲遏病补羸者，本中经；下品 125 种，为佐使，主治病，以应地，有毒，不可久服。孙思邈的《千金方·食治篇》指出“食能排邪而安脏腑，悦神爽志以资血气”。李时珍的《本草纲目》，人选药物 1892 种，是中药研究的经典著作，其中有相当一部分是用作食物或者药食兼用品种来消费的。

食物与药物的性能都具有形、色、气、味、质等特性，同属于天然产品，性能相通，具有同一形色味质等特性。因此，中医单纯使用食物和药物，或食物和药物结合来进行营养保健，或治疗康复的情况是极其普遍的。食与药同用，主要基于食物和药物的应用皆由同一理论指导，也就是食药同理。数千年来，医药同宗、药食同源、药食同理、药食同用已成为中医饮食营养学的一大特点。这一理论认为：许多食物既是食物也是药物，食物和药物一样能够防治疾病。如唐朝时期的《黄帝内经太素》一书中写道：“空腹食之为食物，患者食之为药物”，反映出“药食同源”的思想。《寿亲养老书》所说：“水陆之物为饮食者不下千百品，其五气五味冷热补泻之性，亦皆属于阴阳五行，与药无殊……人若知其食性，调而用之，则倍胜于药也……善治药者不如善治食。”在众多的本草、方剂典籍中不难发现药食同用的例证，如乌鸡、羊肉、驴皮、猪肤、葱、姜、枣等皆有补益阴阳气血之用或调补脾胃之气的功效，与药同用可取得相得益彰的作用。而很多食谱、菜谱、茶谱中也含有不少可以作为药物的食物，如人参、枸杞子、黄芪、当归等，从而提高了食品保健强身和防治疾病的功效。

第二节　中医食疗药膳学的药性理论

食物的性能，古代简称为“食性”“食气”“食味”等，这些性能是前人在长期的生活与临床实践中对食物的保健和医疗作用的经验总结。黄宫绣《本草求真》中说:“食物虽为养人之具,然亦于人脏腑有宜、不宜”,“食物入口,等于药之治病同为一理,合则于人脏腑有宜,而可却病卫生;不合则于人脏腑有损,而即增病促死”。《太平圣惠方·食治》中也提到:“夫食能排邪,而安脏腑,精神爽志,以资气血,若能用食平疴,适情遣病者,可谓上工矣。”可见,选择食物,必须是“于人脏腑有宜”,“用食平疴”则须“适情遣病”,要达到这个目的,就必须认真运用中医药理论,特别是中药学的四气、五味、升降浮沉以及药物归经等学说来分析食物的作用,这也是中医食疗药膳学的一个特点。

一、食物的“性”

四气即指食物所具有的寒、热、温、凉四种不同的性质,又称四性。其中寒与凉、热与温有其共性,但在程度上所不同,温次于热,凉次于寒。寒、热、温、凉四性,凡属寒性或凉性的食物,同具有寒、凉性质的药物一样,食后能起到清热、泻火甚或解毒的作用,遇到热证或在炎暑,温热疫毒盛行的季节就可选用。例如粮食中的陈仓米、小米、高粱米、大麦、薏仁米、赤小豆、绿豆等都只有微寒、寒或凉的偏性,都能起到清热或消暑的作用。

凡属热性或温性的食物,也同具有温、热性质的药物一样,食后起到温中、补虚、除寒的作用,遇到寒证、虚证可选用。肉食中的羊肉、黄牛肉、狗肉、鸡肉等,可作为冬季御寒的保健食品,也是这个道理。

凡属性质比较平和,寒凉、温热不甚明显的食物,则另列为平性食物,日常养生为主。如粳米、大豆、冬瓜、橘子等,具有健脾、开胃、补肾、补益身体等作用。

常用食物四性归类举例如下:

(1)寒性食物　龙须菜、海带、茼蒿、金针菇、竹笋、马齿苋、紫菜、梨、苦瓜、螃蟹、蛤蜊、田螺、苦菜等。

(2)凉性食物　荠菜、茄子、芦笋、荸荠、丝瓜、裙带菜、莴苣、绿豆、橙、枇杷、橄榄、柠檬、白菜等。

(3)热性食物　胡椒、芥末、干姜、肉桂、辣椒、花椒等。

(4)温性食物　荔枝、洋葱、芥菜、龙眼肉、糯米、胡桃仁、羊乳、砂仁、香椿头、鳝鱼、大枣等。

(5)平性食物　粳米、玉米、小麦、鲤鱼、白鱼、芋头、马铃薯、菠菜、胡萝卜、黄豆、蘑菇、花生、带鱼等。

二、食物的味

食物的味道,中医称为五味,指的就是酸、苦、甘、辛、咸五种不同的味道,实际上还有淡味、涩味,习惯把“淡附于甘味”“涩附于酸味”。食物中五味的不同,大致与药物的五味不同是一样的,具有不同的作用,故也可按食物味道不同来考察其功效。《素问·至真要大论》指出:“辛甘发散为阳,酸苦涌泄为阴,咸味涌泄为阴,淡味渗泄为阳”。这是将具有不同功效的五味,按阴、阳不同属性归纳为两大类,即辛、甘、淡味属阳,酸、苦、咸味属阴。《素问·脏气法时论》也指出:“辛、酸、甘、苦、咸,各有所利,或散,或收,或缓,或急,或坚,或软,四时五脏,病随五味所宜也”。

1. 辛味

辛味能宣、能散、能行气血、能润，对于表证以及气血阻滞等病症，均可选择带有辛味的食物。如用葱、姜、大蒜、萝卜等配合其他药物或食物，制成饮料，有时用其鲜汁。又如，用白胡椒、绿豆等分共研细末，温黄酒送服，以疗心腹冷痛；用花椒、生姜合大枣，水煎服汁，以疗因寒凝气滞所致痛经等。各种酒剂，也具辛散、行气、通血脉的作用，以酒剂治病，可借助酒之辛散而发挥所服药物性能或加强所服药物之药力，以增加疗效。

2. 甘味

甘味能起到补益、和中、缓急的作用，多用于滋补强壮，以治疗人身五脏、气、血、阴、阳任何一方之虚证，同时也可用来缓和拘急疼痛等症状。例如糯米红枣粥可治疗脾胃气虚或胃阳不足；糯米酒合鸡蛋，煮熟后食用以供产妇之补益，此皆取糯米、红枣之甘味，再合其温性，而求其补气、温阳、散寒的功效。又如羊肝、羊胫骨或脊骨、牛肝、牛筋、鸡肝等，其味皆甘，其性或温或苦温或平，它们都具有养肝、养血、补血或滋补肝肾的作用，可治疗夜盲、头眼昏花等多种因肝血不足而导致的眼病及因肝肾亏损导致的腰膝酸软、腰脊痛、筋骨挛痛等症。

3. 酸味及涩味

酸味及涩味主要有收敛、固涩作用，遇到气虚、阳虚不摄而致的多汗症以及泄泻不止、尿频、遗精、滑精等，皆应注意配合酸味之食物，作为辅助治疗。另外“甘酸化阴”，酸味与甘味结合可起滋阴润燥作用，如以五味子炖蜂蜜来治疗肺虚不敛、虚寒所致的久咳，即以五味子之酸温配蜂蜜之甘平；又如乌梅酸涩，能涩肠止泻、安蛔止痛，合白糖后增强甘酸化阴、生津止渴的功效，又成为清热解暑之佳品。

4. 苦味

苦味能清泄、燥湿、降逆，多用来治疗热证、湿证、气逆等证。例如：苦瓜味苦性寒，用苦瓜炒菜，佐餐食用，即取其苦能清泄之用，达到清热、明目、解毒的目的。常吃苦瓜，对于热病烦渴、中暑、目赤、疮疡肿毒等症有治疗作用。但苦瓜有一定毒性，灌服苦瓜浆液（约10ml/kg），对大多数动物均表现毒性，故食用苦瓜时要注意。又如茶叶，也是味苦而性凉，具有清泄的功效，是我国居民常用的一种饮料，服用后确能清利头目、除烦止渴，清热化痰、利尿解毒。

5. 咸味

咸味能软坚、散结，也能润下，多用来治疗热结、痰核、瘰疬、二便不利等症。具有咸味的食物，多为海产及一些肉类。例如：猪肾味咸性平，能治肾虚的腰酸遗精、小便不利、水肿等；鸽肉味甘咸，有补肝肾、益精血之功用；海参甘咸性温；用于补肾、养血、润燥。用海参配羊肉可治阳痿、肾虚尿频，配大枣后可疗血虚，配木耳可治阴虚肠燥之便秘。海带紫菜咸寒，能软坚散结、消痰利水，治疗瘰疬、瘿瘤、痰火结核等症。

最后，还要介绍一下淡味的功效。它主要是能渗湿利水，主治湿满或水气为患的病症。粳米粥就是气薄味淡，能下行利尿。《医通》曾记：“一人病淋，素不服药，令服米粥，旬余减，月余痊。”具有性平味淡的食物很多，如白豆、冬瓜、花生、豌豆、白菜、芹菜、藕及藕粉、鸡蛋、鲤鱼、鲫鱼、黄花鱼、青鱼等。白扁豆同淮山药、白糖或红糖同煮食用，有健脾利湿之功，可治妇女白带过多。性味甘淡的冬瓜，与鲤鱼、葱白佐膳，对利尿消肿的效果也很显著。

食物按五味的分类举例如下。

（1）辛味食物 葱、芥菜、辣椒、洋葱、大蒜、韭菜、茴香、砂姜、芥末、白豆蔻、花椒、荜茇、生姜、胡椒、丁香。

（2）甘味食物 黑豆、赤小豆、黄豆、芝麻、薏苡仁、燕麦、玉米、小米、糯米、粳米、羊肉、牛肉、驴肉、鹅肉、鸭肉、鸡肉、银鱼、蚌肉、虾、黄花鱼、香菇、猴头菇、金针菇、山药、南瓜、竹笋、芦笋、苹果、大枣、松子、核桃等。

（3）酸味食物 小豆、木耳菜、西红柿、木瓜、猕猴桃、桃子、橘子、橄榄、梨、芒果、葡萄、石榴、杨梅、柠檬、荔枝、柑、枇杷、柚子、山楂、李子、橘子。

（4）苦味食物 海藻、慈姑、莴笋、苦瓜、旱芹、咖啡、白果、槟榔、莲子心。

（5）咸味食物 猪肉、猪心、猪肾、狗肉、鸭蛋、鸭血、干贝、蟹、海蜇、牡蛎肉、蚌肉、鲍鱼、虾、鱼翅、墨鱼、海参、海带、紫菜、发菜、食盐。

由上述所知，每种食物都具有气和味的偏性，气味不同，效用各异。当然，在实际生活中可能更复杂，有的不仅仅呈现单一的味道，就要看哪种味道为主了。同时，食物之性与味也是不可分割的，要结合性味知识，全面掌握，才能比较正确地分析出食物的作用来。

三、食物的归经

在中药学中，药物有归经，对食物来说，五味与五脏的联系上也有一定的规律性。《素问·宣明五气篇》说："五味所入，酸入肝，辛入肺，苦入心，咸入肾，甘入脾，是谓五入。"这说明：酸、苦、甘、辛，咸五味分别对五脏产生特定的联系和亲和作用，它们进入哪一脏，就对哪一脏产生作用。五味对五脏的不同功效，一方面与食物本身所具味道有关；另一方面，各脏腑的不同生理功能，有不同的需要。从食疗角度说，这就是"五味各归所喜"的理论。张景岳对此也有议论："五脏嗜欲不同，各有所喜，故五味之运亦各有所先，既有所先，必有所后。"如果深入一步看，即使性味相同的食物，对脏腑的作用也有所区别。例如：清热泻火的食物，一般都具有寒凉的偏性，但不同食物其作用则有偏于清肺的、有偏于清心的、有偏于清胃的。像梨、香蕉、柿子、猕猴桃等水果，它们的性味都是甘寒的，但梨偏于清肺热，而香蕉偏于清大肠热，猕猴桃则偏于清膀胱热。又如，有益气作用的食物中，也有对五脏"所入先后"的不同，像栗子其味甘且咸，它既入脾胃两经，又入肾经，不但能益脾胃、止泄泻，而且能发挥补肾气、强筋骨的作用，如果用栗子同大米煮粥，经常食用，对因肾虚所致腰酸腿软是有利的；莲子甘、微苦、涩，既入脾经，又入心、肾两经，具有明显的养心安神、益肾涩精的效用，若以莲子同龙眼肉、五味子等合用，水煎后服食，对心气、心阴不足而造成的心悸、失眠则大为有益。

对"五味各归所喜"理论大多是指在正常的生理情况下而言，如果在病理变化的范畴内去考虑，还应该了解其补泄的原则。一般认为，所选食物性、味，顺其五脏所欲则为补，逆其性则为泄，五脏"所苦、所欲"不同，选择食物亦当有别。例如：甘味虽先入脾，为脾所喜，但因其具备缓解作用的特点，因此又有缓肝之"急"的效用，像大枣，山药、糖类食物，都是健脾益气良品，在肝病时，特别是胁肋痛重，呕呃厌食明显时，更宜服食甘味，以缓肝之急。又如：酸味虽先入肝，肝病亦喜酸，但因酸还具备酸收的特点，与"肝欲散"的特性不符合，所以又说："肝欲散，急食辛以散之，用辛补之，酸泄之。"这意思就是说，当肝病时，发生气郁不达，失于疏泄情况时，当以辛味行气活血，不宜多食酸味，否则与肝性喜条达、主疏泄的特点是不相宜的。一般情况下，肝病多宜忌食辛辣厚味，以免动火生痰，但若遇上述失于疏泄，饮食不化，脘闷胁胀，且无明显肝热现象时，适当选择葱、蒜、生姜、萝卜、胡椒、山楂酒等具有辛味的食物作为佐餐或调料，对肝还是有益的，这就是“用辛补之”。

食物按归经的分类举例如下。

（1）归心经的食物　莲藕、绿豆、赤小豆、小麦、慈姑、荷叶、百合、桃仁、龙眼肉、酸枣仁、莲子。

（2）归肝经的食物　马齿苋、丝瓜、油菜、荠菜、香椿、木瓜、杏仁、乌梅、芒果、李子、海蜇、鳝鱼、虾、蚌肉、鳖肉、蟹、槐花、香橼、佛手、慈姑。

（3）归脾经的食物　生姜、香菜、茄子、番茄、茭白、油菜、荠菜、南瓜、木瓜、扁豆、豌豆、胡萝卜、大蒜、糯米、小米、小麦、薏苡仁、枇杷、花生、栗子、大枣、葡萄、猪肉、牛肉、鸡肉、羊肉、狗肉、鲤鱼、鲫鱼、鳝鱼、陈皮、芡实。

（4）归肺经的食物　淡豆豉、茭白、白萝卜、油菜、大蒜、冬瓜、冬瓜皮、荸荠、杏仁、百合、梨、枇杷、白果、罗汉果、燕窝、白鸭肉。

（5）归肾经的食物　荠菜、海蜇、海藻、鳗鲡鱼、海参、虾、海马、黄鱼、羊肉、狗肉、黑大豆、芡实、桑葚、黑芝麻、枸杞、胡桃仁、肉桂。

（6）归胃经的食物　土豆、糯米、扁豆、豌豆、小米、木耳、甘蔗、柠檬、山楂、桃、樱桃、榛子、牛奶、鸡肉、猪肉、牛肉、燕窝、田螺。

（7）归膀胱经的食物　蕨菜、小茴香、刀豆、玉米、冬瓜、田螺、西瓜、肉桂。

（8）归大肠经的食物　土豆、菠菜、苋菜、马齿苋、苦瓜、茄子、蕨菜、薤白、竹笋、蘑菇、玉米、乌梅、柿子、杏仁、桃仁、香蕉、石榴、蜂蜜、鲫鱼、田螺。

（9）归小肠经的食物　盐、赤小豆、苋菜、冬瓜、黄瓜。

四、升降浮沉

食物与药物一样，它的气味厚薄和它的升、降、浮、沉的作用特点也是密切相关的。一般说：凡属辛、甘味，其性温热一类的阳性药物，大多能升、能浮，即有升阳、益气、发表、散寒等效能；凡属酸、苦、咸等其性寒凉的阴性药物，大多能沉、能降，即有滋阴、潜阳、清热、降逆、收敛、渗湿、泻下等效能。食物也是一样，在选食时，宜加注意。阴虚证，宜经常饮食一些具有滋阴作用的食物，像龟肉、鳖肉、蛤蜊肉等厚味的血肉有情之物，只适宜老年人服食，对小儿则失宜，因年长者阴虚，多虚在精血不足，以肝肾为主；小儿多虚在肺胃，只需轻微滋阴之物即可，宜用牛乳、蜂乳、豆浆、蜂蜜、白木耳等。再如阳气虚等情况，多发生于老年人或成人，经常吃些益气助阳的食物是有益的，像羊肉、狗肉、麻雀肉、大虾、驴肉等，这些都是甘温、温热之物，只适宜于成人，幼儿即使体弱，也应忌食或少食，不然，恐对“稚阳之体”有损无益。

由上可见，中药的四气、五味、归经等理论，同样也是中医食疗的重要依据。中医认识食物的营养作用，绝非专指珍奇美味，也不只是讲“营养素”一个方面，而是根据病证、病位、病性、患者年龄、素体强弱、天时、地理诸因素，结合食物性味、归经的理论来选食，使能有目的地起到宜、通、补、泄、轻、重、滑、涩、燥、湿等作用中的一个或几个，这种特点，在西医饮食治疗中是没有的。

第三节　中医食疗药膳学的配伍理论

食疗药膳的配伍，是指运用中医基础理论在对机体状态清楚明晰认识的前提下，将两种以上食疗药膳的原料按一定的原则配合运用，以达到增强效能的目的。食疗药膳的配伍，是辨证施膳的最终表现，其效能如何，体现食疗药膳辨证的正确与否。

一、食疗药膳的配伍原则

在辨证的前提下，各种食疗药膳原料经恰当配伍组合，能够起到相互协同、增强疗效、限制偏性等作用，使食疗药膳能发挥更好的功效。

不同的食疗药膳原料有其不同的性味功能，配伍即是将不同原料进行有机组合，而不是各种原料的堆集、杂合，以达到施膳的作用。因此，这种配伍必须遵循一定的原则。《素问·至真要大论》谓："主病之谓君，佐君之谓臣，应臣之谓使。"这成为中医组方配伍的"君、臣、佐、使"配伍原则，同样也是药膳的配伍原则。

主要原料：即方中必须有为主的原料，针对用膳者身体情况的主要状态而设。如大便秘结是由于津亏肠燥所致时，润肠通便是第一位的状态，用苏子麻仁粥或郁李仁粥时，麻仁、郁李仁即为方中的主料。

辅助原料：辅助主料发挥作用的原料，针对主要状态相关的表现而设。如津亏肠燥型便秘可能伴随津液枯涸、肺胃之气不降，或内热销灼等原因，就需要选用能生津润肠，降气通腑或滋阴除热等功效的原料，如苏子麻仁汤之用苏子，可降气通腑，以助麻仁通便作用的发挥。

佐使原料：用于针对次要状态或引经的药物。

必须注意到的是食疗药膳作为特殊的膳，它与平常膳食相似处较多，而与专用于治疗的中药方剂有很多不同点。其一，大多数情况下，食疗药膳方都必须与传统食物相配，以成为"膳食"，因而，与方剂主要用药物组方不同。其二，因为是膳食，故而药物相对而言就数少而量重，除酒剂和少数膳方配伍药物量多以外，大部分药膳方的药物用法多在几味与一两味之间，配伍的君、臣、佐、使原则相对而言，不如方剂的药物配伍那样繁杂，这是食疗药膳配伍与药物配伍，膳食与药治的区别，也是食疗药膳的特点。

二、食疗药膳配伍禁忌

由于食疗药膳是具有治疗作用的食品，因为一种药膳多半只能适应与辨证相应的机体状态，虽然亦是"膳食"，但它仍有其适应证，应正确辨证施膳。因此，配伍就必须注意禁忌，未经辨证，不宜混施。药膳虽属膳食，但毕竟是一种疗效性的膳食，应在辨证指导下运用，不可混同寻常餐食随意长期进食，如附片炖狗肉为补阳膳，适应于肾阳不足、四肢欠温的体质，如心烦失眠、目赤眼胀、虚热盗汗等具有阴虚特点的人则不宜进食。

1. 食药配伍禁忌

食物之间或食物与药物之间通过配伍，相互影响，会使原有性能发生变化，因而可产生不同的效果。《神农本草经》云："药有阴阳配合……有单行者，有相须者，有相使者，有相畏者，有相恶者，有相反者，有相杀者，凡此七情，合和视之。"这"七情"除了单行者外，相须、相使、相畏、相杀、相恶和相反都谈的是配伍关系。

中医学亦十分讲究食物与药物的配伍禁忌，某些食物与药物因其性味相反，在功效上彼此有拮抗作用，合用时能降低疗效，如人参不宜与萝卜同食，鹿茸不宜与寒凉生冷的水果或蔬菜同食，党参、茯苓忌醋等。但古人对某些食物禁忌，因经验性成分较多，应灵活分析看待，并运用现代科学技术作进一步研究。

食物的配伍：

(1)相须　同类食物相互配伍使用，起到相互加强的功效。如治疗暑湿感冒的绿豆丝瓜花汤，绿豆与丝瓜均有清热解毒之功，协同使用，则清热之功倍增。

(2)相使　以一类食物为主，另一类食物为辅，使主要食物功效得以加强。如治风寒感冒的姜糖饮中，生姜解表散寒为主药，温中和胃的红糖为辅料，红糖增强生姜温中散寒的功效。

(3)相畏　一种食物的不良作用能被另一种食物减轻或消除。如紫苏解鱼、蟹引起的轻微中毒。

(4)相杀　一种食物能减轻或消除另一种食物的不良作用，实际上相畏和相杀是同一配伍关系从不同角度的两种说法。如生姜解螃蟹的寒凉之性。

(5)相恶　两种食物合用，一种食物能减低另一种食物的功效。如萝卜能减低补气类食物(山药、大枣等)的功效。

(6)相反　两种食物合用，可能产生不良作用。如羊肉忌西瓜、狗肉忌绿豆、鸭梨忌苋菜、蜂蜜忌生葱等。

由于每款药膳所用药物本身就不多，常在2～3味左右，必须十分强调药物所承担的主要功效，不能允许相恶、相反的原料配伍，从而使药膳功能丧失。如人参恶萝卜，萝卜因能耗气而减低人参的补气功效，就不能允许这两种原料同时配伍组合。至于作用相反的药物，则更不容许在药膳中同时出现。因此，重要的“十八反，十九畏”应当列为药膳的禁忌。至于一些传统的禁忌，如猪肉反乌梅、桔梗，狗肉恶葱，羊肉忌南瓜，鳖肉忌苋菜，鸡蛋、螃蟹忌柿、荆芥，蜂蜜忌葱等。

2.病中饮食禁忌

病中饮食禁忌指患有某种疾病，则某些食物在此期间不宜食用。在疾病过程中因进食某些食物会影响药效和疾病的治疗，所以应避免应用。一般说来，在服药期间，不宜选生冷、黏腻、腥臭等不易消化的食物。不同的疾病又有不同的饮食禁忌，如热性病患者当忌辛辣、煎炸性食物；寒性病患者当忌生冷瓜果、清凉饮料等寒凉性食物；泄泻患者不宜生冷硬固、肥甘厚味等难以消化的食物；痔疮患者不宜辛辣刺激、煎炸及热性食物；水肿患者不宜太咸的食物；咳嗽患者忌辛辣等刺激性食物；胃病患者忌粗糙、生冷坚硬的食物；失眠患者忌饮咖啡、浓茶等饮料，不宜葱、韭菜和大蒜等兴奋刺激性食物；遗精患者忌动火助阳的食物；皮肤病患者忌食鱼、虾、蟹等腥膻发物及辛辣刺激性食物。《素问·宣明五气》则将其归纳为“五味所禁，辛走气，气病无多食辛；咸走血，血病无多食咸；苦走骨，骨病无多食苦；甘走肉，肉病无多食甘；酸走筋，筋病无多食酸，是谓五禁，无令多食”。

此外，疾病初愈“胃气未复”，不宜进油腻厚味食物，而宜以粥食调养。《黄帝内经》还特别指出：“病热少愈，食肉则复，多食则遗(腹泻)，此其禁也。”均应加以注意。

总之，病中所进食物须有助于药效的发挥，有利于疾病早日治愈，忌与药物性能相反、与疾病不相宜的食物。

3. **妊娠、产后饮食禁忌**

身体状态特殊时要注意药食宜忌，不同体质应用不同的药膳，这属于辨证范围，如阴虚内热者不宜温阳助火。但某些特殊的身体状态，如女性的经期、孕期属于正常的生理变化，但又与平常的体质状态不同，此时，中药应用的“妊娠禁忌”同样应列为药膳禁忌。至于一些基本原则，如“产前不宜热，产后不宜凉”，在疾病状态下或可以以治病为主，不必十分顾及这一训诫，但在正常状态下，这种原则应是必须尽量遵守的，以避免不必要的误伤。

妊娠期，脏腑经络之气血皆归注于冲任以养胞胎，此时全身处于阴血偏虚、阳气偏盛的状态，故应忌用酒、干姜、桂皮、胡椒、辣椒、狗肉等辛温助火的食物，以免伤阴耗液和影响胎孕。可进食甘平、甘凉补益之品。出现妊娠恶阻者避免应用腥臭味、油腻、不易消化之物。此时，还可根据孕妇的饮食爱好选择食物，少吃多餐，但必须注意均衡营养。妊娠后期，由于胎儿逐渐长大，影响气机升降，易成气滞，故应少食胀气及收涩食物，如芋头、番薯、石榴等。

孕期饮食禁忌，还包括有：

(1)活血类食物　因活血类食物能活血通经、下血堕胎，故孕期应忌食。如桃仁、山楂、蟹爪等。

(2)滑利类食物　因滑利类食物能通利下焦，克伐肾气，使胎失所系，导致胎动不安或滑胎，故应避免食用。如马齿苋、荸荠、木耳、薏苡仁等。

(3)大辛大热类食物　因此类食物不仅能助生胎热，令子多疾，并可助阳动火，旺盛血行，损伤胎元，故孕期避免食用或忌用。如肉桂、干姜、花椒、胡椒、辣椒、生姜、大蒜、羊肉等。

(4)其他有关食物　因昆布能软坚化结、麦芽能催生落胎、槐花能堕胎等，故孕妇也应忌食。

产后往往失血耗阴，瘀血内停，多虚多瘀，同时还要化生乳汁以养婴儿。因此，产后饮食应饥饱均匀，宜进营养丰富、易于消化的食物。慎食辛燥伤阴、寒凉酸收之品，生凉瓜果之类亦不相宜。正如《饮膳正要》云：“母勿太饱乳之，母勿太饥乳之，母勿太寒乳之，母勿太热乳之……乳母忌食寒凉发病之物”。孕妇产后，瘀血内停，不宜进食酸涩收敛类食物，如乌梅、莲子、芡实、柿子、南瓜等，以免不利恶露排出。

4. **饮食卫生禁忌**

饮食应以新鲜干净、易于消化、有利健康为好。张仲景曾在《金匮要略》中告诫“秽饭、馁肉、臭鱼食之皆伤人”“肉中有朱点者不可食”。《诸病源候论》亦指出“凡人往往因饮食勿然困闷，少时致甚，乃致死者，名曰饮食中毒”。说明饮食不洁，食物染上了病菌、毒素或寄生虫，或误食有毒的食物(如发芽的土豆、有毒的蘑菇、河豚)，不仅会致病伤人，而且还有中毒致死的危险，故应注意不食变质、有毒、不卫生的饮食；不吃被有害化学物质或放射性物质污染的食品；不食用病死的禽畜肉；不生吃海鲜、河鲜、肉类等，饮食以熟食为主。

第四节　中医食疗药膳学的治法理论

药膳治法源于中医治法。通常是指汗法、下法、补法、温法、消法、理气法、理血法、祛湿法。每一种治法都是在辨明证候，审明病因、病机之后，有针对性地采取的治疗方法。

一、汗法

汗法是通过人体的微汗出使在肌表的外感六淫之邪随汗而解的一种治法。凡具有疏散外邪，解除表证，宣发里邪的一类药膳，称汗法药膳。主要用于外感初起，如恶寒发热、头痛项强、肢体疼痛、无汗或有汗等表证。根据表寒证、表热证分别选用辛温解表药膳和辛凉解表药膳。辛温解表方如鲜葱白粥、五神汤等，辛凉解表方如银花茶、荆芥粥等。

二、下法

凡通过荡涤肠胃、泻下大便或瘀积，使停留于胃肠的宿食、燥粪、实热、冷积、瘀血、痰结、水饮等能从下而去的方法，称为下法。泻下通便类药膳是由能润滑大肠、促使排便的药物和食物组成，具有通利大便、排除积滞作用的药膳。由于积滞的不同，下的方法也有区别。因津液不足、肠道枯涸所致的便秘，需用润下法，如紫苏麻仁粥以滋阴润燥；热结胃肠，便结不下，需用番泻叶茶以泻下热结等。

三、温法

温法亦称温阳法，即通过扶助人体阳气，以温里祛寒、回阳救逆的一种方法。适用于元阳不足（阳气虚弱）、寒从内生，或寒邪直中于里，或苦寒药伤阳气所致的里寒证。

根据里寒所伤之处的不同，本类药膳又分为温中祛寒、温经散寒两类。用于脾胃虚寒者，有干姜粥、砂仁牛肉等温中祛寒；用于寒滞经脉者，有当归生姜羊肉汤、川乌粥等温经散寒。

四、祛湿法

凡具有化除湿邪、蠲除水饮、通淋泄浊等作用的一类药膳，统称为祛湿法药膳。临床上湿有外湿、内湿之分。外湿多因淋雨涉水，或久居潮湿之地，以致机体感受湿邪；内湿多因长期嗜酒好茶，或过食生冷以致中阳不振所致。根据本类药膳药性和主治证的不同，将其分为利水渗湿药膳、利水通淋药膳、利湿退黄药膳三类。

利水渗湿药膳适用于水湿内停所致的水肿、小便不利证，临床表现为颜面或下肢水肿、小便少等症。药膳方如五苓粥、赤小豆鲤鱼汤、青鸭羹等。

利水通淋药膳适用于湿热下注所致的淋证。其临床表现为尿频尿急、小便灼热、短赤涩痛或淋沥不畅、尿有砂石等症。本类药膳多由利尿通淋之品组成，药膳方如青小豆粥、鲤鱼冬瓜羹、荠菜鸡蛋汤等。

利湿退黄药膳适用于肝胆湿热所致的黄疸。其临床表现为目黄、身黄、小便黄等症。本类药膳多由利湿退黄之品组成，药膳方如茵陈蒿炖鲫鱼、麻黄连翘赤小豆饮、金钱草鲤鱼汤。

五、消法

凡通过消导散结作用，以祛除水、血、痰、食等有形之邪所致的积滞结聚，使之渐消缓散的药膳，称为消法药膳。本类药膳根据功效和适应证的不同分为消食化滞药膳、健脾消食药膳。消食化滞药膳适用于暴饮暴食、过食膏粱厚味或生冷刺激之品引起的饮食积滞证。药膳方如莱菔子粥、桂皮山楂饮、山楂导滞糕等。

健脾消食药膳适用于脾胃素弱，或它病导致脾胃气虚，运化水谷无力而出现的食积证。药膳方如消食内金粥、健脾茶、山药扁豆糕等。

六、理气法

凡具有调理气机、疏畅气血、促进气血运行的一类药膳，称为理气药膳。根据理气药膳的功效与适应证不同，将其分为行气药膳与降气药膳两类。

行气药膳：凡具有疏通气机、促进气血运行、消除郁滞作用的药膳，均称行气药膳。见胸脘痞满、胁腹胀痛，或胁肋刺痛、嗳气不舒等证宜用，药膳方如姜橘饮、良姜鸡肉炒饭、五香酒料、橘朴茶等。

降气药膳：凡具有降逆作用，用于气逆呕吐、呃逆、喘急病证者的药膳，称降气药膳。药膳方如薯蓣半夏粥等。

七、理血法

凡血液运行失常或血量丧失较多，需以调理血液为主的一类药膳，称理血药膳。本类药膳分为活血化瘀药膳和止血药膳两类。

活血化瘀药膳：凡以消除或攻逐停滞于体内的瘀血为主要作用，能畅流血液，消散瘀滞的药膳称活血化瘀药膳。药膳常用益母草煮鸡蛋、桃花白芷酒、三七蒸鸡等。

止血药膳：凡用于制止体内或体外各种出血，防止血液进一步损失的一类药膳，称为止血药膳。药膳常用茅根车前饮、苎麻根粥、艾叶炖母鸡等。

八、补法

凡具有增强体质、改善机体虚弱状态、治疗虚弱性病证的方法，均称补法。补益药膳根据其功效和适用范围，可分为补气、补血、气血双补、补阳、补阴五大类。

补阴药膳：具有滋补阴液作用的药膳，称补阴药膳。如益寿鸽蛋汤、生地黄鸡等。

补阳药膳：具有温补阳气作用的药膳，称温阳药膳。如枸杞羊肾粥、鹿鞭壮阳汤等。

补气药膳：凡气机活动衰弱表现为气虚证者，宜用补气药膳。如黄芪蒸鸡、人参猪肚等。

补血药膳：凡因气血生化不足，或血液丧失、消耗过多，引起血虚证时，宜用补血药膳。如红杞田七鸡、阿胶羊肝等。

气血双补药膳：凡气血两虚证，宜用气血双补药膳。如十全大补汤、归芪蒸鸡等。

第三章 中医食疗药膳的特点和作用

第一节　中医食疗药膳的特点

“治未病”是中医学的重要思想,也是中医食疗药膳学的特点之一。《素问·四气调神大论》中有“圣人不治已病,治未病,不治已乱,治未乱”的记载。中医的“预防”包括无病防病、有病防变和已病防复三重意义。中医药膳主要由两大类原料组成,即中药与食料。应用不同原材料性味归经的特点,进行食材配伍;应用营养学中营养均衡理论进行食物的搭配,都是食疗药膳理论的优势所在。其悠远的历史,独具特色的原则与方法,在人类发展中的贡献,都成为食疗药膳的重要特点。

一、历史悠久,影响广泛

中医食疗药膳起源于数千年前,历史悠久。在现存医药文献及药膳的专科文献中,可以看到,药膳原料在不断增多,临床适应证在不断扩大,药膳理论在不断完善,药膳疗效在不断增强。

药膳是养生防病的特殊食品,适应于各种年龄性别、疾病状态、生活习惯人群的养生防病方法,适应证极其广泛,在中华民族的繁衍中起到了重要作用,广泛流传于我国各民族中,并流传到海外如日本、韩国乃至欧美等国家和地区,愈来愈多的人开始青睐中医药膳。

二、隐药于食,味美效佳

食物的选择,必须适合人的口味,食之胃中舒适。药膳是将药物的保健、治疗、预防及增强体质的这些作用融入日常膳食,使人们能在必需的膳食中享受到食物营养和药物防治调节两方面的作用。叶天士对此曾概括为“食物自适”。作为一种特殊膳食,食疗膳食除具有一定的防病治病功效外,很重要的一点就是服用方便、美味可口。食疗原料可根据各个民族和地区独特的烹饪、饮食习惯制作成丰富多彩的色、香、味、形、效皆美的食品,供人们享用,以达到治病、保健和强身的目的。

三、审因用膳,辨证施食

中医食疗药膳学遵循“审因用膳,辨证施食”的原则。所谓辨证施食,就是根据不同的病证来选择具有相应治疗作用的食物。食疗养生菜在原材料、调料选择、配伍、烹饪技法等方面,都要始终遵循中医学辨证论治、辨证组方的理论原则与方法,在辨证的基础上配伍组方。如感冒之病,由于病因、体质、季节的不同,可表现为不同的证,选择的膳食也就有区别:风寒感冒可选用葱白粥、生姜粥、姜糖苏叶饮等辛温解表，祛风散寒；风热感冒可选用菊花茶、桑菊豆豉饮、薄荷芦根饮、银花饮等辛凉解表，疏风清热；暑湿感冒可选用藿香饮、香薷饮、荷叶冬瓜汤等祛暑解表，清热化湿；气虚感冒可选用黄芪苏叶饮、葱白鸡肉粥等益气解表，调和营卫。

四、防治并重，注重调理

中医食疗药膳学在理论体系上和中医"治未病"的思想有着密切的联系。高濂在《遵生八笺·饮馔服食笺》中提出"饮食，活人之本也。是以一身之中，阴阳运用，五行相生，莫不由于饮食。故饮食进则谷气充，谷气充则血气盛，血气盛则筋力强……""疾病可远，寿命可延"，说明了饮食在疾病预防中的重要作用。当然人体在患病之后，更需要注意饮食，并以饮食作为调治疾病、防止病情加重或疾病愈后复发的重要手段。药膳固然对某些疾病具有治疗作用，而其基本立足点，则是通过药物与食物的结合，对机体进行缓渐调理。无病防病，有病防变的原则，始终贯穿于饮食疗法的整个过程之中，也是食疗药膳学的特色之一。

第二节 中医食疗药膳的作用

饮食对人体的作用主要是由它所含的对人体有利的物质成分，如"性""味""归经""升降浮沉"以及"补泻"等特性决定的，与食物的性能密不可分。它体现在以下几个方面。

一、强身健体，预防疾病

饮食对人体的滋养作用，本身就是一项重要的保健预防措施。明代张景岳感受深刻："祸始于微，危因于易，能预此者，谓之治未病，不能预此者，谓之治已病。知命者，其谨于微而已矣。"充足的营养是人们身体健康的重要保证。合理地安排饮食，保证营养供给，可使气血充足，维持机体正常新陈代谢及免疫功能，才能更好地抵御致病因素的侵袭。

（一）强身健体

合理饮食通过调整人体的阴阳平衡来达到强身健体的目的。正如《素问·阴阳应象大论》中所说："形不足者，温之以气，精不足者，补之以味"，根据食物的性质特点，以及人体阴阳盛衰的情况，给予适合的饮食既可补充营养，又可调整阴阳平衡，增强体质，强健体魄。

（二）预防疾病

预防思想是中医理论体系中的重要内容之一。根据中医理论，身体早衰和疾病发生的根本原因就在于人体自身功能失衡，正如《素问·刺法论》所言："正气存内，邪不可干"，人体正气旺盛，而又能避免邪气的侵袭，就会保持健康状态，反之则易发生疾病。一切有利于维护正气、抗御邪气的措施都能预防疾病；一切损害正气、助长邪气的因素都能引起疾病，从而导致早衰和死亡。

在漫长的人类历史中，人们通过自身体会，发现某些食物的特异性作用可直接用于某些疾病的预防，积累了大量的宝贵经验，如食用大蒜可以杀菌消炎、预防胃肠道炎症，食用动物肝脏预防夜盲症，食用海带预防甲状腺肿大，食用谷皮、麦麸预防脚气病，生姜、葱白、大蒜、豆豉、薄荷等预防感冒，食用西瓜、绿豆汤预防中暑等。随着医学模式的改变，预防医学、康复医学、老年医学的发展，食物对疾病的预防作用，也越来越受到国际医学界的重视。

现代营养学研究证明，人体如缺乏某些食物成分，就会导致相应的疾病，如饮食长期缺少蛋白质就会导致机体免疫力下降，容易感染病毒；缺乏某种维生素就会引起夜盲症、口角炎、癞皮病、坏血病等；缺乏某些矿物质，如缺少钙质会引起佝偻病、骨质疏松，缺乏铁质会引起贫血，缺乏碘会引起甲状腺肿大，缺少锌则会引起生长发育不良、味觉障碍，缺乏硒元素则会引起地方性心脏病（克山病）等。

1. 含矿物质与微量元素高的食物

含钙元素高的食物：牛奶、豆类及豆制品、花生、芝麻酱、虾皮、海带、榛子仁、鱼、虾、鸡蛋等。

含铁元素高的食物：猪肝、动物血、蛋黄、黑木耳、红枣、胡萝卜、绿叶蔬菜、金针菜、龙眼肉、萝卜干等。

含铜元素高的食物：动物肝脏、牡蛎、肉类（尤其是家禽的肉）、硬壳果、青豌豆、紫菜、巧克力等。

含硒元素高的食物：动物肝脏、海产品、蘑菇、洋葱、大蒜等。

含碘元素高的食物：海带、紫菜、鳝鱼、虾米、乌贼鱼、海蜇、碘盐等。

含铬元素高的食物：动物肝脏、肉、蛋类、酵母等。

含磷元素高的食物：大豆、酵母、谷类、花生、葡萄、南瓜子、虾、栗子、蛋黄等。

含镁元素高的食物：荞麦、小麦、玉米、高粱面、豆类、雪里蕻、冬菜、芥蓝、冬菇、紫菜、桂圆、紫菜等。

2. 各类维生素含量高的食物

富含维生素 A 的食物：动物肝脏、蛋类、胡萝卜、黄绿蔬菜、黄色水果、鱼肝油、牛奶、奶制品、奶油等。

富含 B 族维生素的食物：松子、猪肉、鳝鱼、小米、玉米、糙米、麦粉、豆类、动物肝脏和蛋类。

富含维生素 C 的食物：辣椒、鲜枣、樱桃、番石榴、柿子、草莓、橘子、猕猴桃、白菜等。

富含维生素 D 的食物：鱼肝油、沙丁鱼、鲑鱼、牛奶、奶制品、动物肝脏等。

富含维生素 E 的食物：植物油、坚果类、菠菜、全麦、赤小豆、木耳等。

二、延缓衰老，延年益寿

保持人体的健康，延年益寿，为世人所向往。但随着年龄的增长，组织细胞的衰老，器官功能的下降，又是不可抗拒的自然规律，《灵枢·天年》就提到："五十岁肝气始衰，六十岁心气始衰，七十岁脾气虚，八十岁肺气衰，九十岁肾气焦，百岁五脏皆虚，神气皆去，形骸独居而终矣。"根据中医食疗学的理论，如果注重养生保健，及时消除病因，使机体功能协调，使衰老得到延缓，即可达到延年益寿的目的。

（一）延缓衰老

中医在应用饮食调理预防衰老方面有各种方法，如辨证用膳，根据体质不同食用不同性质食物；对重要脏腑功能的调理等。中医经典理论认为肺、脾、肾三脏的实质性亏损，以及其功能的衰退，会导致各种老年性疾病的提前出现，如肺虚或肺肾两虚所致的咳喘，脾虚或脾肺两虚所致的气短、消化不良、营养障碍，肾虚所致的腰酸腿软、小便失常、水肿、牙齿松动、须发早白或脱落等都是未老先衰的征象。因此，在中医饮食调养中特别强调维持这三种脏器功能的正常来达到预防衰老的目的。

特别是对于老年人，充分发挥饮食的防老抗衰作用尤其重要。《养老奉亲书》有："高年之人真气耗竭，五脏衰弱，全仰饮食以资气血。"清代养生家曹廷栋认为，以粥调治颐养老人，可使其长寿。他指出"老年有竟日食粥，不计顿，饥即食，亦能体强健，享大寿"，并编制粥谱百余种，供老年人选用。

（二）延年益寿

中医传统理论认为"精生于先天，而养于后天，精藏于肾而养于五脏，精气足则肾气盛，肾气充则体健神旺"，肾脏功能的正常是延年益寿的关键。因此，在选择食物种类时应注意选用具有补精益气、滋肾强身作用的食物来达到延年益寿的目的。如松子既是重要的中药，久食健身心、滋润皮肤、延年益寿，也有很高的食疗价值。常吃花粉有助延年益寿，花粉是花的雄性器官，通俗地说就是植物的精子，是植物生命的精华所在。长寿老人喜欢小米，小米养人，熬米粥时的米油胜过人参汤。

从中医饮食养生延年益寿所确立的法则来看，也多以补益肺、脾、肾为主，历代医家所列保健医疗食谱功效也以调补肺、脾、肾三者功能为多。常用补益肺、脾、肾功能的食物主要有扁豆、豌豆、粳米、糯米、大枣、栗子、紫菜、海带、猪肝、牛肉、鸡肉、鸭肉、鲤鱼、鲫鱼、鳝鱼等。脾胃在全身五脏六腑中占有非常重要的地位。《素问・五脏别论》中提到："胃者，水谷之海，六腑之大源也"，只有脾胃功能旺盛，才能摄纳食物营养，进一步化生气、血、精、液，增强体质，维护机体健康，延年益寿。

三、滋养人体，治疗疾病

饮食的滋养是人体赖以生存的基础。两千多年前，《难经》中就有"人赖饮食以生，五谷之味，熏肤（滋养肌肤），充身，泽毛"的记载。食物与药物都有治疗疾病的作用，古代医者在治疗过程中，确实先以食疗，后以药疗，并认为能用食物治病的医生为"良工"，可以通过补虚扶正、泻实祛邪等方法而达治病目的。

（一）滋养人体

饮食进入人体，通过胃的腐熟、脾的运化，成为水谷精微，然后输布全身，滋养人体脏腑、经脉，乃至四肢、骨骼、皮毛等，以维持正常的生命活动和抗御邪气。如战国时期的名医扁鹊有云："安身之本，必资于食。不知食宜者，不足以存生。"中医认为，气、血、津液是构成人体的基本物质，是脏腑、经络等生理功能的物质基础，三者在维持人体生命活动中不断损耗，都离不开脾胃运化生成的水谷精微的及时充养。

（二）治疗疾病

食物较之药物更加安全而易被人们所接受，且人们天生就有"喜食恶药"的心理，所以历代医家都主张"药疗"不如"食疗"。食物的治疗作用，其目的亦是调整机体的阴阳平衡，达到

“阴平阳秘”。人体的生理功能只有在和谐、协调的情况下，才能得以维持，从而处于健康状态，抵御外邪的侵袭。

1. 补法

生活中，饮食得当则可起到维持阴阳调和的作用。对阴阳失调所导致的疾病状态，利用饮食的阴阳偏性也可进行调节。人们通常用食补的方法来发挥饮食的滋养作用，在应用“补”法时当充分考虑不同的人群、季节、年龄、性别等因素。根据食物的性质，食补方法主要有以下三种。

(1)平补法　是指应用不热不寒、性质平和的食物进行补益，大部分谷类、薯类、水果、蔬菜，部分禽、蛋、肉、乳类食物，如粳米、玉米、红薯、马铃薯、大豆、甘蓝、香菇、鸡蛋、猪肉、牛奶等。另外还包括应用气阴双补或阴阳同补的食物进行进补，如山药、蜂蜜既补脾肺之气，又补脾肺之阴，这些食物适用于正常人群保健。

(2)清补法　是指应用偏凉或有泻实作用的食物进行补益的方法。适用于偏于实证体质的人。常用的清补食物有绿豆、萝卜、黄瓜、西瓜、冬瓜、茼蒿、马齿苋、小米、薏苡仁、苹果、梨、柿子等，以水果、蔬菜居多。

(3)温补法　是指应用温热性的食物进行补益的方法。适用于阳虚或气阳两虚的人群，也常作为正常人群冬令进补食物，如羊肉、狗肉、核桃仁、大枣、龙眼肉、海虾等。补益作用较强的食物可达到急需补益的目的，如鹿肉、鹿胎、鹿尾、鹿肾、甲鱼等。

2. 泻法

人体各种组织、器官和整体功能低下是导致疾病的重要原因。如果病邪较盛即为“邪气实”，其证候称作“实证”。此时宜审因论治、祛邪安脏，如大蒜治痢疾、山楂消食积、藕汁治咳血、赤豆治水肿、猪胰治消渴等。有些食物有多方面的治疗作用，既可直接去除病因，又可全面调理病证，如李时珍所述“鸡子黄补阴血，解热毒，治下痢甚验”，说明鸡蛋除营养作用外，还有调节脏腑功能、清解热毒等作用。祛邪类食物的种类较多，主要介绍以下几类。

(1)散风寒类　适用于感受风寒的表证。药食常选生姜、荆芥、大蒜、葱白等。

(2)散风热类　适用于外感风热表证。药食常选薄荷、菊花、淡豆豉、荸荠等。

(3)化痰止咳类　适用于咳嗽咳痰症。药食常选半夏、陈皮、橘络、杏仁、萝卜子等。

(4)止咳平喘类　适用于咳喘症。药食常选苏子、白果、梨、鸭肉、枇杷等。

(5)清热祛暑类　适用于盛夏感暑所致的暑病。药食常选荷叶、藿香、绿豆、绿茶、苦瓜等。

(6)清热解毒类　适用于热毒证。药食常选绿豆、金银花、马齿苋等。

(7)清热泻火类　适用于实热证。药食常选苦菜、蕨菜、芦根、苦瓜等。

(8)清热化湿类　适用于湿热证。药食常选生地黄、薏苡仁、扁豆等。

(9)通便类　适用于便秘。药食常选番泻叶、火麻仁、蜂蜜、香蕉、黑芝麻等。

(10)温里类　适用于里寒证。药食常选干姜、小茴香、羊肉、肉桂等。

(11)祛风湿类　适用于风湿证。药食常选木瓜、酒、鳝鱼等。

(12)利水祛湿类　适用于水肿、淋证、痰饮等病症。药食常选玉米须、赤小豆、茯苓、薏苡仁、鸭等。

(13)消食类 适用于食积证。药食常选山楂、麦芽、鸡内金、萝卜等。

(14)理气类 适用于各种气滞、气逆、气郁的病证。药食常选橘皮、佛手、胡萝卜、茉莉花等。

(15)活血类 适用于血瘀证。药食常选桃仁、山楂、益母草、酒、醋等。

(16)止血类 适用于出血证。药食常选阿胶、木耳、三七、槐花等。

(17)安神类 适用于失眠证。药食常选酸枣仁、莲子、猪心、龙眼肉等。

(18)固涩类 适用于滑脱不禁证。常用药食有乌梅、莲子肉、浮小麦、乌骨鸡等。

(19)驱虫类 适用于虫证。常用药食有南瓜子、槟榔等。

第四章 中医药膳制作的基本技能

第一节 中医药膳原料的炮制

炮制，古同炮炙，指用中草药原料制成药物的过程。中药必须经过炮制之后才能入药，是中医用药的特点之一，中医药膳也需要将所用药材原料和食物原料采用一些较为特殊的制备工艺经过加工才能制作药膳。具体地说，药膳原料的炮制是结合了中药的炮制工艺和食物的准备过程，但与中药加工亦有不同。

一、炮制目的

药膳所用药物和食物在制作及烹调前，必须对所用药材原料和食物原料进行加工炮制，使其符合食用、防病治病及烹调、制作的需要。

(1)使原料清洁卫生　未经炮制的原料多带有一定的泥水杂质、皮筋、毛桩等非食用部分或被微生物所污染，制作药膳前必须经过严格地炮制加工，使原料达到清洁卫生。如粳米中的稻壳、砂粒，杏仁常杂有霉烂、破碎、核壳、泥沙。

(2)矫味矫臭　某些原料有特殊的不良气味，为人所厌，如羊肉之膻味、紫河车之血腥、狗肾之腥臭、鲜笋之苦涩。必须经过炮制以消除，方能制作出美味的药膳。

(3)选取效能部位　很多原料的不同部分具有不同作用，如莲子补脾止泻、莲心清心之热邪、莲房用之止血等。选取与药膳功效最相宜的部分，减少“药”对食物的影响，更好地发挥药膳的功效。

(4)改变或增强原料功效　未经炮制的某些原料作用不强，须经炮制以增强作用。如茯苓经乳制后可增强滋补作用，香附醋制后易入肝散邪，雪梨去皮用白矾水浸制能增强祛痰作用。

(5)减轻原料毒性或副作用　为防止毒性影响，必须对有毒原料进行炮制加工以消除或减轻毒性。如生半夏能使人呕吐、咽喉肿痛，炮制后可消除这些毒副作用，保证食用安全。

(6)有选择性地发挥作用　如生地黄性寒，善于清热凉血、养阴生津；炮制成熟地黄后则性温，长于补血滋阴。花生生则性平，炒熟后则性温。

(7)保持原料成分和利于工业化生产　为了避免某些原料的有效成分损失，或适应工业化生产的需要，对某些原料采用科学技术提取有效成分，可保持有效成分含量，稳定质量，或便于批量制作。如金银花制取金银花露、冬虫夏草提汁、鸡提取鸡精。

二、炮制方法

炮制的方法在归类上各有特点，但基本方法和内容是一致的。常用的炮制方法有修制、水制、切制、炮制四种。

（一）修制

修制是指选取原料的应用部分，将其杂质和非药用部位除去，达到洁净的系列操作，以适应药膳的要求，是以净为主的炮制方法，常根据不同原料选用下述方法。

（1）挑、筛选　挑拣或筛除泥沙杂质，除去虫蛀、霉变部分。

（2）刮　刮去原料表面的附生物与粗皮。如杜仲、肉桂去粗皮，鱼去鳞。

（3）火燎　在急火上快速烧燎，除去原料表面绒毛或须根，但不能使原料内质受损。如狗脊、鹿茸燎后刮去茸毛，禽肉燎去细毛。

（4）去壳　硬壳果类原料须除去硬壳，便于准确投料与食用，如白果、核桃、板栗等。动物类原料去蹄爪或去皮。

（5）碾碎　除去原料表面非食用部分，如刺蒺藜、苍耳碾去刺，或将原料碾细备用。

（二）水制

用液体对原料进行加工处理。有些原料的有效成分溶于水，处理不当则容易丢失，故应根据原料的不同特性选用相应的处理方法。该洗则洗，该润不泡，该漂则漂，该淋不飞，以保证药膳的质量。

1. 淋、洗

用清水浇淋原料或将原料投入水中快速洗涤，以除去表面附着的灰土泥沙等杂质，绝大多数原料都必须清洗。如薄荷、豆芽、豆腐等可采用淋法处理，陈皮、五加皮、芹菜等多用洗法处理。

2. 泡

质地坚硬的原料经浸泡后能软化，便于进一步加工。蔬菜类经浸泡可除去部分残留农药。

3. 润

不宜水泡的原料需用液体浸润，使其软化而又不致丢失有效成分。浸润常有下列各种方法。

（1）水润　如清水润燕窝、贝母、冬虫夏草、银耳、蘑菇等。

（2）奶汁润　多用牛、羊乳，如润茯苓、人参等。

（3）米泔水润　常用于消除原料的燥性，如润苍术、天麻等。

（4）药汁润　常用于使原料具有某些药性，如山楂汁浸牛肉干、吴萸汁浸黄连等。

（5）碱水润　常使用5%碳酸钠溶液或石灰水，润发鱿鱼、海参、鹿筋、鹿鞭等。

4. 漂

为减低某些原料的毒性和异味，常采用在水中较长时间和多次换水的漂洗法，如漂半夏。漂洗时间长短和换水次数需根据原料性质、季节气候的不同来决定。冬季日换一次水，夏季则宜换2～3次，一般漂3～10天。

5. 焯

用沸水对原料进行处理。除去种皮，将原料微煮，易搓去皮，去杏仁、扁豆等的皮时常用；氽去血水，使食品味鲜汤清，去鸡、鸭等肉类血水常用；除腥膻味，熊掌、牛鞭等多加葱叶、生姜、料酒同煮等。

（三）切制

切制是指对干品原料经净选、软化后，或新鲜原料经洗净后，根据性质的不同、膳肴的差异，切制成一定规格的片、块、丁、节、丝等不同形状，以备制膳需要。切制要注意刀工技巧，其厚薄、大小、长短、粗细等均尽量均匀，方能保证良好美观的膳形。

药膳原料经过上述各准备过程后，尚须按要求进行炮炙，以获药膳良好的味与效。

（四）炮制

炮制是指用火加工处理药膳原料的方法。经过修制、水制、切制后的药膳原料，由于制备药膳的需要不同，则须依法进行炮制。常根据加热的方式、制作时辅料的不同选用下述方法。

1. 炒制

炒制指将原料在热锅内翻动加热，炒至所需要的程度。一般有下述方法。

（1）清炒法　不加任何辅料，将原料炒至黄、香、焦的方法。

①炒黄：将原料在锅内文火加热，不断翻动，炒至表面呈淡黄色，使原料松脆，便于粉碎或煎出有效成分，并可矫正异味。如鸡内金炒至酥泡卷曲，使腥气溢出。②炒焦：将原料在锅内翻动，炒至外黑存性为度，如焦山楂。③炒香：将原料在锅内文火炒出爆裂声或香气，如炒芝麻、花生、黄豆等。

（2）麸炒法　先将麦麸在锅内翻炒至微微冒烟，再加入药物或食物，炒至表面微黄或较原色深为度，筛去麸后冷却保存。此法可健脾益胃，去掉原料中的油脂，如炒川芎、白术等。

（3）米炒法　将大米或糯米与原料在锅内同炒，使均匀受热，以米炒至黄色为度。主要为增强健脾和胃功效，如米炒党参。

（4）盐炒或砂炒法　先将油制过的盐或砂在锅内炒热，加入原料，炒至表面酥脆为度，筛去盐砂即成。本法能使骨质、甲壳、蹄筋、干肉或质地坚硬的原料去腥、松酥，易于烹调，如盐酥蹄筋、砂酥鱼皮。

2. 煮制

煮制可以清除原料的毒性、刺激性或涩味，减少其副作用，是指根据不同性质，将原料与辅料置锅内加水没过药共煮。煮制时限应据原料情况定，一般煮至无白色或刚透心为度。如加工鱼翅、鱼皮。

3. 蒸制

蒸制指将原料置适当容器内蒸至透心或特殊程度。如熊掌经漂刮后加酒、葱、姜，蒸2小时后进一步加工。

4. 炙制

炙制指将原料与液体辅料如蜂蜜或酒，或盐水、药汁、醋等共同加热翻炒，使辅料渗进原料内部。用蜜炒为蜜炙，可增加润肺作用，如蜜炙黄芪、甘草。酒与原料同炒为酒炙，如酒炒白芍。原料与盐水拌过，晾微干后炒为盐炙，如盐炒杜仲。原料与植物油同炒为油炙。加醋炒为醋炙，如醋炒元胡。

三、药液制备法

药液指烹制药膳所用的特殊液体类原料。通过一定的提取方法，把原料中的有效成分析出备用。原则是使用不同溶剂将所需成分尽可能提出，不提或少提其他成分。要求溶剂有良好的稳定性，不与原料起化学反应，对人体无毒无害。

常用溶剂有水、乙醇、苯、氯仿、乙醚等。水最常用，提取率高，但选择性不强。乙醇是常用有机溶剂，选择性好，易回收，防腐作用强，但成本较高，易燃。苯、氯仿、乙醚等选择性强，不易提出亲水性杂质，但挥发性大，有毒，价格高，提取时间较长。

1. 提取

(1)煎煮法　将原料加水煎煮取汁的方法。该法是最早使用的一种简易浸出方法，至今仍是制备浸出制剂最常用的方法。由于浸出溶媒通常用水，故有时也称为“水煮法”或“水提法”。

(2)渗漉法　将适度粉碎的原料置渗漉筒中，由上部不断添加溶剂，溶剂渗过药材层向下流动过程中浸出药材成分的方法。此方法对新鲜的及易膨胀的原料不宜选用。

(3)蒸馏法　利用水蒸气加热原料，使所含有效成分随水蒸气蒸馏出来。常用于挥发油的提取和芳香水的制备。酒的制作常常用到蒸馏法。

(4)回流法　采用有机溶剂进行加热，提取原料中的有效成分，防止溶剂挥发。如提取川贝母、冬虫夏草的有效成分。

2. 过滤

过滤是滤除沉淀，获取澄明药液的方法，主要有以下几种。

(1)常压过滤法　多用于原料提取液首次过滤，滤过层多用纱布，滤器常用漏斗。

(2)减压过滤法　减小滤液下面的压力，以增加滤液上下之间的压力差，使过滤速度加快。可用抽气机或其他抽气装置。

(3)瓷质漏斗抽滤法　将瓷质漏斗与抽滤瓶连接，塞紧橡皮塞；以 2～3 层滤纸平铺于漏斗内，加入少量去离子水，抽紧滤纸，加入适量药液，即可开始抽滤。

(4)自然减压法　增加漏斗体长度，加长漏斗出口管，并于漏斗下盘绕一圈，使液体在整个过滤过程中充满出口管，以增加滤器上下压力差，提高滤速。

(5)助滤法　药液不易过滤澄清，或滤速过慢时，加助滤剂助滤的过滤方法。常用助滤剂有滑石粉、纸浆。用去离子水将助滤剂调成糊状，安装好抽滤装置，助滤剂加入瓷质漏斗内，加去离子水抽滤，至洗出液澄明，不含助滤剂后，再正式过滤药液。

3. 浓缩

从原料中提取的溶液，一般单位容积内有效成分含量低，需提高浓度，以便精制。常用浓缩方法有蒸发浓缩和蒸馏浓缩。

(1)蒸发浓缩法　通过加热使溶液中水分挥发的方法，适用于有效成分不挥发、加热不被破坏的提取液，可分为直火蒸发与水浴蒸发。直火蒸发是将提取液先用武火煮沸，后改文火保持沸腾，不断搅拌，浓缩到一定量和稠度。此法温度高、蒸发快，但锅底易发生焦煳与炭化。水浴蒸发是间接加热，将装提取液的小容器置于装水的大容器内，加热大容器，使提取液浓缩。此法克服了直火时的焦煳与炭化，但速度慢。故可先用直火，后改水浴蒸发。

(2)蒸馏浓缩法　将原料液在蒸馏器内加热到汽化，通过冷凝回收剂回收溶剂，同时浓缩原料液。常用于有机溶剂溶液，以便回收溶剂，降低成本。其中常压蒸馏在正常气压下进行，适用于有效成分受热不易被破坏的提取液。减压蒸馏在降低蒸馏器内液面压力下浓缩。压力降低，沸点也降低，蒸发速度加快，故溶液受热温度低，受热时间短，效率高。适用于沸点较高，有效成分遇高温易破坏的提取液。

第二节　中医食疗药膳的分类

一、制作方法的分类

中医食疗制作方法主要由药膳菜肴、药膳汤羹、药膳面点、药膳粥饭、药膳茶饮、药酒和药膳果品等组成，是我国传统医学和烹饪技术相结合的产物。热菜类药膳的制作方法很多，考虑到药膳菜肴食疗功效的充分发挥，通常多采用以水或蒸汽作为传热介质的制作方法，如炖、焖、煨、煮、烧、扒、蒸、熬、烩等，也可适当采用炒、爆、熘、炸等以油作为传热介质的制作方法。凉菜类药膳最宜于夏季食用。其常用制作方法有拌、炝、腌、冻、卤、酱等。

炖：炖是将药物与食物加清水，放入调料，先置武火上烧开，再置文火上熬煮至熟烂，一般需文火 2～3 小时。特点是质地软烂，原汁原味。如雪花鸡汤、十全大补汤的制作方法。

煮：将药物与食物同置较多量的清水或汤汁中，先用武火烧开，再用文火煮至熟，时间比炖宜短。特点是味道清鲜，能突出主料滋味，色泽亦美观。

熬：将药物与食物置于锅中，注入清水，武火煮沸后改用文火，熬至汤汁浓稠，烹制时间较炖更长，多需 3 小时以上，适用于含胶质原料。特点是汁稠味浓。

煨：将药物与食物至煨锅中，加清水、调料，用武火或余热进行较长时间地烹制，慢慢地煨至软烂。特点是汤汁浓稠，口味醇厚。如川椒煨梨、南瓜煨海参。

蒸：利用水蒸气加热烹制。将原料置于盛器内，加入水或汤汁、调味品，或不加汤水，置蒸笼内蒸置熟或熟烂。特点是笼内温度高(可达 120℃以上)原料水分不再蒸发，药膳可保持形状完整、造型整齐美观，口味原汁原味。因原料不同，又有粉蒸、清蒸、包蒸的不同。

炒：将油锅烧热，药膳原料直接入锅，于急火上快速翻炒至熟，或断生。特点烹制时间短、汤汁少。成菜迅速，鲜香入味，或滑嫩，或脆生。有生煸、熟炒、滑炒、干煸的不同。

熘：多用于动物性原料。将原料经初步热处理后，先用热油锅煸炒辅料，再放入主料，倒入芡汁快速翻炒至熟。熘法必须勾芡。特点是成菜鲜亮透明，质地鲜嫩可口。有炸熘、滑熘、软熘的不同。

炸：将锅中置入较多量的油加热，药膳原料直接投入热油中加热至熟或黄脆。可单独烹制，也是多种烹调法的半成品准备方法。特点是清香酥脆。有清炸、干炸、软炸、酥炸、松炸、包炸等不同。如炸茄盒。

焖：此类药膳是将药物与食物同时放入锅内，加适量的调味和汤汁，盖紧锅盖，用文火焖熟。

烤：是直接利用火的辐射热烤制原料的一种烹饪方法。烤制方法有暗炉烤、烤箱烤、明炉烤等，如烤全羊、奶汁烤桂鱼。

拌：将药膳原料的生料或已凉后的熟料加工切制成一定形状，再加入调味品拌和制成。拌法简便灵活，用料广泛，易调口味。特点是清凉爽口，能理气开胃。有生拌、熟拌、温拌、凉拌的不同。

炝：将原料切制成所需的形状，经加热处理后，加入各种调味品拌渍，或再加热花椒炝成药膳。特点是口味或清或淡，或鲜咸麻香，有普通炝与滑炝的各种制法。

腌：将原料浸入调味品拌匀，腌制一定时间排除原料内部的水分，使原料入味。特点是清脆鲜嫩，浓郁不腻。有盐腌、酒腌、槽腌的不同制法。

冻：将含胶质多的原料投入调味品后，加热煮至一定程度后停止加热，待其冷凝后食用。特点是晶莹剔透，清香爽口。但原料必须是含胶汁多者，否则难以成冻。

卤：此类药膳是先用武火将油锅烧热，再下油，然后下药膳原料炒。

二、形态与加工方式的分类

食物中除干鲜果品和较少的蔬菜可以直接食用外，一般都必须根据膳食或食疗的需要，确定食品的用法，制成不同的食品类型以供食用。食品的类型繁多，作为食疗主要有米饭、粥食、汤羹、菜肴、汤剂、饮料、酒剂、散剂、蜜膏、蜜饯、糖果等。现对有关食品类型的概念与制作方法及食疗意义简介如下。

1. 米饭

米饭是以粳米、糯米为主，加入其他食物或药物，如大枣、龙眼肉、山药等，经蒸煮而成。一般主要具有补气益脾或养血的作用，如参枣米饭、八宝糯米饭。

2. 粥食

粥是将稻米、小米或玉米等粮食加水煮成稠糊状的食物。饭是指煮熟或蒸熟的谷类食物，多指米饭。若加入的食物或药物不宜同煮（如有渣），可先煎取汁或绞取汁液，再与粮食同煮。粥可加入糖或盐、油脂、味精等调味。例如绿豆粥、红枣粥、鸡汁粥。

3. 汤羹

汤羹是以肉、蛋、奶、鱼、银耳等食物为主，或适当配入其他药物，经煎煮或煨炖等方法烹制而成。汤与羹，虽均为汤水较多、连汤带水的食物，但仍有一定的差别。汤是将经过前期加工处理后的动、植物性原料，置于锅中，加适量清水、调料，采用炖、煨、煮、氽、涮等烹调方法，加热至原料酥烂或成熟的加工方法。汤有浓汤、清汤之分，均无须勾芡。羹是将经过前期加工处理后的动、植物性原料，置于锅中，加适量清水、调料，采用炖、煨、煮、熬的烹调方法，加热至原料酥烂的加工方法。羹在制作中大多需要勾芡，外观呈黏稠的糊状，汤汁与原料相互交融。如山药鲫鱼豆腐汤、三七藕汁鸡蛋汤、俄式红菜汤、羊肾苁蓉羹、莲子银耳羹等。

4. 酒剂

药膳酒剂一般按制作技术分可分为药酒、药膳醪糟和醴酒等品种，是一类含有酒精的药膳。酒本身是药食两用之品，可益气、温阳、散寒、活血、暖胃、行气、熄风、止痛、助药力。因加用食物或药物的不同，其作用更是多方面的，如白术酒(《千金翼方》)、五加皮酒(《本草纲目》)、养生酒(《惠直堂经验方》)。

5. 鲜汁

鲜汁指新鲜水果或新鲜中药材一起洗净压榨的汁，或共同加水煎煮，去渣取汁而成，做饮料日常饮用。如白萝卜汁(《本草纲目》)、鲜姜萝卜汁(《普济方》)。

6. 饮品

饮品是一种液体的剂型，由食品与药材共同加水煎煮，去渣取汁而成，做饮料日常饮用，是将药膳方的各味用水浸泡，通过加水煎煮的方法提取药液，药液经沉淀、过滤、澄清后即可。根据要求，有些药膳饮品可加入冰糖、白糖或蜂蜜矫味。如橘茹饮(《医宗金鉴》)、龙眼枣仁饮(《食物与治病》)。

7. 药茶

药茶是指含有茶叶或不含茶叶的药物经粉碎、混合而制成的制品，用开水沏后或加水煎煮后可代茶饮。如清气化痰茶(《本草纲目》)、山楂麦芽茶(《中国药膳》)，前者为含茶叶的药茶，后者为不含茶叶的药茶。另外，粗末茶制成后用滤纸或纱布分装成 3～6g 的小袋，即为袋泡茶，是目前最流行的做法。如西洋参茶、绞股蓝茶、清热明目茶。

8. 膏类

膏类一般选取滋养性食物加水煎煮，取汁液浓缩至一定稠度，然后加入炼制过的蜂蜜、白糖、冰糖或胶剂，再浓缩至呈半固体状，具有口感好、服用方便、易保存等特点。如桂圆参蜜膏(《得配本草》)、龟鹿二仙膏(《医便》)、秦伯未眩晕膏方(《实用膏方》)。

9. 糕点

将面粉、米粉或其他粉料与油、糖、蛋、水等调和成适合加工各种糕点的面团或面糊。将药物煎水，滤去药渣，取澄清液代替清水调制面团，或将药物打成细粉，以一定比例调配于米面粉中。如有需要，可在糕点成品上进行糖膏和油膏的装饰。待冷却后，进行包装和贮藏。如茯苓夹饼(京式糕点)、怀山鲜奶饼(广式糕点)，八珍糕(苏式糕点)、马蹄糕(广式糕点)等。

10. 菜肴

此类药膳是以蔬菜、肉、蛋、鱼、虾等为原料，配一定比例的药物制成的菜肴。这类药膳可以制成凉菜、蒸菜、炖菜、炒菜、榨菜、卤菜等。如参芪红焖鸭、白芷煎蹋苦瓜。

11. 糖果

以白糖、红糖、饴糖等为主要原料，经过加水熬炼至较稠厚时，再掺入其他食物的汁液、浸膏或粗粉，搅拌均匀，再继续熬至挑起细丝状而不黏手为止，待冷将糖分割成块状。或用制熟的食物与熬炼好的糖混合加工而成。糖果可嚼食或含化。其作用也较广泛，如薄荷糖，杏仁芝麻糖。

三、按作用分类

1. 保健类药膳食品

这类食品是针对人体的不同情况，投予不同的食品膳食，从而达到维护机体健康、使慢性疾病得到早日康复的功效。比如肥胖者可用减肥之品，消瘦者可用增肥食物，智力较差者可用增智、增力类药膳，视力欠佳者选用明目之品，耳不聪者可用耳聪药膳，要求美容乌发者也有相应的膳食。

2. 预防类药膳

譬如春季气候易变而常患感冒，便可服用相应的预防类药膳加以预防，夏季易患腹泻，即可运用马齿苋粥防御；为防中暑，可用绿豆汤发挥其既清热又防暑湿的功用；秋季干燥，呼吸道易感性强，便可用百合、贝母、杏仁类膳食防御，冬令寒冷，可用当归黄芪羊肉药膳以御寒而增强机体抵抗力。

3. 康复类药膳

人体大病后，机体衰弱，便可用扶正固本类药膳，促使早日康复。例如参芪类配方。若患有慢性病而气血两虚者，可选用当归炖羊肉、良姜炖鸡肉等；如阴虚表现者可采用滋阴之品（如沙参玉竹粥之类），从而使机体由亚健康状态转为健康体质。

4. 治疗类药膳

此类药膳是针对某种疾病而辨证施膳，以期达到病理变化的改善或康复的可能。例如临床发现有营养不良的患者，则可运用茯苓鲤鱼羹治疗，以补充优质蛋白，使血浆蛋白浓度很快提高到一定水平，从而获得消肿的目的。又如肺经虚寒咳嗽，可采用川贝杏仁豆腐清痰镇咳，以收疗效。

此外，当代也有另一种分类，“生物工程食品”是利用生物技术开发的新型营养健康人食用的食品；“天然保健食品”，则是以传统药膳为主，辅以现代化加工而成的滋补性食品，可促进患者或第二状态康复其功能；“强力美容食品”既可增强体质，又能保护皮肤健康，而且国外命名此类药膳为“健康膳食”。

中 篇
药食的性能与应用

第五章 食物类原料

食物类原料包括粮食类、蔬菜类、果品类、肉禽乳蛋类、水产类、调味品及其他佐料等，是中医药膳必不可少的重要原料。食物既是人体生存的需求，亦是促进人体健康的物质保证。其中医功效大致可以概括为协调阴阳、调理气血、调整脏腑、祛邪除病。

第一节 粮食类

这部分介绍的食物为粮食类，是以谷物类和豆类为代表的农作物，如麦、稻、粟、豆，本草学也将“麻”(如脂麻、大麻仁)包纳其中。其性味大多数是甘平的，并以补益脾胃、利水除湿、止泻等功能为多见，豆类又以滋养补益的功能为强。

一般地说，米、麦等细粮和高粱、玉米等杂粮，均含淀粉、蛋白质、维生素、无机盐等，但粗粮中的含量较高，营养价值优于细粮。

豆类中，多富含蛋白质、脂肪、糖类，如黑豆、黄豆、蚕豆、绿豆，一般又都含有较多的无机盐、维生素等。尽管它们的营养成分有较大的差异，但总的来说，它们的营养价值都很高，尤其是豆类。由于植物油多含不饱和脂肪酸，基本不含胆固醇，故尤宜于老年人和心血管病患者。

小　麦(《名医别录》)

【别名】麸、淮小麦等。

【性味】性凉，味甘。

【归经】入心、脾、肾经。

【功效】养心益肾，健脾厚肠，除热止渴，利小便。

【主治】妇女脏躁，心神不宁；烦热消渴口干；肾气不足，小便淋涩等。

【用法用量】内服：小麦煎汤 30～60g，或煮粥，小麦面冷水调服，或炒黄温水调服。外用：小麦炒黑研末调敷，小麦面干撒或炒黄调敷。

【现代研究】

(1)成分　含淀粉、蛋白质、糖类、糊精、脂肪、粗纤维等。麦胚含植物凝集素。

(2)药理　小麦中的亚油酸有降血压、降血脂作用；谷甾醇有降胆固醇作用；小麦胚芽油中含有丰富的维生素 E，有抗氧化、抗衰老作用。小麦麸皮膳食纤维可抑制葡萄糖的吸收，降低血糖浓度；可吸附肠道钠离子，降低胆固醇的吸收，防治高血压心脏病和动脉硬化。

【注意】小麦可煎汤，煮粥，或制成面食常服。存放时间适当长些的面粉比新磨的面粉的品质好，民间有“麦吃陈，米吃新”的说法。小麦能壅气作渴，故气滞口渴、湿热者少吃。

【文献】《新修本草》:"小麦汤用,不许皮坼,云坼则温。明面不能消热止烦也。"《本草纲目》:"按《素问》云,麦属火,心之谷也。……夷考其功,除烦止渴,收汗利溲(止血),皆心之病也。当以《素问》为准。"

【药膳选方】

(1)脏躁,心神不宁　甘草10g,小麦30g,大枣10枚。上3味以水1500ml,煮取500ml,温分3次服。(《金匮要略》)

(2)烦热消渴,口干　小麦、黄豆各50g,以清水800ml烧开,转用小火炖至酥烂。分2次食用,连服。(《食物性能歌括》)

(3)老人小便淋沥,滞涩不通　小麦30g,通草10g。小麦、通草加水煎汤服。(《养老奉亲书》)

(4)妇人乳痈不消　小麦面,炒令黄色,醋煮为糊,涂于乳上。

(5)烫火伤　小麦炒黑为度,研末,油调涂之。

(6)气虚自汗,体倦乏力　糯米、小麦麸各15g,同炒令黄色,研为细末,每次10g,米汤调下,每日2～3次。(《食疗本草学》)

(7)泻痢肠胃不固　小麦500g,将小麦磨成面,炒令焦黄,每日空腹温水调服1汤匙。(《饮膳正要》)

大　麦(《名医别录》)

【别名】倮麦、饭麦、牟麦等。

【性味】性寒,味甘、咸。

【归经】入脾、胃、膀胱经。

【功效】补脾益胃,除烦止渴,清热利水。

【主治】脾胃虚热,食积饱满、胀闷;烦热口渴;小便不利。

【用法用量】内服:煎汤30～60g,或研末。外用:炒研调敷或煎水洗。

【现代研究】

(1)成分　含蛋白质、脂肪、碳水化合物、钙、磷、铁、核黄素、尿囊素等。

(2)药理　大麦含尿囊素,以0.4%～4%溶液局部应用,能促进化脓性创伤及顽固性溃疡愈合。大麦中含有麦黄酮、麦芽酚、麦角类化合物、β-葡聚糖等多种活性成分,具有清除自由基、抗衰老、降血脂、降血糖、抗癌等功能。

【注意】大麦磨成粉称为大麦面,可制作饼、馍,口感筋柔。大麦磨成粗粉粒称为大麦糁子,可制作粥、饭。大麦制作麦片,作麦片粥或掺入一部分糯米粉作麦片糕。还可煮茶饮服。因其性寒,故身体虚寒者少食或不食。

【文献】《名医别录》:"主消渴,除热,益气,调中。"《唐本草》:"大麦面平胃,止渴,消食,疗胀。"

【药膳选方】

(1)饮食过饱,烦闷胀满　大麦30g,微炒研末服,每次6g,温开水送下。(《肘后备急方》)

(2)小便黄,小便淋涩　大麦100g,煎汤取汁加入生姜汁、蜂蜜各1匙,搅匀。饭前分3

次服。(《太平圣惠方》)

(3)小儿伤乳,腹胀烦闷欲睡　大麦面 3g 生用,水调服。

(4)烫火灼伤　大麦炒黑,研末,油调搽之。(《本草纲目》)

(5)噎膈　大麦面作稀糊,性滑腻,易下咽,以助胃气。

荞　麦(《名医别录》)

【别名】乌麦、甜荞、荞子、花荞等。

【性味】性凉,味甘。

【归经】入脾、胃、大肠经。

【功效】健脾除湿,消积降气,益胃,解毒。

【主治】肠胃积滞,脘腹胀满,湿热腹泻,痢疾或妇女带下病等。

【用法用量】煎汤,研末,做丸或散服。外用适量研末调敷。

【现代研究】

(1)成分　含蛋白质、脂肪、淀粉、钙、磷、铁、B 族维生素等。含三种胰蛋白酶抑制剂 TI1、TI2 和 TI4。

(2)临床　荞麦中所含维生素 B_5 和芦丁是治疗高血压的药物。对胰蛋白酶和糜蛋白酶尚有一定抑制作用。荞麦花粉的水提取液具有和硫酸亚铁相似的抗缺铁性贫血作用。

【注意】荞麦去壳后可直接烧制荞麦米饭,荞麦磨成粉可做糕饼、面条、凉粉等,荞麦还可作麦片和糖果的原料。荞麦的嫩叶可作蔬菜食用。荞麦不宜常食,脾胃虚寒者忌用,有些人可引起皮肤瘙痒、头晕等过敏反应。

【文献】《本草纲目》:"降气宽肠,磨积滞,消热肿风痛,除白浊白带,脾积泄泻。"《本草求真》:"荞麦味甘性寒,能降气宽肠,消积去秽,凡白带、白浊、泻痢……气盛温热等症,是其所宜。"

【药膳选方】

(1)脾失运化,饮食积滞　荞麦 15g,莱菔子 10g,共研为细末,每次服 10g。温开水送服。

(2)湿热下注,小便混浊色白,妇女带下病　荞麦适量,炒至微焦,研细末,水泛为丸。每次 6g,温开水送服,或以荠菜煎汤送服。(《本草纲目》引《摄生众妙方》)

(3)痈疽发背,一切肿毒　荞麦面、硫黄各 100g,为末,用井水调为饼,每用 1 饼磨水敷之。

(4)盗汗　荞麦粉 50g。红枣 10 枚(洗净去核),加清水 300ml,烧开,加入红糖,煮至糖溶,冲荞麦粉食。

(5)小儿丹毒、热疖　荞麦粉以醋调敷,早晚更换。

(6)咳嗽上气　荞麦粉 120g,茶末 6g,生蜜 60g,水 1 碗。将荞麦粉、茶末、生蜜共入水 1 碗,顺手搅千下,饮之,良久下气不止即愈。(《儒门事亲》)

糯　米(《名医别录》)

【别名】江米、元米、酒米、稻米等。

【性味】性温,味甘。

【归经】 入肺、脾、胃经。

【功效】 益肺，除烦，补脾和胃。

【主治】 益气补肺，健脾，暖胃，止汗，止泻。

【用法用量】 煎汤、煮食或研末服。

【现代研究】

(1)成分 含蛋白质、脂肪、淀粉、钙、磷及B族维生素等。

(2)药理 补充机体能量及B族维生素。有抗肿瘤作用。

【注意】 糯米食品宜加热后食用，宜煮稀薄粥服食。凡湿热痰火偏盛之人忌食，发热、咳嗽痰黄、黄疸、腹胀之人忌食。

【文献】《本草经疏论》："补脾胃，益肺气之谷，脾得补，则中自温，大便亦坚实。温能养气，气充则身自多热，大抵脾肺虚寒者宜之。"《名医别录》："作饮温中，令人多热，大便坚。"

【药膳选方】

(1)脾胃虚弱，便溏少食 糯米50g，水浸一宿，沥干，以小火慢慢炒熟，与山药50g，共研细末，每晨取15～30g，加红糖(或白糖)适量，胡椒少许，以沸水调食。(《本草纲目》)

(2)用于气虚自汗 糯米、小麦麸各15g同炒令黄色，研为细末，每次10g，米汤调下，每日2～3次。(《食疗本草学》)

(3)虚劳不足，神疲乏力 糯米适量，人参3g，干姜3g，花椒3g，葱白7茎，猪肚1具。将上述食药材入猪肚内蒸干，捣作丸子，日日服之。(《寿亲养老新书》法制猪肚方)

(4)胃气虚、阴虚造成的胃脘痛 糯米、红枣适量，用水煮粥食。

(5)神经衰弱、贫血等虚证 糯米、薏苡仁各适量煮粥，加红枣数枚，每日食。

粳　米(《名医别录》)

【别名】 硬米、大米、稻米等。

【性味】 性平，味甘。

【归经】 入脾、胃经。

【功效】 调中和胃，渗湿止泻，清热除烦。

【主治】 呕吐、泻痢或温热病所致的脾胃阴伤、胃气不足、口干渴、不欲食等。

【用法用量】 煎汤、煮粥、蒸食或做糕点等。

【现代研究】

(1)成分 主要含淀粉，其次为蛋白质、脂肪、无机盐、维生素等。

(2)药理 补充机体能量及B族维生素。所含膳食纤维促进肠道有益菌群增殖，预防便秘。增强机体免疫功能，有抗肿瘤作用。

【注意】 粳米为人们生活主食，过量与偏食均不适宜。

【文献】《名医别录》："主益气，止烦，止泻。"《随息居饮食谱》："贫人患虚证，以浓米饮代参汤。患者、产妇粥养最宜。"

【药膳选方】

(1)用于脾虚泄泻 薏苡仁为末，同粳米煮粥，日日食之，或薏苡仁、白扁豆各30g同煎服。(《本草纲目》)

(2)病后体弱,食少纳差　大米100g,人参3g。将大米、人参加清水共煮为稠粥,日1～2次温服。(《食鉴本草》人参粥)。

(3)胃热、口渴,烦闷　粳米20g,炒黄,以水同研,去滓取汁,与淡竹沥20ml和匀顿服。(《圣济总录》)

粟　米(《名医别录》)

【别名】 小米、粟谷、籼粟、硬粟等。

【性味】 性微寒,味甘、咸。

【归经】 入脾、肾、胃经。

【功效】 益脾胃,养肾气,除烦热,利小便。

【主治】 脾胃虚热,反胃呕吐或脾虚腹泻;烦热消渴,口干;热结膀胱,小便不利等。

【用法用量】 煎汤、煮粥、蒸食或作丸服。外用,研末撒或熬汁涂。

【现代研究】

(1)成分　含蛋白质、脂肪、淀粉及钙、磷、铁、胡萝卜素、B族维生素等。

(2)药理　粟米中的5-羟色胺有催眠作用。其茎含白瑞香苷类,其苷元有抗菌作用。维生素 B_1 含量较高,有较好的维护神经功能的作用。粟米草乙醇提取物具有抗实验性心律失常作用。

【注意】 有黄、白、青、赤之不同,可煮饭,煮粥,酿酒等食用。其氨基酸含量较高,具一定疗效。粟米不宜与杏仁同食,食则令人呕吐腹泻。

【文献】《名医别录》:"主养肾气,去脾胃中热,益气。陈粟米主胃热,消渴,利小便。"《随息居饮食谱》:"粟米功用与籼、粳二米略同,而性较凉,患者食之为宜。"

【药膳选方】

(1)脾胃虚热,食不化,反作呕　粟米适量,研磨成细粉,水泛为丸,大如梧桐子,每次用10～15g,以水煮熟,加食盐少许,空腹连汤服下。

(2)小儿脾虚泄泻,消化不良　小米、淮山药共研细末,煮糊加白糖适量哺喂之。

(3)产后体虚　粟米、大红枣煮粥,加红糖食用。

(4)男子精清不育　小米煮粥,待几沸以后,上面浮一层酽滑的膏油,俗称米油,久服其精自浓。

(5)胃热消渴　粟米煮饭。(《食医心镜》)

高粱米(《食物本草》)

【别名】 木稷、蜀秫、荻粱、芦粟等。

【性味】 性温,味甘、涩。

【归经】 入脾、胃经。

【功效】 温暖脾胃,燥湿涩肠,止霍乱吐泻。

【主治】 治中焦虚寒,腹痛腹泻;消化不良,神疲乏力,胃痛冷酸;外用燥湿敛疮,可治杖疮、鹅口疮等。健脾和胃,消积止泄。

【用法用量】 煎汤,研末或煮粥服食。每日30～60g。

【现代研究】

(1)成分　含碳水化合物、蛋白质、脂肪、磷、铁及B族维生素等。

(2)药理　幼芽、果实含P-羟基扁桃腈-葡萄糖苷、水解产生P-羟基苯甲醛、HCN(氰化氢)和葡萄糖等。其糠皮内含大量鞣酸与鞣酸蛋白,故具有较好的收敛止泻作用。

【文献】《本草纲目》:"温中,涩肠胃,止霍乱。黏者与黍米功同。"

【注意】高粱米可制作干饭、稀粥,还可磨粉用于制作糕团、饼等。糖尿病患者忌食,大便燥结以及便秘者应少食或不食。

【药膳选方】

(1)小儿肠胃虚弱,消化不良,便溏　高粱米60g炒香;大枣10枚,去核,炒焦存性,同高粱米共研细末,加入适量白糖,混合均匀。每次6～12g,温开水送服。

(2)脾虚湿盛,小便短少　高粱米30g,薏苡仁15g,车前草15g,加水煎汤服。

(3)高血压　高粱穗、茜草、茶叶、红糖各15g,水煎代茶饮。

(4)妇女倒经　红高粱花,水煎,加红糖调服。

(5)慢性胃肠炎　带壳红高粱30～60g,加灶心土一块(核桃大小),煎服,每日1次。

(6)喘咳　高粱15～21g,冰糖适量。将高粱加冰糖蒸服。

玉　米(《本草纲目》)

【别名】苞米、苞谷、六谷、玉麦、玉蜀黍等。

【性味】性平,味甘。

【归经】入胃、膀胱经。

【功效】健胃和中,降浊利尿。

【主治】脾胃虚弱,食欲不振,饮食减少;水湿停滞,小便不利或水肿;现代医学的高脂血症,冠心病等。

【用法用量】煎汤、研末、煮食或磨粉煮粥。

【现代研究】

(1)成分　含淀粉、脂肪油、维生素B_1、维生素B_2、维生素B_6、维生素B_5、泛酸、生物素等。

(2)药理　玉米中大量的B族维生素,有增强食欲、健脾胃的作用;玉米油是富含多不饱和脂肪酸的油脂,是胆固醇吸收的抑制剂,有降脂作用;对维生素K缺乏所致凝血功能障碍有治疗作用。

【注意】某些脾虚者,服之易致泻。玉米发霉后能产生致癌物,发霉玉米绝对不能食用。

【文献】《本草纲目》:"调中开胃。""小便淋沥沙石,痛不可忍,煎汤频饮。"《本草推陈》:"煎汤有利尿之功。"

【药膳选方】

(1)脾胃失健,食纳减少　玉米30g,刺梨15g,加水煎汤代茶饮。

(2)水肿、小便不利　玉米粉90g,山药60g。玉米粉、山药加水煮粥。

(3)高脂血症,高血压,冠心病　玉米粉30～60g,将水在锅中烧开后撒入,并搅匀成稀糊状,待煮熟时加芝麻油、葱、姜、食盐调味食。

(4)胃炎　玉米、白扁豆各60g，木瓜15g，水煎饮汁。

(5)头晕　玉米30g，鹅蛋1个，同炖熟，每晨空腹食。

(6)糖尿病　玉蜀黍500g。玉蜀黍分4次煎服。(《锦方实验录》)

黑　豆(《本草经》)

【别名】乌豆、黑大豆、稆豆等。

【性味】性平，味甘。

【归经】入脾、肾经。

【功效】健脾利湿，补肾益阴，祛风解毒。

【主治】肾虚阴亏，消渴多饮，小便频数；肝肾阴虚，头晕目眩，视物昏花或须发早白，脚气水肿，或湿痹拘挛；腰痛；泻痢腹痛等。

【用法用量】煎汤，研末，酒浸，煮食或作丸服等。外用研末搽或煮汁涂。3～30g。

【现代研究】

(1)成分　含丰富的蛋白质、脂肪、糖类、磷、钙、铁、胡萝卜素、维生素B_1、维生素B_2、维生素B_5等，并含皂苷、大豆黄酮、染料木素等。

(2)药理　黑豆中含微量的大豆黄酮及染料木素，两者皆有雌激素样作用。大豆黄酮有解痉作用，花青素有抗氧化作用，泛酸对乌发有帮助。

【注意】本品生用、煎煮偏寒，炒食性温，过食不宜消化。

【文献】《食疗本草》："主中风脚弱，产后诸疾；若和甘草煮汤饮之，去一切热毒气，善治风毒脚气、煮食之，主心痛，筋挛，膝痛，胀满。杀乌头，附子毒。"《名医别录》："生大豆逐水胀，除胃中热痹、伤中淋漏，下瘀血，散五脏结积内寒，杀乌头毒。炒为屑，主胃中热，祛肿，除痹，消谷，止腹胀。"

【药膳选方】

(1)肾虚消渴　黑豆(炒香)、天花粉各等份，研为细末，面糊为丸，每次15g，每日2次，用黑豆15g，煎汤送服。

(2)阴虚火盛、烦渴多饮、大便干　黑豆适量，放入牛胆中(浸渍)，以满为度，悬挂阴干，取豆吞服至尽，每次5～15g，温开水送下。

(3)阴虚阳亢，眩晕头痛　黑豆250g，炒熟，趁热用黄酒500g浸泡数日，每次服1杯或半杯。

(4)脚气水肿，见有烦闷、心悸、神志恍惚　黑豆250g，加水适量，以小火久煎至汤液浓厚，饮服。

(5)脾虚水肿，小便不利　黑豆250g，加水煮至水尽皮干，研为细末，每次服6g，米饭送服。

(6)妇女经少　黑豆30g，红花6g，水煎30分钟，冲红糖30g，经前温服5天。

(7)肾虚不孕或老人肾虚耳聋　黑豆50g，狗肉500g，炖煮烂熟，分12次服。

黄　豆(《本草经》)

【别名】黄大豆等。

【性味】性平，味甘。

【归经】入脾、胃经。

【功效】健脾利湿，益血补虚，润燥利水，解毒。

【主治】脾虚气弱，消瘦少食，或贫血、营养不良；湿痹拘挛，或水肿、小便不利；肺脓疡或食物中毒等。

【用法用量】磨浆、煎汤、煮食或研末等；外用捣敷。30～90g。

【现代研究】

(1)成分　本品含蛋白质、脂肪、碳水化合物、钙、磷、铁、胡萝卜素、维生素 B_1、维生素 B_2 及维生素 B_5，并含异黄酮类、皂苷、胆碱、叶酸、亚叶酸、泛酸和生物素等物质。

(2)药理　黄豆中的大豆异黄酮有植物雌激素样作用，可改善由雌激素缺乏引起的更年期综合征；大豆异黄酮、豆固醇有降血脂、抗氧化作用；大豆中的钙、磷可预防小儿佝偻病和老年人的骨质疏松症；黄豆苷元具有神经保护作用。大豆含有丰富的铁，且易吸收，对缺铁性贫血患者很有益处；黄豆中磷含量丰富，对神经衰弱及体质虚弱者有益。

【注意】生黄豆的皂角素刺激胃肠道后引起恶心、呕吐、腹泻，食后易中毒，须煮熟透后食用。小儿不宜多食。

【文献】《日用本草》："宽中下气，利大肠，消水胀，治肿毒。"《本草纲目》："黄白豆炒食，作腐，造酱，榨油，盛为时用……"

【药膳选方】

(1)脾虚或营养不良性水肿　黄大豆 30g，籼米 60g。先将黄大豆用清水浸泡过夜，淘洗干净，再与洗净的籼米一同下锅，加水煮粥。

(2)缺铁性贫血　炒黄豆 60g，煅皂矾 30g，共研为细末，以大枣煎汤制成丸剂，每次服 10g，1 日服 2 次。

(3)湿热痹痛，筋脉拘挛　黄豆 30～60g，加水煎汤服。

(4)感冒　黄豆适量，葱白 3 根，白萝卜 3 片，水煎，热服。

(5)烧烫伤　鲜豆腐 2 份，白糖 1 份，共捣烂搅匀敷患处。

(6)疔毒、疖肿、疮疡诸症　黄豆适量，水泡软，加鲜马齿苋、白矾少许，捣烂如泥，外敷患处。

赤小豆(《本草经》)

【别名】红小豆、朱赤豆、红豆等。

【性味】性平，味甘、酸。

【归经】入脾、大肠、小肠经。

【功效】利水除湿，和血排脓，消肿解毒。

【主治】水肿、脚气，疮肿恶血不尽，产后恶露不净，痔血；治热毒痈疥，丹毒，湿热黄疸，风疹等。健脾利湿，清热消肿，散血解毒。

【用法用量】煎汤、煮熟或研末服，外用捣烂调敷。9～30g。

【现代研究】

(1)成分　含三萜皂苷成分：赤豆皂苷Ⅰ～Ⅵ；另含糖类、蛋白质、脂肪、维生素 B_2、维生素 B_1、维生素 B_5、钙、铁、磷等。

（2）药理　赤小豆中的维生素 B_5 有降血脂作用；赤小豆中含有丰富的膳食纤维，有通便作用；赤小豆富含铁质，是补血佳品；赤小豆中的钾有降血压、利尿作用。

【注意】尿频、小便清长者不宜。

【文献】《药性论》："能令人美食，末与鸡蛋白调涂热毒痈肿；通气，健脾胃。"《食疗本草》："和鲤鱼煮烂食之，甚治脚气及大腹水肿；散气，去关节烦热，令人心孔开，止小便数。"

【药膳选方】

（1）用于大腹水病　白茅根 1 大把，小豆 3L。煮取干，去茅根食豆。水随小便下。（《肘后方》）

（2）脾虚水肿或脚气、小便不利　赤小豆 60g，桑白皮 15g，加水煎煮，去桑白皮，饮汤食豆。

（3）妇女乳汁不下　赤小豆 120g，粳米 30g，加水适量，煮稀粥，1 日分 2 次服用。（《本草纲目》）

（4）痔疮下血　赤小豆 2L，苦酒（醋）5L，煮熟晒干，再浸至酒尽为止。研为末，酒服 5g，日 3 次。

（5）痈肿、热疖　红小豆研末，以蜂蜜调涂，干即更换。

（6）用于脾虚水肿、脚气、小便不利　取赤小豆 500g，活鲤鱼 1 条（500g 以上），同放锅中，加水 2000～3000ml，清炖至赤小豆烂透为止，将赤小豆、鱼和汤分数次服下，每日或隔日 1 剂，以治愈为止。（《食疗本草》）

绿　豆（《食疗本草》）

【别名】青小豆等。

【性味】性凉，味甘。

【归经】入心、胃经。

【功效】清热解毒，利水消肿，消暑止渴。

【主治】热病或暑热所致的心烦，口渴，发热；热淋，小便不利，水肿，或湿热泻痢；湿热疮疹；药物中毒等。

【用法用量】煎汤，研末，磨浆或煮粥服。15～60g。

【现代研究】

（1）成分　含蛋白质、脂肪、碳水化合物、钙、磷、铁、胡萝卜素等。

（2）药理　绿豆中含有一种球蛋白和多糖，能促进动物体内胆固醇在肝脏分解成胆酸，加速胆汁中胆盐分泌和降低小肠对胆固醇的吸收；含胰蛋白酶抑制剂保护肝脏，减少蛋白分解，减少氮质血症，从而保护肾脏。绿豆中所含蛋白质、磷脂均有兴奋神经，增进食欲的作用。

【注意】脾胃虚寒或阳虚体质慎用。药用不可去皮。

【文献】《饮食辨》："性凉而不伤胃，能退诸热，解百毒，凡热肿，热痢，热渴，痈疽，痘毒，斑疹，金石药发，误食信砒，误服热药，一切草木菌蕈及自死禽兽等毒，无不宜之，然退热解小毒宜煎汁饮，解大毒宜生研末，冷水调下，服之必吐，吐过又进，得倾囊而出，毒立解矣。"

【药膳选方】

（1）暑病烦渴，热病烦闷等　绿豆 25g，粳米 100g，冰糖适量。将绿豆和粳米一同放入砂

锅内，加水适量煮成粥，将冰糖汁兑入粥内，搅拌均匀即成。(《普济方》)

(2)热淋尿涩　绿豆250g，冬麻子300g，陈皮100g。将冬麻子捣碎，以水2L，绞取汁，再以冬麻子汁煮陈皮及豆令熟食之。(《太平圣惠方》)

(3)中药中毒　绿豆120g，甘草30g，加水煎汤，大量灌服。

(4)乳部疮疖肿痛　生绿豆50g，研末，每次15g，开水送服。

(5)消渴　绿豆2kg。绿豆净淘，用水10L，煮烂研细，澄滤取汁，早、晚食前各服1小盏。(《圣济总录》)

(6)湿疹，皮肤瘙痒　绿豆、海带或海藻、芸香，共水煎加红糖调服。

豇　豆(《救荒本草》)

【别名】 饭豆、长豆、腰豆、裙带豆等。

【性味】 性平，味甘。

【归经】 入脾、膀胱经。

【功效】 健脾利湿，补肾利尿，清热解毒，止血。

【主治】 脾胃虚热，食少便溏；妇女脾虚带下或湿热尿浊，小便不利等。

【用法用量】 内服：煎汤，30～60g；或煮食；或研末，6～9g。外用：适量，捣敷。

【现代研究】

(1)成分　种子含多种氨基酸，尚含一种能抑制胰蛋白酶和糜蛋白酶的蛋白质，嫩豇豆和发芽种子含抗坏血酸。

(2)药理　鲜豇豆含丰富的维生素C，有抗氧化作用。维生素B_1可帮助消化，增进食欲。

【文献】《本草纲目》："理中益气，补肾健胃，和五脏，调营卫，生精髓，止消渴，吐逆，泻痢，小便数，解鼠莽毒。"《医林纂要》："滋阴补肾，健脾胃，消食，治食积腹胀，白带白浊及肾虚遗精。"

【注意】 气滞便结者禁用(《得配本草》)。

【药膳选方】

(1)脾胃虚弱，不欲食，乏力，便溏　豇豆子30g，糯米草根30g，旋花根30g，瘦猪肉250g，加水适量，以小火煨炖至肉极熟。可加少许食盐调味，饮汤，食肉或豇豆。

(2)白带、白浊　豇豆子30g，煎汤服食。

(3)腹胀、嗳气　生豇豆适量，细嚼缓咽，或捣碎用开水冲服。

(4)血尿　豇豆研末，每服3g，每日2次，开水或黄酒送服。

(5)糖尿病口渴、尿多　带壳豇豆100～150g，煎服，每日1次。

(6)肾虚遗精，带下　豇豆60g，粳米60g。豇豆切段，与粳米加水煮粥食用。

豌　豆(《饮膳正要》)

【别名】 毕豆、寒豆、麻累、表豆等。

【性味】 性平，味甘。

【归经】 入脾、胃经。

【功效】益脾和胃，生津止渴，利小便，止泻痢，解疮毒。

【主治】脾胃虚弱，吐泻；产后乳汁不下；烦热口渴；痈疮疖肿等。

【用法用量】煎汤，煮食，研末或炒食。60～125g。外用：适量，煎水洗；或研末调涂。

【现代研究】

(1)成分　含植物凝集素、蛋白质、脂肪、碳水化合物、钙、磷、铁、维生素 B_1、维生素 B_2 等，亦含胡萝卜素、植物钙镁、卵磷脂和去氢抗坏血酸。

(2)药理　豌豆中含有一种酶、可消除体内的致癌物质。所含止杈酸、赤霉素等有抗菌消炎，增强新陈代谢的功能。富含粗纤维促进大肠蠕动，有清洁大肠的作用。

【注意】煮或炒食的豌豆不易消化，易引起腹胀。

【文献】《本草纲目》："研末涂痈肿，痘疮，令人面光泽。"《日用本草》："煮食下乳汁，可作酱用。"

【药膳选方】

(1)用于脾虚气弱，中气不足　豌豆 50g，捣去皮，同适量羊肉煮食。(《饮膳正要》)

(2)产后乳汁不下，乳房胀　豌豆适量。豌豆煮汁服用。(《本草纲目》)

(3)湿浊阻滞，脾胃不和　豌豆 120g，芫荽 60g，加水煎汤，1 日分 3 次温服。

(4)气虚血弱　豌豆 50g，羊肉适量。豌豆捣去皮，同羊肉煮食之。(《饮膳正要》)

(5)消渴　青豌豆煮熟淡食，或豌豆苗捣烂榨汁，每次半杯温服，每日 2 次。

(6)用于痈肿、痘疮等　用豌豆研末涂敷。

蚕　豆(《救荒本草》)

【别名】胡豆、南豆、马齿豆、夏豆、柜豆等。

【性味】性平，味甘。

【归经】入脾、胃经。

【功效】益气健脾，消肿利湿。

【主治】中气不足而致倦怠少气，便溏，水肿尿少，外用可治湿疹皮肤病。健脾利湿，清热、涩精。

【用法用量】内服：煎汤、研末，煮或炸食。外用捣敷。

【现代研究】

(1)成分　种子含 0.5%巢菜碱苷，蛋白质及磷脂、胆碱、哌啶酸-2，尚含植物凝集素、左旋多巴。

(2)药理　植物凝集素有抗菌消炎，增强新陈代谢的作用；蚕豆中的巢菜碱苷是 6-磷酸葡萄糖的竞争抑制物，可引起蚕豆病。蚕豆中含有的左旋多巴能通过血脑屏障进入脑中，对震颤麻痹有一定作用。

【注意】过敏体质或中焦虚寒者忌用。

【文献】《本草从新》："补中益气，涩精，实精。"

【药膳选方】

(1)脾失健运，食欲不振　蚕豆 500g，以水浸泡后，去壳晒干，磨粉(或磨浆过滤后晒干)，每次 30～60g，加红糖适量，冲入沸水调匀食。

（2）脾虚水肿，小便不利　陈蚕豆120g，红糖适量，加水5茶杯，以小火煎至1茶杯，温服。

（3）秃疮　鲜蚕豆捣如泥，涂疮上，干则换之。无鲜者，以干豆用水泡胖，捣敷亦有效。

（4）胎漏　炒熟蚕豆磨粉，每服12g，以砂糖水调服。

刀　豆（《救荒本草》）

【别名】大弋豆、大刀豆、挟剑豆等。

【性味】性温，味甘。

【归经】入胃、肾经。

【功效】温中健脾，下气止呃，补肾助阳。

【主治】脾胃虚弱；呕逆上气；肾虚腰痛或疝气等。

【用法用量】煎汤、煮食或研末服。10～15g，煎汤。多腌食。外用：烧存性研末撒。

【现代研究】

（1）成分　含有较丰富的蛋白质，一定量的矿物质、氨基酸、脂肪、糖类以及维生素B_2、维生素B_5，还含有尿素酶、血细胞凝集素、刀豆氮酸。

（2）药理　刀豆中的血细胞凝集素有抗肿瘤、调节免疫功能、提高心肌收缩力的作用，刀豆中的膳食纤维有通便作用。

【注意】胃热盛者，忌服刀豆。

【文献】《本草纲目》："主治温中下气，利肠胃。止呃逆，益肾补元。"《本草备要》："温中止呃，煅存性服，胜于柿蒂。"

【药膳选方】

（1）脾胃虚弱，呃逆上气　刀豆子研为细末，每次服6～9g，温开水送下。

（2）肾虚腰痛，妊娠期腰痛　猪肾1个，剖开，将刀豆子10g研为细末，放入其中，外用白菜、荷叶之类包裹，置火灰中煨熟，除去包裹物1次嚼服。

（3）小儿疝气　刀豆子研粉，每次5g，开水冲服。

（4）久泻，久痢　嫩刀豆120g，蒸熟，蘸白糖细细嚼食。

白扁豆（《名医别录》）

【别名】藊豆，白藊豆，南扁豆，沿篱豆，眉豆。

【性味】性平，味甘、淡。

【归经】归脾、胃经。

【功效】健脾，化湿，消暑。

【主治】用于脾胃虚弱所致之食欲不振、大便溏泄、白带过多、暑湿吐泻等。

【用法用量】内服：煎汤，10～15g；或入丸、散剂。外用：适量，生品捣研水绞汁敷。

【现代研究】

（1）成分　包括蛋白质、脂肪、糖类、钙、磷、铁及食物纤维、维生素A、B族维生素、氰苷、酪氨酸酶等，扁豆衣的B族维生素含量特别丰富。

（2）药理　具有抑制痢疾杆菌和抗病毒作用，对食物中毒引起的呕吐、急性胃炎等有解毒作用。具有抗氧化、增强免疫的作用。

【注意】 扁豆含有凝集素以及能引发溶血症的皂素，所以加热时一定要注意，扁豆一定要煮熟以后才能食用，否则会可能出现食物中毒现象。

【文献】《本草纲目》："止泄泻、消暑，暖脾胃，除湿热，止消渴。"

【药膳选方】

(1)伏暑引饮，或吐或泻　用白扁豆(微炒)、厚朴(去皮，姜汁炙)各 6g，香薷(去土)6g，水 1 盏，归酒少许，煎七分，沉冷，不拘时服。一方加黄连姜汁炒黄色，如有抽搦，加羌活。(《卫生易简方》)

(2)脾虚泄泻、少食乏力　白扁豆 50g、莲子 50g、白茯苓 50g、白菊花 15g、山药 50g 磨成细粉；与面粉 200g 拌匀，加水和面，加鲜酵母揉匀发酵，发好后揉入白糖 100g，上笼蒸熟后出笼，切成块状即成。

第二节　蔬菜类

蔬菜，是可以作为副食品的草本植物的总称。"凡草菜可食者通名曰蔬"，蔬菜可以分为陆生植物和水生植物，而陆生植物又分为家种和野生两种。如按食用部分来分，又有叶、根茎、瓜果等的不同。由于蔬菜种类和食用部分的差异，因此，它们的功能是多方面的，很难一致。大致而言，除韭菜、葱、蒜等味辛的蔬菜性温，能温中散寒、开胃消食外，大多数性质偏于寒凉，并以清热除烦、通利大小便、化痰止咳等功能为多见，柔滑的蔬菜尤善通利二便。许多野菜和某些柔滑的蔬菜有清热解毒、凉血的功能，瓜菜较长于生津止渴，藻类蔬菜又多以化痰、软坚、利尿为特点，至于菌类蔬菜则有较好的滋养补益作用，故应分别对待。蔬菜作为人们日常的食物，在补充人体所需维生素、无机盐、糖类等方面也不可忽视。

韭　菜(《名医别录》)

【别名】 壮阳草、长生韭、扁菜、草钟乳等。

【性味】 性温，味甘、辛。

【归经】 入肾、胃、肝经。

【功效】 补肾助阳，温中开胃，行气理血、润肠通便、散瘀解毒。

【主治】 肾阳虚衰，阳痿、早泄、遗精、遗尿，腰膝酸软；脾胃虚寒、噎膈反胃、胃中虚热，腹中冷痛；胸痹作痛，经闭、内有瘀血。便秘或泄泻等。

【用法用量】 内服：捣汁饮，每日 50～100g，或炒熟作菜食。外用：捣敷，取汁滴注，炒热熨或煎水熏洗。

【现代研究】

(1)成分　含硫化物、苷类和苦味质、蛋白质、糖类、碳水化合物、B 族维生素、维生素 C、钙、磷、钾和少量钠等。

(2)药理　韭菜对高脂血症及冠心病患者有好处，其中除纤维素发挥作用外，挥发性精油及含硫化合物更具有降血脂作用。

【注意】 不宜久煎，久炒；韭菜性偏温热，凡阴虚内热或患疮疹、目疾的人不宜用。

【文献】《本草拾遗》："温中，下气，补虚，调和腑脏，令人能食，益阳，止泄白脓、腹冷痛，并煮食之。叶及根生捣绞汁服，解药毒，疗狂狗咬人欲发者；亦杀诸蛇、虺、蝎、恶虫毒。"《日华子本草》："止泄精尿血，暖腰膝，除心腹固冷、胸中痹冷，痃癖及腹痛等。"《丹溪心法》："经血逆行，或血腥，或吐血，或唾血，用韭汁服之。跌扑损伤在上者，宜饮韭汁，或和粥吃。"

【药膳选方】

(1)肾虚阳痿，腰酸尿频　核桃仁(去皮)30g，先以脂麻油炒微黄，放入适量食盐，后加入韭菜120g，炒熟食。(《方脉正宗》)

(2)脾胃虚寒，呕吐少食或噎膈反胃，胸膈作痛，胃有痰浊瘀血等　韭菜250g，生姜30g，切段或捣碎，纱布包，绞取汁液，兑入牛乳250g，加热煮沸，慢慢温服。(《丹溪心法》)

(3)痢疾　韭菜煮鲫鱼，服食。

(4)上消型消渴　韭苗每日150～250g，或炒或作羹，不加盐。

(5)散瘀止血　韭菜500g，绞取汁液，用干地黄250g，浸于韭菜汁中，日晒或以小火煮至汁干后，将地黄捣烂为丸，每丸约3g。早晚各服2丸，温开水送服。(《方脉正宗》)

葱　白(《本草经》)

【别名】葱，香葱，葱叶，葱白头等。

【性味】性温，味辛。

【归经】入肺、胃经。

【功效】发汗解表，通阳散寒，解毒散凝。

【主治】感冒风寒，恶寒发热，无汗头痛；痈肿疮毒、痢疾脉微、阴寒内盛的腹痛，二便不通等。

【用法用量】煎汤、煮粥或作调味品。外用适量。3～10g。

【现代研究】

(1)成分　含葡萄糖、果糖、麦芽糖、苹果酸、挥发油，油中主要成分为蒜素、草酸钙、维生素B_5、胡萝卜素、其他B族维生素、维生素C及铁盐等。

(2)药理　能刺激汗腺，有发汗作用；并可促进消化液分泌，有健胃作用。葱油有祛痰作用，尚可利尿。其挥发性成分对白喉杆菌、结核杆菌、痢疾杆菌、葡萄球菌、链球菌有抑制作用，在试管内对多种皮肤真菌有抑制作用。

【注意】体虚肌表不固，易汗出及患狐臭人不宜用；煎煮不宜过久。

【文献】《本草经疏》："葱，辛能发散，能解肌，能通上下阳气。"《本草纲目》："……通气故能解毒及理血病。"

【药膳选方】

(1)感冒初起　连根葱白20根，粳米50g，加水适量，煮成稀粥，趁热服食。(《济生秘览》)

(2)阴寒腹痛，四肢厥冷等　连须葱白15g，切细，用米酒1茶杯，煮开后，分3次服；神志不清者，可以灌服。(《华佗危病方》)

(3)虫积猝然腹痛　葱白30g，捣烂取汁，用脂麻油(或豆油)调和，空腹顿服(小儿酌减)。每日2次。服后可见轻微的恶心或呕吐，大便可能变稀。

(4)赤痢　葱白1握细切,和米煮粥,日日食之。(《食医心镜》)

大　蒜(《名医别录》)

【别名】蒜、葫蒜、独蒜、蒜头、荤菜、葫等。

【性味】性温,味辛、甘。

【归经】入肺、脾、胃经。

【功效】暖脾健胃,行气消积,解毒杀虫。

【主治】脘腹冷痛,饮食积滞(肉食积),饮食不洁或食物中毒,呕吐腹泻,痢疾;蛲虫病,钩虫病;肺痨(肺结核),百日咳等。

【用法用量】生食,煨食,煮粥,煎汤、绞汁或捣泥为丸服。

【现代研究】

(1)成分　本品新鲜鳞茎含蛋白质、脂肪、碳水化合物及维生素、矿物质等。大蒜含挥发油(其中有多种含硫挥发性化合物),硫代亚磺酸酯类,S-烷(烯)-L-半胱氨酸衍生物,γ-L-谷氨酸多肽,苷类,多糖,脂类,酶等。

(2)药理　少量能促进胃蠕动和胃液分泌,大蒜苷能降低血压,大蒜脂肪油有降低血脂、防止动脉粥样硬化作用;大蒜中含有一种叫"硫化丙烯"的辣素,对病原菌和寄生虫都有良好的杀灭作用,可预防感冒,减轻发热、咳嗽、喉痛及鼻塞等感冒症状。

【注意】生食有明显的刺激性,可使口舌灼痛,胃感烧灼、恶心。熟食不宜加热过久。过食本品可使胃液分泌减少,并出现目昏、口臭等,凡阴虚火旺,肺、胃积热,目昏眼干及狐臭患者不宜。

【文献】《名医别录》:"味辛温,有毒。散痈肿匿疮,除风邪,杀毒气。"《日用本草》:"燥脾胃,化肉食。"《本草经疏》:"凡肺胃有热,肝肾有火,气虚血弱参考之人,切勿沾唇。"《随息居饮食谱》:"生者辛热,熟者甘温,除寒湿,辟阴邪,下气暖中,消谷化肉,破恶血,攻冷积。治暴泻腹痛,通关格便秘,辟秽解毒,消痞杀虫。外灸痈疽,行水止衄"。

【药膳选方】

(1)痢疾泄泻　大蒜头2颗,鸡子2枚,上先将蒜放铛中,取鸡子打破,沃蒜上,以盏子盖,候蒜熟,空腹食之,下过再服。(《普济方》)

(2)臌胀　大蒜,入自死黑鱼肚内,湿纸包,火内煨熟,同食之。忌用椒、盐,葱,酱。多食自愈。(《食物本草》)

(3)疟病　独头蒜,于白炭上烧之,研末,服方寸匕。(《补缺肘后方》)

(4)高血压　每天早晨空腹吃糖醋大蒜1～2瓣,并连带喝些醋汁,服10～15日。

(5)一切肿毒　独头蒜三四颗,捣烂,入麻油和研,厚贴肿处,干再易之。(《食物本草会纂》)

薤　白(《本草经》)

【别名】薤根、野蒜等。

【性味】性温,味辛、苦。

【归经】入肺、胃、大肠经。

【功效】 通阳散结，健胃消食，行气导滞。

【主治】 胸痹，胸闷疼痛；饮食不消，脘腹胀满疼痛；腹泻或痢疾、泻而不畅等。

【用法用量】 内服：煎汤，绞汁，煮食或入丸、散。鲜者 50～100g。外用：捣敷或捣汁涂。

【现代研究】

（1）成分　含大蒜氨酸、甲基大蒜氨酸、大蒜糖。

（2）药理　薤白中的腺苷有扩张动脉血管、增加冠脉流量、扩张周围血管的作用，薤白中的含硫化合物甲基丙烯基三硫化物、含氮化合物和甾体皂苷类成分有抑制血小板凝聚作用，薤白精油有抗血栓作用。

【注意】 煎煮不宜过久。阴虚、发热或气虚的人慎用。忌与韭菜同用。

【文献】《食疗本草》："薤，轻身耐老。疗金疮，生肌肉，生捣薤白，以火封之。更以火就炙，令热气彻疮中，干则易之。"《食疗秘书》："薤，即见头，味辛苦，性温滑，除风，助阳道，去水气，泄大肠滞气，安胎利产妇。久病赤白带下作羹食良。骨硬在喉，食之即下。"《四民月令》："正月，可种组韭、芥。七月，别种薤矣。"《随息居饮食谱》："薤，辛温。散结定痛，宽胸止带，安胎活血，治痢。多食发热。忌与韭同食。"

【药膳选方】

（1）赤白痢下　薤白一握。切，煮作粥食之。（《食医心镜》）

（2）胸痹疼痛，脘腹胀痛　瓜蒌实 1 枚捣破、薤白 12g、白酒 700ml。将上三味同煮，取 200ml，分 2 次温服。（《金匮要略》）

（3）奔豚气痛　薤白捣汁饮之。（《肘后方》）

（4）脾胃虚弱，少食羸瘦　猪肚 1 具，洗净，薤白 150g，薏苡仁适量，洗净，混合，装入猪肚中，用绳扎住，加水和适量的盐、胡椒，炖至猪肚耙软。分 3～4 次服食。

（5）霍乱、干呕不止　薤白（切细）1 握，生姜（切细）15g，陈皮（去白）9g。上用水 2 大盏，煎至水剩七分，去渣，分 2 次温服。

（6）鼻渊　薤白、木瓜华各 9g，猪鼻管 120g。水煎服。（《陆川本草》）

辣　椒（《本草纲目拾遗》）

【别名】 秦椒、海椒、番椒、秦椒、香椒、辣子等。

【性味】 性热，味辛。

【归经】 入脾、胃、心经。

【功效】 温中健胃，散寒除湿，发汗。

【主治】 脾胃虚寒，食欲不振、脘腹冷痛，泻下稀水；感冒风寒，恶寒无汗；寒湿郁滞，身体困倦、肢体酸痛；冻伤等。

【用法用量】 炒菜，煎汤，调味或研末服；辣椒水外洗，捣敷外擦。0.3～0.8g，多入丸散。

【现代研究】

（1）成分　含较高蛋白质、糖类、钙、磷、镁、钾、铁、胡萝卜素、硫胺素、维生素 B_5、抗坏血酸、挥发油等。还含有辣椒碱、二氢辣椒碱等辛辣成分。辛辣素有促进血循环作用，辣椒素能抑制脂肪积累。

（2）药理　①有促进食欲、改善消化的作用。可增加唾液分泌及淀粉酶活性。大剂量口服可产生胃炎、肠炎、腹泻、呕吐等。②抗菌及杀虫作用。辣椒碱对蜡样芽孢杆菌及枯草杆菌有明显抑制作用，但对金黄色葡萄球菌及大肠杆菌无效。10％～20％辣椒煎剂有杀灭臭虫的功效。③可增加血浆内游离的氢化可的松。外用作为涂擦剂对皮肤有发赤作用，使皮肤局部血管起反射性扩张，促进局部血液循环的旺盛。④辣椒刺激味觉感受器，反射性地引起血压上升（特别是舒张压），对脉搏无明显影响。⑤辣椒素能促进脂肪的新陈代谢，防止体内脂肪积存。

【注意】食用宜选味不甚辣，而辛香油润者。过食可引起头昏、眼干，消化道灼热疼痛，腹泻，诱发口唇疱疹；阴虚火旺、咳嗽、失血、目疾、疮疡、痔疮及患消化道溃疡者不宜或忌服。

【文献】《食物本草》："味辛、温、无毒。消宿食，解结气，开胃口，辟邪恶，杀腥气消毒。"《药性考》："多食眩晕，动火故也。久食发痔，令人齿痛咽肿。"

【药膳选方】

（1）脾胃虚寒，食欲不振　青辣椒250g，切成小段，放锅中煸炒至软，拨在一边，另用食用油60g（或适量），煎熟，下黑豆豉250g，翻炒至香时，再将辣椒混入略炒拌均匀即成。

（2）冻伤　辣椒皮外敷。

（3）胃脘冷痛　辣椒1只，生姜3片，红糖煎汤。

（4）泻下稀水　辣椒1个，早晨用热豆腐皮包裹，吞下。

莴　苣（《食疗本草》）

【别名】莴苣菜、生菜、千金菜、莴笋、莴菜。

【性味】性凉，味苦、甘。

【归经】入胃、小肠经。

【功效】利尿通乳，清热解毒。

【主治】小便不利，尿血肿毒，乳汁不通，虫蛇咬伤。

【用法用量】内服：煎汤30～60g。外用：适量，捣敷。

【现代研究】

（1）成分　内含蛋白质、脂肪、碳水化合物、钙、磷、铁，还含有多种维生素。而其叶的营养价值更高，钙、胡萝卜素、维生素C等含量丰富。

（2）药理　莴苣汁对白色念珠菌生长具有抑制作用。莴苣提取物对大鼠有保肝作用。

【使用注意】脾胃虚弱者慎服。本品多食使人视物模糊，停食后会自然恢复。

【文献】

《日用本草》："味苦，寒平。利五脏，补筋骨，开膈热，通经脉，祛口气，白牙齿，明眼目。"《本草纲目》："通乳汁，利小便，杀虫蛇毒。"《滇南本草》："治冷积虫积，痰火凝结，气滞不通。"

【药膳选方】

（1）小便不利　莴苣捣泥作饼食之。

（2）痔疮　鲜莴苣1握，煮汤洗拭，每日2次。（《食疗本草》）

（3）产后乳汁不通　粳米100g，洗净，水1000ml，熬至粥将成时，加笋、丝瓜和精盐，继续熬至笋、瓜熟粥成，下味精，淋麻油，调匀。分1～2次空腹服。

胡 荽(《食疗本草》)

【别名】 芫荽、香菜、香荽等。

【性味】 性温,味辛。

【归经】 入肺、脾、胃经。

【功效】 芳香健胃,理气健脾,祛风解毒,发汗透疹。

【主治】 脾胃不和,食欲不振;感冒风寒,微热无汗;麻疹初起,透发不畅等。

【用法用量】 煎汤,凉拌,捣汁内服或作调味品。外用煎水熏洗或捣敷患处。

【现代研究】

(1)成分 胡荽每百克含有蛋白质 2g,碳水化合物 6.9g,脂肪 0.3g,钙 170mg,磷 49mg 等,此外还含有挥发油、右旋甘露糖醇、胡萝卜素、维生素 C、B 族维生素、黄酮苷等。

(2)药理 芫荽中的挥发油有抗菌、抗病毒作用,胡荽中分离出的特异性半乳糖有增强淋巴细胞功能的作用。

【注意】 本品性温,因热毒壅盛而非风寒外来所致的疹出不透者忌食;小儿麻疹已经透发后即不能食用;患有癌症、慢性皮肤病和眼病、气虚体弱和患有胃及十二指肠溃疡之人不宜多食。

【文献】《嘉祐本草》:"辛温,微毒。消谷,治五脏,补不足,利大小肠,通小腹气,拔四肢热,止头痛,疗痧疹、豌豆疮不出,作酒喷之立出,通心窍。"《医林纂要》:"多食昏目,耗气。"《本草纲目》:"胡荽辛温香窜,内通心脾,外达四肢。"

【药膳选方】

(1)胃气不和,呕恶少食 鲜胡荽 120g,切段,熟食油(或熟辣椒油)、酱油、食盐、醋拌匀,佐餐食。

(2)风寒外束,麻疹透发不畅 胡荽 6g,紫苏 10g,葱白 10g,加水煎汤服,可加少许红糖调味。

(3)小儿麻疹初起,疹出未畅 鲜芫荽 60g,荸荠 40g,白萝卜 90g,加水 1000ml,煎至 500ml,分次温饮。

(4)热毒气盛,生疱疮如豌豆 胡荽 10g(细切),生地黄 150g(细切)。上药相和,捣绞取汁,空腹顿服。(《圣惠方》)

(5)风寒感冒,头痛鼻塞 苏叶 6g,生姜 6g,胡荽 9g。水煎服。

芥 菜(《名医别录》)

【别名】 雪里蕻,芥菜头,雪菜、黄芥等。

【性味】 性温,味辛。

【归经】 入肺、胃经。

【功效】 化痰利气,解毒消痈,温中健胃,散寒解表。

【主治】 痰湿阻滞、气机不利见有胸膈满闷,咳嗽多痰,耳目失聪;胃寒少食呕逆;风寒感冒;疮痈肿痛(外洗)。

【用法用量】 煎汤,绞汁或炒食,但多腌制食用,10~15g;外用烧存性研末撒或煎水洗。

【现代研究】

(1)成分　含11种具挥发性的异硫氰酸酯。叶含芸薹抗毒素、环芸薹宁、环芸荸宁亚砜、马兜铃酸。花粉含芥子油苷类。

(2)药理　能刺激胃黏膜,增加胃液和胰液的分泌,缓解顽固性呃逆;能使心脏血容量及心率下降。

【注意】目疾,疮疡,痔疮或素体热盛的人不宜;高血压、血管硬化者应少食。

【文献】《本草纲目》:"芥性辛热而散,故能通肺开胃,利气豁痰。"《名医别录》:"味辛温,无毒。主治肾邪气,利九窍,明耳目,安中,久服温中。"

【药膳选方】

(1)感冒风寒而有胃寒呕逆　芥菜250g(切碎),生姜10g,红糖30g,加水煎汤,温服。

(2)肺寒咳嗽,痰多胸闷　芥菜250g,生姜10g,捣烂绞取汁液,加饴糖50ml,混合均匀,1日分2～3次服。每次可冲适量开水。

(3)疮痈疖肿　芥菜煎水外洗。(《备急千金要方》)

(4)身体麻木　芥菜子末适量,醋调涂之。(《济生秘览》)

萝　卜(《新修本草》)

【别名】莱菔、芦菔、萝白、菜头等。

【性味】性凉,味辛、甘。

【归经】入肺、胃经。

【功效】清热化痰,生津、凉血止血,利尿通淋,消食化积,宽中下气、解毒。

【主治】肺热痰稠,咳嗽;热病口干口渴,衄血,咯血,便血,食积,脘腹胀满等。

【用法用量】生用,生吃或绞汁饮;熟用,煎汤或煮食。外用捣敷。

【现代研究】

(1)成分　本品含糖分,主要是葡萄糖、蔗糖、果糖;还含有多种氨基酸、芥子油、木质素、钙、磷、铁、维生素等成分。

(2)药理　萝卜含较多糖化物,能分解食物中的淀粉等成分;另含芥子油又具有促进胃肠蠕动,增进食欲,帮助消化的作用。木质素能提高巨噬细胞的活力,可防癌和抗癌。萝卜汁加蜂蜜服用,可降压、降脂。

【注意】脾胃虚寒、胃及十二指肠溃疡、慢性胃炎、单纯甲状腺肿、先兆流产、子宫脱垂者及体质弱者不宜多食。萝卜不宜与人参同食,脾胃虚寒者勿生食。

【文献】《新修本草》:"散服及炮煮服食,下大气,消谷和中,去痰癖,肥健人,生捣汁服,止消渴,试有大验。"《本草纲目》:"主吞酸,化积滞,解毒,散瘀血,甚效。末服,治五淋;丸服,治白浊;煎汤,洗脚气;饮汁,治下利及失音,并烟熏欲死;生捣,涂打伤,烫火伤。"

【药膳选方】

(1)热病口渴或消渴多饮及胆石症　鲜萝卜250g,切碎略捣,绞取汁液,冷服。(《新修本草》《食医心镜》)

(2)鼻衄　鲜萝卜150g,捣烂绞取汁液2汤匙,加入米酒少许煎热一次服,或先将酒煎沸,再加萝卜煎服。

(3)痰热咳嗽失音　萝卜250g,生姜30g,分别切片捣烂绞汁。频频含咽。(《普济方》)

(4)痢疾腹泻　萝卜连叶500g(干者250g),煎汤频服,或每日服3～4次。(《普济方》)

(5)化痰止咳、润肺利咽　大萝卜250g,切片,放碗中,加饴糖或白糖2～3匙,搁置一夜,即浸渍成萝卜糖水,频频饮服。亦可用萝卜绞汁加糖服,或用萝卜切片,煎汤代茶饮。

(6)食积化热、反胃冒酸　鲜萝卜60g,切片嚼食。

胡萝卜(《本草纲目》)

【别名】金笋、红萝卜、黄萝卜、胡芦菔、甘荀等。

【性味】性平,味甘。生者偏凉。

【归经】入脾,肝、肺经。

【功效】健脾化湿,补肝明目,行气消食,清热解毒。

【主治】食积胀满,大便不利;肝虚目暗或小儿疳积,目昏眼干,肺热咳嗽,小儿百日咳;小儿麻疹,发热或疹出不透。

【用法用量】煎汤,煮食,或生食,绞汁服。外用捣汁涂。

【现代研究】

(1)成分　本品含含α-胡萝卜素、β-胡萝卜素、γ-胡萝卜素和δ-胡萝卜素、番茄烃、六氢番茄烃等多种类胡萝卜素,还含有维生素B_1和钙、磷、钾、花色素挥发油等。

(2)药理　胡萝卜素在人体内可变成维生素A,有维持皮肤及眼正常生理功能、增加人体对传染病的抵抗力、促进身体生长发育作用。其粗纤维能刺激胃肠蠕动,所含挥发油能促进消化和杀菌,还具有抗癌、降压、强心、抗过敏等作用。

【注意】体弱气虚者不宜食用;常人也切忌多食久食,以免耗伤正气。而且大量摄入胡萝卜素会令皮肤的色素产生变化,变成橙黄色。脾胃虚寒者不宜生食。

【文献】《本草纲目》:"下气补中,利胸膈肠胃,安五脏,令人健食,有益无损。"《岭南采药录》:"凡出麻疹,始终以此煎水饮,能清热解毒,鲜用及晒干用均可。"《分类草药性》:"止咳化痰,消肿气、面积、治痢症。"

【药膳选方】

(1)小儿消化不良,食欲不振,腹部胀满　胡萝卜250g,切片,加盐少许,用水煮烂,去渣取汁服。每日3次,亦可用胡萝卜以水煎汤,放适量红糖,溶化后服。

(2)夜盲症,疳疾上目(小儿疳疾,眼目昏花)　胡萝卜250g,切片,以水煮熟,猪肝120g,切片后下,待肝熟时加生姜、食盐、猪脂少许调服。

(3)百日咳,慢性支气管炎,干咳咽痛等　胡萝卜120g,大枣10枚,以水3碗煎汤1碗,分2～3次服。亦可用胡萝卜单品煎汤,加饴糖60g溶化,搅匀服。

(4)小儿麻疹发热,疹出不畅　胡萝卜60g,切片,荸荠60g,胡荽30g,水煎代茶饮(胡荽后下)。

(5)治水痘　胡萝卜120g,栗子90g,香菜60g。四料水煎服。每日1剂。

白　菜(《别医名录》)

【别名】菘菜、白菘、大白菜、小白菜、油白菜等。

【性味】 性微寒，味甘。

【归经】 入肺、胃、膀胱经。

【功效】 清热除烦，通利肠胃，利水解毒、止咳化痰。

【主治】 肺胃阴伤，心烦口渴，肺蕴痰火，咳嗽痰多，膀胱热结，小便不利，热疮酒毒等。

【用法用量】 生食、煮食、煎汤、绞汁服或捣烂外敷。

【现代研究】

(1)成分　含蛋白质、脂肪、糖、粗纤维、钙、磷、镁、铁、胡萝卜素、维生素、视黄醇、维生素 B_1、维生素 B_2 等成分。

(2)药理　可降低大鼠血及肝中胆固醇含量。促进肠壁蠕动，帮助消化。对防治坏血病和增强毛细血管强度有益。

【注意】 脾胃虚者不宜食本品。忌食隔夜的熟白菜和未腌透的大白菜。腹泻者尽量忌食大白菜。

【文献】《名医别录》："通利肠胃，除胸中烦，解酒毒。"《本草纲目》："气虚胃冷人多食，恶心吐沫，气壮人则相宜。"

【药膳选方】

(1)烦热口渴，小便不利　白菜250g，切碎，投入沸水中，煮沸去生味，调以香油、食盐、味精等饮服。

(2)感冒初起，发热咳嗽　白菜(连根茎)120g，切碎，生姜10g，葱白10g，以水煎汤服。

(3)百日咳　大白菜根2个，冰糖50g，水煎服，每日2次。

(4)胃及十二指肠溃疡、出血　小白菜250g，洗净，切细，用少量食盐拌腌10分钟，用洁净纱布绞取汁液，加入适量的糖食用。1日3次，空腹服下。

(5)咽炎声嘶、病后食少　干冬白菜50g，大米50g，加适量水煮粥，粥熟时，用花生油少量调味服食，每日2～3次。

(6)老年人便秘　白菜不拘多少炒食之。(《食治本草》)

甘　蓝(《本草拾遗》)

【别名】 包心菜、卷心菜、蓝菜、西土蓝、花白、洋白菜等。

【性味】 性平，味甘，无毒。

【归经】 入脾、胃经。

【功效】 益脾和胃，缓急止痛，补肾壮骨，健胃通络。

【主治】 脾胃不和，脘腹挛急疼痛，食少瘦弱；小儿先天不足，发育迟缓或久病体虚，肢体痿软无力，耳聋健忘等。

【用法用量】 鲜食，绞汁服，煮服或盐渍、酸渍。50～100g。

【现代研究】

(1)成分　含黄酮苷、绿原酸、异硫氰酸烯丙脂，含多量维生素U样物质。

(2)药理　其叶(加热处理)应用于局部有刺激作用，可以缓解胆绞痛。含维生素U，对胃及十二指肠溃疡有止痛、促进愈合的作用。含有维生素E，对改善老年状态，预防衰老有一定疗效。种子中所含的挥发油，性质与芥子油相似，对细菌、真菌及酵母菌有抗菌作用。

【注意】其粗纤维多而粗糙。婴儿及消化功能差者不宜食用。含抗甲状腺物质，烹调加热后消失，凉拌菜时宜在沸水中焯3～5分钟再食。

【文献】《备急千金要方・食治》："甘蓝，无毒。久食大益肾，填髓脑，利五腑，调六脏。"《本草拾遗》："补骨髓，利五脏六腑，利关节，通经络中关节，明耳目，健人，益心力，壮筋骨。祛心下结伏气。"

【药膳选方】

(1)胃及十二指肠溃疡　鲜甘蓝叶捣烂，绞汁1杯，略加温，饭前顿服，每日2次，连服10日为1疗程。

(2)脾胃不和，脘腹挛急疼痛　鲜甘蓝500g，切碎，加盐少许拌匀使软，绞取汁液，加入适量饴糖。每次用200ml，饭前服用，1日2次。

茼　蒿(《嘉祐本草》)

【别名】同蒿、茼蒿菜、菊花菜、蓬蒿菜、蒿子秆等。

【性味】性平，味辛、甘。

【归经】入肺、肝、胃经。

【功效】和胃利湿，和中健脾，化痰利气，清血养心、清头目，利小便。

【主治】脾胃虚弱，停食停痰，脘腹胀闷，嗳腐，食欲减少；下焦寒气停滞，见小腹冷痛，疝气偏坠；肝热头晕目眩；膀胱热结，小便不利。

【用法用量】煎汤，凉拌，绞汁或炒食。多作蔬菜煮食。

【现代研究】

(1)成分　含丝氨酸、天门冬素、苏氨酸、丙氨酸、谷氨酰酸、胆碱、胡萝卜素、维生素A、维生素C、钙、磷、铁等。

(2)药理　茼蒿有抗氧化作用；茼蒿中含丰富的钙、铁，是儿童和贫血患者的佳蔬。茼蒿含挥发油以及胆碱等物质，具有开胃健脾、降压补脑等效能；茼蒿丰富的粗纤维有通便作用。

【注意】用于热证宜生用。熟食也不可加热过久。脾胃虚寒，大便稀溏或腹泻者不宜食。

【文献】《备急千金要方・食治》："味辛平，无毒。安心气，养脾胃，消痰饮。"《滇南本草》："行肝气，治偏坠气痛，利小便。"

【药膳选方】

(1)痰热咳嗽或肺燥咳嗽　茼蒿菜120g，切碎，加水煎汤取汁，加入蜂蜜30g，溶化后，分2～3次服。

(2)肝热头昏目眩，心烦不安　茼蒿菜250g，切碎绞汁，每次2汤匙，每日2次，温开水冲服。亦可加白糖少许调味。

(3)脾胃不和，食欲不振，少食呕逆　茼蒿菜250g，放沸水中焯过，切细，加脂麻油、食盐、酱油、醋适量拌食。

(4)热毒上攻所致的咽喉肿痛　茼蒿可与蒲公英15g，紫花地丁15g，连翘10g配伍煎汤内服。

芹　菜(《本草经》)

【别名】药芹、旱芹、香芹,水芹等。

【性味】性凉,味辛、甘,无毒。

【归经】入肝、胃、膀胱经。

【功效】清热利湿,平肝凉血,健胃下气,镇静安神,养血补虚,利小便。

【主治】肝经有热,肝阳上亢,烦热不安,眩晕;热淋,尿浊,小便不利或尿血;胃热呕逆,饮食减少等。现代用于高血压病、乳糜尿等。

【用法用量】绞汁,煎汤,凉拌,炒食或入丸剂。外用适量捣敷。10～15g,鲜品50～100g。

【现代研究】

(1)成分　含蛋白质、碳水化合物、脂肪、维生素及矿物质,其中磷和钙的含量较高。

(2)药理　芹菜中含有挥发性的芹菜油,具香味,能促进食欲。据报道旱芹有明显的降压作用,主要通过主动脉弓化学感受器所致;对动物中枢有镇静和抗惊厥作用,对狗有利尿作用。

【注意】本品不宜久煎、久炒,脾胃虚寒者慎用。

【文献】《本草推陈》:"治肝阳头昏,面红目赤,头重脚轻,步行飘摇等症。"《随息居饮食谱》:"清胃涤热,祛风,利口齿咽喉头目。"《饮食辨》:"凡病属虚者忌之。"《本草纲目》:"旱芹,其性滑利。"《食鉴本草》:"和醋食损齿,赤色者害人。"《卫生通讯》:"清胃涤热,通利血脉,利口齿润喉,明目通鼻,醒脑健胃,润肺止咳。"

【药膳选方】

(1)热病或饮酒过度,烦热口渴　以本品绞汁服即可。若配以车前子、麦芽水煎服可治小儿发热不退,兼可引热下行,益胃消食。

(2)日常饮食　可用本品做菜食,适当配伍橘皮、紫苏煎汤服。

(3)热淋,血尿,尿浊　以本品(去叶)绞汁服。(《太平圣惠方》)

(4)小便出血　水芹捣汁,日服六七合。(《太平圣惠方》)

(5)高血压、动脉硬化　生芹菜绞汁,加入等量蜂蜜或糖浆,日服3次,每次40ml。

菠　菜(《食疗本草》)

【别名】菠棱、赤根菜、鹦鹉菜、波斯草、红根草等。

【性味】性凉,味甘。

【归经】入肝、胃、大肠经。

【功效】下气调中,润燥滑肠,敛阴止渴,清热除烦,补血止血,滋阴平肝。

【主治】体虚便涩,肠燥便秘;胃热烦渴,消渴多饮;肝经有热,头目昏花等症。

【用法用量】煎汤、煮食、炒食或凉拌食。100～250g。

【现代研究】

(1)成分　本品含较多的蛋白质、碳水化合物、脂肪、叶绿素、草酸、胡萝卜素及多种维生素和微量元素等成分。

(2)药理　本品能促进胰腺分泌,助消化而滑肠。特别是维生素A、维生素C的含量高于一般蔬菜，常吃之可维持眼睛的正常视力，防止夜盲症。

【注意】不宜与含钙丰富的食物（如豆腐）共煮，否则会形成草酸钙，既不利于对钙的吸收，又碍于消化。肾炎、肾结石患者、胃肠虚汗、腹泻者忌食。

【文献】《本草纲目》："甘冷，滑，无毒。通血脉，开胸膈，下气调中，止渴润燥，根尤良。"《禽疗本草》："利五脏，通肠胃热，解酒毒。"《陆川本草》："入血分。生血、活血、止血、去瘀。治衄血，肠出血，坏血症。"

【药膳选方】

（1）便秘　菠菜红根250g，洗净切段，加水400ml煮至熟烂，加蜂蜜调匀。每日服2次，食根、喝汤。

（2）消渴（糖尿病）　鸡内金10g，菠菜根250g，切碎，煎汤取汁送服，1日3次。此方可生津止渴，收涩固肾。（《本草纲目》）

（3）肝虚目昏（或夜盲症）　菠菜250g，猪肝60g，共煮待熟（不可太过），以脂麻油、酱油、食盐等调味食。此方可养肝、补肝、明目。

苋　菜（《本草经集注》）

【别名】紫苋菜、青香菜、红苋等。

【性味】性凉，味甘，无毒。

【归经】入大肠、小肠经。

【功效】清热明目，除湿利便，凉血止血，解毒止痢。

【主治】肝火上炎，目赤目痛，头昏耳鸣；湿热腹泻，痢疾脓血；虚者老者大便涩滞；漆疮瘙痒，虫毒等；二便不通。

【用法用量】煎汤，煮粥，绞汁或炒食服。外用煎水洗或捣敷。

【现代研究】

（1）成分　含蛋白质、脂肪、碳水化合物、粗纤维、大量赖氨酸、胡萝卜素、维生素C、钙、磷、铁等。

（2）药理　苋菜叶富含易被人体吸收的钙质，对骨骼和牙齿的生长可起到促进作用，并能维持正常的心肌活动。同时含有丰富的铁、钙和维生素K，可以促进凝血，增加血红蛋白含量并提高携氧能力，促进造血等功能。

【注意】脾虚易泻或孕妇慎用。苋菜忌与甲鱼和龟肉同食。

【文献】《食物秘要》："子，治肝经风热，上攻眼目，赤痛生翳，青盲赤眼。"《滇南本草》："治大小便不通，化虫，祛寒热，能通血脉，逐瘀血。"《本草图经》："紫苋，主气痢；赤苋，主血痢。"《本草纲目》："六苋，并利大小肠。治初痢，滑胎。"《随息居饮食谱》："苋通九窍。其实主青育明目，而苋字从见。"

【药膳选方】

（1）产后赤白痢　紫苋菜150g，水煮取汁去渣，入粳米60g，煮粥，一次服食。（《寿亲养老新书》）

（2）头目眩晕（肝火上炎引起）　苋菜熟食。

（3）痢疾脓血，湿热腹泻　苋菜500g，用食油煸炒，调以食盐、醋、大蒜（拍碎、切细），随量佐餐食。

(4)漆疮瘙痒,虫毒　苋菜煎汤外洗。(《本草纲目》)

(5)淋症,慢性尿路感染　鲜苋菜 4 两,同猪肉煮,常服。

荠　菜(《名医别录》)

【别名】 护生草,地米菜,枕头草,清阴草,荠菜花,白花菜等。

【性味】 性凉,味甘、淡。

【归经】 入肝、胃、小肠、膀胱经。

【功效】 清热止血凉血,平肝明目,利湿通淋。

【主治】 血热证的产后出血、崩漏、尿血;湿热证的膏淋、水肿、小便不利;肝热证的眩晕、目昏、头痛等。现代多用于高血压。

【用法用量】 煎汤,绞汁,作丸、散或炒食。外用适量,研末捣敷或捣汁点眼。

【现代研究】

(1)成分　含蛋白质、脂肪、糖、粗纤维、氨基酸、维生素、钙、磷、铁等多种营养物质。除了丰富的水溶性维生素和矿物质外,含草酸、酒石酸、苹果酸,丙酮酸,对氨基苯磺酸等有机酸及胆碱、山梨醇、甘露醇等。

(2)药理　据报道荠菜有收缩子宫作用,荠菜酸可缩短凝血时间,有明显止血作用。有一过性降压作用,能抑制大鼠毛细血管通透性的增加,加速应激性溃疡的愈合,对小鼠有利尿作用,对发热的兔子有退热作用。

【注意】 治疗目赤干涩等证时除内服外,还可以鲜品绞汁点眼。便清泄泻及阴虚火旺者不宜食用。

【文献】《名医别录》:"味甘,温,无毒。主肝利气,和中。"《现代实用中药》;"止血。治肺出血、子宫出血、流产出血、月经过多、头痛、目痛及视网膜出血。"《药性论》:"烧灰(服),能治赤白痢。"《千金·食治》:"杀诸毒。根,主目涩痛。"《日用本草》:"凉肝明目。"

【药膳选方】

(1)肿满、腹大,四肢枯瘦,小便涩浊　甜葶苈(纸隔炒)、荠菜根等分。上为末,蜜丸如弹子大。每服一丸,陈皮汤嚼下。(《三因方》葶苈大丸)。

(2)暴赤眼、疼痛碜涩　荠菜根,捣绞取汁,以点目中。(《太平圣惠方》)

(3)崩漏和月经过多　荠菜 50g,龙芽草 50g,水煎服,1 日 2 次。

(4)肝虚有热,眩晕头痛　荠菜 120g,切段,同鸡蛋 1～2 个调匀(加少许食盐),用食用油适量于锅中煎沸后,倾入煎熟,1 次食用。

(5)预防麻疹　荠菜全草 2 斤,加水 2 斤,浓煎成 1 斤。每周 1 次,每次服 100ml。

蕨　菜(《食疗本草》)

【别名】 龙头菜、蕨儿菜、猫爪子、拳头菜等。

【性味】 性寒,味甘、微苦。

【归经】 入大肠、膀胱经。

【功效】 清热利湿,滑肠通便,解毒。

【主治】下焦湿热，带下色黄，小便不利，大肠有热，大便秘结或习惯性便秘。

【用法用量】煎汤、煮食、凉拌或炒食。

【现代研究】

(1)成分 本品含有麦角甾醇、胆碱、苷类、淀粉等。

(2)药理 蕨菜素对细菌有一定的抑制作用，可应用于发热不退、肠风热毒、湿疹、疮疡等病症。蕨菜的某些有效成分能扩张血管、降低血压；粗纤维能促进胃肠蠕动，具有下气通便的作用。

【注意】小儿、脾胃虚寒及生疥疮者慎服。多食令人发落、鼻塞、目暗，不宜生食、久食。

【文献】《本草纲目》："蕨，处处山中有之，二、三月生芽，高三、四尺，其茎叶嫩时采取，以灰汤煮去涎滑，晒干作蔬，味甘滑，亦可醋食。"《食疗本草》："冷气人食之多腹胀。"《南京民间药草》："治食嗝、气嗝。"

【药膳选方】

(1)产后痢疾 取新生蕨菜，不限多少，阴干为细散。每日空腹，陈米饮调下 3 钱服用。(《圣济总录》)

(2)湿疹 先将患处用水或酒洗净，将蕨粉撒上或以甘油调擦。(《草医草药简便验方汇编》)

(3)湿热腹泻和痢疾 蕨菜晒干研末，每服 3～6g，米饮送下。

(4)老人、津血不足，肠中便秘或大便不利 蕨菜 15g，以水浸漂后切段，木耳 6g，以水泡胀。瘦猪肉 100g，切片以湿淀粉拌匀，待锅中食油煎熟后放入，炒至变色，即加入蕨菜、木耳及盐、酱油、醋、白糖、泡姜、泡辣椒等翻炒均匀，佐餐食。

黄花菜(《日华子本草》)

【别名】金针菜、萱草花、忘忧草、鹿葱花、萱萼、健脑菜等。

【性味】性凉，味甘。

【归经】归肝、心经。

【功效】清热凉血，利湿，养血安神，平肝明目。

【主治】血热出血，肝虚有热；心烦不安；小便赤涩。

【用法用量】煎汤，煮食或炒食。10～15g。

【现代研究】

(1)成分 黄花菜含有丰富的维生素 C、胡萝卜素、蛋白质、脂肪、多糖、钙、磷、铁、碳水化合物等。

(2)药理 因其含有丰富的卵磷脂，对增强和改善大脑功能有重要作用，同时能清除动脉内的沉积物，对注意力不集中、记忆力减退、脑动脉阻塞等症状有特殊疗效，故人们称之为"健脑菜"。另据研究表明，黄花菜能显著降低血清胆固醇的含量，有利于高血压患者的康复，可作为高血压患者的保健蔬菜。

【注意】清热凉血以鲜品为好。鲜黄花菜中含有一种有毒的物质秋水仙碱，饮用时应放入水中浸泡 2 小时，挤掉水分再食用。

【文献】《本草正义》："萱草花，今为恒食之品，亦禀凉降之性。"《日华子本草》："治小便赤涩，身体烦热；苏颂谓利胸膈，安五脏，濒湖谓消食，利湿热，其旨皆同。又今人恒以治气火上升，夜少安寐，其效颇著。”

【药膳选方】

(1)全身水肿，小便不通　鲜黄花菜根或叶30g，水煎服用。

(2)心烦不安，夜少安寐　黄花菜30g，合欢花10g，水煎半小时去渣，加蜂蜜适量，同煎2～5分钟即可，睡前饮服。(《医醇剩义》)

(3)内痔出血　黄花菜30g，水煎，加红糖适量，早饭前1小时服，连续3～4日有效。

(4)产后乳汁不下　黄花菜炖瘦猪肉吃，坚持吃数天，到下乳为止。

(5)血热出血(衄血、咯血、吐血、便血等)　黄花菜30g，鲜白茅根30g，加水煎汤代茶饮。

竹　笋(《名医别录》)

【别名】毛笋、笋、竹芽、竹萌、青笋、鞭笋等。

【性味】性寒，味甘、微苦，无毒。

【归经】入肺、胃、大肠经。

【功效】清热化痰，除烦止渴，通利二便，益气和胃。

【主治】痰热咳嗽，胸膈不利；胃热嘈杂，心烦口渴；小便不利，大便不畅。

【用法用量】煎汤，煮粥，炒食，炖食或凉拌。一次量200～250g。

【现代研究】

(1)成分　含多糖，水解后有木糖、阿拉伯糖和半乳糖。嫩苗还含铁、镁、钙、钠、钾、铜、镉和钴等。

(2)药理　竹笋富含维生素B_5，是胰岛素的激活剂，可改善糖的代谢功能；竹笋含有一种白色的含氮物质，具有开胃、促进消化、增强食欲的作用。竹笋中植物蛋白、维生素及微量元素的含量均很高，有助于增强机体的免疫功能，提高防病抗病能力。

【注意】脾虚易泻者慎用。患有胃溃疡、胃出血、肾炎、肝硬化、肠炎、尿路结石、低钙、骨质疏松、佝偻病者不宜多吃。

【文献】《本草求原》：“甘而微寒，清热除痰。同肉多煮，益阴血。痘疹血热毒盛，不发起者，笋尖煮汤及入药，俱佳。”《饮膳正要》：“主消渴、利水道、益气。多食发病。”

【药膳选方】

(1)消渴(肺热型)　鲜竹笋1个，去皮切片，同粳米共煮成粥，每日分2次服。

(2)痰热咳嗽　毛笋适量同肉煮食。(《本草求原》)

(3)胃脘嘈杂，烦热口渴　竹笋切片煎汤或煮食。

(4)久泻久痢、脱肛，大肠有热，便结难通　鲜竹笋、大米各适量，加水煮粥食。

(5)肾炎，心脏病，肝脏病等水肿腹水　毛笋、陈蒲瓜各60g，或加冬瓜皮30g，水煎服。

茭　白(《食疗本草》)

【别名】茭瓜、茭笋、茭粑、菰笋、高瓜等。

【性味】性凉，味甘、淡。

【归经】入胃、膀胱、大肠经。

【功效】清热解毒，止渴生津，利尿除湿，通大便。

【主治】烦热口渴，饮酒过度；下焦湿热，小便不利；湿热大便涩滞等。

【用法用量】煎汤、生食、炒食或凉拌。30～60g。

【现代研究】

（1）成分　茭白含有蛋白质、脂肪、糖、钙、磷、铁、粗纤维、微量胡萝卜素、矿物质和无机盐等多种营养成分。

（2）药理　嫩茭白的有机氮素以氨基酸状态存在，并能提供硫元素，味道鲜美，营养价值较高，容易为人体所吸收。但由于茭白含有较多的草酸，其钙质不容易被人体所吸收。

【注意】脾胃虚寒、便溏腹泻，肾阳不足、阳痿滑精者不宜食用。患有高血压、黄疸型肝炎、妇女产后乳汁缺少以及酒精中毒者宜食用。茭白忌同蜂蜜一起食用。

【文献】《食疗本草》："寒。利五脏邪气，酒渣面赤，白癞，疬疡，目赤，热毒风气，卒心痛，可盐、醋煮食之。"《本草拾遗》："味甘，无毒。去烦热，止渴，除目黄，利大小便，止热痢，解酒毒。"《随息居饮食谱》："精滑便泻者勿食。"《本草汇言》："脾胃虚冷作泻者勿食。"

【药膳选方】

（1）用于催乳　茭白15～30g，通草9g，猪蹄煮食；或茭白15～30g，通草9g，猪蹄，一起煮食。

（2）高血压，便秘　鲜茭白50g，旱芹菜30g，水煎服，每日1次，连服有效。

（3）酒渣鼻　茭白30g，水煎代茶饮。同时用生茭白捣烂如泥，外敷患处。

马铃薯（《本草拾遗》）

【别名】土豆、山药蛋，洋芋、薯蓣、地豆子等。

【性味】性平，味甘。

【归经】入脾、胃经。

【功效】补脾益胃，缓急止痛，固肾益精，通利大便。

【主治】脾胃虚弱，食欲不振；肾气亏耗，固摄无权所致的腰酸腿痛，遗精早泄，带下白浊；肠胃不和，大便不利；健脾和胃，益气调中，缓急止痛等。

【用法用量】内服：煮食煎汤。外用：磨汁或煎汤涂擦患处。

【现代研究】

（1）成分　本品含大量淀粉、大量碳水化合物、蛋白质、B族维生素、维生素C、钙、磷等，尚含龙葵碱。

（2）药理　马铃薯中的维生素C有抗氧化作用；马铃薯中的膳食纤维有通便作用；马铃薯同时还富含磷、钙、锌、叶酸、镁，能够增强血管弹性，利于减少患高血压和中风的风险。

【注意】服用发芽的和存放长期皮色变绿、变紫的马铃薯（含龙葵碱较多），可引起中毒，出现头痛、腹痛、呕吐、肠泻等症状，应注意预防。食用时一定要去皮，外皮可能含有有毒性的生物碱，并放入清水中浸泡，炖煮时宜大火。

【文献】《神农本草经》："味甘，温。主伤中补虚，除寒热邪气，补中益气力，长肌肉，久服耳目聪明。"《日华子本草》："助五脏，强筋骨，长志安神，主泄精健忘。"

【药膳选方】

（1）脾胃虚弱，大便不利　马铃薯120g，切碎，捣烂，绞取汁液，每次用1～2汤匙，酌加蜂蜜调匀，冲入适量开水，空腹服。

(2)胃脘痛　马铃薯适量洗净，切片用开水烫一下，滴入少量姜汁，拌适量白糖，每日配稀饭食，常服有效。

(3)湿疹　成熟、新鲜、肥大的马铃薯适量，洗净去皮，捣烂如泥敷患处，外用纱布包扎，隔 2 小时换 1 次。

番　薯(《本草纲目拾遗》)

【别名】甘薯、红薯、白薯、山芋、地瓜、土瓜等。

【性味】性平，味甘。

【归经】入脾、胃、大肠经。

【功效】补脾益胃，解毒消痈，通利大便，生津止渴。

【主治】脾气虚弱，大便秘结；肺胃有热，口渴咽干；痈疮肿毒等。

【用法用量】煮熟、蒸熟、烤熟、煮粥食或生食等。外用捣敷。

【现代研究】

(1)成分　含淀粉、糖分、黏液汁、维生素 A、维生素 C、胡萝卜素等，并含没食子酸和 3,5-二咖啡酰奎宁酸。

(2)药理　番薯中的脱氢表雄酮(DHEA)有防治结肠癌和乳腺癌的作用，番薯中丰富的膳食纤维有润肠通便作用。

【注意】胃酸多者不宜多食，多食反酸；素体脾胃虚寒者不宜生食。

【文献】《本草纲目拾遗》："补中，和血，暖胃，肥五脏。白皮白肉者，益肺气生津；红花煮食，可理脾血，使不外泄。"《随息居饮食谱》："煮食补脾胃，益气力，御风寒，益颜色。"

【药膳选方】

(1)黄疸(病毒性肝炎)辅助治疗　番薯 500g，红糖 60g。加水适量煮至熟透，食薯喝汤。(《金薯传习录》)

(2)中气不足，神倦乏力，口渴便秘等　番薯蒸熟食。

(3)水肿　红薯 500g，生姜 3 片。将红薯挖洞，放入生姜，烤熟，每日早晚各吃 250g，连续食有效。

(4)产后腹痛　红薯 250g，烤熟去皮，与黄酒同食，食后饮红糖姜汤 1 杯。

(5)疮毒红肿，乳疮　生番薯捣泥外敷。

藕(《名医别录》)

【别名】莲藕、莲根、藕节、果藕等。

【性味】性凉，味甘。熟用性微温。

【归经】入脾、心、胃经。

【功效】生用清热生津，凉血止血，散瘀；熟用补益脾胃，补血生肌，止泻。

【主治】热病烦渴；血热衄血、吐血、便血；胃阴不足，噎膈反胃；脾胃虚弱、少食腹泻；产后血晕，烦闷欲呕。

【用法用量】生食、绞汁服。蒸食或加蜜煮食均可，或加工成藕粉冲服。

【现代研究】

(1)成分 含淀粉、蛋白质、天门冬素、维生素类、膳食纤维、碳水化合物等,还含焦性儿茶酚、右旋没食子儿茶精、氯原酸、无色矢车菊素、飞燕草素等多酚化合物以及过氧化物酶。

(2)药理 莲藕含铁量较高,对缺铁性贫血的患者颇为适宜;藕中含有丰富的维生素 K,具有收缩血管和止血的作用;维生素 C、过氧化物酶有抗氧化作用。

【注意】煮藕时忌用铁器,以免引起食物发黑。食用莲藕要挑选外皮呈黄褐色、肉肥厚而白的。如果发黑,有异味,则不宜食用。

【文献】《名医别录》:"寒、无毒。主消渴,散血,生肌。"《日用本草》:"清热除烦,凡呕血、吐血、瘀血、败血,一切血症宜食之。"

【药膳选方】

(1)热病伤津、烦渴喜饮 鲜藕 120g,捣烂,绞取汁液,加生蜜 60g,搅匀服,不拘时。(《太平圣惠方》)

(2)胃气不和,呕吐恶心 藕 90g,生姜 10g 捣烂,绞取汁液,1 日分 3 次服用。(《圣济总录》)

(3)阴虚血少及诸失血症 藕适量,切成块,加水适量,小火煨炖至烂熟,饮汤食藕。(《随息居食谱》)

(4)益胃调中,止血,或脾胃虚弱,消化不良 藕粉 12g,加白糖适量,用冷开水少许调稀,再以沸水冲调成糊状食。(《本经逢原》)

(5)太阴温病,口渴甚,吐白沫黏滞不快 梨汁、荸荠汁、鲜芦根汁、麦冬汁、藕汁(或用蔗浆),临时斟酌多少,和匀凉服,不甚喜凉者,重汤炖温服。(《温病条辨》)

茴香苗(《药性论》)

【别名】香丝菜、茴香菜。

【性味】性温,味甘、辛。

【归经】入肝、肾、脾、胃经。

【功效】健胃和中,行气止痛,解毒消痈。

【主治】脾胃气滞,脘腹胀闷,呕逆少食;下焦虚寒、疝气痛;恶毒痈肿等。

【用法用量】浸酒、作馅或煎汤。

【现代研究】

(1)成分 茴香含蛋白质、脂肪、膳食纤维、茴香脑、小茴香酮、茴香醛等。

(2)药理 茴香当中的茴香醚有抗菌功效,对大肠杆菌、痢疾杆菌等都有很好的抑制作用,可以预防多种感染性腹泻,促进炎症及溃疡的痊愈。

【注意】素体阳盛,宿有湿热痰火者,不可多食。适宜痉挛疼痛、白细胞减少症患者;阴虚火旺者不宜食用,多食会伤目、长疮。

【文献】《药性论》:"卒恶心腹中不安,煮食之即瘥。"《本草图经》:"治恶毒痈肿,或连阴髀间疼痛急挛,牵入少腹不可忍。"《开宝本草》:"主膀胱、肾间冷气及盲肠气,调中止痛,呕吐。"《随息居饮食谱》:"杀虫辟秽,制鱼肉腥臊冷滞诸毒。"

【药膳选方】

(1)恶毒痈肿　茴香叶，捣取汁1L服之，日三四用，其滓贴肿上。(《本草图经》)

(2)脾胃气滞，脘腹胀满等　以茴香苗为馅，做包子或水饺食。

(3)下焦虚寒，疝气痛等　以本品绞汁，同热酒兑服或以本品泡酒饮服。

(4)肠绞痛、痛经　取小茴香少许，炒后煎汤去渣，然后加大米，煮成米粥食用。

茄　子(《食疗本草》)

【别名】落苏、矮瓜、草鳖甲、吊菜子、茄瓜、昆仑瓜等。

【性味】性微寒，味甘，无毒。

【归经】入肺、胃、大肠经。

【功效】清热凉血，解毒利尿，活血消痈。

【主治】痰热咳嗽；血热便血、痔疮出血；大便不利；疮痈肿毒等。

【用法用量】煎汤，绞汁，熟食或浸酒服。外用捣敷。

【现代研究】

(1)成分　本品含蛋白质、脂肪、碳水化合物、胡芦巴碱、小苏碱、维生素P等成分。

(2)药理　果、叶(新鲜或干燥后之粉末)口服或注射其提取物，能降低兔与人的血胆甾醇水平，并有利尿作用。维生素P的含量较高，能增强人体细胞间的黏着力，对微血管有保护作用。

【注意】脾胃虚寒者不宜多食；肠滑腹泻者慎用。可清热解暑，对于容易长痱子、生疮疖的人，尤为适宜。

【文献】《随息居饮食谱》："甘凉，活血，止痛，消痈，杀虫，已疟，……瘕疝诸病。"《本草品汇精要》："甘寒，久冷人不可多食，损人，动气，发疮及痼疾。"《滇南本草》："散血，止乳疼，消肿宽肠，烧灰米汤饮，治肠风下血不止及血痔。"《医林纂要》："宽中，散血，止渴。"

【药膳选方】

(1)热疮　生茄子一枚，割去二分，令口小，去瓤三分，似一罐子，将合于肿上角。如已出脓，再用，取瘥为度。(《圣济总录》)

(2)乳头破裂　茄子老裂者，烧存性研末，用香油、猪油或开水调敷患处。(《妇人良方补遗》)

(3)燥热咳嗽或肺虚久咳、痰少　白茄子60～120g，加水煎煮，去渣取汁，加蜂蜜30g，混匀，1日分2次服用。

(4)肠风便血　茄子大者1个，用草纸浸湿后包裹，于塘火内煨热，乘热放瓶内，以酒半浸之，密封3日后，去渣，暖酒空腹服。

(5)口疮　茄蒂烧存性研末，擦患处。

(6)皮肤溃疡、冻伤等　鲜茄子捣泥或焙研末外敷。

葫　芦(《本草经集注》)

【别名】瓠瓜、甜瓠瓜、瓠匏等。

【性味】性微寒，味甘、淡。

【归经】 入肺、脾、膀胱经。

【功效】 上清肺热，下利小便，止渴，解毒、止泻、利水消肿。

【主治】 肺燥咳嗽；水肿、小便不利；热淋；肿毒等。

【用法用量】 绞汁、煎汤、煮食或煅存性研末。5～30g。

【现代研究】

（1）成分　含葡萄糖、戊聚糖、B族维生素、维生素C、脂肪、蛋白质、木质素等。

（2）药理　葫芦瓜中含有一种干扰素的诱生剂，可刺激机体产生干扰素，以提高机体免疫能力，发挥抗肿瘤及抗病毒的作用。

【注意】 脾虚内寒者慎用。

【文献】《日华子本草》："除烦，治心热，利小肠，润心肺，治石淋。"《食鉴本草》："滑肠冷气，人食之反甚。葫芦瓠有小毒，多食令人吐，烦闷。苦者不宜食。"

【药膳选方】

（1）水肿、小便不利　鲜葫芦1个，捣烂，绞取汁液，每次用1小碗，加入适量蜂蜜调服。1日2次。此法亦可退黄疸，降血压。

（2）肝硬化腹水　陈葫芦壳15～30g，黄豆60g，大蒜15g，鲤鱼头1个，加水适量煎至黄豆熟烂，适量饮汤。

冬　瓜（《名医别录》）

【别名】 白瓜、枕瓜、水芝等。

【性味】 性微寒，味甘、淡。

【归经】 入肺、胃、膀胱经。

【功效】 清热解毒，化痰除烦，利尿消肿，生津止渴。

【主治】 痰热喘咳；热病烦渴或消渴；水肿、小便不利等。

【用法用量】 绞汁，煎汤或熟食。100～120g，连皮煮汤服食。外用适量，捣敷或煎水洗。

【现代研究】

（1）成分　含水、蛋白质、糖、粗纤维、无机盐、钙、磷、铁、胡萝卜素等成分。

（2）药理　有助于新陈代谢，可加快人体消耗热量的速度。能除去人体内多余的水分及脂肪，有助于减肥。可减缓糖类吸收，对缓解糖尿病有益处。

【注意】 脾胃虚寒，阴虚消瘦者不宜。

【文献】《名医别录》："主治小腹水胀，利小便，止渴。"《本草再新》："清心火，泻脾火，利湿祛风，消肿止渴，解暑化热。"

【药膳选方】

（1）热淋，小便涩痛，壮热，腹内气壅　冬瓜500g，葱白1握，去须细切，冬麻子500ml。上捣麻子，以水2大盏绞取汁，煮冬瓜、葱白做羹，空腹食之。（《太平圣惠方》冬瓜羹）

（2）治食鱼中毒　饮冬瓜汁。（《小品方》）

（3）痰热喘咳或哮喘　嫩冬瓜（未脱花蒂）1个，于1头切1盖子，填入冰糖60g，再以盖子封固，放蒸笼蒸，取汁液，1日分2次饮服。

（4）水肿　冬瓜皮120g，玉米须30g，白茅根30g，水煎，每日3次分服；或冬瓜1个，赤小豆 120g,加水炖烂饮服。

(5)慢性支气管炎　冬瓜皮、冬瓜子、麦冬各 15g,水煎服,每日 1～2 次;或冬瓜仁 15g,加红糖适量捣烂研细,开水冲服,每日 2 次。

黄　瓜(《本草拾遗》)

【别名】 胡瓜、刺瓜、王瓜等。

【性味】 性凉,味甘。

【归经】 入胃、膀胱经。

【功效】 清热止渴,利水消肿,泻水解毒。

【主治】 热病烦渴,喜饮;水肿小便不利;湿热泻痢等。

【用法用量】 生食、凉拌、煎汤或煮食。外用浸汁、制霜或研末调敷。

【现代研究】

(1)成分　含糖类、胡萝卜素、维生素和丰富的钾盐、钙、磷、铁等矿物质,以及葫芦素 A、葫芦素 B、葫芦素 C、葫芦素 D。

(2)药理　葫芦素 C 在动物实验中有抗肿瘤作用,毒性较低。据研究认为,鲜黄瓜中含有丙醇、乙醇等成分,有抑制糖转化为脂肪的作用,故多吃黄瓜可以减肥。黄瓜中还含有细嫩的纤维素,能促进胃肠蠕动,加速体内腐败物质的排泄,并有降低胆固醇的作用。

【注意】 脾胃虚寒者不宜。

【文献】《日用本草》:“除胸中热,解烦渴,利水道。”《滇南本草》:“动寒痰,胃冷者食之,腹痛吐泻。”

【药膳选方】

(1)大腹水肿,小便不利　黄瓜 1 个,破作 2 片,以醋煮 1 半,水煮 1 半,至烂熟,空腹俱食之。

(2)治咽喉肿痛　老黄瓜一枚,去子,入硝填满,阴干为末。每以少许吹之。(《医林集要》)

(3)高血压　干黄瓜藤煎浓汁,1 日 2 次,每次服 5ml;或干黄瓜秧(去根、叶)250g,加水 300ml,煎至 150ml,每日 2 次,冲淡代茶饮。

(4)烫伤　老黄瓜种取瓤入瓶中,埋于地下化成水后涂患处。(《医林集要》)

丝　瓜(《本草纲目》)

【别名】 天丝瓜、天罗瓜、布瓜、絮瓜、倒阳瓜等。

【性味】 性凉,味甘。

【归经】 入肺、肝、胃经。

【功效】 清热凉血,祛风化痰,解毒,化瘀。

【主治】 痰热咳嗽,喘;胃热烦渴;咽喉肿痛;痔疮便血等。

【用法用量】 生用绞汁,或煎汤、煮食等。外用捣汁或研末调敷。

【现代研究】

(1)成分　含皂苷、丝瓜苦味质、多量黏液、瓜氨酸、糖、蛋白质、钙、磷等。

(2)药理　丝瓜组织培养细胞中的泻根醇酸(BA)有抗过敏的作用。黄酮类化合物具有很好的保健作用,可增强人体对外环境的耐受,减少动脉粥样硬化斑块的形成。

【注意】脾胃阳虚,大肠不固者慎用。

【文献】《本草纲目》:"煮食除热利肠。老者烧存性服,祛风化痰,凉血解毒,杀虫,通经络、行血脉,下乳汁。治大小便下血、痔瘘崩中、黄积、疝痛卵肿、血气作痛、痈疽疮肿、齿䘌、痘疹胎毒。"《滇南本草》:"不宜多食,损命门相火,令人倒阳不举。"

【药膳选方】

(1)肛门酒痔　丝瓜烧存性,研末,酒服二钱。(《本草纲目》)

(2)痰热咳嗽　丝瓜150g,切段捣烂,绞汁,每次半杯,加蜂蜜适量服。

(3)血热便血,痔疮出血　丝瓜500g,切厚片;食油适量,煎熟,加盐少许,放入丝瓜略炒后,加水煮熟,作汤菜佐餐食。

(4)痰喘咳嗽　丝瓜烧存性为末,与枣肉共为丸,每服1丸,温酒送服。

(5)急性喉炎,喉痛声嘶　生丝瓜汁1杯,1次顿服。

(6)乳汁不通　丝瓜连子烧存性研末,以酒送服5～10g,随即盖被取汗,乳自通。

苦　瓜(《救荒本草》)

【别名】癞瓜、锦荔枝、凉瓜、红姑娘等。

【性味】性寒,味苦。

【归经】入肝、心、胃经。

【功效】清热解暑,明目,解毒。

【主治】热病或暑热烦渴;肝热目赤或疼痛;痢疾;痈肿、恶疮等。

【用法用量】研末、煎汤、绞汁或作菜服食。外用适量,捣敷。6～15g。

【现代研究】

(1)成分　含苦瓜苷及多种氨基酸和果胶等。

(2)药理　苦瓜浆汁或苦瓜苷有降低血糖的作用。苦瓜水提取物具有抗病毒、抗肿瘤、提高机体免疫能力的作用。有助于加速伤口愈合,多食有助于皮肤细嫩柔滑。

【注意】脾胃虚寒者不宜。

【文献】《滇南本草》:"苦、寒、平。治丹火毒气,疗恶疮结毒,或遍身已成芝麻疔疮,疼痛难忍。泻心经实火,清暑,益气,止渴。"《本草纲目》:"苦寒,无毒。除邪热,解劳乏,清心明目。"

【药膳选方】

(1)痢疾　鲜苦瓜捣绞汁1小杯泡蜂蜜服。(《泉州本草》)

(2)热病或暑热烦渴　苦瓜500g炒熟食,或与瘦猪肉50g,煎汤服,每日2～3次。

(3)肝经有热,目赤肿痛　苦瓜1个,剖开去瓤,晒干,焙干研末。每次5g,灯心草煎汤送服。

(4)湿疹　苦瓜叶捣烂外敷。

(5)糖尿病　鲜苦瓜,每次100g,按常法做菜吃,每日3次;或将苦瓜制成干粉,每次10g,每日3次。

南　瓜(《滇南本草》)

【别名】金瓜、番瓜、北瓜、饭瓜、倭瓜等。

【性味】性温,味甘。

【归经】入脾、胃经。

【功效】补中益气,化痰排脓,解毒杀虫。

【主治】脾胃虚弱,少食瘦弱;肺痈咳脓痰;蛔虫病等。

【用法用量】煮食、蒸食或生食。外用捣敷。

【现代研究】

(1)成分　含瓜氨酸、精氨酸、麦门冬素、B族维生素、维生素C、蔗糖等成分。

(2)药理　南瓜中的瓜氨酸有与“万艾可(枸橼酸西地那非)”类似的药理作用;所含的果胶物质,除具有杀菌、止痢作用外,并能减低血液中胆固醇的含量,使血中胰岛素消失迟缓;维生素C和胡萝卜素有抗氧化作用。

【注意】脾虚湿阻气滞者慎用。

【文献】《滇南本草》:“横行经络,利小便。”《本草纲目》:“甘温,无毒,补中益气。”

【药膳选方】

(1)火药伤人及烫火伤　生南瓜捣敷。(《随息居饮食谱》)

(2)中气不足　大米500g,淘净,加水煮至七八成熟时,滤起;南瓜大者半个,削去皮,挖去瓤,切成块,用油、盐炒过后,将过滤的大米倒于南瓜上,慢火蒸熟。食即可。

(3)肺痈咳脓痰　南瓜1个,去皮洗净,切小块,用牛肉250g,洗净,切小块,加水一同煮熟(不加油、盐),1日分作2～3次服食。

(4)蛔虫病　生南瓜切片,成人每次嚼食500g,儿童减半,2小时后再服泻剂,连服2天。

(5)习惯性流产　老南瓜蒂30g,加水煎服,连服数日有安胎之效。

番　茄(《陆川本草》)

【别名】西红柿、番柿、六月柿、洋柿子等。

【性味】性凉,味甘、酸。

【归经】入胃、肝经。

【功效】生津止渴,健脾消食。

【主治】热病烦渴或胃热口渴,舌干;肝阴不足,目昏眼干或夜盲;阴虚血热;鼻衄、牙龈出血。

【用法用量】生食、煎汤或绞汁服,也可当蔬菜炒煮、烧汤佐餐,还可制成番茄酱。

【现代研究】

(1)成分　含丰富的维生素A、维生素B_1、维生素B_2、维生素C、胡萝卜素、维生素B_5、苹果酸、柠檬酸、钙、磷、铁、腺嘌呤、胆碱、胡芦巴碱和少量番茄碱。

(2)药理　番茄能降低血压,降低毛细血管通透性,并有抗真菌及消炎的作用。

【注意】脾胃虚寒者不宜多食。

【文献】《陆川本草》:“甘酸,微寒。生津止渴,健胃消食。治口渴,食欲不振。”

【药膳选方】

(1)胃热伤阴，烦渴口干 番茄 120g，用沸水浸烫后，撕去外皮，捣烂，加白糖适量，拌匀服食。

(2)口疮 番茄汁含口中，每次数分钟，1 日多次。

(3)牙龈出血 番茄(不限量)代水果吃，连服 2 周以上见效。

(4)消化不良、食欲不振 番茄洗净捣烂挤汁，每次 150ml，每日 2～3 次。

(5)胃热口苦 番茄汁 150ml，山楂汁 15ml，混匀服下，每日 2～3 次。

(6)高血压，慢性肝炎的辅助治疗 鲜番茄 250g 洗净切块，牛肉 100g 切成薄片，少许油、盐、糖调味同煮佐膳。

木 耳(《本草经》)

【别名】 耳子、黑木耳等。

【性味】 性平，味甘。

【归经】 入肺、肝、胃经。

【功效】 润肺益胃，凉血止血，止痛，利肠道。

【主治】 肺燥咳嗽；胃阴不足、口燥咽干；吐血、便血或血痢，痔疮出血，崩漏。

【用法用量】 煎汤，煮熟，作菜或研末服。9～30g。

【现代研究】

(1)成分 含蛋白质、糖、粗纤维、钙、磷、铁、胡萝卜素等。

(2)药理 木耳所含黑刺菌素有抗真菌作用。木耳酸性黏多糖有抗血小板聚集、降血糖、抗辐射、抗氧化、抗炎和抗溃疡的作用；黑木耳含有维生素 K，能减少血液凝块，预防血栓等症的发生。

【注意】 孕妇不宜服用。

【文献】《日用本草》："治肠癖下血，又凉血。"《食疗本草》："利五脏，宣肠胃气拥毒气。"

【药膳选方】

(1)血痢日夜不止 黑木耳一两，水两大盏，煮木耳令熟，先以盐、醋食木耳尽，后服其汁，日二服。(《太平圣惠方》)

(2)一切牙痛 木耳、荆芥等分，煎汤漱之，痛止为度。(《海上方》)

(3)阴虚肺燥，干咳无痰者 木耳若干，加白糖适量炖化服。

(4)妇女崩中漏下，或者瘀血 木耳 60g，炒至见烟为度，加血余炭 10g，共研细末。每次服 6～10g，温开水或淡醋送下。

(5)贫血，妇女体虚及白带过多 木耳 50g，红枣 30 个，煮熟服食，或加红糖适量调味。

银 耳(《本草再新》)

【别名】 白木耳、雪耳、白耳子等。

【性味】 性平，味甘。

【归经】 入肺、胃经。

【功效】 滋阴润肺，益胃生津，强心健脑，止血。

【主治】 肺热或肺燥咳嗽；胃阴不足，咽干口燥；大便秘结；咯血、吐血、便血。

【用法用量】 煮或蒸熟食，炖成糊状或研末服。6～10g。

【现代研究】

(1)成分　含蛋白质、碳水化合物、粗纤维、B族维生素、硫、磷、铁、钙、钾等。

(2)药理　多种银耳多糖有抗肿瘤、增强免疫功能、抗衰老、降血脂、降血糖、抗炎、抗溃疡、抗血栓等作用；银耳富含维生素D，能防止钙的流失；银耳富含硒，有抗氧化、增强机体抗肿瘤的免疫能力。

【注意】 外感风寒者不宜。

【文献】《本草再新》说本品："润肺滋阴。"《卫生简讯》："甘平，无毒。生津润肺，益气治血，补脑强心，能清肺热，益胃阴，滋肾燥。"

【药膳选方】

(1)肺虚燥咳，咳血等　银耳3～6g，用温水浸1小时，再加热炖成糊状，加适量冰糖服用。

(2)慢性支气管炎，慢性肺源性心脏病　银耳适量，制成糖浆剂服用。

(3)高血压，动脉硬化　银耳6g，蒸食，每晚睡前服。

(4)病后体虚　银耳与瘦猪肉炖熟食(或加大枣10枚同炖)。

香　菇(《日用本草》)

【别名】 冬菇、香纹、花菇、香菌等。

【性味】 性平，味甘。

【归经】 入脾、胃经。

【功效】 补脾益胃，托毒外出。

【主治】 脾胃虚弱，食欲减退，少气乏力；小儿痘疹干瘪，体虚难出等。

【用法用量】 煎汤、煮食或炒菜服。煎服6～10g。

【现代研究】

(1)成分　含多种氨基酸、脂肪、碳水化合物、蛋白质及维生素类。

(2)药理　香菇中的麦角甾醇可转变为维生素D_2，故为抗佝偻病的食物之一。所含香蕈太生、丁酸能降低血脂。香菇中的β-葡萄糖苷酶有加强机体抗癌的作用；香菇中的干扰素诱导剂能抗感冒病毒，提高人体免疫功能。

【注意】 虚寒者慎用。

【文献】《本草求真》："香菇味甘性平，大能益胃助食，及理小便不禁。""中虚服之有益。"《日用本草》："益气，不饥，治风破血。"

【药膳选方】

(1)慢性肾炎　香菇10g，苹果1g，乌鳢(黑鱼)100g，共煮汤淡食。

(2)盗汗，荨麻疹　香菇15g，酒酌量，炖后加白糖服；或鲜香菇90g，用植物油适量炒，加水煮成汤，放食盐调味食用。

(3)风湿麻痹　鲫鱼200g，除内脏，塞入香菇15g，加油盐姜酒调味炖食。

平　菇(《中国药用真菌》)

【别名】 侧耳、北风菌、蛙菌、杂蘑等。

【性味】 性微温，味甘。

【归经】 入肝、脾、胃经。

【功效】 补脾除湿，疏风散寒，舒筋活络。

【主治】 脾胃虚弱，食欲不振；痹证，手足麻木，肢节酸痛。

【用法用量】 煎汤，煮食或研末服。

【现代研究】

(1)成分　平菇含有蛋白质、脂肪、碳水化合物、纤维素、维生素等，含有 18 种氨基酸，其中人体必需的 8 种氨基酸。

(2)药理　平菇中多种氨基酸有强壮身体的作用，含有的平菇素和酸性多糖体有保肝、抗癌作用，平菇素有抗菌作用，平菇中的蘑菇核糖酸有抗病毒作用。

【药膳选方】

(1)脾胃虚弱，食欲不振　平菇与鸡肉、瘦猪肉同炖食。

(2)痹证　平菇与薏苡仁适量配伍，煎汤服。

蘑　菇(《日用本草》)

【别名】 蘑菰菇、口蘑、白蘑、肉蘑等。

【性味】 性平，味甘。

【归经】 入肺、脾、胃经。

【功效】 补脾益气，润肺化痰，解毒开胃，透发麻疹。

【主治】 脾胃虚弱，食欲不振；肺燥痰咳，咳嗽气逆；妇女乳汁不足。

【用法用量】 煎汤、煮食、炒食或研末服。6～9g。

【现代研究】

(1)成分　蘑菇中含有蛋白质、脂肪、糖类、钙、磷、铁及多种维生素。

(2)药理　蘑菇可抗菌消炎，降低血糖。日本科学家从蘑菇中提取的多糖化合物，被认为是一种具有抗癌性能的物质。

【注意】 食用蘑菇与毒蕈的鉴别应仔细，以免中毒。

【文献】《本草纲目》："甘寒，无毒，益肠胃，化痰理气。"《日用本草》："天花蕈益气杀虫。"

【药膳选方】

(1)脾虚气弱，食欲不振　鲜蘑菇 100g，菌盖撕成小块，菌柄切斜片，猪瘦肉 100g，切片，用食油、食盐炒至肉色变白，加水适量煮熟服食。

(2)小儿麻疹透发不畅　鲜蘑菇 30g 水煎弃渣服，1 日 3 次，或加鲫鱼 1 条，清炖，饮汤。

(3)半身麻痹　蘑菇 15g，鲮鱼 200g，共煮汤，加油盐调味食，每日 1 次。

猴头蘑(《中国药用真菌》)

【别名】 猴头、猴菇、刺猬菌等。

【性味】性平，味甘。

【归经】入脾、胃经。

【功效】补脾益气、助消化，抗肿瘤。

【主治】脾胃虚弱，消化不良。现代用于神经衰弱、胃和十二指肠溃疡、慢性胃炎、食管癌、胃癌、肠癌等。

【用法用量】煎汤、煮食、酒浸或压片服。

【现代研究】

(1)成分　猴头菌子实体含挥发油、蛋白质、多糖类、氨基酸、维生素、矿物质以及猴头菌酮、猴头菌碱、植物凝集素、葡聚糖、多种麦角甾醇。

(2)药理　其多糖体及肽类为抗癌物质，尤其对胃癌有较好的疗效。可促进食欲，增强胃黏膜屏障机能。此外，猴头蘑含核酸类物质，可以抑制血清和肝脏中胆固醇上升，有降血压、降血脂功效。

【药膳选方】

(1)胃溃疡　猴头(干品)30g，水煮食用，每日2次。

(2)消化不良　猴头(干品)60g，水泡软后切薄片，水煎服，黄酒为引，每日2次。

(3)身体虚弱，神经衰弱　鸡1只，切块，煮取汤汁，将猴头蘑150g切片，放入汤中煮熟食。

(4)消化道肿瘤　猴头蘑60g，白花蛇舌草60g，藤梨根60g，加水煎汤服。

海　带(《嘉祐本草》)

【别名】昆布、海带菜等。

【性味】性寒，味咸。

【归经】入肝、肾、胃经。

【功效】软坚散结，消痰，利水。

【主治】瘿瘤，瘰疬，结核；噎膈，饮食不下；疝气，睾丸肿痛；水肿，脚气。现代用于高血压、冠心病、肥胖症、肿瘤。

【用法用量】煎汤，煮食，凉拌，糖浸或作丸、散服。煎汤：9～15g。

【现代研究】

(1)成分　海带含藻胶酸、昆布素、甘露醇等多种物质。

(2)药理　海带所含碘、碘化物可纠正由碘缺乏引起的甲状腺功能低下，从而使肿大的腺体缩小。碘能促进炎性渗出物的吸收，并使病态组织崩溃、溶解。海带含的海带氨酸有降压作用，海带聚糖有降血脂作用。

【注意】脾胃虚寒，身体消瘦者不宜。

【文献】《本草经疏》："……咸能软坚，其性润下，寒能除热散结，故主十二种水肿，瘿瘤聚结气、瘘疮。"

【药膳选方】

(1)瘿瘤、结核肿块　昆布30g，洗净漂淡，晒干，研为细末，每次用3g，以药棉包裹，于好醋中浸过，噙含咽津，觉药味尽，即再咽下。(《医学衷中参西录》)

(2)慢性气管炎咳喘　海带根 500g，生姜 7.5g，红糖适量，加水适量，熬成 450ml 的浓液糖浆。每日服 3 次，每次 15ml，10 日为一疗程。

(3)肝脾大，水肿，睾丸炎　海带 1.5～5g，与其他利水药配伍，水煎服。

(4)高血压　海带、绿豆各 100g，煮食，每日 1 剂。

紫　菜(《本草经集注》)

【别名】 紫英、索菜等。

【性味】 性凉，味甘、咸。

【归经】 入肝、肾、肺、胃经。

【功效】 软坚散结，清热化痰，补肾养心，利水。

【主治】 瘿瘤瘰疬；肺热咳嗽；烦热不安；水肿、小便不利。

【用法用量】 煎汤、煮食、浸酒或作丸、散服。10～30g。

【现代研究】

(1)成分　含蛋白质、脂肪、碳水化合物、粗纤维、钙、磷、铁、碘(每千克干紫菜中含碘 18mg)、胡萝卜素、B 族维生素、维生素 C 和大量自由氨基酸等。

(2)药理　可降低血浆胆固醇含量。含碘量高，对缺碘引起的甲状腺功能低下和甲状腺肿大有辅助治疗作用。

【注意】 多食令人腹痛，故不宜久服本品。

【文献】《本草拾遗》："多食令人腹痛，发气，吐白沫，饮热醋少许即消。"

【药膳选方】

(1)喉痹、咽喉不利　紫菜 15g，加水煎汤服。(《食疗本草》)

(2)慢性气管炎咳嗽　紫菜 25g、牡蛎 50g、远志 25g，水煎服。

(3)水肿、湿性脚气　紫菜 25g，车前子 25g，水煎服。

(4)高血压　紫菜 25g，决明子 25g，水煎服。

第三节　果品类

水果可分为鲜品类和干品类。鲜品类包括有梨、柑橘、桃、李、枇杷等。干品类是由新鲜水果加工成的果干，如荔枝干、柿饼、杏干等。水果鲜果大多数味甘(甜)酸而多汁液，性质偏于寒凉，并以生津止渴、清热除烦、开胃、助消化、润燥化痰、利小便等功能为多见。而大枣、龙眼肉、葡萄等较甘甜的水果或鲜果，性较温和，有补血或补益肝肾的功能。至于五味子、覆盆子等部分鲜果，则性偏温，多有酸收固涩的功能。所以，在相同之中仍有一些差别。

大多数水果鲜果营养成分与蔬菜相似，主要能供给人体钙、磷、铁等无机盐及维生素(主要是维生素 C)，有些还可供给糖和有机酸、纤维素等，后两种成分有助于消化。

梨(《新修本草》)

【别名】 快果、宗果、蜜父、玉乳等。

【性味】 性凉，味甘、微酸。

【归经】入肺、胃经。

【功效】生津止渴，润燥化痰。

【主治】热病伤津，肺热燥咳，噎膈便秘。

【用法用量】生食、绞汁饮、蒸或煨食、煎汤、熬膏。清热生津，生食；滋阴润肺，熟食。

【现代研究】

(1)成分　果肉中含丰富的苹果酸、柠檬酸、果糖、葡萄糖、蔗糖、矿物质及有机酸。

(2)药理　能降低血压，有促进胃酸分泌、帮助消化和增进食欲等作用。

【注意】脾胃虚寒与肺寒咳嗽者忌用。

【文献】《本草纲目》："润肺凉心，消痰降火，解疮毒，酒毒。"《本草通玄》："生者清六腑之热，熟者滋五脏之阴。"

【药膳选方】

(1)热病及酒后烦渴　取梨汁、荸荠汁、芦苇根汁、麦冬汁、莲藕汁，各等分和匀，凉服或温服。(《温病条辨》)

(2)用于消渴　生梨切碎，捣取汁饮服。或熬成雪梨膏，每次10～15g，每日2～3次。或将梨用蜜熬瓶盛，不拘时用热水或冷开水调服，亦可直接嚼梨。(《普济方》《名医类案》)

(3)呕吐、药物不下　丁香15粒刺入梨内，湿纸包4～5层，煨熟食之。

(4)百日咳　梨1个，挖去心，装入川贝末3g，蒸食。

(5)噎膈反胃　雪梨1个，挖去核心，放入公丁香50粒，用纸包好，蒸熟吃。

柑　子(《本草拾遗》)

【别名】柑、木奴、金实、瑞金奴等。

【性味】性凉，味甘、酸。

【归经】入胃、膀胱经。

【功效】生津止渴，和胃利尿。

【主治】胃肠之热，膈烦热，口中干渴，或酒毒烦热，食少气逆，小便不利者。

【用法用量】生食或捣汁服。

【现代研究】

(1)成分　本品含橙皮苷、川陈皮素和挥发油等。

(2)药理　柑所含的维生素P能强化末梢血管组织。所含的陈皮苷等也有降低毛细血管脆性的作用。柑子富含维生素C，具有美容作用。

【注意】脾胃虚寒和肺寒痰嗽者不宜食用。

【文献】《食经》："食之下气，主胸热烦满。"《开宝本草》："利肠胃中热毒，止暴渴，利小便。"《医林纂要》："除烦，醋酒。"

【药膳选方】

(1)咽喉痛　用柑皮煎水代茶频饮；有水肿症者，用柑皮煎水或与冬瓜皮配伍煎水代茶饮；酒醉，酒渴者，用柑皮去白，焙干研末，入盐少许，煎汤饮之。此方名为"独醒汤"。

(2)慢性中耳炎　广柑皮研末与灯草灰、冰片各等分混匀。取适量吹入耳中，每日2～3次(吹药前应用药棉将脓水吸净)。

(3)咳嗽多痰,痰涎清稀,饭后腹胀　广柑、白糖各500g,先将广柑去皮、核,加入白糖250g及少量水,腌渍1日。待广柑肉浸透糖后,再以文火煎熬至浓汁停火。将每瓣广柑压平成饼状,再拌入250g白糖,通风阴干,装入瓷罐中即可。每次食5～8瓣,每日3次。此法有宽中下气、祛痰化湿之功效。

橘　子(《本草拾遗》)

【别名】橘、橘实、黄橘等。

【性味】性凉,味甘、酸。

【归经】入肺、胃经。

【功效】生津止渴,开胃下气,润肺化痰。

【主治】胃阴不足,口中干渴或饮酒过度;胃气不和,呕逆少食;肺热咳嗽痰多。

【用法用量】生用,绞汁饮,煎水服。

【现代研究】

(1)成分　含少量蛋白质、脂肪及丰富的葡萄糖、果糖、苹果酸、柠檬酸等。

(2)药理　柑橘的挥发油(柠檬烯)具有使人的中枢神经镇静、减轻应激、消除疲劳的作用;维生素P、维生素C均能增强毛细血管韧性;果胶能尽快排泄脂类及胆固醇,并减少外源性胆固醇的吸收,故具有降低血脂的作用。

【注意】不可多食,阴虚燥咳及咯血、吐血者慎用。

【文献】《增补食物秘书》:"瓤则生痰助气,惟内热亢极者服此,可生热气,除消渴,若脾弱者禁食。"《日用本草》:"止渴润燥,生津。"

【药膳选方】

(1)痰热咳嗽　鲜果60g,连皮与冰糖30g,隔水炖烂服,每晚睡前1次。

(2)食欲不振,消化不良　鲜橘皮10g(干橘皮3g),大红枣10枚,同锅炒焦,放入保温杯内,以沸水浸泡10分钟,饭前代茶饮,可治疗食欲不振;饭后饮,可治疗消化不良。

(3)伤食生冷瓜果,泄泻不止　橘饼切成薄片,放碗内用沸水冲入,盖住碗,泡汁,饮汤食饼,每次1～2个。(《经验广集》)

(4)胸闷、呕逆、消渴　鲜橘子去皮、核,生食。

(5)赤白痢　橘饼(鲜橘以蜜糖渍制而成)30g,龙眼肉15g,冰糖15g,水二碗,煎成一碗,温服。

柚　子(《日华子本草》)

【异名】雷柚,柚子,胡柑、香栾、文旦等。

【性味】性寒,味甘、酸。

【归经】入肺、胃经。

【功效】健胃消食,化痰止咳,醒酒止渴。

【主治】老年喘咳,咳嗽痰多,胸闷食少,腹胀、饮食停滞,气滞胃痛,酒醉食积。

【用法用量】内服:生食或绞汁,适量。

【现代研究】

(1)成分　含有丰富的糖类、维生素C,并含挥发油、微量元素、B族维生素等。含柚皮素等黄酮类化合物,闹米林等柠檬苦素类成分。

(2)药理　新鲜果汁中含有胰岛素样成分,能降低血糖。柚皮素具有保肝作用,能降低小鼠血清中ALT(谷丙转氨酶)、AST(谷草转氨酶)的活性,显著降低四氯化碳诱导的肝中毒、肝大及肝脂肪积累。香豆素、β-玉米黄质、柠檬苦素有抗癌作用;萜类化合物具有使人的中枢神经镇静、减轻应激、消除疲劳的作用。

【注意】脾胃虚寒、泄泻者果肉忌服;孕妇及气虚者果皮忌服。

【文献】《日华本草》记载"治妊孕人食少并口淡,消食,去肠胃恶气。解酒毒,治饮酒人口气"。

【药膳选方】

(1)肺热咳嗽　柚子100g,生梨100g,蜂蜜少许。将上述用料一同洗净后煮烂,加蜂蜜或冰糖调服。

(2)口臭,呃逆上气,上腹不适　取柚子剥皮去核绞汁,每日饮服50ml,连饮数日。

(3)痰气咳嗽　把柚去核切,砂瓶内浸酒,封固1夜,煮烂,蜜拌匀,时时含咽。(《本草纲目》)

柿　子(《名医别录》)

【别名】米果、猴枣等。

【性味】性凉,味甘、微涩。

【归经】入肺、胃、大肠经。

【功效】润肺化痰,生津止渴,清润大肠。

【主治】燥热咳嗽;肠道燥热或痔疮出血。

【用法用量】生用,或绞汁服。可加工制成柿饼、柿干等食用,或作糕点之配料。柿饼表面的白色结晶体为柿霜,润肺力强。

【现代研究】

(1)成分　含蔗糖、葡萄糖、果糖、蛋白质、胡萝卜素、维生素C、碘、钙、磷、铁等。未成熟果实含鞣质。

(2)药理　有降低血压、增强冠状动脉血流量的作用。口服柿子可促进血中乙醇的氧化。

【注意】脾胃虚寒,便溏腹泻,或痰湿内盛者不宜。空腹吃未熟透或不去皮的柿子,易引起胃柿石症,尤其是吃柿后又饮白酒、热水或菜汤等,更易造成本病。

【文献】《名医别录》:"主调中,益脾气。"《本草纲目》:"调中益脾气,令人好颜色,止泄精,水谷痢。"

【药膳选方】

(1)呃逆　柿蒂30g,水煎服;或柿蒂3～5个,刀豆子18g,水煎服。

(2)咳逆不止　柿蒂、丁香各6g,生姜5片,水煎服;或共为末,白开水送服。若病后体虚咳逆,宜加人参3g。

(3)便血　柿蒂炭12g，研为细粉，日服1次，黄酒冲服；或空腹米汤调服；年久不愈者，可用柿饼8个、灶心土60g，柿饼用灶心土炒熟，每日早晚各服2个。

(4)小儿秋痢　柿饼适量，做饼及糕，与小儿食；或以粳米煮粥，熟时入干柿末，再煮三两滚即成。乳母亦食之。(《本草纲目》引《食疗本草》)

(5)热淋涩痛　干柿、灯心适量等分。水煎日饮。(《本草纲目》引《朱氏方》)

桃　子(《名医别录》)

【别名】 桃实、桃等。

【性味】 性平，味甘、酸。

【归经】 入胃、大肠经。

【功效】 养阴生津，润肠燥，活血消积。

【主治】 胃阴不足，口中干渴；肠道燥热，大便干结不利。

【用法用量】 生食，蒸，或做果脯、桃酱、罐头食品。

【现代研究】

(1)成分　含糖、蛋白质、维生素类、钙、磷、铁、钾、钠等。

(2)药理　桃中含有较为丰富的铁元素，长期食用桃可提高血液中血红蛋白的再生能力。含钾多钠少，具有一定的利水作用，适合水肿患者食用。

【注意】 多食令人发热。生桃多食，令人膨胀及生痈疖，有损无益。

【文献】《食经》："养肝气。"《随息居饮食谱》："补心，活血，生津，涤热。"

【药膳选方】

(1)养颜健美　桃子，做成果脯食之。(《日华子本草》)

(2)虚劳咳喘　鲜果3个，去皮，加冰糖30g，隔水炖熟，弃核食，每日1次。

(3)防治高血压　鲜果去皮核食，每日早晚各1次，每次1～2个。

(4)夏日口渴，肠燥便秘，痛经　新鲜桃子生食。每次1个。

李　子(《名医别录》)

【别名】 李实、嘉庆子等。

【性味】 性凉，味甘、酸。

【归经】 入肝、胃经。

【功效】 清肝泻热，生津利水。

【主治】 肝虚有热，虚劳骨蒸，胃阴不足，口中干渴。

【用法用量】 生用，绞汁，或做果脯。

【现代研究】

(1)成分　富含碳水化合物及多种氨基酸等。

(2)药理　李子中含有丰富的维生素B_{12}，有促进血红蛋白再生，对预防、治疗贫血有作用。李子核仁中含苦杏仁苷，有利水降压、止咳祛痰作用。

【注意】 多食伤脾胃，使人少食腹泻。

【文献】《备急千金要方》："肝病宜食，不可多食，令人虚。"《随息居饮食谱》："多食生痰助湿热，发疟痢，脾弱者尤忌之。”

【药膳选方】

(1)胃阴不足，口渴咽干　生食，或做成果脯含咽。

(2)驻色酒　鲜李子250g，绞取汁液，和米酒250g兑匀，每次1小杯。古人认为，夏日(立夏)饮李汁酒，可使妇女容颜美丽，故称驻色酒。

(3)骨蒸劳热，消渴引饮　用鲜李(去核)适量，洗净捣烂绞汁冷服，每次25ml，每日2～3次。(《泉州本草》)

(4)治脸上黑子　李核去皮取仁研细，以鸡蛋清和成糊状，临睡前涂于患处，次日晨以浆水洗去，再涂胡粉。5～6次即痊愈。

杏　子(《名医别录》)

【别名】杏、杏实、甜梅等。

【性味】性温，味甘、酸。

【归经】入胃、肺经。

【功效】生津止渴，润肺定喘。

【主治】胃阴不足，口渴咽干；肺经燥热，咳嗽上气。

【用法用量】生食，煎汤，或做果脯、蜜饯、果酱、果酒、果醋等。

【现代研究】

(1)成分　含柠檬酸、苹果酸、β-胡萝卜素、少量γ-胡萝卜素和番茄红素等天然色素，还有胡萝卜素、维生素B_1、维生素B_2、维生素B_5、维生素C以及苦杏仁苷等。

(2)药理　果实中含类黄酮较多。类黄酮有预防心脏病和减少心肌梗死的作用。杏是维生素B_{17}含量最为丰富的果品，而维生素B_{17}又是极有效的抗癌物质。杏中含有的胡萝卜素，有阻止肿瘤形成和减少辐射的作用，还有明显的延缓衰老的作用。

【注意】多食伤脾胃，损齿。

【文献】《备急千金要方》：“其中核犹未硬者，采之暴干食之，甚止渴，去冷热毒。”《随息居饮食谱》：“润肺生津。”

【药膳选方】

(1)心烦口渴，急、慢性咽喉炎　将杏子用开水洗净，每日食3次，每次2～3枚。

(2)痢疾、肠炎　青杏膏半匙或1匙，每日服2次，治痢疾、肠炎、不明原因性高热、结核性潮热、咳嗽。

(3)肺燥干咳、大便干结　取鲜杏50g，猪肺250g(洗净、切碎)，加水适量煮汤，将要煮熟时加入少许食盐，饮汤食杏，连服5～7日。

(4)口疮　杏子1枚，黄连1节，甘草1寸。凡三物治下，棉絮裹之，放口中含之。(《医心方》)

苹　果(《名医别录》)

【别名】柰子、频婆、天然子等。

【性味】性凉，味甘、微酸。

【归经】 入脾、胃经。

【功效】 健脾益胃，生津润燥。

【主治】 烦热口渴，或饮酒过度；消化不良或脾阴不足，少食腹泻。

【用法用量】 生食，绞汁，煎汤，熬膏，或研末服。加肉同煮，或做成拔丝苹果亦为佐餐佳肴。

【现代研究】

(1)成分　主要含碳水化合物(其中大部分是糖)，及苹果酸、枸橼酸、酒石酸、鞣酸，此外含脂肪、黏液质、胡萝卜素、B族维生素、维生素C。

(2)药理　苹果有升高血糖的作用。所含的多酚具有抗氧化、抗肿瘤活性。所含丰富的钾元素能促进体内钠盐的排出，具有降压的作用。

【注意】 脾胃虚寒者不宜多吃。

【文献】《备急千金要方》："益心气。"《滇南本草》："苹果炖膏名玉容丹，通五脏六腑，走十二经络，调营卫而通神明，解瘟疫而止寒热。"《随息居饮食谱》："润肺悦心，生津开胃，醒酒。"

【药膳选方】

(1)烦热口渴，或饮酒过度　苹果熬膏服。(《滇南本草》)

(2)轻度腹泻和便秘　苹果30g，山药30g，共研为细末，每次15～20g，加白糖适量，用温开水送服。

(3)小儿腹泻　苹果去皮、心，捣烂为泥食。

(4)慢性胃炎　每日饭后食苹果1只，对消化不良、反胃者效果较好。

(5)妊娠呕吐　鲜苹果60g，大米30g炒黄，与水同煎代茶饮。

香　蕉(《新修本草》)

【别名】 蕉子、蕉果、甘蕉等。

【性味】 性凉，味甘。

【归经】 入胃、大肠经。

【功效】 益胃生津，养阴润燥。

【主治】 胃阴不足，咽干口渴，或热伤津液，烦渴喜饮；肠燥便秘，大便干结，或痔疮出血。

【用法用量】 生用，蒸熟食，或连皮煮熟食，炖熟食。

【现代研究】

(1)成分　含淀粉、蛋白质、脂肪、糖，以及维生素A、B族维生素、维生素C、维生素E等。另含多巴胺、肾上腺素、去甲肾上腺素、5-羟色胺等。

(2)药理　成熟香蕉之果肉甲醇提取物的水溶性部分有抑制真菌、细菌的作用。未成熟的香蕉肉对豚鼠的保泰松诱发性胃溃疡有预防或治疗作用，对强制性不动所诱发的大鼠胃溃疡也有保护作用。另有预防心血管疾病，降低胆固醇，延缓衰老等作用。

【注意】 香蕉性寒，含钠盐多，有明显水肿和需要禁盐的患者不宜多吃

【文献】《日用本草》："生食破血，合金疮，解酒毒；干者解肌热烦渴。"《本草求原》："止渴润肺，清脾滑肠。脾火盛者食之，反能止泻止痢。"

【药膳选方】

(1)温热病烦渴　生食香蕉每日服3次,每次1～2个。

(2)痔疮出血、大便干结　每日空腹吃香蕉1～2个。或带皮香蕉2个,炖服,连皮食之。(《岭南采药录》)

(3)烫伤　将香蕉去皮,捣烂,挤汁,涂敷患处,每日2次。

(4)手足皲裂　用香蕉1个(皮发黑的较好),放在炉旁焙热后备用。每晚热水洗手(足)后,取果肉少许擦患处,摩擦片刻,一般连用数日即愈。

(5)痈肿、疖肿　可用去皮香蕉捣烂敷患处,每日2次。

(6)咳嗽日久　香蕉1～2个,冰糖炖服,每日1～2次,连服数日。

菠　萝(《台湾府志》)

【别名】凤梨、番梨、黄梨、露兜子等。

【性味】性平,味甘、微酸。

【归经】入胃、膀胱经。

【功效】补益脾肾,生津和胃。

【主治】胃阴不足,口干烦渴;消化不良,少食腹泻。

【用法用量】生用、绞汁饮,或煎汤服。或制成罐头、蜜饯。切片后于盐水中稍浸后食之,可增加甜度。

【现代研究】

(1)成分　含糖类、脂肪、淀粉、蛋白质、有机酸等,还含有一种菠萝蛋白酶。

(2)药理　菠萝中含一种强力酵素——菠萝蛋白酶,它能溶解导致心脏病发作的血栓,能防止血栓的形成;能抑制肿瘤细胞的生长,促进抗生素和抗癌药物在体内的传输,从而减少抗生素和化疗药物的用量。菠萝中所含糖、盐类和酶有利尿作用,适当食用对肾炎,高血压病患者有益。能有效地治疗炎症和水肿,并能治疗腹泻。

【注意】菠萝中含有对口腔黏膜有刺激作用的苷类物质,食前去除果皮和果刺,将果肉切成块状,食在稀盐水或糖水中浸渍。

【文献】《本草纲目》:“补脾胃,固元气,制伏亢阳,扶持衰土,壮精神,益血,宽痞,消痰,解酒毒,止酒后发渴,利头目,开心益志。”《陆川本草》:“治疝气,小便不利,糖尿病。”

【药膳选方】

(1)中暑　菠萝1个削去皮,捣烂绞汁,每次1杯,凉开水冲服。

(2)肾炎、支气管炎　菠萝肉100g,鲜茅根50g,水煎服(支气管炎时加蜂蜜50g)。

(3)痢疾　鲜菠萝(削皮)60～100g生吃。

(4)消化不良　菠萝1个加工挤汁,每次15～25ml服用。

(5)防止暗疮　将新鲜的菠萝榨成汁并煮开,冷却后用于擦洗粗糙的皮肤。

(6)高血压　菠萝1个。将菠萝除去果皮,捣汁。每次服用15～20ml,每日服用3次。

石　榴(《名医别录》)

【别名】安石榴、天浆、金罂等。

【性味】 性平，味甘、微酸、涩。

【归经】 入胃、大肠经。

【功效】 生津止渴，生津止泻。

【主治】 胃阴不足，口渴咽干，或饮酒过度；腹泻或痢疾，经久不止。

【用法用量】 生食、绞汁或煎汤服。

【现代研究】

(1)成分　含糖、蛋白质、脂肪、维生素 C、钙、磷、钾等。

(2)药理　石榴中的多酚和黄酮有抗氧化作用，石榴中的大量鞣质有抗菌、抗病毒作用，石榴中鞣质和生物碱结合有抗寄生虫作用。

【注意】 泻痢初起，不宜使用鲜果。多食易伤肺损齿，石榴果皮有毒，服用时必须注意。

【文献】《随息居饮食谱》："解渴，醒酒。"《滇南本草》："治筋骨疼痛，四肢无力，化虫，止痢，或咽喉疼痛肿胀，齿床出。退胆热明目。"

【药膳选方】

(1)久痢　陈石榴焙干，研为细末，仍以酸石榴煎汤送服，每次 10～12g。(《普济方》)

(2)小便不禁　酸石榴烧存性，每次服 6g。

(3)扁桃体炎、喉痛、口腔炎　鲜石榴 1～2 个取其子肉捣碎，以开水浸泡，晾凉后过滤，一日含漱数次。

(4)牛皮癣　石榴皮(炒成炭研细末)1 份，加芝麻油 3 份，调成稀糊状，均匀涂患处，每日 2 次，连续应用有效。

(5)胃阴不足、口渴咽干　生食，或绞汁饮。

(6)崩漏带下　石榴果皮 90g，水煎加蜂蜜调服。

荔　枝(《食疗本草》)

【别名】 离支，荔支，离枝，丹荔，火山荔，丽枝等。

【性味】 性微温，味甘、微酸。

【归经】 入脾、胃、肝经。

【功效】 生津和胃，补益气血，消肿止血。

【主治】 胃阴不足，口渴咽干；脾虚少食，或腹泻；血虚心悸。

【用法用量】 生食、煎汤或煮粥服、烧存性研末或浸酒。5～10 个，或 10～30g。

【现代研究】

(1)成分　含葡萄糖、蔗糖、蛋白质、脂肪、叶酸、柠檬酸、苹果酸，以及维生素 C、维生素 A、B 族维生素，尚含多量游离的精氨酸和色氨酸等。

(2)药理　荔枝所含丰富的糖分具有补充能量，增加营养的作用；荔枝肉含丰富的维生素 C 和蛋白质，有助于增强机体免疫功能，提高抗病能力。荔枝和荔枝核及其活性成分能阻断亚硝胺合成及清除亚硝酸根离子，抗氧化，清除自由基以及抑制乙肝表面抗原(HBsAg)和 e 抗原(HbeAg)等的生物活性。

【注意】 阴虚火旺或痰湿阻滞的人不宜食用。

【文献】《日用本草》："生津，散无形之滞气。"《食物本草会纂》："止渴，益人颜色，食之止烦渴，头重心烦，通神益智健气，亦治小儿痘疮、瘰疬、瘤赘赤肿。”

【药膳选方】

(1)老人五更泻　荔枝干，每次五粒，舂米一把，合煮粥食，连服3次。酌加山药或莲子同煮更佳。(《泉州本草》)

(2)脾胃虚弱，呕逆少食，腹泻　荔枝干10粒，粳米50g，莲子15g，山药15g，煮粥食。

(3)呃逆　荔枝7枚，连壳烧灰存性研细末，以开水调服。

(4)子宫脱垂　去壳鲜荔枝(连核)1000g，陈米酒1000g，浸泡1周后饮用(饮量可据酒量而定)，早晚各1次。此法有壮阳，益气、补血的功效。

(5)老年阳痿　荔枝肉(去核)1kg，人参60g(切片)，用上好烧酒2.5kg，将上药入袋内，浸3日可服，每日早、晚各饮1～2杯。(《同寿录》)

葡　萄(《本草经》)

【别名】 草龙珠、山葫芦、蒲桃等。

【性味】 性平，味甘、微酸。

【归经】 入肾、肝、胃经。

【功效】 滋阴生津、补气利尿。

【主治】 肝肾虚弱，腰背酸痛；气血不足，头昏心悸；胃阴不足，咽干口渴；水湿内停，小便不利。

【用法用量】 生用，浸酒，煎汤，或绞汁饮。

【现代研究】

(1)成分　含葡萄糖、果糖、酒石酸、苹果酸、柠檬酸、蛋白质，以及多种维生素和矿物质。

(2)药理　葡萄中含的类黄酮是一种强力抗氧化剂，可抗衰老，并可清除体内自由基；葡萄中含有一种抗癌微量元素，可以防止健康细胞癌变，阻止癌细胞扩散。

【注意】 多食可使人烦闷，或产生腹泻。

【文献】《神农本草经》：“主筋骨湿痹，益气倍力，强志，令人肥健耐饥，忍风寒，可作酒。”《随息居饮食谱》：“补气，滋肾液，益肝阴，强筋骨，止渴，安胎。”

【药膳选方】

(1)声音嘶哑　可取葡萄汁与甘蔗汁各一杯混匀，慢慢咽下，一日数次。

(2)食欲不振　葡萄干30g，每日3餐饭前食。

(3)小便涩痛沥血　用葡萄汁、生藕汁、生地黄汁各等份绞汁，煎服。(《太平圣惠方》)

樱　桃(《名医别录》)

【别名】 含桃、荆桃、朱樱、朱果、樱珠、家樱桃等。

【性味】 性温，味甘、微酸。

【归经】 入脾、肝经。

【功效】 能益脾养胃，滋补肝肾，涩精，止泻。

【主治】 脾胃虚弱，少食腹泻，或脾胃阴伤，口舌干燥；肝肾不足，腰膝酸软，四肢无力，或遗精；血虚，头晕心悸，面色不华。

【用法用量】内服：生食、煎汤、浸酒或蜜渍服。外用：捣汁外搽或捣汁外敷。

【现代研究】

(1)成分 含蛋白质、糖、磷、铁、胡萝卜素及维生素C等。其中含铁量居水果之首。

(2)药理 樱桃含铁量高，有防治缺铁性贫血的作用；樱桃中丰富的胡萝卜素和维生素C有抗氧化作用。另有调节睡眠，清除自由基，抗癌，抗氧化，延缓衰老等作用。

【注意】樱桃性温热，热性病及虚热咳嗽者忌食；糖尿病者忌食；高钾血症者慎食。

【文献】《滇南本草》："治一切虚证，能大补元气，滋润皮肤；浸酒服之，治左瘫右痪，四肢不仁，风湿腰腿疼痛。"《本草纲目》："调中益脾气，令人好颜色，止泄精，水谷痢。"

【药膳选方】

(1)烧伤 樱桃挤水频涂患处，疼痛立止并能防止起泡化脓。

(2)瘫痪，四肢不仁 鲜樱桃200g，洗净、沥干，浸入白酒1000ml，密封10日，每日服2次，每次15～20ml。

(3)冻疮 鲜樱桃放瓶内，埋在地下，入冬时取出，即可外用。

(4)气血亏虚，身体虚弱，面色无华 鲜樱桃500g，洗净，捣烂、绞汁。(《饮膳正要》)

杨 梅(《食疗本草》)

【别名】圣生梅、白蒂梅、树梅、珠红等。

【性味】性温，味甘、酸。

【归经】入胃、大肠经。

【功效】生津止渴，和胃止呕，收涩止泻。

【主治】胃阴不足，或饮酒过度，口中干渴；胃气不和或饮食不消，呕逆少食；腹泻或痢疾。

【用法用量】生食、腌制、浸酒、研末或煎汤服。

【现代研究】

(1)成分 含葡萄糖、果糖、柠檬酸、苹果酸、草酸、乳酸等。

(2)药理 杨梅所含的果酸能开胃生津、消食解暑，杨梅果仁中所含的氰氨类、脂肪油等也有抑制癌细胞的作用。

【注意】血热火旺的人不宜多食。

【文献】《开宝本草》："主祛痰，止呕哕，消食下酒。"《玉楸药解》："酸涩降敛，治心肺烦郁，疗痢疾损伤，止血衄。"

【药膳选方】

(1)痢疾、预防中暑 适量杨梅，浸于酒中3日，每次食杨梅5个，每日2～3次。

(2)呕吐、腹痛、腹泻 鲜杨梅250g，加白酒至淹没杨梅为度，浸泡1～2日即可饮用，每次服半杯，每日2次。

(3)痢疾 杨梅200g，洗净，浸陈醋500ml，密封20日。每日服3次，每次2～3枚。

(4)肾虚火旺，口渴咽干，小便短赤 杨梅1kg，榨汁，加白糖，小火煮沸。每日服2～3次，每次50～100ml。

西　瓜(《日用本草》)

【别名】 寒瓜、夏瓜、水瓜等。

【性味】 性寒,味甘。

【归经】 入胃、心、膀胱经。

【功效】 清热解暑,除烦止渴,利小便。

【主治】 暑热,温热病热盛津伤,心烦口渴,或饮酒过度;心火、上炎,口舌生疮,小便黄赤不利,现代医学用于肾炎水肿和高血压。

【用法用量】 生食,绞汁饮,煎汤,或熬膏服。

【现代研究】

(1)成分　含瓜氨酸、丙氨酸、谷氨酸、苹果酸、磷酸、甜菜碱、腺嘌呤、葡萄糖、胡萝卜素、维生素等。

(2)药理　能增进大白鼠肝中的尿素形成,导致利尿。

【注意】 素体脾胃虚寒或兼见便溏腹泻的人不宜食用。

【文献】《本草纲目》:“消烦止渴,解暑热,疗喉痹,宽中下气,利小水,治血痢解毒,含汁治口渴。”《饮膳正要》:“主消渴,治心烦,解酒毒。”

【药膳选方】

(1)胃热甚,舌燥烦渴　西瓜(红瓤西瓜为好)500g,取瓤绞汁,徐徐饮之。(《本草汇言》)

(2)慢性气管炎　西瓜 1 只切一小口,放入冰糖 50g(或生姜 60g),盖好,上笼蒸 2 小时,吃瓜饮汁,每日 1 只,连吃 10 日为一疗程。

(3)高血压　西瓜皮(干品)13g,草决明子 9g,水煎代茶饮。

(4)水肿　西瓜皮、冬瓜皮、赤小豆各 30g 水煎服。

(5)肾炎　西瓜应市时,每日吃适量,连续常服有辅助疗效;或用西瓜皮、鲜茅根各 30g 水煎服。

(6)糖尿病、尿混浊　西瓜皮、冬瓜皮各 15g,天花粉 12g 水煎服。

(7)中暑,小便不利　西瓜汁适量,冲莲子心汤服。

甘　蔗(《名医别录》)

【别名】 薯蔗、竿蔗、糖梗等。

【性味】 性寒,味甘。

【归经】 入胃、肺经。

【功效】 清热除烦,生津止渴,和中润燥。

【主治】 热伤津液,心烦口渴,或饮酒过度;阴液不足,胃气不和,反胃呕吐,或大便燥结,肺燥咳嗽。

【用法用量】 生食(嚼汁),绞汁饮,煎汤,或煮粥食。

【现代研究】

(1)成分　含蔗糖、碳水化合物、钙、磷、铁及多种氨基酸等。

(2)药理　甘蔗含有丰富的铁,有预防和治疗缺铁性贫血的作用;甘蔗含糖量最为丰富,有治疗低血糖作用；甘蔗中的有机酸有抗癌作用。

【注意】脾胃虚寒，呕吐，腹泻，或痰湿咳嗽的人不宜食用。

【文献】《本草再新》："和中清火，平肝健脾，生津止渴，治吐泻、疟、痢、解疮火诸毒。"《名医别录》："主下气和中，助脾胃，利大肠。"

【药膳选方】

(1)小便赤涩　甘蔗去皮，嚼汁咽之。

(2)虚热干咳(包括病后气管炎、肺结核)　甘蔗汁、萝卜汁各半杯，野百合 60g。先煮百合，后入两汁，每晚睡前服，也可将萝卜汁换成荸荠汁。

(3)反胃，朝食暮吐，暮食朝吐　甘蔗汁 200ml，生姜汁 20ml，混合饮。

猕猴桃(《食疗本草》)

【别名】猕猴梨、羊桃、毛梨、大红袍、绳梨、金梨、野梨等。

【性味】性寒，味甘、酸。

【归经】入胃、膀胱经。

【功效】清热生津，和胃降逆，利小便。

【主治】热病烦渴，或胃热不渴；热壅反胃呕逆，或食欲减退；湿热小便不利，或石淋。

【用法用量】生食，绞汁，煎汤，或浸酒服等。30～60g。

【现代研究】

(1)成分　含糖、有机酸、色素及蛋白质、类脂、维生素 C、维生素 B_1、硫、磷、氯、钠、钾、镁、钙、铁、类胡萝卜素等。

(2)药理　本品可防止致癌物亚硝胺在人体内生成，并可降低胆固醇和甘油三酯水平。对心血管疾患、癌症均有一定防治和辅助治疗的作用。具有抗氧化，延缓衰老，抗疲劳，降血脂，保护肝脏，抗病毒，抗炎等作用。

【注意】脾胃虚寒者慎食，"太过则令人脏寒作泄。"

【文献】《食经》："和中安肝，主黄疸，消渴。"《食疗本草》："取瓤和蜜煎，祛烦热，止消渴。"

【药膳选方】

(1)热壅反胃，呕逆少食　鲜猕猴桃果 90g，生姜 9g，同捣烂，挤汁。每日早晚各饮一次。(《开宝本草》)

(2)乳腺炎　取鲜猕猴桃叶 1 把洗净，与适量酒精、红糖同捣烂，加热外敷每日早晚各 1 次。

(3)尿道结石　猕猴桃果实 15g，水煎服。

(4)热病烦渴，或消渴口干　猕猴桃去皮取瓤，加适量蜂蜜，煎汤服，或猕猴桃去皮生食。

枇　杷(《名医别录》)

【异名】金丸、琵琶果。

【性味】性凉，味甘、酸。

【归经】入肺、脾、肝经。

【功效】润肺止咳,化痰生津,降逆止呕。

【主治】肺热咳嗽,咽干痰稠,燥咳或咯血;胃阴不足,胃热口干,胃失和降,呕逆食少等病症。

【用法用量】内服:30～60g,生食、熬膏或煎汤;制罐头、果酒、果酱等。

【现代研究】

(1)成分　果实含蔗糖、蛋白质、脂肪、酒石酸、苹果酸等,此外还含有果胶、戊糖、胡萝卜素、B族维生素、维生素C、琥珀酸等。

(2)药理　枇杷中的胡萝卜素、维生素C和隐黄素有抗氧化作用;苹果酸有抗炎作用。

【注意】多食助湿生痰,令人中满泄泻。脾虚滑泄者忌食。

【文献】《本草纲目》记载:"枇杷能润五脏,有祛痰止咳,生津润肺,清热健胃之功效"。《本草求原》:"下痰气,止血"。

【药膳选方】

(1)肺热咳嗽　鲜枇杷肉60g,冰糖30g。水煎服。

(2)急、慢性咽喉炎,咳血　鲜枇杷150g,去皮核,放于大瓷碗中,加入冰糖和清水200ml,隔水蒸熟。分1～2次食果喝汤。

(3)皮肤瘙痒　鲜枇杷4个,鲜金银花10g。枇杷洗净、剥皮、切开去核,捣烂后加入金银花,用开水冲泡。代茶频饮。有疏风散热止痒之功效。

(4)虚劳咳嗽、咯血及百日咳恢复期　炙百部、枇杷、雪梨,煎汁炼蜜成膏。

芒　果(《岭南采药录》)

【异名】庵罗果、香盖、望果、檬果、闷果、蜜望等。

【性味】性微寒,味甘、酸。

【归经】入肺、脾、胃经。

【功效】益胃解渴,止咳止呕,通利小便。

【主治】烦热口渴,肺热咳嗽,消化不良,呕吐恶心,小便不利。

【用法用量】生食,或制成芒果干。适量。

【现代研究】

(1)成分　果实中含内消旋肌醇、葡萄糖、烯类、槲皮素、维生素B_1、维生素B_2、叶酸等;芒果干含酒石酸、柠檬酸、葡萄糖等。

(2)药理　芒果中的维生素C和胡萝卜素有抗氧化作用;原儿茶酸有抗缺氧作用;儿茶精有保护肝脏的作用;芒果中的槲皮素有止咳祛痰作用。

【注意】不宜与大蒜等辛辣物同食,饱餐后禁食,过敏体质者不宜食用。

【文献】《食性本草》上载文说:"芒果能治妇人经脉不通,丈夫营卫中血脉不行之症。"

【药膳选方】

(1)慢性咽喉炎、声音嘶哑　芒果生食或煎水代茶饮。

(2)反胃呕吐　适量生食芒果。

(3)食欲不振,消化不良　芒果1个,分1～2次食,并用芒果核煎汤内服。

(4)烦热口渴　芒果1个,芦根、天花粉各30g,知母10g。将上述用料一同水煎后服用。

每日 2～3 次，代茶饮。

柠　檬(《岭南采药录》)

【异名】 宜母果、黎朦子、宜母子、里木子、黎檬干、药果等。

【性味】 性微寒，味酸、微甘。

【归经】 入肺、胃经。

【功效】 解暑生津，和胃降逆，化痰止咳。

【主治】 暑热伤津，中暑烦渴，痰热咳嗽，胃热伤津，口渴喜饮，胃气不和，呕吐少食，脘腹痞胀，妊娠呕吐。

【用法用量】 内服：生食、煎汤、绞汁饮或以盐腌食，适量。

【现代研究】

(1)成分　柠檬中含有一定量的碳水化合物、维生素、微量元素。果实含柠檬苦素、枸橼酸、咖啡酸等。

(2)药理　柠檬中的果酸成分可软化角质层，令肌肤富有光泽。柠檬酸又称枸橼酸，有很强的杀菌作用；柠檬酸有收缩、增固毛细血管，降低通透性，提高凝血功能及血小板数量和止血作用。

【注意】 因太酸而不适合鲜食，可以用来配菜、榨汁。柠檬富有香气，能解除肉类、水产的腥膻之气，并能使肉质更加细嫩。胃酸过多者忌食。

【文献】《食物考》："浆饮渴瘳，能辟暑。孕妇宜食，能安胎"。《本草纲目拾遗》："腌食，下气和胃"。

【药膳选方】

(1)胃气不和，呕哕少食　柠檬以糖、盐腌食。(《本草纲目拾遗》)

(2)暑热烦渴，胸闷不舒　柠檬 100g，切成薄片，装于大茶杯中，加入白糖，用滚开水冲泡，温浸半小时后，当茶饮。

(3)妊娠呕吐　鲜柠檬 500g，去皮、核，洗净切块，加入白糖，拌匀，渍 1 天，再放锅中用小火熬至汁快干时，拌少许白糖，随意食用。

(4)雀斑、黄褐斑　柠檬 4 个去皮切片，苹果 1 个去心切片，用米酒 1 瓶浸 3 个月以上饮。

青　梅(《神农本草经》)

【别名】 梅子、青梅、白梅、乌梅等。

【性味】 性平，味酸。

【归经】 入肺、肝、胃、大肠经。

【功效】 敛肺止咳，生津止渴，涩肠止泻，安蛔驱虫。

【主治】 肺虚久咳，津少口渴，久泻、久痢、蛔虫腹痛。

【用法用量】 煎汤，研末，或以糖、盐腌制后食。

【现代研究】

(1)成分　含柠檬酸、苹果酸、琥珀酸、碳水化合物、谷甾醇、蜡样物质及齐墩果酸样物质。

（2）药理　对大肠杆菌、痢疾杆菌、伤寒杆菌、霍乱弧菌、绿脓杆菌、结核杆菌，以及各种皮肤真菌等均有抑制作用；能收缩胆囊，促进胆汁分泌及抗过敏。

【注意】 不可多食、久食。胃痛反酸者忌食。

【文献】《本草拾遗》："祛痰，主疟瘴，止渴调中，除冷热痢，止吐逆。"《本草纲目》："敛肺涩肠，治久嗽，泻痢，反胃噎嗝，蛔厥吐利，消肿，涌痰，杀虫，解鱼毒、马汗毒、硫黄毒。"

【药膳选方】

（1）夏季汗出烦渴　乌梅煎水，加入白糖调至酸甜适度。代茶饮。

（2）脾胃虚弱，胸膈痞闷，腹胁膨胀，消化不良，食减贪睡　用神曲六两、麦蘖（炒）三两、干姜（炮）四两、乌梅肉（焙）四两，共研为末，加蜜调成丸子，如梧子大。每服五十丸。米汤送下，一日服三次。（《本草纲目》）

（3）肺痿咳血不止　瓜蒌50个（连瓤，瓦焙），乌梅肉50个（焙），杏仁（去皮、尖）21个。为末。每用1捻，以猪肺一片切薄，掺末入内，炙熟，冷嚼咽之，每日2次。（《圣济总录》）

（4）胆道、肠道蛔虫病　乌梅5～9枚，川椒4.5g，生姜2片，川连6g，开水炖服。

（5）急性胃肠炎　鲜乌梅适量，去核捣烂取汁，用文火煎成胶状，每次3～5ml，每日3次，饭前服用。

（6）慢性消化不良泄泻　青梅30g，黄酒100ml，同放瓷杯中，隔水蒸20分钟。每次20～30ml温饮。此方对食欲不振、蛔虫性腹痛也有疗效。

芝　麻（《本草经》）

【别名】 胡麻、油麻、脂麻、黑芝麻、白芝麻等。

【性味】 性平，味甘。

【归经】 入肝、肾、大肠经。

【功效】 滋养肝肾，益血填精，润燥滑肠。

【主治】 肝肾虚损，精血不足，须发早白，眩晕耳鸣，腰膝酸软，四肢无力；产后血虚，乳汁不足；血虚津亏，肠燥便秘等。

【用法用量】 内服：12～15g，炒食、磨酱、榨油、生食、煮粥，作丸、散服。外用：煎水洗浴或捣烂外敷。

【现代研究】

（1）成分　芝麻含脂肪油可达60%。油中含油酸、亚油酸、棕榈酸、花生酸等甘油酯。另含甾醇、芝麻素、维生素E。芝麻尚含叶酸、蔗糖、蛋白质、卵磷脂和大量的钙。

（2）药理　动物实验证明，芝麻提取物可降低血糖，增加肝脏及肌肉中糖原的含量。但大量则降低糖原含量并能增加肾上腺中抗坏血酸及胆固醇含量。有增加血球容积的倾向。芝麻有致泻作用。

【注意】 过食芝麻易产生腹泻。

【文献】《抱朴子》："耐风湿，抗衰老。"《食疗本草》："润五脏，主火灼，填骨髓，补虚气。"

【药膳选方】

（1）肝肾虚损，精血不足等　桑叶（经霜者）、黑芝麻各等份，晒干或烘干，研为细末，炼蜜为丸。每日服 10～15g,须连续服用较长时间。

(2)四肢痿软无力,用于血虚津亏便燥者 黑芝麻 50g,大米随食量而定。黑芝麻捣碎,大米淘净,与黑芝麻同放入锅内,加适量水,小火煮。

(3)产后血虚,乳汁不足 黑芝麻 50g,食盐 25g。将黑芝麻炒熟,待冷后,同盐用擀面杖擀成细粉,可蘸食,也可撒于粥上食。(《本草纲目》)

松子仁(《海药本草》)

【别名】海松子、松子、新罗松子等。

【性味】性微温,味甘。

【归经】入肺、大肠经。

【功效】益血补虚,润肺,滑肠。

【主治】血虚阴亏,虚羸少气;肺燥咳嗽,干咳痰少;肠燥便秘等。

【用法用量】生食,煮粥或作膏剂、丸剂。5～10g。

【现代研究】

(1)成分 含脂肪油、蛋白质、碳水化合物、钙、磷、铁等。

(2)药理 松子中的不饱和脂肪酸具有降低血脂,预防心血管疾病以及润肠通便的作用。有延缓衰老,润肠通便的作用。

【注意】大便稀溏或有痰湿的人不宜食用。

【文献】《本经逢源》:"海松子甘润益肺,清心止嗽润肠,兼柏仁、麻仁之功。"《本草经疏》:"海松子气味香美甘温,……气温属阳,味甘补血,血气充足,则五脏自润。"

【药膳选方】

(1)虚羸少气,咳嗽咽干,遗精滑泄 松子仁 120g,枸杞子 120g,金樱子 120g,麦门冬 150g,加水同煎,取汁浓缩,少加炼蜜收膏。每日早、晚用开水调服 4～5 汤匙。

(2)阴虚肺燥,咽干咳嗽 松子仁 30g,胡桃仁 60g,研磨成泥状,用炼蜜 15g 混匀收藏。早、晚饭后各服 1 汤匙,开水冲服。

(3)肠燥便秘 松子仁 30～60g,大米 100g,加水煮成稀粥。可稍加猪脂、食盐调味。分 2～3 次服。(《士材三书》松子粥)。

(4)益精补脑,久服延年不老 松子仁 1kg,甘菊花 500g 为末。上以松子和捣千杵,归蜜丸,每服食前以酒下 10 丸,日可 3 服,加之 29 丸。(《太平圣惠方》松子丸)。

栗 子(《名医别录》)

【别名】栗果、极栗、楔子等。

【性味】性温,味甘。

【归经】入脾、肾经。

【功效】补肾气,益脾胃,收涩止泻。

【主治】肾气亏虚,腰膝无力;脾胃虚弱或脾肾阳虚,便溏腹泻;久泻不止或便血。

【用法用量】生食、煮食、研末或炒食。外用:捣烂敷患部。

【现代研究】

(1)成分　含蛋白质、脂肪、碳水化合物、淀粉、B族维生素、脂肪酶等。

(2)药理　板栗含丰富的不饱和脂肪酸,有降胆固醇的作用;栗子中的维生素 B_2 可预防口角炎。另有抗凝血,升高白细胞的作用。

【注意】食积、脘腹胀满痞闷者禁服。

【文献】《名医别录》:"主益气,厚肠胃,补肾气,令人忍饥。"《玉楸药解》:"栗子补中助气……培中实脾,诸药莫逮。"

【药膳选方】

(1)肾虚腰膝酸软,乏力　栗子10个,每日清晨空腹嚼食,再进猪肾大米粥。

(2)脾胃虚弱,食欲减退　栗子250g,猪瘦肉500g(切块),先用适量食油、盐、酱、花椒炒过,加酱油、红糖炒拌均匀,添水焖煮至栗熟起粉即可。可分几顿食用。

(3)内寒腹泻或小儿疳积,腹胀　栗子30g,大枣30g,山药60g,生姜6g,大米100g,加水煮成稀粥食;或再加红糖调味服。

白　果(《本草纲目》)

【别名】银杏、白果仁、鸭脚子等。

【性味】性平,味甘、微苦、涩。

【归经】入肺、脾、肾经。

【功效】敛肺平喘,益脾止泻,止带缩尿。

【主治】肺虚咳嗽或哮喘痰多;脾虚或脾肾两虚引起的带下、白浊、腹泻;肾气不固,小便频数或遗尿等。

【用法用量】白果用时去壳,捣碎,生用,或蒸、煮熟以后用。白果熟食用以佐膳、煮粥、煲汤或作夏季清凉饮料等。6～10g,或5～10枚。

【现代研究】

(1)成分　含蛋白质、氨基酸、脂肪、胡萝卜素、B族维生素、钙、磷、铁和微量氢氰酸等。

(2)药理　能抑制结核杆菌的生长,对多种类型的葡萄球菌、链球菌、白喉杆菌、炭疽杆菌、枯草杆菌、大肠杆菌、伤寒杆菌等亦有不同程度的抑制作用。

【注意】生食或熟食过多均易引起中毒。

【文献】《本草纲目》:"熟食温肺益气,定喘嗽,缩小便,止白浊;生食降痰,消毒杀虫。"

【药膳选方】

(1)小便频数,崩漏带下　乌鸡1只洗净切块,竹笋20g,杏仁10g,白果200g去皮,莲米10g,沸水氽后去皮、心,以绍酒、葱、姜,盐等调味,煮熟,空腹服。(《饮膳正要》)

(2)久病咳嗽吐痰　白果肉120g(去皮,捣烂),陈细茶120g(略焙,为细末),核桃肉120g(捣碎),蜂蜜240g。入锅内,炼成膏。每服1匙,1日3次。(《寿世保元》)

(3)肾失固摄,脂液下流,小便白浊　生白果仁10枚,捣取汁饮,每日1次。(《本草纲目》)

(4)肾虚遗精　白果15g(捣碎),芡实、金樱子各12g,煎汤服。

落花生(《滇南本草》)

【别名】 花生、长生果、花生米等。

【性味】 性平，味甘。

【归经】 入脾、肺经。

【功效】 补脾益气，润肺化痰。

【主治】 脾虚少食，消瘦乏力；产后气血不足，乳汁减少；久咳肺虚等。

【用法用量】 生食、煮食、研末或炒熟等。用以榨油或作副食；饮食业用以做菜或作辅料。

【现代研究】

(1)成分 含脂肪油 40%～50%、氮物质 20%～30%(蛋白质、氨基酸、卵磷脂等)、淀粉、含维生素 B_1、泛酸、生物素、维生素 C 等。

(2)药理 止血作用：花生能缓解血友病患者的出血症状，对其他某些出血患者亦有止血作用，花生衣的效力较花生本身强 50 倍，炒熟后效力大减，每日口服 10g 皮的提取物即有作用。具有降血脂、降胆固醇、降血压、增加冠状动脉流量等作用。

【注意】 便溏腹泻者不宜。

【文献】《滇南本草》："盐水煮食治肺痨，炒用燥火行血，治一切腹内冷积肚疼。"《本草纲目拾遗》："多食治反胃。"

【药膳选方】

(1)脾虚少食，消瘦乏力 花生与赤小豆、大枣同煮食。

(2)产后气血不足，乳汁减少 花生米 100g，猪脚 1 条(用前腿)，共炖服。(《陆川本草》)

(3)血小板减少性紫癜 以生花生米 150g，每日分 3 次服完，连服 1 周。若血小板计数仍低，可继续服用。

甜杏仁(《本草从新》)

【别名】 杏核等。

【性味】 性平，味甘。

【归经】 入肺、脾、大肠经。

【功效】 润肺平喘，补脾益胃，润肠通便。

【主治】 肺燥与虚劳咳嗽；脾虚少食；肠燥便秘等。

【用法用量】 生食、研末、制浆、煮粥等。

【现代研究】

(1)成分 杏仁富含蛋白质、脂肪、糖类、胡萝卜素、B 族维生素、维生素 C、维生素 P 以及钙、磷、铁等营养成分。

(2)药理 甜杏仁中的苦杏仁苷有止咳、平喘、润肺、抗肿瘤、降血糖、抗突变作用；甜杏仁中的黄酮类和多酚类成分有降血脂作用；甜杏仁油有润肠通便作用。

【注意】 寒食痰饮、脾虚肠滑者不宜食。

【文献】《神农本草经》："主咳逆上气雷鸣，喉痹下气，产乳金疮，寒心奔豚。"

【药膳选方】

(1)虚劳咳嗽,气喘　甜杏仁与胡桃仁研烂,加蜂蜜,以沸水冲服。

(2)脾虚少食　甜杏仁与落花生、黄豆研磨制浆,煎服。

(3)肠燥便秘　生食甜杏仁,可与松子仁、胡桃仁同用。

大　枣(《神农本草经》)

【别名】干枣,美枣,良枣,红枣,刺枣。

【性味】味甘,性温。

【归经】归脾、胃、心经。

【功效】补中益气,养血安神,调和药性。

【主治】脾胃虚弱,神疲乏力,食少便溏;营卫不和,心悸怔忡,血虚面黄,心烦不寐,妇女脏躁。

【用法用量】可生食、制干、蜜饯、熏枣、焦枣、醉枣、枣泥等。9～15g。

【现代研究】

(1)成分　果实的水溶性浸出物中含果糖、葡萄糖、蔗糖等,还含有生物碱、白桦脂酮酸、齐墩果酸等三萜酸类化合物、大枣皂苷Ⅰ、Ⅱ、Ⅲ等皂苷类化合物、环磷酸腺苷和环磷酸鸟苷。

(2)药理　大枣中有环磷腺苷可抑制变态反应、中枢神经抑制、保肝、降低胆固醇、抗动脉粥样硬化和抗癌的作用;大枣皂苷Ⅰ、Ⅱ、Ⅲ及酸枣仁皂苷有抗突变作用、可以改善记忆功能;大枣中的三帖酸类化合物有抗癌作用;大枣中的粗多糖和中性多糖有明显的抗补体活性和增强免疫功能的作用;大枣中丰富的维生素C和类胡萝卜素有抗氧化、抗衰老的作用。

【注意】中焦湿盛,脘腹胀满,饮食积滞和痰热咳嗽均忌用。

【文献】《本经》:“主心腹邪气,安中养脾,助十二经。平胃气,通九窍,补少气、少津液,身中不足,大惊,四肢重,和百药。”

【药膳选方】

(1)妇女脏燥,气血不足,心烦不寐　大枣50个,小麦、甘草各9g,加水煎汤服。(《金匮要略》)

(2)咳嗽　杏仁120枚(去皮尖,熬),豉100枚(熬令干),干枣40枚(去核)。上三味台捣如泥,丸如杏核,含咽令尽。一日食七八次。(《必效方》)

(3)虚劳烦闷不得眠　大枣20枚,葱白7茎。上二味,以水3L,煮1L,去滓顿服。(《千金方》)

(4)中风惊恐虚悸　大枣(去核)7枚,青粱粟米200ml。上二味以水3L半,先煮枣取1.5L,去渣,投米煮粥。(《圣济总录》补益大枣粥)

第四节　肉禽乳蛋类

这部分介绍各种食用的禽、兽(家禽、野鸟、家畜、野兽、鼠类)及部分两栖类(青蛙等)、爬行类(如蛇类)动物和昆虫(如蚕蛹),总的来说,主要是各种陆生的食用动物。

较大的动物都以肌肉供食用，它们的性能大多数是温和的，有较好的补益作用，能补益脾胃、补血或补肝肾。大型兽类的某些内脏、器官也供食用，其功能各不相同，大体上说，不同的内脏器官可补人体相应的内脏器官，禽类的肝脏用来补肝补血也颇有效。这是中医脏器疗法的一般规律。

此外，禽类为卵生动物，它们的卵、蛋，也是很好的补益之品。虫、蛇尚有其他特殊功能，如蛇能祛风除湿、通经络，某些虫能止痛止痉等。

动物的肌肉含丰富的优质蛋白质，脂肪和无机盐（如铁、铜、磷）、维生素（主要是维生素B类），而且人体吸收率高，故有很好的吸收价值。不过动物脂肪含较多的饱和脂肪酸、胆固醇，对老年人和心血管病患者是不利的。动物肝脏含丰富的维生素A和B，禽蛋含丰富的优良蛋白质、脂肪、无机盐、维生素A等，营养价值也很高。此外，许多动物的某些食用部分，尚有一些其他成分和作用，也须加以了解。

鸡　肉(《本草经》)

【别名】家鸡肉、烛夜肉、角鸡等。

【性味】性温，味甘。

【归经】入脾、胃经。

【功效】温中补脾，益气养血，补肾填精。

【主治】虚损羸瘦，病后体弱乏力；脾胃虚弱，食少反胃，腹泻；气血不足，头晕心悸，或产后乳汁缺乏；肾虚所致的小便频数，遗精，耳聋耳鸣，月经不调；脾虚水肿；疮疡久不愈合等。

【用法用量】煮食、煨食、蒸食或炖汤食。

【现代研究】

（1）成分　含丰富的蛋白质、少量脂肪、钙、磷、铁、维生素B_1、维生素B_2和维生素B_5等。

（2）药理　鸡肉蛋白质含量高，有强壮身体的作用；其脂肪中含有不饱和脂肪酸，故是老年人和心血管疾病患者较好的蛋白质食品。

【注意】凡实证、热证或邪毒未消者不宜服食。

【文献】《随息居饮食谱》："鸡肉补虚，暖胃，强筋骨，续绝伤，活血，调经，拓痈疽，止崩带，节小便频数，主娩后羸。"

【药膳选方】

（1）积劳虚损，病后体弱　乌雌鸡1只，生地黄100g，饴糖100g，将上2味药放入鸡腹，用线缚定，置碗中，加水少许，蒸熟，食用饮汤。不用盐。

（2）肾虚精亏之耳鸣耳聋，阳痿，遗尿等　公鸡1只，用米酒和水各半煮熟，乘热食。亦可加姜、椒、食盐少许调味。(《本草纲目》)

（3）产后虚羸少气，乏力，心悸　母鸡1只，百合60g，粳米60g，将上2味药装入鸡腹，缝合；加姜、盐、椒、酱油少许，用水蒸熟。开腹取百合、粳米作饭，并饮汤吃肉。

（4）脾胃虚寒，心腹冷痛　乌公鸡1只，切块，加入陈皮3g，胡椒3g，高良姜6g，草果6g，用盐、酱油、醋少许调味，以小火煨炖烂至熟。空腹食。

（5）脾虚滑痢　母鸡1只，炙，以盐、醋涂，煮熟干燥，空腹食之。(《食医心镜》)

(6)肾虚精亏,耳鸣耳聋,阳痿,遗尿　公鸡1只,用米酒和水各半煮熟。乘热食,亦可加姜、椒、盐少许调味。

(7)脾虚或营养不良性水肿　鸡肉500～1000g,赤小豆250g,加水煮熟,饮汤食肉。

(8)肝血不足,头晕、眼花　鸡肉250g,首乌、当归、枸杞子各25g,共煮熟,食肉饮汤。

【鸡血】家鸡的血液,临时采取,鲜用。

性平,味咸。益血补虚,活血,解毒。主治妇女月经不调、崩漏失血或支气管炎、哮喘或筋骨折伤等。每次可服20ml。

【鸡肝】家鸡的肝脏。取鲜品洗净用。

性微温,味甘。可补肝明目,治肝虚目昏,小儿疳疾,夜盲,目生翳障。可蒸熟或煮粥食。还可补肾兴阳治阳痿。

鸡　蛋(《神农本草经》)

【性味】性平味甘。

【归经】入肝、脾经。

【功效】滋阴润燥,养血安神,补脾和胃。

【主治】治阴血不足而致失眠烦躁,心悸,肺胃阴伤而致失音,咽痛或呕逆;阴血虚而致乳汁减少,或眩晕、夜盲及病后体虚、营养不良等。亦治腹泻、食滞、纳呆以及安胎。

【用法用量】煮食、蒸食。

【现代研究】

(1)成分　含蛋白质、脂肪、碳水化合物、钙、磷、铁及维生素等。

(2)药理　鸡蛋蛋白质为优质蛋白,对已损伤肝脏组织有修复作用。富含DHA(二十二碳六烯酸)和卵磷脂、卵黄素,对神经系统和身体发育有利,能健脑益智,改善记忆力。

【注意】有痰饮积滞或宿食内停者,脾胃虚弱者不宜多用,多食则令人闷满;老人宜少食蛋黄。

【文献】《备急千金要方》:"鸡子黄微寒,主除热火灼烂疮痘,可作虎魂神物,卵白汁微寒,主目热赤病,除心下伏热,止烦满咳逆,小儿泄利,妇人产难胞衣个出。"

【药膳选方】

(1)热病伤阴,虚风妄动　鸡子黄1枚,阿胶6g,龟甲18g,童便1杯,淡菜9g。先煎龟甲、淡菜去渣,和阿胶烊化,再入鸡子黄搅拌均匀,冲入童便,顿服。(《温病条辨》)

(2)妊娠胎动不安　鸡子1枚,阿胶(炒令燥)1两,上2味,以清酒1升,微火煎胶令消后,入鸡子1枚,盐1钱,和之,分为3服。(《圣济总录》)

(3)神经性皮炎,牛皮癣　鸡蛋2个,醋250g,浸泡7日后取出,将蛋清蛋局部外涂。

(4)水痢,脐腹疼痛　鸡子3枚,打去壳,醋炒熟,入面少许,合作饼子炙熟,空心食之。(《圣济总录》鸡子饼)

乌骨鸡(《本草纲目》)

【别名】药鸡、乌鸡、绒毛鸡、穿裤鸡等。

【性味】性平,味甘。

【归经】 入肝、脾、肾经。

【功效】 补肝肾，益脾胃，清虚热。

【主治】 肝肾阴虚，骨蒸潮热，盗汗，口渴；脾胃虚弱，中气不足，腹泻或久痢，饮食减少；脾虚或脾肾两虚，遗精、白浊或妇女带下病等。

【用法用量】 煮食、蒸食或作丸、散。

【现代研究】

(1)成分　乌鸡内含丰富的黑色素，蛋白质，B族维生素等18种氨基酸和18种微量元素。

(2)药理　乌骨鸡肉中还含有丰富的维生素以及铁、铜、锌等多种微量元素，而且胆固醇含量较低，食用后能增加人体血红素，调节人体生理功能，增强机体免疫力。

【注意】 脾阳虚，寒湿泻痢，以及食后气滞痞闷者禁食。

【文献】《本草纲目》："乌骨鸡，有白毛乌骨者，黑毛乌骨者，斑毛乌骨者，有骨肉俱乌者。但观鸡舌黑者，则骨肉俱乌，入药更良。"《本草经疏》："乌骨鸡补血益阴，则虚劳羸弱可除，阴回热去则津液自生……益阴，则冲、任、带三脉俱旺，故能除崩中带下一切虚损诸疾也。"

【药膳选方】

(1)脾虚滑泄　乌骨母鸡1只(洗净)豆蔻30g，草果2枚。将后2药烧存性，掺入鸡腹内，扎定煮熟。空腹食之。(《本草纲目》)

(2)虚劳久病，肝肾阴虚，脾胃虚弱，且症见潮热盗汗，咳嗽咯血，饮食减少等　雄乌骨鸡1只，人参、当归、黄芪、熟地、生地、白芍、五味子、白术、茯苓、川芎、柴胡、前胡、黄连、黄柏、知母、贝母各15g，装入鸡腹以线缝定，置锅内，加水、酒各半，略淹过全鸡，用火煮至烂熟，取肉及药物干燥为末，用原汁、面粉搅成熟面糊作丸。每次服10g，米饮或开水送下。

(3)小便频数，崩漏带下　乌鸡1只洗净切块，竹笋20g，杏仁10g，白果200g去皮，莲子10g，沸水氽后去皮、心，以绍酒、葱、姜，盐等调味，煮熟，空腹服。(《饮膳正要》)

(4)一切贫血及产后血虚发热　乌骨鸡1只，饴糖、生地各120g。将鸡洗净，生地酒洗后切片，拌饴糖，装入鸡肚内，缝好放进瓦钵；隔水蒸烂食之。(《仁寿录》)

(5)脾胃虚寒，脘腹冷痛　雌乌骨鸡1只，肉豆蔻15g，草果6g，炒焦，装入鸡腹，扎定煮熟。饮汤食肉。

(6)脾肾两虚，遗精，白浊等　乌骨鸡1g，白果15g，莲子15g，糯米15g，胡椒3g，一同装入鸡腹，扎定煮熟，空腹食用。

鹌鹑肉(《食疗本草》)

【别名】 鹑鸟、赤喉鹑、红面鹌鹑等。

【性味】 性平，味甘。

【归经】 入肝、脾经。

【功效】 补脾益气，利水消肿，强健筋骨。

【主治】 脾虚气弱，体倦，少食或腹泻；小儿疳疾，营养不良；脾虚水肿；肝肾不足，腰膝酸软等。

【用法用量】 煎汤，煮食或炒食。

【现代研究】

(1)成分 本品含大量蛋白质、脂肪、无机盐、维生素等。

(2)药理 鹌鹑肉的蛋白质含量高,有强壮身体的作用;鹌鹑肉丰富的脑磷脂和卵磷脂,有降脂、降压、强身健脑的作用。

【注意】鹌鹑肉有“动物人参”的美誉,可煮食、烧场,亦可药用。其脂肪含量少,食而不腻,对虚体有补养作用。

【文献】《食疗本草》:“主治补五脏,益中续气、实筋骨、耐寒暑、清热结。”

【药膳选方】

(1)泻痢 鹌鹑、小豆、生姜。共煮食。(《嘉祐本草》)

(2)脾失健运,少食乏力,腹泻,水肿 鹌鹑2只,赤小豆30g,生姜3g,加水煮熟食。

(3)肝肾阴虚,腰膝酸软 鹌鹑1只,枸杞子30g,杜仲15g,煎水取汁饮,食肉。

(4)病后体虚、贫血萎黄 鹌鹑1只,羊肉250g,小麦仁50g,共炖熟,加调料食肉饮汤,每日1次,早晚分食。

【鹌鹑蛋】鹌鹑的卵,洗净用。

性平味甘。补五脏,益中续气,实筋骨。主治神经衰弱,失眠多梦,贫血,病后体虚等病症。

煮食或蒸食可治营养不良、贫血、结核病及高血压、血管硬化等。

鸭 肉(《名医别录》)

【别名】家凫肉、鹜、舒凫等。

【性味】性平,味甘、咸。

【归经】入肺、脾、肾经。

【功效】滋阴养胃,利水消肿,清虚热。

【主治】虚劳骨蒸发热,咳嗽痰少,咽喉干燥;血虚或阴虚阳亢,头晕头痛;水肿,小便不利等。

【用法用量】煎汤,煮食或烧菜等。

【现代研究】

(1)成分 本品含蛋白质、脂肪、少量碳水化合物、无机盐钙、磷、铁和维生素B_1、维生素B_2等。

(2)药理 鸭肉蛋白质含量高,有强壮身体的作用;鸭肉中的维生素E有抗氧化作用;鸭肉中的B族维生素有增强食欲、健脾胃的作用。

【注意】外感初起,脾虚便溏者不宜用。

【文献】《本草纲目》:“鸭,水禽也,治水利小便,宜用青头雄鸭。治虚劳热毒,宜用乌骨白鸭。”《滇南本草》:“老鸭同猪蹄煮食,补气而肥体。同鸡煮食,治血晕头痛。”

【药膳选方】

(1)病后虚损,阳痿遗精以及久咳虚喘,劳嗽痰血等 老雄鸭1只,冬虫夏草5枚,香葱、黄酒、生姜、胡椒、酱油、精盐各适量。鸭子去肚杂洗净,将鸭头劈开,纳冬虫夏草于中,仍以线扎好,加酱油、黄酒等调味品如常煮烂食之。(《本草纲目拾遗》)

(2)虚劳发热，咳嗽咯血　活白鸭1只，大枣仁120g，参苓平胃散60g(纱布包定)，黄酒500g。先用适量黄酒烫温，将鸭颈剖开，使血滴酒中，搅匀饮用。再去掉鸭毛及内脏，拭干，将大枣、参苓平胃散填入鸭腹，用线扎定，置砂锅内，加水和酒适量(酒分3次添入)，以小火煨炖熟透，并使汁液收尽。食鸭和大枣。

(3)产后失血过多，眩晕心悸　老鸭1只，母鸡1只，取肉切块，加水适量，以小火炖至烂熟，加盐少许调味服食。

(4)阴虚水肿　雄鸭1只，去毛及内脏，加猪蹄煮熟后调味食用；或将鸭肉切片，同大米煮粥，调味食用。

【鸭血】家鸭的血液，以取鲜血用为好。

性寒，味咸。可补血、解毒。用于失血过多，血虚，小儿白痢等。可取鲜血或趁热饮或冲入热酒服。

【鸭蛋】家鸭的卵，称鸭子。洗净用。

性凉，味甘。可滋阴清肺。用于阴虚肺燥，咳嗽痰少，咽干口渴。可与银耳、冰糖煮食。用于治疗肺热之鼻衄，可与马兰同用。

鹅　肉(《名医别录》)

【别名】家雁肉等。

【性味】性平，味甘。

【归经】入肺、脾经。

【功效】益气养阴，止渴，解毒。

【主治】身体虚弱，营养不良；脾虚气弱，津液不能上承，口渴少津等。

【用法用量】煎汤或煮食。

【现代研究】

(1)成分　本品含蛋白质、脂肪、钙、磷、铁、维生素等。

(2)药理　鹅肉中的维生素B_5具有降低血脂、降血压和保护血管的作用。鹅血通过升高白细胞，提高淋巴细胞免疫力，减轻化疗药物的毒副作用等起到对肿瘤的辅助治疗作用。

【注意】脾胃阳虚，内有虚寒及皮肤疮毒者忌用。

【文献】《随息居饮食谱》："补虚益气，暖胃生津。"

【药膳选方】

(1)脾胃虚弱，中气不足，少食消瘦等　鹅1只，黄芪30g，党参30g，山药30g，大枣30g，将上四味药装入鹅腹，以线缝合，用小火煨炖，略加食盐调味。煮熟后，将鹅捞起，取出药物，饮汤吃肉。

(2)消渴　鹅肉。煮汁饮之。(《本草拾遗》)

(3)气阴不足，少气，乏力，手足心热，腰酸，健忘等　鹅肉700g，鱼鳔50g，共煮熟食。

(4)哮喘痰壅、老年慢性支气管炎、肺气肿　鹅肉配萝卜炖食。

【鹅血】家鹅的血。杀鹅取血或抽鹅翅下血鲜用。

性平，味咸。能活血，解毒。主要用于噎膈反胃，可用单品趁热饮，每次10～50ml。

【鹅蛋】家鹅的卵，洗净用。性温味甘，补中益气。

燕　窝(《本经逢原》)

【别名】 燕窝菜,燕蔬菜,燕菜,燕根。

【性味】 性平,味甘。

【归经】 入肺、肾、胃经。

【功效】 滋阴润肺,补脾益气。

【主治】 阴虚肺燥,咳嗽痰喘,或肺痨咯血;久痢,久疟或噎膈反胃。

【用法用量】 用绢包煎汤,用开水发过,隔水炖,用4.5～6g,或蒸熟服食,或入膏剂。

【现代研究】

(1)成分　本品含微量脂肪、含氮物质、无氮提取物、纤维、氨基己糖,及类似黏蛋白的物质等。

(2)药理　燕窝还含有大量的黏蛋白、糖蛋白、钙、磷等多种天然营养成分,能增强人体对疾病的抵抗力,延缓脑组织衰老;有消除自由基,强心及抗过敏等作用。燕窝中的多肽类激素能抑制胃酸分泌、促进手术创口的愈合。

【注意】 脾胃虚寒,痰饮停滞及有外感的患者不宜用。

【文献】《本经逢原》:"燕窝能使金水相生,肾气上滋于肺,而胃气亦得以安,食品中之最驯良者。"《本草求真》:"燕窝入肺生气,入肾滋水,入胃补中,俾其补不致燥,润不致滞,而为药中至平至美之味者也。"

【药膳选方】

(1)肺虚燥热,咳嗽痰喘　秋日梨2个,切掉柄端(备作盖用),挖出核心,将燕窝5g,冰糖5g同放于梨中,用柄盖好,以竹签插定,略加水蒸熟食。每日早晨服下。

(2)泻痢后干呕欲吐,饮食不进　白燕窝6g,人参3g,放瓷杯中(加水适量)隔水炖熟,徐徐服食。

(3)胃阴不足,反胃呕吐或噎膈　燕窝6g,隔水炖熟,牛奶500g,煮沸,一同服用。

猪　肉(《名医别录》)

【别名】 豕肉、豚肉等。

【性味】 性平,味甘、咸。

【归经】 入肺、脾、肝经。

【功效】 滋阴润燥,补血。

【主治】 温热病后,热退津伤,口渴喜饮;肺燥咳嗽,干咳痰少,咽喉干痛;肠道枯燥,大便秘结;气血亏虚,羸瘦体弱。

【用法用量】 煎汤、煮食或入丸剂。

【现代研究】

(1)成分　肥肉主要含脂肪,并含少量蛋白质。

(2)药理　猪肉中的铁是以血红素铁的形式存在,容易被人体吸收利用,可以防治缺铁性贫血。

【注意】 猪肉不宜多食,尤其是肥肉,多食则助热,生痰作湿,动风;外感和热病患者不宜食。

【文献】《随息居饮食谱》:"甘,咸,平。补肾液,充胃汁,滋肝阴,润肌肤,利二便,止消渴。"《本草备要》:"猪肉,其味隽永,食之润肠胃,生精液,丰肌体,泽皮肤,固其所也,唯多食则助热生痰,动风作湿,伤风寒及病初愈者为大忌耳。"

【药膳选方】

(1)津枯血夺,火灼燥渴,干嗽便秘 猪肉煮汤,吹去油饮。(《随息居饮食谱》)

(2)温热病火热已衰,津液不能回者 猪肉(半肥瘦)500g,切小块,急火煮汤。吹净浮油,随意饮用。(《温热经纬》猪肉增液汤)

(3)贫血、头晕眼花等 猪瘦肉500g(切块),当归30g,加水适量,以小火煎煮。可稍加食盐调味,除去药渣,饮汤食肉。可分作2~3次服。

(4)上气咳嗽 猪肉500g,连骨煮,炙末,酒和300ml服之,日2次。(《普济方》)

【猪脑】 猪脑又称猪脑髓。

取新鲜猪脑,用竹签将猪脑膜、小血管除去,洗净用。

性寒,味甘。归肾经。可滋肾补脑,用于肝肾阴虚、髓海不足所致的头晕目眩、耳鸣健忘等。可用单品煮汤或食,也可与天麻、枸杞子配伍,隔水炖食。

【猪脊髓】 取猪脊髓,撕去皮肤,洗净用。

性平,味甘。可补阴益髓。可治骨蒸劳热,带浊遗精。

【猪肺】 取猪的肺脏,自气管灌水,或切块洗净用。

性平,味甘。入肺经。可润肺补虚,用于肺虚久咳、痰少、气短或咳血等。

【猪心】 猪心性平,味甘、咸。入心经。养心安神、止汗。用于心气不足引起的心悸、失眠、身汗等。

【猪肝】 取猪的肝脏,除去筋膜、胆管、洗净用。

性温,味甘、苦。入肝经,可补肝明目。治疗肝血不足引起的两眼昏花,视物模糊等症。

【猪脾】 猪脾又名联贴。洗净用。

性平,味甘。健脾和胃。治疗脾胃气虚等症。

【猪肚】 猪肚即猪胃,洗净滑腻污物后用。

性温,味甘。入脾、胃经。补益脾胃。治疗脾胃虚弱,食少便溏、疲乏无力及小儿疳积。

【猪肠】 猪肠主要用猪的大肠,洗净滑腻污物后用。

性平,味甘。可固涩大肠。治久泻脱肛,痔疮下血。

【猪肾】 猪肾即猪腰子。破开,去筋膜,洗净用。

性平,味咸,入肾经,可补肾。治疗肾虚所致的腰痛、久泻等。

【猪脬】 猪脬即猪的膀胱,漂洗洁净后用。

性平,味甘、咸。治疗肾气不固遗尿,或小便余沥不尽等。

【猪肤】 猪肤又名猪皮。去毛,洗净用。

性凉,味甘。清热润燥,利咽喉。治疗肺燥阴虚或阴虚火旺,心烦、咽干、咽痛等。

【猪蹄】 猪蹄即猪脚。去蹄甲和毛,洗净用。

性平,味甘,咸。助血脉,通乳。用于产后血虚,乳汁不足等。

【猪胎衣】 猪胎衣性温。益气补虚。治气血两亏,贫血,病后体弱等。

羊　肉(《名医别录》)

【别名】羝肉。

【性味】性温,味甘。

【归经】入脾、肾经。

【功效】补血益气,温中暖肾。

【主治】气血不足,虚劳羸瘦;脾胃虚寒,腹痛,少食或欲呕;肾阳虚衰,腰膝酸软,尿频,阳痿。

【用法用量】煎汤、煮粥或炖熟、煮熟食。

【现代研究】

(1)成分　肉因品种、年龄、营养状况及部位的不同而有差异。含丰富的蛋白质、脂肪、磷、钙、维生素 B_1、维生素 B_2 以及铁等。

(2)药理　羊肉还可以增加消化酶,保护胃壁和肠道,从而有助于食物的消化。富含多种营养物质,对肺结核、气管炎、哮喘、贫血均有益处。胆固醇含量较低,引起动脉硬化、心血管疾病及肥胖的概率较低。

【注意】外感病邪或素体有热者不宜用。

【文献】《本草纲目》:"羊肉补中益气,性甘,大热。"

【药膳选方】

(1)脾胃虚寒,里急腹痛,胁痛等　羊肉 250g(切块),当归 30g,生姜 15g,加水煎至羊肉烂熟,去滓取汁服。(《金匮要略》)

(2)益肾气,强阳道　羊肉 500g,去脂膜,切作片。以蒜齑之。(《食医心镜》)

(3)体瘦自汗、容易感冒　羊肉 100g,黄芪 6g,茯苓 15g,大枣 5 枚,粳米 100g。先煮 4 味药,去滓取汁,入粳米、羊肉煮粥。可加调味品食之。(《养老奉亲书》)

(4)脾胃虚弱,食欲不振,或虚寒呕逆　羊肉 250g,切成小粒,大米或粟米 180g,加水煮成粥。酌加食盐、生姜、花椒调味食。可分作 2～3 次服用。

(5)肾虚阳痿,腰膝酸软,遗尿等　羊肉 250g,煮熟切片,用大蒜 15g,捣烂,以适量煎熟的食油(或熟油辣椒)、酱油、盐等拌匀食。

【羊肝】取羊的肝脏,去筋膜,洗净用。

性凉,味甘、苦。入肝经。补肝明目。治肝血不足引起的夜盲、视物昏花等。

【羊肾】羊肾又名羊腰子。剖开洗净用。

性温,味甘。入肾经。补肾气,益精髓。治疗肾虚阳痿,尿频,遗尿,腰痛或腰膝酸软等。

【羊石子】羊石子又名羊外肾,为羊的睾丸。洗净用。

性温,味甘。入肾经。补肾,益精,助阳。治肾虚阳痿、遗精。

【羊乳】羊乳为羊的乳汁,又名羊奶。取鲜奶用。

性温,味甘。入肺、胃经。滋养补虚,益胃润燥。治虚损瘦弱,或胃阴不足,口干消渴,呕吐,反胃。

【羊肚】羊肚为羊的胃。

性温,味甘。补虚健胃,调水道。治肺虚咳嗽、小便不利。

【羊心】羊心可补心。治心悸、气短、失眠。

狗　肉(《名医别录》)

【别名】犬肉、地羊肉等。

【性味】性温,味咸。

【归经】入脾、胃、肾经。

【功效】补中益气,温肾助阳。

【主治】脾胃虚寒,胀满少食;肾气不足,腰膝酸软,肢体欠温,夜多小便;脾虚水肿等。

【用法用量】煎汤或煮食。

【现代研究】

(1)成分　含蛋白质、脂肪、维生素等。新鲜狗肉含肌酸,又含固形物、水分、钾、钠、氯等。

(2)药理　狗肉中含较多的牛磺酸、多肽,有强壮身体的作用。

【注意】阴虚火旺者忌服,不宜春、夏用。

【文献】《本草经疏》:"发热动火,生痰发渴,凡阴虚内热,多痰火者,慎勿服之,天行病后尤为大忌,治痢也非所宜。"《本草逢原》:"犬肉,下元虚人,食之最宜,但食后必发口燥,惟吃米汤以解之。"

【药膳选方】

(1)脾肾阳虚,体倦少食,脘有冷感,夜多小便　狗肉500g,切块,酌加红辣椒、生姜、橘皮、花椒、食盐,加水适量,以小火炖熟,饮汤食肉。

(2)脾胃虚弱,腹痛喜热　狗肉250g,切细,粳米100g,加水煮成粥,稍加猪脂、食盐、生姜调味服食。

(3)肾虚耳聋、遗尿等　狗肉500g,切块,黑豆120g,加水适量,以小火炖至烂熟,加生姜、花椒、食盐少许调味食。

(4)水气鼓胀浮肿　狗肉500g,细切,和米煮粥,空腹食。作羹食亦佳。(《食医心镜》)

【黄狗鞭】黄狗鞭为黄狗的阴茎和睾丸,又称狗鞭。宰杀雄狗时,取出阴茎和睾丸,洗净鲜用或去掉周围的肉和脂肪,撑直晾干或烘干备用。

性温,味甘、咸。补肾壮阳,益精。用于肾虚阳衰所致的男子阳痿、阴冷,或畏寒肢冷,腰酸尿频等。

牛　肉(《名医别录》)

【别名】黄牛肉、水牛肉等。

【性味】性温、平,味甘。

【归经】入脾、胃经。

【功效】补脾胃,益气血,强筋骨。

【主治】虚损羸瘦;脾虚少食,水肿;筋骨不健,腰膝酸软等。

【用法用量】煎汤、煮熟食或入丸剂。

【现代研究】

(1)成分　含蛋白质、脂肪、维生素 B_1、维生素 B_2，以及钙、磷、铁、胆固醇，其营养价值高。

(2)药理　牛肉富含肉毒碱和肌氨酸，对增长肌肉、增强力量有一定作用；牛肉中的维生素 B_6 可增强人体免疫力，促进蛋白质的新陈代谢和合成；牛肉富含亚油酸，有降胆固醇的作用。

【注意】 疮毒或皮肤湿疹忌食。

【文献】《医林纂要》："牛肉味甘，专补脾土，脾胃者，后天气血之本，补此则无不补矣。"《本草拾遗》："消水肿，除湿气，补虚，令人强筋骨，壮健。"

【药膳选方】

(1)脾胃虚弱，气血不足，虚损羸瘦，体倦乏力　牛肉 250g，切块，山药、莲子、茯苓、小茴香(布包)、大枣各 30g，加水适量，小火炖至烂熟，酌加食盐调味，饮汤食肉。

(2)脾胃虚寒，脘腹隐痛有冷感，不思饮食　牛肉 500g，以胡椒、砂仁各 3g，荜茇、橘皮、草果、高良姜、生姜各 6g，共研细末；用姜汁、葱汁、食盐和水适量，一同将肉拌匀，腌 2 日，煮熟收汁，取出切片食，或切片后烘干食。

(3)脾胃虚弱，营养不良，面浮足肿；或脾胃阴虚，消渴　牛肉 500～1000g 切成小块，加水适量，用小火煮成浓汁，少加食盐调味，时时饮用。

(4)气虚自汗　牛肉 250g，北芪、党参、淮山药、浮小麦各 1 两，白术 5 钱，大枣 10 枚，生姜 3 钱，加水慢火煮至牛肉烂熟，食肉饮汤。

(5)水气大腹浮肿，小便涩少　牛肉 500g。以姜、醋空腹食。(《食医心镜》)

【牛肚】 牛肚即牛的胃，又称牛百叶。洗净鲜用。

性平，味甘。补益脾胃。用于病后体虚，消化不良等。

【牛肝】 为牛的肝脏。洗净鲜用。

性平，味甘。补肝明目，养血。用于肝血不足，视物不清，夜盲症等。

【牛乳】 为牛的乳汁，又称牛奶。用鲜品。

性平，味甘。益胃润燥、滋养补虚。用于胃阴不足，噎膈反胃，消渴口干，大便燥结等。

兔　肉(《名医别录》)

【别名】 家兔肉、野兔肉等。

【性味】 性凉，味甘。

【归经】 入脾、胃经。

【功效】 补中益气，止渴健脾，滋阴凉血，解热毒。

【主治】 脾虚气弱或营养不良，体倦乏力；脾胃阴虚，消渴口干；胃肠有热，呕逆，便血等。

【用法用量】 煎汤，煮食。

【现代研究】

(1)成分　含丰富的蛋白质、糖类、少量脂肪，以及硫、磷、钠、维生素等。

(2)药理　兔肉富含大脑和其他器官发育不可缺少的卵磷脂，有健脑益智的功效。

【注意】 脾胃虚寒者不宜。

【文献】《本草纲目》:“能治消渴,压丹石毒。”《随息居饮食谱》:“甘冷,凉血,祛温,疗疮解热毒,利大肠。”

【药膳选方】

(1)气血不足,营养不良　兔肉120g,切块;党参、山药、大枣各30g,枸杞子15g,加水共煮至肉熟透,饮汤食肉。

(2)消渴　兔肉500g,切块,山药60g,天花粉60g,加水煎煮,至兔肉烂熟,取浓汁服。

【兔脑】性湿。治冻疮,耳聋,催生滑胎。

蚕　蛹(《日华子本草》)

【性味】性温,味甘辛。

【归经】入脾、胃经。

【功效】补益脾胃,除烦止渴。

【主治】脾虚气弱或营养不良,消瘦乏力,消渴口干,发热虚烦等。

【用法用量】炒食,煎汤,或研末服。

【现代研究】

(1)成分　本品含有蛋白质、脂肪、维生素(A、B_2、C)和麦角甾醇等。

(2)药理　蚕蛹中的不饱和脂肪酸有降低胆固醇的作用;蛹油对降低血中胆固醇和改善肝功能有显著疗效;蚕蛹中α-干扰素有抗癌作用。

【药膳选方】

(1)小儿疳积,肌肉消瘦　蚕蛹90g,烘焙干燥,研末服,每次30g,温开水送服。

(2)心经有热,心神烦乱　蚕蛹60g,以水和适量米酒(或白酒)煎汤取汁服。

(3)消渴热,或心神烦乱　蚕蛹30g,以酒一中盏,水一大盏,同煮取一中盏,澄清,去蚕蛹服之。

第五节　水产类

水产类食物分动物和植物两类。动物类水产食物包括鱼类和贝壳类。植物类的水产植物已在蔬菜类中有所介绍。本章主要介绍动物类水产食物。

本草学所指的大多数鱼类性平咸较温和,并以补益脾胃,补血和利水除湿见长,不少的鱼类又善开胃进食。海参与虾能补肾助阳,龟鳖性平而善于补益肝肾;蚌蛤之类的性质则多偏寒凉或性平,能滋养肝肾,其中许多又有明目和生津止渴的功能。至于海蜇、蟹则不以补益见长。

鱼类的营养价值与禽畜肌肉相似,一般含丰富的蛋白质、氨基酸、脂肪(多由不饱和脂肪酸组成),无机盐中以钙含量较畜肉高。牡蛎、海虾、海参等海味,含营养成分如蛋白质、脂肪、钙、磷、铁等也十分丰富。海产鱼含碘较多,牡蛎含铜甚多,鳝鱼、蟹含丰富的维生素B_2,鱼肝富含维生素A。

鲤　鱼(《本草经》)

【别名】鲤子、鲤拐子等。

【性味】性平，味甘。

【归经】入脾、肾经。

【功效】开胃健脾，利尿消肿，清热解毒，止咳平喘，下乳安胎。

【主治】水肿胀满，黄疸，脚气，咳嗽和乳少。安胎，通乳，除湿，利水。

【用法用量】煎汤，炖食，煮食，或煨熟食。

【现代研究】

(1)成分　含丰富的谷氨酸、甘氨酸、组氨酸及蛋白质、脂肪等。

(2)药理　鲤鱼的脂肪多为不饱和脂肪酸，能很好地降低胆固醇，可以防治动脉硬化、冠心病。

【注意】鲤鱼胆味苦有毒，勿使污染鱼肉。

【文献】《本草纲目》："下水气，利小便。烧灰，能发汗，定气喘、咳嗽，下乳汁，消肿。"《唐本草》鱼脑："主诸痫。"

【药膳选方】

(1)妊娠胎动不安，胸中满闷，食不下　鲤鱼 1 条，葱白 3 茎。鱼去鳞、鳃及内脏，洗净；葱白洗净，切段。2 味加水同煮至鱼熟。空腹吃鱼喝汤。(《食医心镜》)

(2)全身水肿　鲤鱼 1 条，醇酒 1.5kg，煮令酒干，不入醋、盐、豉，食之。(《补缺肘后方》)

(3)老年耳聋　鲤鱼脑髓 30g，粳米 60g，共煮粥，五味调和，空腹食之。(《养老奉亲书》)

(4)产后气血两亏，乳汁不足　大鲤鱼 1 尾，当归 15g，黄芪 50g，煎汤服。每日 1 剂。

(5)肾炎水肿　鲤鱼 500g，冬瓜、葱白适量，共炖汤食。

鲢　鱼(《本草纲目》)

【别名】白脚鲢。

【性味】性温，味甘。

【归经】入脾经。

【功效】补脾益气，暖胃，利肺。

【主治】脾虚气弱，少气乏力，或脾胃虚寒，饮食减少等。

【用法用量】同鲤鱼。

【现代研究】

(1)成分　含多种氨基酸、维生素 B_1、维生素 B_2、维生素 A 等成分。

(2)药理　有利尿作用；能提供丰富的胶质蛋白，即能健身，又能养颜，它对皮肤粗糙、脱屑、头发干脆易脱落等症均有疗效。

【注意】鲢鱼其性偏温，多食令人内热口渴。阳盛体质而见渴、便秘、生疮疡者不宜食用。

【文献】《本草纲目》："温中益气。"《金峨山房药录》："健脾补气，开胃利水，外敷可消肿毒。"

【药膳选方】

(1)脾胃虚寒，少食纳呆或脾胃虚弱　鲢鱼 1 尾，生姜 6g，加食盐少许，蒸熟食。

(2)产后缺乳　鲢鱼1尾，丝瓜仁50g，共煮汤食用，每日1次。

(3)痛经　鲢鱼1条，小茴香10g，煮汤，月经前服用。

【鳙鱼】 鳙鱼又称胖头鱼等，去腮、鳞、内脏，洗净用。

性温，味甘。能补脾暖胃益气，颇似鲢鱼，但味次之。应用如鲢鱼。鳙鱼胆有毒，须注意。

【草鱼】 草鱼又称鲩、白鲩、鱼、混子等。去腮、鳞、内脏，洗净后用。

性微温，味甘。能补脾暖胃。治虚劳。

【青鱼】 青鱼又称鲭、乌鲭、青鲩、溜子等。去腮、鳞、内脏，鲜用。

性平，味甘。补益脾胃，利湿。用于脾虚少食，乏力；脚气或湿痹等。其胆有毒，需注意。

鲫　鱼(《名医别录》)

【别名】 喜头、鲋鱼、童子鲫等。

【性味】 性平，味甘。

【归经】 入脾、胃经。

【功效】 益气健脾，利水消肿，清热解毒。

【主治】 脾胃虚弱，少食乏力，呕吐或腹泻；脾虚水肿，小便不利；气血虚弱，乳汁减少；便血，痔疮出血等。

【用法用量】 煎汤服，煮食或煨食，蒸熟食。

【现代研究】

(1)成分　本品含蛋白质、脂肪、钙、磷、铁、维生素A、维生素B_1、维生素B_2等成分。

(2)药理　鲫鱼中的蛋白质有强壮身体的作用；鲫鱼中的不饱和脂肪酸有降胆固醇作用。

【文献】《滇南本草》："和五脏，通血脉，消积。"《医林纂要》："鲫鱼性和缓，能行水而不燥，能补脾而不濡，所以可贵耳。"

【药膳选方】

(1)脾胃虚寒，食欲不振，饮食不化致脾胃气冷、食少虚弱　鲫鱼250g，细切作鲙，沸豉汁热投之。入胡椒、干姜、莳萝、橘皮等末，空心食之。(《食医心镜》)

(2)产后乳汁不足　鲫鱼1条，猪脂125g，漏芦120g，石钟乳120g，清酒煮熟，绞去滓，取汁。适寒温，分5次。(《备急千金要方》)

(3)脾胃虚弱，久泻久痢，痔疮便血等　鲫鱼1尾，不去鳞、腮，腹下作1孔，去内脏，装入白矾2g，用草纸或荷叶包裹，以线扎定，放火灰中煨至香熟，取出，随意食之。

(4)脾虚水肿　鲫鱼3尾，商陆、赤小豆各10g，填入鱼腹，扎定，用水煮至烂熟，去渣，食豆饮汤。

黄花鱼(《本草纲目》)

【别名】 桂花鱼、大黄鱼、黄瓜鱼等。

【性味】 性平，味甘。

【归经】 入脾、胃经。

【功效】健脾益气，开胃消食，清热通淋。

【主治】脾胃虚弱，少食腹泻，营养不良，脾虚水肿等。

【用法用量】煎汤，作羹，蒸食，煮食等。

【现代研究】

(1)成分　含蛋白质、脂肪、灰分、钙、磷、铁、碘、维生素 B_1、维生素 B_2 和维生素 B_5 等。

(2)药理　含微量元素硒，能清除人体代谢产生的自由基，能延缓衰老，并对各种癌症有防治功效。鳔中含高黏性的胶体蛋白和黏多糖，有止血作用。

【注意】过敏体质不宜。

【文献】《本草纲目》：主治“妇人难产，……止呕血，散瘀血，消肿毒。”

【药膳选方】

(1)脾胃虚弱，少食不饥　黄花鱼 500g，莼菜 15g，煮浓汁服。

(2)体虚纳呆，阳痿早泄　黄鱼、海参同煮，服食。

(3)支气管哮喘、高脂血症　黄鱼胆 1 个，虎耳草 25g，山楂根、茶树根各 50g，大枣 5 个，共煎服。日 1 剂，分 2 次服。

(4)出血性紫癜、鼻及齿缝流血　黄鱼鳔 120g，加水慢火炖 1 日，时时搅拌，使全部溶化。分作 4 日量，每日 2 次分服。

鲳　鱼(《本草拾遗》)

【别名】鱼、昌侯鱼等。

【性味】性平，味甘。

【归经】入脾、胃经。

【功效】益气养血，补脾健胃，柔筋利骨。

【主治】脾胃虚弱，气血不足等。

【用法用量】煎汤，煎食或煎熟食。

【现代研究】

(1)成分　含蛋白质、脂肪碳水化合物、钙、磷、铁及胆固醇。

(2)药理　鲳鱼中丰富的微量元素硒和镁，有抗衰老及预防冠状动脉硬化等心血管疾病的作用。

【注意】高脂血症及冠心病者不宜过食。

【文献】《本草拾遗》：“令人肥健，益气力。”《杏林春满集》：“健脾补肾，兴阳。”

【药膳选方】

(1)气血不足，脾胃虚弱　鲳鱼 100g，党参、当归各 15g，生姜 10g。先将诸药煎汤去渣后，放入鲳鱼煮熟，稍加食盐调味，饮汤食肉。

(2)体虚精弱，阳痿早泄　鲳鱼 1 尾，蚕茧壳 10 只共煮熟，饮汤食肉。

(3)筋骨疼痛，足软无力　鲳鱼 1 尾，栗子 10 只同煮。服之。

银　鱼(《日用本草》)

【别名】面条鱼、银条鱼、王余鱼等。

【性味】 性平，味甘。

【归经】 入脾、胃经。

【功效】 宽中健胃，润肺止咳，利水补虚。

【主治】 脾胃虚弱，消化不良；小儿疳积，营养不良；虚劳咳嗽，干咳无痰等。

【用法用量】 作羹，煮汤食或炒鸡蛋。

【现代研究】

（1）成分　含蛋白质、脂肪、碳水化合物、钙、磷、铁、维生素 B_1、维生素 B_2、维生素 B_5 等营养成分。

（2）药理　能促进消化吸收功能。

【文献】《日用本草》："利水，润肺，止咳。"《随息居饮食谱》："养胃阴，和经脉。"

【药膳选方】

（1）脾胃虚弱，饮食减少或呕逆　银鱼150g，生姜10g，同煮熟，可加食盐少许调味服食。

（2）消瘦　银鱼久食。

（3）虚劳咳嗽　单用本品煎汤。

鳢　鱼（《本草经》）

【别名】 乌鱼、黑鱼等。

【性味】 性寒，味甘。

【归经】 入脾、胃经。

【功效】 补脾益气，养肝益肾，利水消肿。

【主治】 脾虚水肿，脚气，小便不利；气血不足，经闭；久患疥疮等。

【用法用量】 煮食或煨熟食。

【现代研究】

（1）成分　含蛋白质、脂肪、钙、磷、铁、维生素 B_1、维生素 B_2、维生素 B_5 和组氨酸等。

（2）药理　黑鱼中的不饱和脂肪酸有降胆固醇作用。

【文献】《本草经》："主湿痹，面目浮肿，下水气。"《本草再新》："补心养阴，澄清肾水，……解毒去热。"

【药膳选方】

（1）十种水气病　鳢鱼一头，重一斤以上，熟取汁，和冬瓜、葱白作羹食之。（《食医心镜》）

（2）脾虚且水肿较重　鳢鱼500g，冬瓜（切块）200g，一同煮熟，服用前放葱白（小段）10g，食盐少许。

（3）水肿，身面皆肿，小便不利，喘息等　鳢鱼5000g，加水煎煮，将鱼取出，与泽泻、泽膝、桑白皮、紫苏、杏仁各10g，同煮，去渣取汁。每于食前温服1小碗。鱼可另蒸热食。

（4）一切风疮、顽癣疥癞　鳢鱼1尾，以苍耳叶填入鱼腹内，另外在锅中放苍耳叶60g，再将鱼放置其上，加水适量（鱼的一多半着水即可）慢火煨熟。去皮、骨淡食。（《医林集要》）

（5）女子经闭、月经错后　鳢鱼头晒干，烧存性研末，用陈酒送服。

黄　鳝(《名医别录》)

【别名】鳝鱼鳝等。

【性味】性温,味甘。

【归经】入肝、脾、肾经。

【功效】补气养血,温阳益脾,补肝肾,祛风湿。

【主治】气血不足,虚羸瘦弱;产后恶露不尽或久痢、痔疮出血而气虚血亏;风寒湿痹,肢体酸痛,腰膝无力等。

【用法用量】煎炒,煮食,或作丸、散。

【现代研究】

(1)成分　含蛋白质、脂肪、钙、磷、铁、维生素A、维生素B和维生素B_5等成分。

(2)药理　鳝鱼中含鳝鱼素。鳝鱼素具有调节人体血糖的作用,因而鳝鱼也被视为糖尿病患者的天然良药。另外,鳝鱼中维生素A的含量也非常高,具有保护视力的作用。

【注意】凡病属虚热,或时病前后及疟、痢、腹胀满诸证均不宜。

【文献】《本草拾遗》:"主湿痹气,补虚损,妇人产后淋沥,血气不调。""止血、除腹中冷气肠鸣。"《名医别录》:"干鳝头主消渴,食不消;去冷气,除痞症。"

【药膳选方】

(1)气血不足,体倦无力　黄鳝500g,切丝,黄芪30g,纱布包,共加水煮熟,取出药包,加食盐、生姜调味服食。

(2)虚证的产后、久痢、痔疮出血　黄鳝500g,切丝,放锅中煸炒去涎液,起锅后再用油、盐同炒,并加入大蒜、酱油、醋及水煮熟。畏腥气者,可于起锅前放入适量酒、葱或芥芽。

(3)内痈乳结　鳝鱼头煅灰,每服3g,酒下。鳝鱼皮亦可用。

(4)口眼歪斜　鳝鱼血,左斜涂右,右斜涂左。

泥　鳅(《滇南本草》)

【别名】鳅、鳅鱼。

【性味】性平,味甘。

【归经】入脾、肾经。

【功效】补脾益气,兴阳除湿,清热解毒,通淋。

【主治】脾虚体弱;黄疸,小便不利;肾气不足,阳痿;痔疮,热淋痈肿等。

【用法用量】煮食、煎汤或研末服。

【现代研究】

(1)成分　含脂肪酸、蛋白质、钙、铁、维生素B_1、维生素B_2、维生素A和维生素B_5等成分。

(2)药理　高蛋白低脂食品,有利于人体抗血管衰老,对老年人及心脑血管疾病患者有益。临床研究可使多数病例自觉症状消失,肝脾大消退,肝功能恢复正常。

【注意】本品补而能清,诸病不忌。

【文献】《滇南本草》:"煮食治痞癖,通血脉而大补阴分。"《医学入门》:"补中,止泄。"

【药膳选方】

(1)气血不足,体虚乏力或营养不良 泥鳅 120g,用油煎黄,黄芪、党参、大枣各 15g,山药 30g,生姜 5g,加水同煮,去渣取汁服。

(2)黄疸、小便不利 豆腐 500g,放沸水中煮至热烫,并加盐少许,再将泥鳅 250g 一起放入水中,任其钻动,后用葱、姜、酱油调味食用。

(3)各类型肝炎 泥鳅 250～500g,烘干使碎,研为粉末,每次服 10g,每日 3 次,饭后服,小儿酌减。

(4)肾虚阳痿 泥鳅 250g,猪油 50g,加水适量煮成汤,加少许食盐、花椒,调味服食。

鳇 鱼(《食疗本草》)

【别名】 鱼、玉版鱼、蜡鱼等。

【性味】 性平,味甘。

【归经】 入脾经。

【功效】 补脾益气,利五脏,壮筋骨。

【主治】 脾胃虚弱或营养不良,形瘦体弱,少气乏力等。

【用法用量】 煮食或熏制食。

【现代研究】

(1)成分 鳇鱼含有蛋白质、脂肪、碳水化合物等。

(2)药理 含有丰富的微量元素硒,能清除人体代谢产生的自由基,能延缓衰老,并对各种癌症有防治功效。

【注意】 食多易生热痰。

【文献】《随息居饮食谱》:“补虚,令人肥健。”《医林纂要》:“壮筋骨,长气力。”

【药膳选方】

(1)体弱或营养不良 鳇鱼肉 500g,切成块,加水适量,用小火炖至烂熟,放入少许生姜、花椒、食盐调味,分 2～3 次服。

(2)肾虚精亏 蒸熟的鳇鱼肉 200g,切丁,入汤锅,加黄精 5g,当归 2g,煮汤羹饮服,坚持数日。

(3)男性元气虚、女性贫血 鳇鱼肉 200g,切丁,入汤锅,加龙葵 5g,大米 100g,姜末 5g,煮粥饮服。

鲇 鱼(《名医别录》)

【别名】 黏鱼、胡子鲢等。

【性味】 性温,味甘。

【归经】 入脾、胃经。

【功效】 补脾益胃,催乳,利尿。

【主治】 气血不足或营养不良;脾虚水肿,小便不利;产后气血亏虚,乳汁不足等。

【用法用量】 煮食,或煎汤食。

【现代研究】

(1)成分　含蛋白质、脂肪、碳水化合物。

(2)药理　有营养强壮及利尿作用。

【注意】鲇鱼卵有一定毒性,不宜食用。

【文献】《食经》:"主……虚损不足,令人皮肤肥美。"

【药膳选方】

(1)脾虚水肿,小便不利　鲇鱼2条,将香菜15g塞入鱼腹内,稍加香油,用小火炖熟。

(2)产后乳汁不足　鲇鱼1条,切块,煮汤至烂熟,取汁,打入鸡蛋2个,煮熟,以食盐、生姜调味食用。

(3)痔疮下血,肛痛　鲇鱼同葱共煮。

带　鱼(《本草从新》)

【别名】刀鱼、白带鱼、牙带鱼等。

【性味】性温,味甘。

【归经】入脾、胃经。

【功效】补脾益气,养血补虚。

【主治】营养不良,毛发枯黄或产后乳汁减少;病毒性肝炎,食欲不振,恶心,体倦等。

【用法用量】煎熟或蒸熟食。

【现代研究】

(1)成分　含蛋白质、脂肪、维生素B_1、维生素B_2、维生素B_5、碘、磷、铁、钙等。油脂中含多种不饱和脂肪酸。

(2)药理　带鱼鳞油可使大白鼠中胆固醇显著降低,给大白鼠饲喂鳞油,其毛发长势很好。

【注意】过敏体质者慎用。

【文献】《本草从新》:"补五脏,祛风,杀虫。"《随息居饮食谱》:"暖胃、补虚、泽肤。"

【药膳选方】

(1)营养不良,毛发枯黄　带鱼500g,切段置碗中,放盐、酱油、生姜适量,蒸熟食。

(2)脾胃虚寒,饮食减少　带鱼500g(切块),豆豉6g,生姜3片,陈皮3g,胡椒1.5g。先煮豉,调入生姜、陈皮、胡椒,沸后下鱼,煮熟食用。

(3)产后乳汁不足　鲜带鱼加木瓜,煮食之。

墨　鱼(《名医别录》)

【别名】乌贼鱼、乌鱼等。

【性味】性平,味甘、微咸。

【归经】入肝、肾经。

【功效】滋补肝肾,滋阴养血,止痛利水。

【主治】肝肾两虚或血虚所致的经闭、崩漏,产后乳汁不足等。

【用法用量】煮食,或鲜用炒食。

【现代研究】

（1）成分　含蛋白质、脂肪、维生素 B_1、维生素 B_2 和维生素 B_5、钙、磷、铁等成分。

（2）药理　本品所含之多肽有抗病毒、抗辐射作用。壳含碳酸钙，制酸作用较强。

【文献】《大明本草》："益人通月经。"《本经》治："赤白漏下，经泻血闭，阴蚀肿痛，寒热癥瘕。"

【药膳选方】

（1）阴血虚亏，经闭或月经减少　干墨鱼 100g（或鲜墨鱼 100g），用开水发软，切块，当归 30g，同煮至墨鱼熟透，除去当归，加适量猪脂、食盐、姜片调味，饮汤食肉。

（2）产后血虚，乳汁缺乏　猪肉 500g 切块，干墨鱼 100g，用开水发软、切块，加水适量，小火煨炖熟透，少加食盐、生姜，调味食。

（3）胃痛泛酸　乌贼蛋 5 只，海螵蛸 9g 同煮，服食。

海　参（《本草从新》）

【别名】刺参、海鼠等。

【性味】性温，味甘、咸。

【归经】入肝、肾经。

【功效】补肾壮阳，益气滋阴，通肠润燥，清热止血。

【主治】精血亏损，虚衰瘦弱；妇女经闭；肾虚不固，遗精，尿频，阳痿；阴血亏虚，肠燥便结；失血血虚等。

【用法用量】煎汤，煮食，爆炒，或入丸剂。

【现代研究】

（1）成分　含蛋白质、脂肪、糖类、钙、磷、铁、碘、维生素 B_1、维生素 B_2、维生素 B_5、精氨酸、胱氨酸、组氨酸等。

（2）药理　海参毒素是羟甾烷衍生物配糖物，能抑制腹水癌的生长、抑制多种霉菌，对中风的痉挛性麻痹有效。从玉足海参中提取出来的一种硫酸多糖（HLMP）经实验证明，具有抗凝血作用，并明显提高机体单核-巨噬细胞系统的吞噬功能。

【注意】脾虚不运，痰湿壅滞或便溏腹泻及病邪未尽患者忌用。

【文献】《本草从新》："补肾益精，壮阳疗痿。"《随息居饮食谱》："滋阴，补血，健阳，润燥，养胎，利产。凡产后，病后衰老尪孱，宜同火腿或猪羊肉煨食之。"

【药膳选方】

（1）脾胃虚弱　冬瓜 2kg（不去皮），鸭 1 只（去毛及内脏），瘦猪肉 120g，海参、芡实、薏苡仁各 30g，莲叶 500g，煮鸭至烂，加调料食用。

（2）产后、病后体虚血少　海参 250g，猪瘦肉 250g，切片或块，加水煨炖。加食盐少许调味，饮汤食肉。

（3）血虚痔疮　海参焙焦存性，研成细末，每日 15g，加阿胶 6g，用水 50ml 炖至溶化，空腹用米汤冲服。每日 3 次，连服 4～5 日。

（4）肾虚阳痿　海参、羊肉各 250g，切片或块，加水煨炖，用生姜、食盐调味后服食。

海　蜇(《本草拾遗》)

【别名】水母、海蛇、海蜇头等。

【性味】性平，味咸。

【归经】入肺、大肠经。

【功效】清热化痰，消积，润肠。

【主治】阴虚肺燥，痰热咳嗽，喘息；痰核瘰疬；食积痞胀；大便燥结。可用于高血压，头昏脑涨等。

【用法用量】煎汤、煮食、蒸食或凉拌(生食)。

【现代研究】

(1)成分　含蛋白质、脂肪、维生素 B_1、维生素 B_2 和维生素 B_5、钙、磷、铁、碘、胆碱等成分。

(2)药理　将海蜇头洗净，加微热使之溶成 1g/ml 的原液，灌注蟾酥心脏，能减弱心肌收缩力。阿托品可拮抗其作用，毒扁豆碱则可一定程度加强其作用，故似有乙酰胆碱样作用。其还有降低血压，扩张血管作用。

【注意】脾胃虚弱者、虚寒者不宜食用。

【文献】《本草拾遗》:“妇人劳损，积血，带下；小儿风痰、丹毒、汤火。”《医林纂要》:“补心益肺，滋阴化痰，去结核，行湿邪，解渴醒酒。”

【药膳选方】

(1)小儿积滞　以荸荠与海蜇同煮，去蜇食荠。(《本草纲目拾遗》)

(2)阴虚肺燥，痰热咳嗽　海蜇 100g，切碎，蜂蜜(或冰糖)30g，拌匀，蒸熟服食。

(3)小儿一切积滞　海蜇 60g，切碎，荸荠 100g，去皮，加水一同煮熟，并待水将干为好。除去海蜇，将荸荠分数次服食。

(4)慢性气管炎　海蜇 60g，洗去咸味，加白萝卜丝 60g，放水 600ml，煎至 300ml，每日分 2 次饮汤食海蜇、萝卜。

河　虾(《名医别录》)

【别名】青虾、虾米等。

【性味】性微温，味甘。

【归经】入肝、肾经。

【功效】补肾壮阳，通乳，托毒。

【主治】肾虚阳痿，气血虚弱；乳汁不下或乳汁减少；体虚、麻疹、水痘出而不畅等。

【用法用量】煮汤、油炸、浸酒、烧菜或研末。

【现代研究】

(1)成分　含蛋白质、脂肪、维生素 A、维生素 B_1、维生素 B_2 和维生素 B_5、钙、磷、铁等成分。

(2)药理　能提升血浆中 ATP(三磷酸腺苷)浓度，增进胸导管淋巴液的流量，有营养强壮作用。

【注意】阴虚火旺者、过敏体质者忌食。

【药膳选方】

(1)肾阳不足,阳痿精少　虾米500g,蛤蚧1对,小茴香、花椒各60g,以食盐10g,白酒200ml共炒至香脆,研为细末。每次服1匙,每日2次,温开水送下。(《本草纲目》)

(2)产后乳汁不足　鲜河虾180g,微炒,1日分3～5次嚼食,以黄酒煨热送下。可同时服用猪蹄汤。

(3)麻疹、水痘已出不畅　鲜虾适量,煮汤服。

【海虾】海虾也称对虾、大虾等。性温,味甘、咸。归肝、肾经。性能与河虾相似,但补益功能稍强。用于肾虚阳痿,产后气血亏虚,乳汁不足。

龟　肉(《名医别录》)

【别名】金龟肉、乌龟肉等。

【性味】性平,味甘。

【归经】入肝、肾经。

【功效】滋阴降火,补血、止血。

【主治】虚劳发热,骨蒸潮热,咳嗽上气;阴虚血热,咯血、吐血、便血;肝肾阴虚,经闭等。

【用法用量】煎汤、煮食或蒸食。

【现代研究】

(1)成分　含蛋白质、脂肪、钙、磷等成分。

(2)药理　龟体中含有较多的特殊长寿因子和免疫活动物质,常食可增强人体免疫力,使人长寿。

【注意】龟肉不宜与猪肉、苋菜、瓜同食。

【文献】《本草备要》:"滋阴……治阴血不足,劳热骨蒸,癥瘕崩漏,五痔难产。"《本草纲目》:"治腰脚酸痛,补心肾……"

【药膳选方】

(1)虚劳发热,咳嗽咯血等　乌龟1只,取肉切块,用食油煸炒后,放入葱、花椒、酱油、白糖、食盐等混匀,加水适量,以小火煨炖熟食。

(2)精血不足,肾阳虚衰等　乌龟1只,取肉切块,羊肉250g,切块,加水适量,以小火炖汤,放猪脂、食盐调味服食。

(3)肾虚腰痛　龟肉150g,核桃肉50g,杜仲15g,共煮熟,弃杜仲,食肉饮汤。

鳖　肉(《名医别录》)

【别名】甲鱼、团鱼、圆鱼等。

【性味】性平,味甘。

【归经】入肝、肾经。

【功效】滋阴凉血,补肝、肾。

【主治】肝肾阴虚,劳热骨蒸,虚劳咳嗽;冲任虚损,崩漏失血;久疟不止等。

【用法用量】煮食、蒸食或炖汤等。50～200g。

【现代研究】

(1)成分　含蛋白质、脂肪、钙、磷、铁、维生素等。

(2)药理　鳖肉能抑制结缔组织的增生，故现常用其防治肿瘤。因其能增加血浆蛋白，故可用于肝病所致的贫血。本品还能调节免疫机能，提高淋巴细胞的转化率，促进骨髓造血功能，保护肾上腺皮质功能，防止细胞突变，以达到延长寿命。此外，鳖有较好的净血作用，常食者可降低血胆固醇，因而对高血压、冠心病患者有益。

【注意】脾胃虚寒者不宜。

【文献】《日用本草》："补劳伤，壮阳气，大补阴之不足。"《随息居饮食谱》："滋肝肾之阴，清虚劳之热，主脱肛、崩漏、瘰疬、癥瘕。"

【药膳选方】

(1)肝肾虚损，腰膝酸软，遗精　鳖1只，枸杞子、山药各30g，女贞子、熟地黄各15g，加水适量，小火炖至鳖熟透为止。去药一并饮食之。

(2)肺肾阴虚，骨蒸潮热，盗汗等骨蒸劳嗽　甲鱼1只，贝母、前胡、知母、杏仁、柴胡各8g（布包），与甲鱼同煮，饮汁食肉。

(3)妇女闭经　鳖肉炖猪瘦肉食，连续几次。

(4)慢性肾炎　鳖肉500g，大蒜100g，加白糖、白酒各适量，共炖熟，食肉饮汤。

螃　蟹(《本草经》)

【别名】河蟹、稻蟹、无肠公子等。

【性味】性寒，味咸。

【归经】入肝经。

【功效】通经络，散瘀血，解漆毒，续筋接骨。

【主治】跌打损伤，损筋折骨，血瘀肿痛；妇人产后血瘀腹痛，难产，胎衣不下；湿热黄疸等。

【用法用量】浸酒，研末，油炸，清蒸，煎汤，作丸、散等。蒸食时宜以姜、醋蘸佐餐，能减其寒凉之性。

【现代研究】

(1)成分　肉和内脏含蛋白质、脂肪、维生素A、维生素B_1、维生素B_2和维生素B_5、钙、磷、铁、谷氨酸、甘氨酸、脯氨酸、组氨酸、精氨酸及微量的胆甾醇。

(2)药理　螃蟹中的精氨酸有促进生长和伤口愈合的作用；螃蟹中的钙有预防儿童佝偻病和老年人骨质疏松的作用；其甲壳能增强抗癌药物的药效。

【注意】孕妇忌用；不可与西红柿同食。

【文献】《别录》："解结散血，愈漆疮，养筋益气。"《随息居饮食谱》："补骨髓，滋肝阴，充胃液，养筋活血，治疽愈核。"

【药膳选方】

(1)骨脱臼等　鲜河蟹250g，捣烂，以黄酒煨热，温浸20分钟左右，取汁多次饮之，并用其渣敷患处。

(2)跌打骨折筋断，疼痛瘀肿　单用本品捣烂，以黄酒温浸，取汁服。(《唐瑶经验方》)

(3)产后血瘀引起诸症　螃蟹 30g,山楂 30g 焙干,共研细末。每次 15～20g,白酒送服。

(4)风湿性关节炎　雄蟹 1 只,蓖麻嫩叶 15g,黄酒适量,炖服。

(5)湿热黄疸　螃蟹烧存性,研末,以黄酒送服,或制酒糊丸服,清热利湿。

牡蛎肉(《神农本草经》)

【别名】 牡蛤、蛎蛤、蚝、海蛎子等。

【性味】 性平,味甘、咸。

【归经】 入肝经。

【功效】 滋阴养血,清热除湿,养心安神。

【主治】 虚损劳疾,阴虚血亏;失眠心悸等。

【用法用量】 煎汤、烧菜、油炸、生拌或制成干品及罐头使用。

【现代研究】

(1)成分　含糖元、牛磺酸、10 种必需氨基酸、谷胱甘酸、维生素 A、维生素 B_1、维生素 B_2、维生素 D、维生素 E、岩藻糖及锌、锰、钡、磷、钙、镁、铝、氧化铁和有机质。

(2)药理　其醋酸提取物可增强小鼠对大脑病毒的抵抗力,抑制链球菌、流感病毒、脊髓灰质炎病毒。

【注意】 脾虚者不宜用本品。

【文献】《本草拾遗》:肉治"虚损,……解丹毒,……酒后烦热。"《本草纲目》:壳能"化痰软坚,清热除湿,止心脾气痛。"

【药膳选方】

(1)阴血虚亏,体虚少食等　鲜牡蛎 250g,猪瘦肉 100g(切薄片)拌少许淀粉,放鲜开水中煮沸待熟即成,略加食盐,食肉饮汤。

(2)小儿体虚,淋巴结核,阴虚盗汗等　牡肉 250g,海带 50g。将海带用水发胀,洗净,切细丝,放水中煮至熟软后,再放入牡肉同煮沸,以食盐、猪脂调味即成,饮汤食肉。

(3)酒后头晕　牡肉 30g,雪菜 10g,熬汤饮服。

(4)妇人崩漏失血　单用本品煮熟,食肉喝汤。

蚌　肉(《食疗本草》)

【别名】 河歪、河蛤蜊等。

【性味】 性寒,味甘、咸。

【归经】 入肝、肾经。

【功效】 清热滋阴,明目解毒。

【主治】 肝肾阴虚,烦热消渴;眼目昏花,眩晕等。

【用法用量】 内服,煮食 100～250g,外用,烧存性研末调敷。

【现代研究】

(1)成分　含丰富的钙、蛋白质、脂肪、糖类、维生素 A、维生素 B_1、维生素 B_2 等。

(2)药理　有利尿作用。蚌肉中的代尔太 7 -胆固醇和 24 -亚甲基胆固醇有降低血清胆固醇的作用;蚌肉中的锌有促进青少年的生长发育、加速创伤愈合的作用。

【注意】脾胃虚寒,便溏腹泻者不宜。

【文献】《食疗本草》:"主大热,解酒毒,止渴,去眼赤。"《杏林春满集》:"平肝安神,外用其粉可以治愈湿疮。"

【药膳选方】

(1)醒酒　蛤蜊,煮食之。(《本草经集注》)

(2)消渴引饮　鲜蚌肉250g,加水适量,小火炖熟,加盐少许调味,饮汤食肉。

(3)肝阴不足,目昏眼干　蚌肉60g,夏枯草、决明子各15g,加水煮汤服。

(4)痔漏、带下　蚌肉、葱花、香菇煮服。

淡　菜(《食疗本草》)

【别名】红蛤、蛛菜、壳菜、海红等。

【性味】性温,味咸。

【归经】入肝、肾经。

【功效】补肝肾,益精血,清热除烦,消瘿瘤。

【主治】虚劳瘦弱,眩晕,盗汗,阳痿,腰痛,崩漏失血,瘿瘤等。

【用法用量】煎汤、炒食、煮食、烧菜或凉拌食。15～30g。

【现代研究】

(1)成分　含蛋白质、脂肪、碳水化合物、灰分、钙、磷、铁、锌、维生素 B_2、维生素 B_5 及肝糖。含多种人体所必需氨基酸,尤以甘氨酸、精氨酸和丙氨酸的含量最高。同时还含有较丰富的锰、钴、碘等元素。

(2)药理　所含肝糖可促进人体新陈代谢。

【注意】过敏体质不宜。

【文献】《食疗本草》:"产后血结,腹内冷痛,治癥瘕,润毛发,治崩中带下。"《本草纲目》:"消瘿气。"

【药膳选方】

(1)肝肾不足,精血亏虚所致的盗汗、眩晕、阳痿、小便淋沥等　淡菜20g,用开水发软,洗净;韭菜60g,切段;将食油煎开,炒食。

(2)甲状腺腺瘤　淡菜30g,紫菜10g,煮汤食。

第六节　调料及其他

这部分介绍糖、醋、酒、姜、椒等调料及可供饮用的茶叶等香花茶料。尽管来源不同、性味各异,不是一般的食物,但却是人类饮食生活的一个组成部分。

姜、椒、酒等味辛而芳香,糖类甘甜,酱盐味咸,醋味酸,各代表一个方面。它们在增加菜肴食品风味等方面起着重要的作用;食物通过调味后也更能引起人们的食欲,起到开胃进食的作用。分别而言,糖类善补益脾胃,缓急止痛;醋、酱能开胃、助消化;酒能散寒、行血;姜、椒等长于开胃、温中。香花茶料偏寒凉能清热除烦、生津止渴;偏平和的能化湿和中、理气解郁。

糖含糖类；醋含氨基酸；酱含氨基酸、维生素、无机盐；盐含无机盐，故这些调料仍具有一定的营养价值。至于姜、桂皮等香料类调味品，以及香花、茶叶等，它们作为食物一般不在于增添某种营养素，而在于发挥其他方面食疗的功能。

红　糖(《新修本草》)

【别名】 红糖，紫砂糖，黑砂糖，黄糖。

【性味】 性温，味甘。

【归经】 入脾、胃、肝经。

【功效】 补中缓急，和血行瘀。

【主治】 脾胃虚弱，腹痛呕吐；妇女产后恶露不尽。

【用法用量】 以沸水、酒或药汁化服，或煎汤服。10～15g，外用适量。

【现代研究】

(1)成分　含蛋白质、糖类、叶绿素、叶黄素、胡萝卜素、钙、维生素 B_2 及锌、锰、铁等微量元素。

(2)药理　赤砂糖中含有丰富的铁，是补血佳品；赤砂糖中的胡萝卜素有抗氧化作用。

【注意】 有痰湿者、糖尿病者不宜。

【文献】《本草求真》："至于砂糖，经火锻炼，性转为温，色变为赤，与蔗又似有别，故能行血化瘀，是以产妇血晕，多有用此与酒冲服，取其得以入血消瘀也。"《本草从新》："补中和血，功用与白者相仿而稍逊，和血则紫者为优。"

【药膳选方】

(1)泻痢日久，腹部隐痛，不思饮食　红糖120g，乌梅12g，加水煎浓汤，时时服用。

(2)肺寒咳嗽，呕逆少食，肺胃不和　生姜250g，绞汁，用红糖150g，小火同煎至糖完全溶化。每次半汤匙，温开水送服。

(3)妇女血虚，月经不调　红糖100g，鸡蛋2个，水煎，待月经干净后服用。

(4)慢性气管炎　红糖60g，豆腐250g，生姜6g，水煎，每晚睡前吃豆腐饮汤，连服1周。

白　糖(《新修本草》)

【别名】 石蜜、乳糖、白砂糖等。

【性味】 性平，味甘。

【归经】 入肺、脾、胃经。

【功效】 润肺生津，补中缓急，解毒。

【主治】 肺燥咳嗽，津液不足，口干渴；中虚脘痛，或饮酒过度，胃气不和等。

【用法用量】 以水或药汁化服，或入丸、散等。10～15g，外用适量。

【现代研究】

(1)成分　主要含蔗糖，可分解为葡萄糖和果糖。

(2)药理　适量服用能提高机体对钙的吸收，过多则妨碍钙的吸收；具有较强的镇痛效果。

【注意】 痰湿盛者，肥胖症，消化不良者慎用，糖尿病及龋齿者忌食。

【文献】《本草从新》:"中满者勿服"。《本草纲目》:"石蜜、冰糖,比之赤砂糖性稍平,功用相同,入药胜之。"

【药膳选方】

(1)肺燥,肝肾精血不足以致久咳咽干、皮肤干燥,或眩晕耳鸣等　大枣(去核)、脂麻、白糖各等份,捣研为丸,每日饭后含咽6～9g。

(2)脾胃虚弱,脘腹作痛或食蒜、韭口臭　白糖20g,以温开水溶化,顿服。

(3)火伤　白糖120g,新鲜豆腐250g,混合一起敷患处。

(4)浮肿尿少,口干,苔黄　白糖、薏苡仁、红小豆各适量,煮汤食。

饴　糖(《名医别录》)

【别名】胶饴、饧等。

【性味】性温,味甘。

【归经】入脾、胃、肺经。

【功效】补中缓急,润肺止咳,解毒。

【主治】脾胃虚弱,里急腹痛;肺燥咳嗽、咽痛;服乌头、附子等药引起的中毒或不良反应等。

【用法用量】烊化服,合汤药服,或噙服,或入丸剂。30～60g。

【现代研究】成分:含麦芽糖及少量蛋白质等。

【注意】脾胃湿热,中满呕哕者不宜。

【文献】《药征续篇》:"胶饴之功,盖似甘草及蜜,故能缓诸急。"《圣惠方》:"解乌头、天雄、附子毒。"

【药膳选方】

(1)中焦虚寒,肝脾不和,里急腹痛等　桂枝6g,白芍12g,生姜9g,大枣15g,甘草3g,煎汤取汁,加饴糖18g,再煎溶后温服。

(2)脾胃阳虚,阴寒内盛,腹痛、呕吐等　人参9g,干姜5g,花椒3g,煎汤取汁,加入饴糖18g,再煎溶化后服。

(3)痰热咳嗽,小儿顿咳　萝卜500g,捣烂,绞取汁液,盛碗中加饴糖15～30g,蒸化,趁热徐徐喝下。

(4)小儿遗尿　桂枝4g,白芍、甘草各8g,水煎去渣,冲入饴糖2匙服用。

醋(《名医别录》)

【别名】苦酒、米醋、酢等。

【性味】性平,味酸、甘。

【归经】入肝、胃经。

【功效】消食化积,活血化瘀,消肿软坚,解毒杀虫,治癣疗疮。

【主治】油腻食积,消化不良,或腹泻;癥瘕积聚,腹痛;衄血,吐血,便血;咽喉肿痛;食鱼肉菜蕈引起的肠胃不适等。

【用法用量】入汤剂,拌制药物或菜食,亦可稀释后服用。20～40ml,不宜超过100ml。

外用可烧热熏嗅、涂敷、含漱。

【现代研究】

(1)成分　含乙酸、乳酸、丙酮酸、草酸、琥珀酸等有机酸及高级醇类、糖类、氨基酸、维生素、微量元素等。

(2)药理　有助消化吸收、杀菌、扩张血管、利尿等作用。

【注意】脾虚湿盛、湿痹拘挛者不宜。

【文献】《本草经疏》:“醋惟米造者入药,得温热之气,其味酸,气温无毒。酸人肝,肝主血,血逆热壅则生痈肿,酸能敛壅热,温能行逆血,故主消痈肿。”《随息居饮食谱》:“开胃、养肝、强筋、暖骨、醒酒、消食、下气辟邪、解鱼蟹鳞介诸毒。

【药膳选方】

(1)癥瘕积聚,腹部刺痛　三棱 120g,川芎 60g,大黄 15g,均用醋煮或制过,共研细末,水泛为丸,每次 6～9g,温开水送服。

(2)咽中伤、生疮,不能言语　鸡蛋 1 个,敲破一端,去蛋黄、留蛋清,醋适量,倾入蛋壳内,并放入半夏 6g,置火上烤沸 3～5 分钟,除去半夏,搅匀,少少含咽。

(3)烫火伤　米醋擦洗患处,防起泡,又能止痛。

(4)流感预防,胆囊炎等　食醋加少量水,小火慢熬,于每晚睡前烧熏 1 次。

(5)脚气、湿疹　好醋 1000g,盛搪瓷盆内,将患手或足浸 1～2 小时,浸后不要用清水洗,每日 1 次。

酱(《名医别录》)

【别名】豆酱、甜酱等。

【性味】性平,味甘、咸。

【归经】入脾、胃经。

【功效】开胃和中,解毒。

【主治】食欲减退,一切鱼、肉、蔬菜等中毒或食用后引起肠胃不适。

【用法用量】化水、煎汤或调味服食。

【现代研究】

(1)成分　含蛋白质,并含有多量的食盐及硫酸盐、磷酸盐、钙、镁、钾、铁等。

(2)药理　含天然的抗氧化成分,有抗衰老作用。异黄酮可降低人体胆固醇,降低心血管疾病的发病率,并能减少自由基对人体的损害。

【注意】不可多食。

【文献】《本草衍义》:“圣人不得酱不食,意欲五味和,五脏悦而受之,此亦安乐之一端。”《本草纲目》:“……取其杀饮食百药之毒也。”

【药膳选方】

(1)百药、百虫等中毒　豆酱 100～150g,水洗去汁,将豆瓣捣烂,分作 2 份,1 份沸水调服,1 份外敷。

(2)胃气不和,食欲减退　以酱为菜的调味品,增进食欲。

(3)卒中烟火毒　黄豆酱 1 块,调温汤 1 碗灌之。(《本草汇言》)

(4)妊娠尿血　豆酱1大盏(焙干),生干地黄60g,为末。每于食前,以粥饮调下,妇服之。(《海上方》)

【酱油】酱油为在造酱的基础上加工精制的液体调味品,直接使用。其性能与酱相似,而有较高的营养与使用价值。

盐(《本草经》)

【别名】食盐,咸等。

【性味】性平,味咸。

【归经】入胃、肾经。

【功效】调味和中,通便解毒,清火凉血,益肾坚齿。

【主治】体内乏盐,食少恶心;肾阴虚或肾阳虚;大便秘结等。

【用法用量】每日剂量宜小于10g,沸水溶化内服;催吐可用至10～20g,宜炒黄后用。外用适量,炒热熨敷或化水洗疮。

【现代研究】

(1)成分　主要为氯化钠,尚含氯化镁、硫酸钠、硫酸钙等杂质。海盐中还含有碘。

(2)药理　①维持机体内环境平衡:人体内约需保持100g左右的钠,若其排泄部分得不到及时补充,即可致电解质紊乱,而引起失水、晕厥、虚脱,甚至昏迷等症状。②促进消化吸收:盐是构成胃液的基本成分,能激活胃蛋白酶原,使之转化为胃蛋白酶而分解蛋白质;亦能直接使蛋白质变性而有利于消化吸收。其尚有较强的抑菌作用。

【注意】水肿、消渴、血虚者不宜;对高血压患者控制摄盐量。

【文献】《医林纂要》:"熟用补心,安神止妄,活血去瘀。生用泄肾,坚骨固齿,降逆消痰。"

【药膳选方】

(1)烦热大汗或脱水,口渴喜饮　绿茶6g,酸角15g,加水适量,煎汤取汁,加盐5g,白糖适量,煎溶,待冷服用。

(2)阴虚多火,大便燥结　食盐3g,沸水溶化,早晨空腹时顿服。

(3)食物中毒　盐炒焦,开水送服,催吐。

酒(《名医别录》)

【别名】很多,以普通白酒为准。

【性味】性温,味辛、甘。

【归经】入心、肝、肺、胃经。

【功效】活血通脉,温中祛寒,舒筋止痛,宣导药势。

【主治】痹症,经脉不利,肢体疼痛,拘挛;胸痹,胸阳不宣,胸部隐痛,或胸痛彻背;血瘀或阴寒内盛的病症;劳累后体倦神疲,肢体酸痛等。

【用法用量】饮用,和药同煎或与药兑服,送服某些丸、散药剂,浸制药物。白酒每日饮用量不宜超过1g/kg。外用适量。

【现代研究】

(1)成分　酒类均含乙醇。蒸馏酒含乙醇量为50%～70%,非蒸馏酒含乙醇量为15%～

20%。前者尚含高级醇类、脂肪酸类、脂类、醛类等。后者尚含有机酸、糖类、甘油等。米酒含有较多的糖类、有机酸等。

(2)药理 ①中枢神经作用：其含有的乙醇对中枢的作用与麻醉药相似，但由于它引起的兴奋期太长，大量则可导致延脑麻痹而安全度不够，故不能用作麻醉药。②循环系统作用：中等量的乙醇可致皮肤血管扩张，而使皮肤发红有温暖感，但皮肤血管扩张可致体内热量散失加速，故不宜作为御寒药。中等剂量对心功能无影响。大量则可麻痹延脑中枢而导致循环衰竭。③消化系统作用：乙醇含量在10%左右的酒，可增加胃液分泌；小量低浓度的酒尚能增强胃的吸收功能。若乙醇含量达20%以上的酒，即可能抑制胃液分泌，减弱胃蛋白酶的活性。若超过40%则对胃黏膜有强烈刺激。④局部作用：在皮肤上涂擦乙醇，能加速体热的挥发，是常用的物理降温剂。高浓度乙醇(70%)杀菌作用较强。

【注意】度数较高的酒，湿热或痰湿蕴结、失血、阴虚、痔疮患者忌服；神经及精神病、高血压、动脉硬化、肝炎、肝硬化、肺结核等疾患者忌服；空腹或妊娠期均不宜饮酒。此外还忌短期或长期大量饮酒。

【文献】《养生药集》："酒者，能宜人，亦能损人，节其分剂而饮之，宣和百脉，消邪却冷也。若升量转久，饮之失度，体气使弱，精神侵昏。宜慎。"《本草纲目》："面曲之酒，少饮则和血行气，壮神御寒。"

【药膳选方】

(1)胸痹 瓜蒌12g，薤白9g，用水适量煎汤取汁，加入白酒30～60ml，分2～3次服。

(2)风虫牙痛 白酒浸花椒，频频漱之。

(3)妇人遍身风疮作痒 蜂蜜少许和酒服之。

(4)冻疮 白酒30ml，花椒15g，生姜汁3ml，甘油6ml，先将花椒浸酒内，1周后取出花椒，加入姜汁、甘油，摇匀，涂患处。

【酒酿】酒酿又名酒窝、浮蛆，味甘、辛，性温。益气，生津，活血。荸荠捣汁，和白酒酿炖温服之，用于痘疮不起。酒酿中的氨基酸和维生素有强壮身体的作用。

茶 叶(《新修本草》)

【别名】苦荼、茗、茶芽等。

【性味】性凉，味微苦、甘。

【归经】入心、肝、胃、膀胱、大肠经。

【功效】生津止渴，清热解毒，祛湿利尿，消食止泻，清心提神。

【主治】风热上犯，头目昏痛，暑热烦渴；油腻食积，脘闷不饥；热淋等症。

【用法用量】煎汤、研末、泡服。3～9g。

【现代研究】

(1)成分 含嘌呤类生物碱，以咖啡碱为主，含量为1%～5%，并含微量可可豆碱、茶碱等。绿茶中所含的缩合鞣质为10%～24%，而红茶中仅有6%左右。其含有的挥发油是茶叶的香气成分。

(2)药理 中枢神经作用：咖啡因能兴奋高级神经中枢，使精神兴奋，思想活跃，消除疲劳，过量可引起失眠、心悸、头痛等不适症状。循环系统作用：咖啡因、茶碱可直接兴奋心脏，扩张冠状血管，对末梢血管亦有直接扩张作用。抑菌作用：茶叶对痢疾杆菌、沙门菌、金黄色葡萄球菌等均有抑菌作用。花茶、绿茶的抗菌作用大于红茶。利尿作用：茶叶能抑制肾小管的再吸收而有利尿作用。此外，尚有松弛平滑肌、加强横纹肌的收缩力，增强毛细血管抵抗力等作用。

【注意】 失眠者忌服。

【文献】《神农本草经》："茶味苦，饮之使人益思、少卧、轻身明目。"《本草纲目》："茶苦而寒，阴中之阴，沉也，降也，最能降火……惟饮食后浓茶漱口，既去烦腻而脾胃不知，且苦能坚齿消蠹，深得饮茶之妙。"

【药膳选方】

(1)油腻食积，脘闷不饥　茶叶与山楂煎汤服。

(2)口疮　浓茶含漱，每日十余次。

第六章 药物类原料

食疗中药是指广泛应用于家庭食疗的中药材，是具有营养保健和防病治病作用的食物性中药。其特点是具有药、食两重性。

从药膳学的观点出发，并非所有的中药材均可用于烹制药膳。这是由于药膳除了要具有一定的养生作用和食疗作用外，还应考虑药膳的“食用性”和“安全性”。因此药膳中药是指那些口感口味适合于烹饪，易于被人们接受，或对药膳风味影响不大，或通过烹饪加工能达到一定风味要求，同时具有无明显毒副作用、无严格剂量要求的中药材。

卫生部公布了《关于进一步规范保健食品原料管理的通知》，对药食同源物品和可作保健食品的物品、保健食品禁用物品做出了具体规定。

一、药食同源的物品名单(按笔画顺序排列)

丁香、八角茴香、刀豆、小茴香、小蓟、山药、山楂、马齿苋、乌梢蛇、乌梅、木瓜、火麻仁、代代花、玉竹、甘草、白芷、白果、白扁豆、白扁豆花、龙眼肉(桂圆)、决明子、百合、肉豆蔻、肉桂、余甘子、佛手、杏仁、沙棘、牡蛎、芡实、花椒、赤小豆、阿胶、鸡内金、麦芽、昆布、枣(大枣、酸枣、黑枣)、罗汉果、郁李仁、金银花、青果、鱼腥草、姜、枸杞子、栀子、砂仁、胖大海、茯苓、香橼、香薷、桃仁、桑叶、桑葚、橘红、桔梗、益智仁、荷叶、莱菔子、莲子、高良姜、淡竹叶、淡豆豉、菊花、菊苣、黄芥子、黄精、紫苏、紫苏子、葛根、黑芝麻、黑胡椒、槐米、槐花、蒲公英、蜂蜜、榧子、酸枣仁、鲜白茅根、鲜芦根、蝮蛇、橘皮、薄荷、薏苡仁、薤白、覆盆子、藿香。

2015 年国家卫生计生委发布《按照传统既是食品又是中药材物质目录管理办法》征求意见稿，在之前被列入《既是食品又是药品的物品名单》的药食同源目录基础上，又新增加了 15 种药食同源品种，包括姜黄、人参、山银花、芫荽、玫瑰花、松花粉(包括马尾松和油松)、粉葛、布渣叶、夏枯草、当归、山柰、西红花、草果、荜茇。

二、可用于保健食品的物品名单(按笔画顺序排列)

人参、人参叶、人参果、三七、土茯苓、大蓟、女贞子、山茱萸、川牛膝、川贝母，川芎、马鹿胎、马鹿茸、丹参、五加皮、五味子、升麻、天门冬、天麻、太子参、巴戟天、木香、木贼、牛蒡子、牛蒡根、车前子、车前草、北沙参、平贝母、玄参、生地黄、生何首乌、白及、白术、白芍、白豆蔻、石决明、石斛、地骨皮、当归、竹茹、红花、红景天、西洋参、吴茱萸、怀牛膝、杜仲、杜仲叶、沙苑子、牡丹皮、芦荟、苍术、补骨脂、诃子、赤芍、远志、麦门冬、龟甲、佩兰、侧柏叶、制大黄、制何首乌、刺五加、刺玫瑰、泽兰、泽泻、玫瑰花、玫瑰茄、知母、罗布麻、苦丁茶、金荞麦、金樱子、青皮、厚朴、厚朴花、姜黄、枳壳、枳实、柏子仁、珍珠、绞股蓝、胡芦巴、茜草、荜茇、韭菜子、首乌藤、香附、骨碎补、党参、桑白皮、桑枝、浙贝母、益母草、积雪草、淫羊藿、菟丝子、野菊花、银杏叶、黄芪、湖北贝母、番泻叶、蛤蚧、越橘、槐实、蒲黄、蒺藜、蜂胶、酸角、墨旱莲、熟大黄、熟地黄、鳖甲。

三、保健食品禁用物品名单(按笔画顺序排列)

八角莲、八里麻、千金子、土青木香、山莨菪、川乌、广防己、马桑叶、马钱子、六角莲、天仙子、巴豆、水银、长春花、甘遂、生天南星、生半夏、生白附子、生狼毒、白降丹、石蒜、关木通、农吉痢、夹竹桃、朱砂、米壳(罂粟壳)、红升丹、红豆杉、红茴香、红粉、羊角拗、羊踯躅、丽江山慈姑、京大戟、昆明山海棠、河豚、闹羊花、青娘虫、鱼藤、洋地黄、洋金花、牵牛子、砒石(白砒、红砒、砒霜)、草乌、香加皮(杠柳皮)、骆驼蓬、鬼臼、莽草、铁棒锤、铃兰、雪上一枝蒿、黄花夹竹桃、斑蝥、硫黄、雄黄、雷公藤、颠茄、藜芦、蟾酥。

常用药膳中药按其主要功效大致可分为:解表类、清热类、祛风湿类、化湿类、利水渗湿类、理气类、消食类、理血类、温里类、化痰止咳平喘类、安神类、平肝息风类、补虚类等。

第一节 解表药

凡能疏肌解表、促使发汗,用以发散表邪、解除表证的药物,称为解表药,或发表药。根据解表药的药性和主治差异,一般将其分为发散风寒药和发散风热药两类,又称辛温解表药与辛凉解表药。此类药物大多来源于茎、叶、全草、根茎类等,辛散轻扬,不宜久煎,以免有效成分挥发而降低功效。

紫　苏(《名医别录》)

【异名】苏叶、紫菜。

【性味】性温,味辛。

【归经】入肺、脾经。

【功效】解表散寒,行气和胃。

【主治】外感风寒之恶寒发热,头痛鼻塞;脾胃气滞所致的胸闷不舒,恶心呕吐;食鱼蟹中毒引起的腹痛呕泻。

【用法用量】煎服,不宜久煎。5～10g。

【现代研究】

(1)成分　本品主要含挥发油,紫苏醛、紫苏酮、苏烯酮、矢车菊素、薄荷醇、薄荷酮、紫苏醇、二氢紫苏醇等。

(2)药理　本品有解热、促进消化液分泌、增强胃肠蠕动、平喘镇咳止痉等作用。

【注意】阴虚、气虚及温病患者慎服。

【药膳选方】

(1)外感风寒,怕冷发热,无汗头痛　紫苏叶15g,粳米50g。先将粳米煮粥,临粥煮熟时加入苏叶,温服。(《慈山参人》苏叶粥)

(2)凉燥犯肺之发热、恶寒、头痛、咳嗽　鲜紫苏叶10g,鲜橘汁30g。将鲜橘汁加入鲜紫苏叶,煮沸即可饮汁食叶。

(3)鱼蟹中毒引起的吐泻，腹痛等　紫苏、生姜各30g，煎汤服。

(4)益气解表，用治气虚感冒等　紫苏叶12g，党参15g。将党参、苏叶去杂洗净，沥干。后一齐放入茶壶内，用沸水冲泡10～15分钟饮用。

生　姜(《名医别录》)

【异名】 姜皮、姜、姜根、百辣云。

【性味】 性微温，味辛。

【归经】 入肺、脾经。

【功效】 解表散寒，温中止呕，化痰止咳，解鱼蟹毒。

【主治】 温中止呕，温肺止咳，发汗解表。主治感冒风寒，肺寒或寒痰咳嗽，脾胃虚寒或胃气不和；解鱼蟹、鸟兽肉毒。

【用法用量】 煎服。3～10g。

【现代研究】

(1)成分　本品主要含有挥发油，油中主要为α-姜烯、β-檀香萜醇、β-水芹烯等，还含天冬氨酸，谷氨酸，丝氨酸等氨基酸。

(2)药理　生姜能促进消化液分泌，保护胃黏膜，具有抗溃疡、保肝、利胆、抗炎、解热、抗菌、镇痛、镇吐等作用。

【注意】 阴虚内热、目疾、痔疮等患者不宜。

【药膳选方】

(1)风寒感冒　生姜10g，红糖30g。将生姜捣碎加红糖，用滚开水冲泡。(《寿亲养老新书》生姜红糖饮)

(2)风寒表证　粳米50g，生姜10g，连须葱白、醋适量，将生姜捣烂，与粳米同煮粥，粥将熟时加入葱、醋，稍煮即成。

(3)脾胃虚寒的呃逆、呕吐　生姜汁30g，蜂蜜30g。将生姜汁与蜂蜜和匀炖开，温服。

(4)温中补血，调经散寒　当归20g，生姜30g，羊肉500g，黄酒、调料适量。将羊肉洗净、切块，加入当归、生姜、黄酒及调料，炖煮1～2小时，吃肉喝汤。(《金匮要略》当归生姜羊肉汤)

(5)妊娠后恶心呕吐不食　鲜生姜6g，大米500g。将大米洗净放入砂锅中，加水1000ml，文火煮，待米熟烂后，取米汤100～200ml，加入生姜汁5滴，即可频服。

白　芷(《神农本草经》)

【异名】 祁白芷、禹白芷、走马芹、香大活。

【性味】 性温，味辛。

【归经】 入肺、胃、大肠经。

【功效】 解表散寒，祛风止痛，宣通鼻窍，燥湿止带，消肿排脓。

【主治】 感冒风寒头痛，眉棱骨痛，齿痛，疮疡肿痛，妇女白带。

【用法用量】 煎服。3～10g。外用适量。

【现代研究】

(1)成分　本品主要含挥发油,以及欧前胡素、白当归素等多种香豆素类化合物。

(2)药理　具有散风除湿、通窍止痛、消肿排脓的作用,临床广泛用于治疗感冒头痛、眉棱骨痛、鼻塞、鼻渊、牙痛、白带、疮疡肿痛等病症。

【注意】本品辛香温燥,阴虚血热者忌服。

【药膳选方】

(1)祛风邪,健脾益气,健脑　白芷6g,川芎3g,鳙鱼头1个。将川芎、白芷用纱布包,与鱼头共煮汤,炖至鱼头熟透,饮汤。

(2)祛风通窍止痛　白芷,薄荷各50g,白酒500ml。将前2味捣碎,置容器中,加入白酒,密封。浸泡5~7日后,过滤去渣,即成。

(3)风湿头痛　白芷10g,白糖少许。用白芷煎汤,调入白糖少许,代茶饮。

(4)风热蕴结之鼻渊头痛　白芷5g,金银花15g,防风5g,白糖适量。将白芷、金银花、防风三味药加水适量煎煮15分钟,加糖代茶饮。

薄　荷(《新修本草》)

【异名】苏薄荷、水薄荷、鱼香草。

【性味】性凉,味辛。

【归经】入肺、肝经。

【功效】疏散风热、清利头目,利咽透疹,疏肝行气。

【主治】外感风热,头痛,目赤,咽喉肿痛,食滞气胀,口疮,牙痛,疮疥,瘾疹。

【用法用量】煎服,3~6g;宜后下。薄荷叶长于发汗解表,薄荷梗偏于行气和中。

【现代研究】

(1)成分　本品主要含挥发油,油中主要成分为薄荷醇、薄荷酮、薄荷烯酮、异薄荷酮等。

(2)药理　本品有发汗解热、止咳祛痰、抗炎、抗菌、镇痛、健胃祛风,止痒等作用。

【注意】本品芳香辛散,发汗耗气,故体虚多汗者不宜使用。

【药膳选方】

(1)清新怡神,疏风散热,增进食欲,帮助消化　鲜薄荷30g或干品15g,清水1L。用中火煎成约0.5L,冷却后捞出薄荷留汁。用150g粳米煮粥,待粥将成时,加入薄荷汤及少许冰糖,煮沸即可。(《医余录》薄荷粥)

(2)风热头痛　白糖500g,薄荷粉30g,将白糖放入锅内,加水少许,以文火炼稠后,加入薄荷粉,调匀,再继续炼至不黏手时,倒入涂有熟茶油的瓷盘内,候冷,切成小块,含咽。

(3)小儿久咳　鲜薄荷20g,活鲫鱼1条,葱白1根,生姜1片。将鲫鱼剖洗干净,用水煮熟,加如葱白、生姜、鲜薄荷,水沸即可放调味品和油盐,汤肉一起吃。

(4)小儿风疹　薄荷6g,芫荽10g,盐、麻油适量。水一碗,煮沸后加入芫荽、薄荷,再沸后加入上述调料,热饮。

桑　叶(《神农本草经》)

【异名】双叶、霜叶、霜桑叶、铁扇子。

【性味】 性寒，味甘苦。

【归经】 入肺、肝经。

【功效】 疏散风热，清肺润燥，平抑肝阳，清肝明目。

【主治】 风热感冒，目赤肿痛，肺热燥咳，风痹等病症。

【用法用量】 煎服。5～10g。桑叶蜜炙能增强润肺止咳的作用，故肺燥咳嗽宜蜜炙用。

【现代研究】

(1)成分　本品含黄酮类：芸香苷(芦丁)、槲皮素、异槲皮苷、槲皮素-3-三葡糖苷等化合物。生物碱：DNJ(1-脱氧野尻霉素)、N-甲基-1-DNJ(N-Me-DNJ)、2-氧-α-*D*半乳吡喃糖苷-1-DNJ、fagomine等。还有植物甾醇，γ-氨基丁酸，桑叶多糖等。

(2)药理　本品有抗菌、降血糖、降血压、降血脂、抗氧化、抗衰老的作用，桑叶还能去除体内多余水而改善水肿。

【注意】 桑叶药性平和，但风寒感冒、口淡、咳嗽痰稀白者不宜服用。

【药膳选方】

(1)外感风热头痛　桑叶10g，菊花10g，甘草10g，薄荷10g，开水浸泡10分钟，代茶饮。(《温病条辨》桑菊饮)

(2)风燥伤肺干咳无痰或少痰　桑叶10g，沙参5g，象贝3g，杏仁5g，梨皮15g，冰糖3g，煎水代茶饮。

(3)夜盲症　桑叶15g、鸡肝1个、晚蚕沙15g，水煎服，每日1剂，连服数剂。

菊　花(《神农本草经》)

【异名】 寿客、金英、黄华、秋菊、陶菊。

【性味】 性微寒，味甘苦。

【归经】 入肺、肝经。

【功效】 疏散风热，平抑肝阳，清肝明目，清热解毒。

【主治】 风热感冒，高血压，头痛、眩晕，目赤，心胸烦热，疔，痈，口疮，丹毒，湿疹，天泡疮。

【用法用量】 煎服。5～10g。黄菊花偏于疏散风热，白菊花偏于平肝，清肝明目。

【现代研究】

(1)成分　菊花的化学成分比较复杂，其中黄酮类化合物、三萜类化合物和挥发油是其主要有效成分。

(2)药理　对金黄色葡萄球菌、乙型链球菌、痢疾杆菌、伤寒杆菌、副伤寒杆菌、大肠杆菌、绿脓杆菌、人型结核菌及流感病毒均有抑制作用。解热、抗炎、扩张冠状动脉、增加冠脉血流量、提高心肌耗氧量等作用。

【注意】 气虚胃寒，食少泄泻者慎用。

【药膳选方】

(1)外感风热初起　菊花5g，开水冲泡，代茶饮用。

(2)化瘀消脂，清热降压，减肥轻身　菊花10g，山楂10g、金银花10g，开水冲泡，代茶饮用。

(3)头痛眩晕　菊花瓣30g,鸡蛋1个,猪瘦肉200g。将鸡蛋取蛋清,猪瘦肉洗净、切片,用蛋清、盐、黄酒、淀粉调匀,入油锅内炒熟,后加入菊花瓣,翻炒片刻即可。

(4)疔疮肿痛　菊花120g,甘草12g。将菊花甘草加水煎汤饮服。

葛　根(《神农本草经》)

【异名】 甜葛、粉葛、葛藤。

【性味】 性辛凉,味甘。

【归经】 入脾、胃、肺经。

【功效】 解肌退热,生津止渴,透疹,升阳止泻,通经活络,解酒毒。

【主治】 外感发热头痛,高血压颈项强痛,口渴,消渴,麻疹不透,热痢,泄泻。

【用法用量】 煎服。10～15g。解肌退热,生津止渴,透疹,通经活络,解酒毒宜生用,升阳止泻宜煨用。

【现代研究】

(1)成分　主要成分是淀粉,此外还含有约12%的黄酮类化合物,包括大豆(黄豆)苷、大豆苷元、葛根素等10余种;并含有胡萝卜苷、氨基酸、香豆素类等。

(2)药理　具有解表退热、生津止渴、止泻的功能,并能改善高血压、糖尿病患者的项强、头晕、头痛等症状。有扩张冠状动脉和脑血管,增加血流量,降低心肌耗氧量等作用。

【注意】 胃寒者慎用。

【药膳选方】

(1)醒酒护肝健胃、养生　葛根10g、枳壳10g、枳具子10g、藿香10g、茶叶适量。制成袋泡茶,以和胃醒酒。

(2)消渴,大便干结　葛根粉30g,粳米100g。将粳米加适量水用武火煮沸,再用文火煮至半小时加葛根粉,煮至米烂成粥。早晚食用。

(3)口舌溃疡、发热、心烦、口渴等　桂花糖5g,葛根50g。先用凉开水适量调葛粉,再用沸水冲化葛粉,使之成晶莹透明状,加入桂花糖调拌均匀即成。

淡豆豉(《名医别录》)

【异名】 豆豉、香豉。

【性味】 性辛凉,味苦。

【归经】 入肺、胃经。

【功效】 解表,除烦,宣发郁热。

【主治】 感冒,寒热头痛,烦躁胸闷,虚烦不眠。

【用法用量】 煎服。6～12g。

【现代研究】

(1)成分　本品主要含异黄酮类成分:大豆苷,黄豆苷,大豆素,黄豆素等。还含维生素、淡豆豉多糖及微量元素等。

(2)药理　淡豆豉有微弱的发汗作用,并有健胃、助消化作用。

【注意】 胃虚易呕者慎服。

【药膳选方】

(1)清热解毒,利湿消肿 淡豆豉30g,鲫鱼200g,白糖30g。将鲫鱼洗净,去鳞及内脏,放入蒸盘内,在鲫鱼上洒上淡豆豉、料酒、白糖。将鱼置武火上蒸20分钟即成。每日2次,每次100g,佐餐食用。

(2)风寒感冒 连须葱白30g,淡豆豉15g,黄酒50g。先将豆豉加适量水煎煮约10分钟,再放入洗净切碎的连须葱白,继续煎煮5分钟,滤出煎液,加入黄酒,趁热服用。每日分2次服。

(3)风热感冒 淡豆豉12g,豆腐250g,葱白15g。先将豆腐切成小块,油煎,后加入淡豆豉放水同煎,煮沸10分钟,再入葱白。

第二节 清热药

凡以清解里热为主要功效,常用以治疗里热证的药物,称为清热药。本类药物药性寒凉,沉降如里、清湿热、凉血、解毒及清虚热等不同作用,使热得以清解。本类药物药性大多寒凉,易伤脾胃,故脾胃虚弱,食少便溏者慎用。

芦 根(《名医别录》)

【异名】 芦茅根、苇根、芦菇根、苇子根、芦芽根等。

【性味】 性寒,味甘。

【归经】 入肺、胃经。

【功效】 清热泻火,生津止渴,除烦,止呕,利尿。

【主治】 用于热病烦渴、胃热呕吐、肺热咳嗽、肺痈吐脓、热淋涩痛。

【用法用量】 煎服,10~30g。鲜品用量加倍,或捣汁用。

【现代研究】

(1)成分 本品主要含芬酸类成分:咖啡酸、龙胆酸,维生素类成分:B_1、B_2、C等,还含天冬酰胺及蛋白质、脂肪、多糖等。

(2)药理 本品有保肝作用,解热、镇静、镇痛、镇吐、降血压、降血糖、抗氧化等作用。

【注意】 脾胃虚寒者忌服。

【药膳选方】

(1)胃脘灼热疼痛、烦躁易怒、泛酸嘈杂、口苦口干 鲜芦根100g、青皮5g、粳米100g、生姜2片。将鲜芦根切成细段,与青皮同放入锅内,加冷水浸泡后,武火煮沸,改文火煎20分钟。捞出残渣,加入洗净的粳米,煮至粳米开花,粥汤黏筒。(《养老奉亲书》鲜芦根粥)

(2)清肺热,利小便,透疹 菊花10g,芦根60g。将芦根洗净,切碎,同菊花共入锅中,水煎去渣取汁。代茶饮用。

(3)清火降逆 芦根30g,竹茹30g,生姜2片。先将芦根、竹茹切碎,置保温瓶中,加生姜2片,以沸水适量冲泡,饮用。(《备急千金要方》芦根竹茹粥)

淡竹叶(《神农本草经》)

【异名】 长竹叶,金竹叶,竹叶门冬青,竹叶麦冬。

【性味】 性寒，味甘、淡。

【归经】 入心、胃、小肠经。

【功效】 清热泻火，除烦止渴，利尿通淋。

【主治】 热病烦渴；口舌生疮，尿赤淋浊。

【用法用量】 煎服，6～10g。

【现代研究】

(1)成分　本品主要含芦竹素、白茅素、蒲公英赛醇等三萜类化合物及甾类物质如β-谷甾醇、豆甾醇、菜油甾醇、蒲公英甾醇等。

(2)药理　本品有退热、利尿、抗菌、抗肿瘤等作用。

【注意】 体虚有寒者、孕妇禁服。

【药膳选方】

(1)清暑热、解烦止渴　淡竹叶 50g、白茅根 50g，西瓜 1 大片，甘草适量，蜂蜜少许。将淡竹叶、白茅根洗净，甘草、西瓜连皮一起放入 1000ml 水中，煮分钟后，去渣取汁，待凉再加少许蜂蜜。

(2)尿赤淋浊　淡竹叶 15g，车前叶 50g，甘草 10g，冰糖适量。将淡竹叶、车前叶、甘草洗净后共入锅中，水煎去渣取汁，加入冰糖，入砂锅中稍炖即成。

(3)热病干渴，或暑热烦渴，小便淋涩，口舌生疮，烦躁不安及泌尿系感染等　竹叶 10g(鲜者加倍)，大米 50g，白糖适量。将竹叶择净，放入锅中，加清水适量，浸泡 5～10 分钟后，水煎取汁，加大米煮粥，待熟时，调入白糖，再煮一、二沸即成。(《本草纲目》竹叶粥)

栀　子(《神农本草经》)

【异名】 黄栀子、山栀。

【性味】 性寒，味苦。

【归经】 入心、肺、三焦经。

【功效】 泻火除烦，清热利湿，凉血解毒；外用消肿止痛。

【主治】 热病心烦、躁扰不宁；肝胆湿热郁蒸之黄疸；肝胆火热上攻之目赤肿痛；血热吐衄；火毒疮疡、红肿热痛。

【用法用量】 煎服，6～10g。

【现代研究】

(1)成分　本品主要含栀子苷、羟异栀子苷、山栀苷、栀子苷酸以及京尼平苷酸、黄酮类栀子素、三萜类化合物藏红花素和藏红花酸和熊果酸等。

(2)药理　本品有抗炎抑菌、利胆护肝、止血降压等作用。

【注意】 脾胃虚寒，便溏食少者忌食。

【药膳选方】

(1)急性乳腺炎，急性扁桃体炎　栀子仁 3g，大米 50g，白糖适量。将栀子仁研为细末；取大米淘净，放入锅中，加清水适量煮粥，熟时加入栀子仁、白糖等，煮至粥熟服食。(《本草纲目》栀子仁粥)

(2)头痛、目赤、鼻衄　栀子 10g(打碎)，菊花 20g，鲜茅根 50g，粳米 50g。将栀子、菊花、鲜茅根水煎取汁350ml，和粳米共煮粥，熟时加适量食盐调味。

金银花(《新修本草》)

【异名】忍冬花、鹭鸶花、银花、双花、二花、金藤花。

【性味】性寒，味甘。

【归经】入肺、心、胃经。

【功效】清热解毒，疏散风热。

【主治】痈肿疔疮；外感风热，温病初起；热毒血痢，大便脓血者。

【用法用量】煎服，6～15g。疏散风热，清泻里热以生品为佳；炒炭宜用于热毒血痢。

【现代研究】

(1)成分　本品主要含栀子苷、羟异栀子苷、山栀苷、栀子苷酸以及京尼平苷酸、黄酮类栀子素、三萜类化合物藏红花素及藏红花酸和熊果酸等。

(2)药理　本品有抗炎抑菌、利胆护肝、止血降压等作用。

【注意】脾胃虚寒，便溏食少者忌食。

【药膳选方】

(1)风热表证之发热恶寒、咽喉肿痛　金银花30g，茶叶10g，白糖30g。水煎服。

(2)清利肝胆湿热　金钱草30g，金银花15g，猪瘦肉60g。金钱草、金银花、猪瘦肉一起入锅，加适量水煲至肉熟烂，调味即可。

蒲公英(《新修本草》)

【异名】婆婆丁、黄花地丁、黄花三七、黄花草。

【性味】味苦、甘，性寒。

【归经】归肝、胃经。

【功效】清热解毒，消肿散结，利湿通淋。

【主治】痈肿疔毒，乳痈内痈；热淋涩痛，湿热黄疸；肝火上炎引起的目赤肿痛。

【用法用量】煎服，10～15g。

【现代研究】

(1)成分　本品主要含栀子苷、羟异栀子苷、山栀苷、栀子苷酸、京尼平苷酸、黄酮类栀子素、三萜类化合物藏红花素、藏红花酸以及熊果酸等。

(2)药理　本品有抗炎抑菌、利胆护肝、止血降压等作用。

【注意】脾胃虚寒，便溏食少者忌食。

【药膳选方】

(1)清热解毒，消肿散结　鲜蒲公英30g，粳米100g，煮成粥。

(2)乳痈初起红肿热痛之证　蒲公英20g，薄荷5g，鲜葱须5g，菊花10g，白糖50g。将上蒲公英，薄荷，菊花及白糖同放入茶壶内，用沸水温浸15分钟。

(3)治疗热淋，小便短赤　鲜蒲公英50g，玉米蕊50g，加水浓缩煎服或代茶饮。

鱼腥草(《名医别录》)

【异名】蕺菜、菹菜、紫背鱼腥草。

【性味】味辛，性微寒。

【归经】归肺经。

【功效】清热解毒，消肿散结，利湿通淋。

【主治】肺痈吐脓，肺热咳嗽；热毒疮毒；湿热淋证。

【用法用量】煎服，15～25g。

【现代研究】

(1)成分　本品含挥发油、黄酮、多糖、生物碱、酚类化合物、有机酸、蛋白质、氨基酸等。

(2)药理　本品有抗菌、抗炎、镇痛、利尿、镇咳、平喘等作用。

【注意】脾胃虚寒或虚寒证者均忌食。

【药膳选方】

(1)痰热壅滞所致的肺痈吐血，肺热咳嗽　鱼腥草30g，大米100g，白糖适量。将鱼腥草放入锅中，加清水适量，浸泡5分钟后，水煎取汁，加大米煮粥，或将鱼腥草择洗干净，切细，待粥熟时调入粥中，纳入白糖，再煮沸即成。

(2)急性支气管炎、肺脓疡、肺炎属热毒壅盛　鱼腥草30g，红枣4枚，猪肺250g。猪肺洗净切块，除泡沫，与鱼腥草同煮汤，盐少许调味，加入红枣，饮汤食猪肺。

(3)肺炎、肺脓疡、瘦弱干咳、营养不良、脱肛　猪肉200g，鱼腥草100g，调料若干。将猪肉洗净切丝，放碗内加盐、湿淀粉拌匀。鱼腥草去杂洗净切段。盐、味精、湿淀粉、鲜汤兑成汁。锅放油烧至六成热，下肉丝炒散，放鱼腥草炒几下，烹入兑好的汁，翻炒几下起锅装盘即成。

马齿苋(《本草经集注》)

【异名】长命菜、五行草、安乐菜、酸米菜、长寿菜、麻子菜。

【性味】味酸，性寒。

【归经】归肝、大肠经。

【功效】清热解毒，凉血止血，止痢。

【主治】热毒血痢，痈肿疔疮，湿疹，丹毒，蛇虫咬伤，便血，痔血，崩漏下血。

【用法用量】煎服，9～15g。

【现代研究】

(1)成分　本品含三萜醇类，黄酮类，氨基酸，有机酸及糖类等。

(2)药理　本品有抗菌、抗氧化、利尿、降低胆固醇、增强豚鼠离体回肠的收缩，收缩子宫、延缓衰老和润肤美容等作用。

【注意】凡脾胃素虚，腹泻便溏之人忌食；怀孕妇女，尤其是有习惯性流产的孕妇忌食。

【药膳选方】

(1)湿热痢疾，热毒血痢　鲜马齿苋60g(或干品30g)，粳米或大米100g。马齿苋洗净，与粳米或大米煮粥。或用马齿苋捣碎取汁，与粳米煮粥。(《食疗本草》马齿苋粥)

(2)血淋、便血尿血　马齿苋50g、鲜藕30g。分别绞取汁液，等量混匀。每日2～3次。(《食疗本草》马苋鲜藕汁)

生地黄(《神农本草经》)

【异名】 生地。

【性味】 味甘,性寒。

【归经】 归心、肝、肾经。

【功效】 清热凉血,养阴生津。

【主治】 热入营血,舌绛烦渴,斑疹吐衄;便血崩漏;津伤口渴,内热消渴,肠燥便秘。阴虚内热,骨蒸劳热。

【用法用量】 煎服,10～15g。

【现代研究】

(1)成分　本品含环烯醚萜、单萜及其苷类,另含苯甲酸、苯乙酸等多种有机酸、甾醇等。此外还含多种氨基酸和糖类等。

(2)药理　本品有抗炎、抗过敏、镇静、降压、强心、利尿等作用。

【注意】 脾胃虚,食少,腹满便溏者慎用。

【药膳选方】

(1)热病后阴液已伤,烦热而渴,或虚弱骨蒸,手足心热,夜间尤甚,口干喜饮,大便干燥,心烦,失眠等　鲜生地 50g,酸枣仁 30g,粳米 100g。鲜地黄、酸枣仁和水研汁,与粳米煮粥,随意服。(《饮膳正要》生地黄粥)

(2)补血凉血,填精益肾　生地 60g,熟地 20g,生姜一小片,蜜枣 2 颗,龙骨适量。先将龙骨飞水,再将生地、熟地、生姜、蜜枣等材料放入锅中,加足量的水,褒 2 个小时即成。

(3)体虚瘦弱,血虚宫冷崩漏　生地 15g,当归 10g,干姜 10g,羊肉 500g,酱油、食盐、糖、黄酒适量。羊肉洗净,切块,置于砂锅中。将当归、生地、干姜与酱油、食盐、糖、黄酒适量混合,加入清水小火烧煮,熟烂即可食用。

第三节　化痰止咳平喘药

凡具有祛痰或消痰作用的药物,称化痰药;能减轻或制止咳嗽和喘息的药物,称止咳平喘药。本类药具有宣降肺气、化痰止咳、降气平喘的功效。其中性质偏于温燥的属于温化寒痰食物,偏于凉润者属于清化热痰食物。在应用化痰食物时,常配合行气之品,以增强疗效。主要适用于外感或内伤所致的咳嗽、喘息、痰多,或痰饮喘息,或因痰所致的瘿瘤瘰疬、阴疽流注、癫痫惊厥等。

杏　仁(《神农本草经》)

【异名】 苦杏仁、木落子、杏梅仁。

【性味】 性微温,味苦。

【归经】 归肺、大肠经。

【功效】 降气止咳平喘,润肠通便。

【主治】 咳嗽气喘,胸满痰多,肠燥便秘。

【用法用量】4.5～9g，生品入煎剂宜后下。内服：不宜过量。

【现代研究】

（1）成分　含丰富的蛋白质、脂肪油，其主要脂肪酸为油酸、亚油酸，此外尚含有糖、微量苦杏仁苷等成分。

（2）药理　苦杏仁苷有镇咳、平喘、增强免疫功能、抗肿瘤、降血糖、抗突变作用；苦杏仁油有驱虫、杀菌作用。苦杏仁苷经胃酸分解为氢氰酸和苯甲醛，对呼吸中枢有抑制作用。

【注意】婴儿慎服，阴虚咳嗽及泻痢便溏者禁服。

【药膳选方】

（1）肝火犯肺咳嗽　杏仁6g，菊花6g，冰糖适量。将杏仁去皮尖打碎，与菊花一起放入锅中，加清水煎煮5分钟后，放入茶杯中，温浸片刻即可，代茶饮。

（2）风寒袭肺喘证　杏仁（去皮尖）15g，粳米100g。将粳米放入锅内，加水煮至熟，再放入杏仁煮即可。每日1次。（《食医心镜》杏仁粥）

（3）气喘促、浮肿，小便淋沥　杏仁30g，去皮尖，研取汁，和米煮至粥成，空腹吃。

（4）大便干燥，痔疮下血等　大米50g煮粥，粥快熟时入杏仁20个（去皮尖），粥熟调白糖。晨起空腹作早餐食。

川贝母（《神农本草经》）

【异名】贝母、药实。

【性味】性微寒，味苦、甘。

【归经】归肺、心经。

【功效】清热润肺，化痰止咳。

【主治】肺虚劳咳，虚痨咳嗽，肺热燥咳，干咳少痰，疮肿，乳痈，肺痈。

【用法用量】内服：煎汤3～10g。浸泡、炖、煮、焖、熬。也可研细末冲服，每次1～1.5g。

【现代研究】

（1）成分　本品含有多种生物碱，如川贝母碱、西贝母碱、青贝碱、炉见碱、松见碱等。

（2）药理　川贝母总生物碱及非生物碱部分，有明显镇咳效果。川贝碱具有降压作用。

【注意】脾胃虚寒及寒痰、湿痰者慎服。本品反乌头，不能与乌头合用。

【药膳选方】

（1）咳嗽、咯血，老年患者干咳无痰、燥热等　川贝母10g，雪梨2个，猪肺250g，冰糖少许。先将雪梨削去外皮，切成块。猪肺切成片状，用手挤去泡沫、洗净，与川贝母一并放入砂锅内。加冰糖少许，清水适量，慢火熬煮3小时后即成。

（2）小儿咳嗽不止，痰鸣夜重，百日咳初起　川贝母6g，杏仁3g。以水同煮，去渣。可加蜂蜜矫味。日服1次。

（3）肺燥咳嗽，干咳无痰　梨2000g，款冬花30g，百合30g，麦门冬30g，川贝母30g，蜂蜜500g。将梨削去皮，切成块，用榨汁机榨成汁，备用；款冬花、百合、麦冬、贝母放入锅内，加水煎煮，去渣取汁，共三次，合并汁液，以文火煎熬浓缩至黏稠如膏，加入蜂蜜，加热至沸，停火待冷，装瓶备用。每次15g，沸水冲泡，每日2次。（《本草求原》秋梨膏）

桔 梗(《神农本草经》)

【异名】苦桔梗,白桔梗,玉桔梗,苦梗,南桔梗,粉桔梗,白药,利如,梗草,芦如。

【性味】味苦、辛,性平。

【归经】归肺经。

【功效】宣肺化痰,利咽,排脓。

【主治】主治肺气不宣的咳嗽痰多,胸闷不畅,咽喉肿痛失音,肺痈咳吐脓痰等病症。

【用法用量】煎服,3～9g。

【现代研究】

(1)成分 本品含多种皂苷,主要为桔梗皂苷,多种混合皂苷经完全水解所产生的皂苷元有桔梗皂苷元、远志酸,以及少量的桔梗酸。另外还含菊糖、植物甾醇等。

(2)药理 桔梗皂苷有祛痰、镇咳、抗炎、抑制胃液分泌和抗溃疡作用。

【注意】本品性升散,凡气机上逆、呕吐、眩晕、阴虚火旺咳血者不宜用。用量过大易致恶心呕吐。

【药膳选方】

(1)肺热咳嗽、痰黄黏稠或干咳难咳 桔梗10g,大米100g。将桔梗择净,放入锅中,加清水适量,浸泡5～10分钟后,水煎取汁,加大米煮粥,待熟即成,每日1剂。

(2)肺痈 桔梗10g,甘草g。将二者择净,放入锅中,加清水适量,浸泡5～10分钟后,水煎服,每日1剂。

(3)牙疳臭烂 桔梗、茴香等份,烧研末敷之。

胖大海(《本草纲目拾遗》)

【异名】安南子,大洞果,胡大海,大发,通大海,大海子。

【性味】味甘,性寒。

【归经】归肺、大肠经。

【功效】清肺热,利咽喉,清肠通便。

【主治】主治干咳无痰,咽痛音哑,慢性咽炎,热结便秘等病症。

【用法用量】2～3枚,沸水泡服或煎服。

【现代研究】

(1)成分 本品含胖大海素、西黄花胶黏素、戊聚糖、半乳糖及收敛性物质。

(2)药理 胖大海素对血管平滑肌有收缩作用,能改善黏膜炎症,减轻痉挛性疼痛。

【注意】脾胃虚寒泄泻者慎服。

【药膳选方】

(1)干咳失音、咽喉燥痛等因于外感者 胖大海5枚,甘草3g。炖茶饮服。(《慎德堂方》)

(2)血热便血 胖大海数枚,开水泡发,去核,加冰糖调服。

(3)慢性咽炎 胖大海3g,杭菊花、生甘草各9g。水煎服。

瓜　蒌(《神农本草经》)

【异名】栝楼、地楼、泽巨、泽冶、泽姑、杜瓜、药瓜、天瓜。

【性味】性寒，味甘、微苦。

【归经】归肺、胃、大肠经。

【功效】瓜蒌皮清肺涤痰，宽胸散结；瓜蒌仁润肺化痰，滑肠通便；全瓜蒌兼具以上功效。

【主治】痰热咳嗽，痰浊黄稠，结胸痞满，胸痹心痛，肺痿肺痈，肠痈乳痈，消渴黄疸，大便秘结。

【用法用量】内服：浸泡、煎、煮、熬，9～20g。

【现代研究】

(1)成分　油脂、有机酸类、甾醇、三萜及其苷类、蛋白质、氨基酸类及微量元素等。

(2)药理　从瓜蒌皮中分得的总氨基酸有良好的祛痰效果。瓜蒌含致泻物质，有泻下作用。瓜蒌对肉瘤有一定的抑制作用。

【注意】凡脾胃虚寒，大便不实，有寒痰、湿痰者忌服。

【药膳选方】

(1)肺痿咳血不止　瓜蒌50个(连瓤，瓦焙)，乌梅肉50个(焙)，杏仁(去皮、尖)21个。为末。每用1捻，以猪肺一片切薄，掺末入内，炙熟，冷嚼咽之，每日2次。(《圣济总录》)

(2)胸痹，喘息咳唾，胸背痛，短气，寸口脉沉而迟，关上小紧数　栝蒌实一枚(捣)，薤白半斤，白酒七升。上三味，同煮取二升，分温再服。(《金匮要略》栝蒌薤白白酒汤)

(3)消渴口干，心神烦躁　鲜瓜蒌根、冬瓜各250g，淡豆豉、精盐各适量。将鲜瓜蒌根、冬瓜分别洗净去皮，冬瓜去籽切成片，与鲜瓜蒌根一并放入锅内，加豆豉及水烧开，煮至瓜烂，加盐少许即食。(《太平圣惠方》)

(4)小儿黄疸，脾热眼黄，并治酒黄　瓜蒌青者焙为末。每服一钱，水一盏，煎七分，去滓，临卧服，五更泻下黄物立可。(《普济方》逐黄散)

罗汉果(《岭南采药录》)

【异名】拉汗果，假苦瓜、罗晃子、茶山子、红毛果。

【性味】性凉，味甘。

【归经】归肺、脾经。

【功效】清热止咳，生津润肺，润肠通便。

【主治】肺热燥咳，咽痛疼痛，口干失音；津伤肠燥，大便秘结。

【用法用量】内服：煎汤，沸水浸泡，10～30g，或蒸熟食；或加蜂蜜泡服。

【现代研究】

(1)成分　罗汉果含蛋白质、葡萄糖、果糖、多种维生素、亚油酸、油酸、棕榈酸、硬脂酸、棕榈烯酸、肉豆蔻酸、癸酸、月桂酸等人体所需要的营养素。

(2)药理　罗汉果中的葫芦素烷三萜有祛痰、镇咳作用；罗汉果中的维生素C和硒有抗氧化和增加免疫功能的作用。

【注意】脾胃虚寒易泄泻者少服、慎服。

【药膳选方】

(1)肺阴亏虚干咳　罗汉果半个,柿饼 3 个,冰糖少许。罗汉果、柿饼、冰糖放煲内,加清水 3 碗半,煎至 1 碗半,去渣。1 日内分 3 次服完。

(2)咽痛喉痒,干燥不适及痰热咳嗽等　罗汉果 1 个切碎,沸水冲泡,10 分钟后即可饮。代茶频饮。

第四节　温里药

凡能温里祛寒,用以治疗里寒症候的药物,称为温里药。温里药药性偏温热,具有温中祛寒及益火扶阳等作用,适用于里寒之症。此类药物大多辛热燥烈,易耗阴助火,故属实热证、阴虚火旺、津血亏虚者忌用;孕妇及气候炎热时慎用。

丁　香(《雷公炮炙论》)

【异名】 丁子香,支解香,雄丁香,公丁香。

【性味归经】 味辛,性温。

【性味归经】 归胃、脾、肺、肾经。

【功效】 温中降逆,暖肾助阳。

【主治】 主治胃寒呕吐,呃逆,脘腹冷痛,泄泻,冷痢,及肾元不足之阳痿,寒湿带下。

【用法用量】 内服,煎汤,1～3g;或入丸、散。外用:研末调敷。

【现代研究】

(1)成分　含丁香油,其成分包括丁香油酚、β-石竹烯、甲基正戊基酮、律草烯、水杨酸甲酯、苯甲醛、苄醇、胡椒酚等。

(2)药理　花蕾中的丁香油有抗血栓、抗凝血、抗血小板凝集、抗菌、抗病毒、驱虫的作用。

【注意】 胃热引起的呃逆或兼有口渴、口苦、口干者不宜食用。作为中药时忌与郁金同服。

【药膳选方】

(1)心痛不止　丁香 15g,桂心 30g。捣细,每于食前,以热酒调下 3g。

(2)用于胃寒所致的反胃吐食　丁香 15 粒,梨 1 个(大个)。将梨洗净,挖去核,放入丁香,用菜叶包裹,煨熟即食。(《食疗本草学》丁香煨梨)

(3)呃逆　丁香 3g,柿蒂 10g,煎汤服用。

桂　皮(《神农本草经》)

【异名】 山桂,月桂,土肉桂,肉桂。

【性味】 味辛,性大热。

【归经】 归心、脾、肝、肾经。

【功效】 补火助阳,温中散寒,温肾暖脾,温通经脉,引火归原。

【主治】 主治肾阳不足,上热下寒,腹冷胸满,寒泻腹痛,呕吐噎膈,风湿痹痛,跌损瘀滞,血痢肠风。

【用法用量】煎汤，研末，作调味品。

【现代研究】

(1)成分　本品含挥发油(主要为桂皮醛)，另含有乙酸桂皮酯，肉桂醇，肉桂醇醋酸酯，肉桂酸，醋酸苯丙脂，香豆精，黏液质，鞣质，树脂等。

(2)药理　含有挥发油，能促进消化液分泌，排除胃肠内气体；桂皮醛有镇静、镇痛作用；桂皮醛和肉桂酸钠有解热作用；肉桂中的桂皮苷有抗溃疡作用；皮中的鞣质有收敛、止泻作用。肉桂中含有黄烷醇多酚类抗氧化物质，能提高胰岛素对血糖水平的稳定作用和降低胰岛素抵抗。

【注意】阴虚有火、里热内盛及孕妇不宜。

【药膳选方】

(1)肾阳不足，四肢发凉，脘腹冷痛，风寒湿痹　肉桂 3g，粳米 50g，红糖适量。先将肉桂煎取汁去渣，再用粳米煮粥，待粥沸后，调入肉桂汁及红糖，同煮为粥。或用肉桂末 1～2g，调入粥内同煮服食，早晚温热服食，3～5 日为一疗程。(《粥谱》桂浆粥)

(2)气血两虚闭经　党参、当归、茯苓、白芍、熟地、黄芪各 500g，肉桂 100g，川芎，甘草各 300g，炒麦芽粉、面粉各 500g，白糖 1000g。将党参、当归、茯苓、白芍、熟地、黄芪、肉桂、川芎、甘草九味药洗净烘干，磨成细粉，与炒麦芽粉、面粉、白糖拌匀，做成饼干样糕点，烤箱内烤熟，饭前 2 小时服 30g，每日 3 次。(《医学发明》)

(3)脘腹冷痛，风湿痛及痛经　桂皮 5g，生姜 15g，红糖 50g，煎汤温服。

(4)感寒，身疼痛　肉桂 6g，酒适量。肉桂研成细末，酒中浸 3 日，温服。(《费氏食养三种》肉桂酒)

胡　椒(《新修本草》)

【异名】浮椒，玉椒。

【性味】味辛，性热。

【归经】归胃、大肠经。

【功效】健胃进食，温中散寒，下气止痛，消痰，解毒，调味。

【主治】风寒感冒，脘腹冷痛，呕吐泄泻；食欲不振，胸闷不适；癫痫症等。

【用法用量】1.5～3g。煎汤，研末，为丸等。

【现代研究】

(1)成分　本品含挥发油，包括胡椒醛、二氢香芹醇、氧化石竹烯、隐品酮等。另含胡椒碱、胡椒新碱、脂肪油、淀粉、蛋白质等。

(2)药理　品有抗惊厥，利胆，升压，杀虫，解毒等作用。黑胡椒含有少量的黄樟脑，这是一种致癌物质。

【注意】阴虚有火、目疾、痔疮患者不宜。

【药膳选方】

(1)虚汗反胃，呕吐不止　胡椒粉 3g，生姜 30g。煎汤服用。(《太平圣惠方》胡椒生姜汤)

(2)寒邪内阻所致的腹冷痛、胀满、便溏等　荜茇 3g,胡椒、干姜、槟榔、桂心各 3g,粟米 100g。将荜茇、胡椒、干姜、槟榔、桂心等五味药捣研为末,粟米入砂锅,加水适量煮粥,粥熟再入药末 4g,搅匀,煮二沸即成。每日空腹服 2～3 次。(《太平圣惠方》荜茇粥)

(3)胃下垂,胃寒疼痛　胡椒 10g、猪肚 1 只,共炖,饮汤食肚。

小茴香(《品汇摘要》)

【异名】土茴香、谷香、谷茴香、席香、香丝菜。

【性味】味辛,性温。

【归经】入肝、肾、脾、胃、膀胱经。

【功效】温肾散寒,理气和胃。

【主治】寒疝腹痛,睾丸偏坠,行经腹痛;虚寒气滞;呕吐少食等。

【用法用量】煎服。3～10g。

【现代研究】

(1)成分　茴香的主要成分为茴香油,油中成分为茴香脑、茴香酮、甲基胡椒酚、茴香醛等。

(2)药理　本品有促进胃肠蠕动,促进胆汁分泌,抗溃疡,镇痛,抗菌等作用。

【注意】本品性温,热毒炽盛及阴虚火旺者不宜使用。

【药膳选方】

(1)阴寒腹痛,脘腹冷痛,呕吐少食　炒小茴香 20g,粳米 100g。将小茴香放入纱布袋内,扎口,水煎半小时,加入洗净的粳米同煮为粥,调味即可。(《寿世青编》小茴香粥)

(2)肝胃气滞,脘腹肋下胀痛　小茴香 30g,枳壳 15g。将两者微炒研末,每服 6g,温水送下。(《食疗本草学》小茴枳壳散)

花　椒(《神农本草经》)

【异名】蜀椒、汉椒、巴椒、川椒、椒红、山椒。

【性味】味辛,性热。

【归经】归脾、胃、肾经。

【功效】温中,止痛,杀虫,止痒。

【主治】主治脘腹冷痛,呕吐,腹泻,蛔虫病,外治皮肤瘙痒。

【用法用量】2～5g,单用可 6g 以上。

【现代研究】

(1)成分　含有挥发油,这种挥发油中含有花椒烯、水芹烯、香叶醇、香草醇和苯甲酸等成分,也含有蛋白质、脂肪、芳香油、粗纤维、胡萝卜素及钙、磷、铁。

(2)药理　花椒中的牻牛儿醇低浓度使肠管蠕动加强,高浓度抑制肠管蠕动,另外有驱蛔虫作用;花椒油素有抗血小板凝集作用;花椒挥发油有抗菌作用。

【注意】本品辛热有毒,阴虚火旺者及孕妇不宜使用。

【药膳选方】

(1)脾胃虚寒,腹中冷痛,呃逆呕吐　花椒 3g,火腿肉 100～150g。火腿切片,与花椒,加

水同煮汤，撇去浮油，调味即可。(《本草纲目拾遗》花椒火腿汤)

(2)牙痛　花椒 3g，醋 60ml，煎服。

(3)夏伤湿冷，泄泻不止　炒川椒 50g，煨肉豆蔻 25g，共研细末，粳米饭和丸，黍米大小，每服 10 粒，米汤送服。

(4)回乳　花椒 6～15g，红糖 50～100g，花椒加水 400～500ml，煎至 250ml，加红糖溶化，于断奶后当天趁热一次服下，日服一次，服 2～3 次。

高良姜(《名医别录》)

【异名】 膏凉姜，良姜，小良姜，海良姜。

【性味】 味辛，性热。

【归经】 归脾、胃经。

【功效】 温胃散寒，消食止痛，止呕。

【主治】 主治脘腹冷痛，胃寒呕吐，嗳气吞酸。

【用法用量】 煎服，3～10g；研末服，每次 3g。

【现代研究】

(1)成分　根茎含多种二苯基庚烷类化合物。

(2)药理　高良姜中的桉油精有解热、抗菌、消炎作用；挥发油有抗血栓、抗凝血、抗血小板聚集和缓解平滑肌痉挛等作用。

【注意】 阴虚有热者忌服。

【药膳选方】

(1)寒湿泄泻　干姜 1～3g，高良姜 3～5g，粳米 50～100g。将干姜、高良姜洗净切片、粳米淘净。用水适量、先煮姜片，去渣取汁，再入粳米于药汁中，文火煮烂成粥。调味后早、晚乘温热服，随量食用。(《寿世新编》干姜粥)

(2)霍乱吐泻　用高良姜(炙令焦香)15g，加酒 100ml，煮沸，一次服完。(《外台秘要》高良姜酒)。

第五节　祛风湿药

凡功能为祛除风湿，解除痹痛的药物，称为祛风湿药。其主要适用于风湿痹痛，肢节不利，酸楚麻木以及腰膝痿弱等症，有的偏于祛除风湿，有的偏于通利经络，有的具有补肝肾强筋骨的作用，可根据病情适当选用。辛温性燥的祛风湿药，易伤阴耗血，故饮血亏虚者应慎用。

独　活(《神农本草经》)

【异名】 大活、山大活、玉活、胡王使者、独摇草、独滑、长生草。

【性味】 味辛、苦，性温。

【归经】 归肾、膀胱经。

【功效】 清热凉血，养阴生津。

【主治】 热入营血，舌绛烦渴，斑疹吐衄，便血崩漏，津伤口渴，内热消渴，肠燥便秘，阴虚内热，骨蒸劳热。

【用法用量】 内服：煎汤，3～10g；或浸酒；或入丸、散。外用：适量，煎汤洗。

【现代研究】

（1）成分　本品含环烯醚萜、单萜及其苷类，另含苯甲酸、苯乙酸等多种有机酸、甾醇等。此外还含多种氨基酸和糖类等。

（2）药理　本品有抗炎、抗过敏、镇静、降压、强心、利尿等作用。

【注意】 本品性温，易伤阴液，所以阴虚血燥者慎服。

【药膳选方】

（1）痹证　独活 9g，乌豆 60g，米酒适量。将独活、乌豆放入清水中，文火煎至 500ml，去渣取汁，对入米酒。每日分两次温服。

（2）痹证日久正虚，腰膝酸软，关节屈伸不利者　与人参、杜仲、桑寄生等配伍。（《千金方》独活寄生汤）

（3）少阴头痛　与川芎、细辛等相配，可治风扰肾经，伏而不出之少阴头痛。（《症因脉治》独活细辛汤）

木　瓜（《名医别录》）

【异名】 铁脚梨，皱皮木瓜，宣木瓜，川木瓜。

【性味】 味甘、酸，性温。

【归经】 归肝、脾经。

【功效】 健胃消食，滋补催乳，舒经活络。

【主治】 主治脾胃虚弱，食欲不振，乳汁缺少，风湿关节疼痛，肢体麻木，胃、十二指肠溃疡疼痛。

【用法用量】 煎服，10～15g。

【现代研究】

（1）成分　本品含齐墩果酸，苹果酸，枸橼酸，酒石酸以及皂苷等。

（2）药理　木瓜中含有一种酵素，能消化蛋白质，有利于人体对食物进行消化和吸收。木瓜中含有多种人体必需的氨基酸，增强机体的抗病能力。木瓜果肉中含有的番木瓜碱具有缓解痉挛疼痛的作用。

【注意】 胃酸过多者不宜用。

【药膳选方】

（1）产妇缺乳　木瓜 750g，花生 150g，大枣 5 粒，片糖 1 块。木瓜去皮、去核、切块。将木瓜、花生、大枣和 8 碗水放入煲内，放入片糖，待水滚后改用文火煲 2 小时即可饮用。

（2）燥热咳嗽、干咳无痰、痰多带血等　木瓜 100g，银耳 15g，银杏 12g，冰糖适量，共入锅炖煲 20 分钟，即可食用。

桑寄生（《本草纲目》）

【异名】 茑、寓木、宛童、桑上寄生、寄屑、寄生树、茑木。

【性味】 味苦，性平。

【归经】 归肝、肾经。

【功效】 祛风湿，补肝肾，强筋骨，安胎。

【主治】 用于风湿痹痛，腰膝酸软，筋骨无力，崩漏经多，妊娠漏血，胎动不安；高血压。

【用法用量】 煎服，10～20g。

【现代研究】

（1）成分　寄生叶中含黄酮类化合物：槲皮素、槲皮苷、萹蓄苷，及少量的右旋儿茶酚。

（2）药理　具有降压，镇静、利尿作用。能舒张冠状血管，增加冠脉流量，对脊髓灰质炎病毒有抑制作。

【药膳选方】

（1）妊娠胎动不安，心腹刺痛　桑寄生一两半，艾叶半两（微炒），阿胶一两（捣碎，炒令黄燥）。上药，锉，以水一大盏半，煎至一盏，去滓。食前分温三服。（《圣惠方》）

（2）风湿性关节炎及关节疼痛　桑寄生 60g，鸡血藤 60g，切成薄片后置于白酒 2000g 中，密封浸泡 30 日后，过滤去渣即成。具有祛风除湿、舒筋通络的功效。

（3）膈气　生桑寄生捣汁一盏。服之。（《濒湖集简方》）

第六节　芳香化湿药

凡以芳香辟浊、宣化湿邪、具有化湿运脾作用的药物，称为芳香化湿药。芳香化湿药辛香温燥，可疏畅气机，宣化湿浊，健脾醒胃，适用于湿阻中焦之脘腹痞满，不思饮食，食少体倦、呕吐泄泻等。本类药偏于温燥，易伤阴耗血，阴虚者应慎用。入煎剂须后下，且不宜久煎，以免损耗药力，降低疗效。

砂　仁(《药性论》)

【异名】 春砂仁。

【性味】 味辛，性温。

【归经】 归脾、胃、肾经。

【功效】 化湿行气，温中止泻，安胎。

【主治】 用于湿困中焦、脾胃气滞所致之脘腹痞满、胸胁胀闷、纳差、吐泻、胎动不安等。

【用法用量】 煎服，3～6g，入汤剂宜后下。

【现代研究】

（1）成分　含挥发油，主要有右旋樟脑、龙脑、乙酸龙脑酯、一种萜烯、柠檬烯及皂苷等。

（2）药理　砂仁可明显抑制胃酶消化蛋白，可促进消化液的分泌，可增进肠道运动，消除肠胀气症状。对花生四烯酸诱发的小鼠急性死亡有明显保护作用，同时有明显的对抗由胶原和肾上腺素所诱发的小鼠急性死亡作用。

【注意】 阴虚血燥者慎用。

【药膳选方】

（1）消食和中，下气止心腹痛　砂仁炒研，袋盛浸酒，煮饮。（《本草纲目》缩砂酒）

(2)胎动不安　砂仁不拘多少，研为细末，每服 6g，入生姜汁少许，沸汤点服，不拘时候。(《济生方》)

(3)冷滑下痢不禁，虚羸　缩砂仁、炮附子(末)、干姜、厚朴、陈橘皮等分，为丸。每日 2 次，每次 40 丸。(《药性论》)

佩　兰(《雷公炮炙论》)

【异名】 兰草，水香，都梁香，醒头草。

【性味】 味辛，性平。

【归经】 归脾、胃、肺经。

【功效】 解暑化湿，辟秽和中。

【主治】 用于湿阻中焦，脾胃气滞所致之脘腹痞满、胸胁胀闷、纳差、胃寒呕吐、口中甜腻等。

【用法用量】 煎服，5～10g。鲜品加倍。

【现代研究】

(1)成分　含挥发油 0.5%～2%。油中主要含对-聚伞花素、乙酸橙花醇酯，叶含香豆精、邻香豆酸、麝香草氢醌等。

(2)药理　水煎剂对白喉杆菌、金黄色葡萄球菌、变形杆菌、伤寒杆菌有抑制作用。对流感病毒有直接抑制作用。有刺激胃肠运动，促进胃内容物排空的作用。挥发油及其有效单体对伞花烃灌胃具有明显祛痰作用。

【注意】 阴虚血燥者慎用。

【药膳选方】

(1)脾瘅口甘　兰草(煎汤服)。(《素问》)

(2)过食肥甘，纳呆食少，口臭　佩兰 6g、藿香 3g、薄荷 4.5g、白豆蔻 1.5g，共为粗末，沸水冲泡，盖焖 10 分钟，代茶饮。(《瀚海颐生十二茶》)

(3)预防暑湿感冒　鲜藿香、鲜佩兰各 30g，鲜薄荷叶 6g。加水 3500～4000g，煎沸后 3～5分钟即成。以此代茶，频频饮之。

草　果(《饮膳正要》)

【异名】 草果子，草果仁。

【性味】 味辛，性温。

【归经】 归脾、胃经。

【功效】 燥湿温中，截疟除痰。

【主治】 胸膈痞满，脘腹冷痛，恶心呕吐，泄泻下痢，食积不消，霍乱，瘟疫，瘴疟。妊娠呕吐不能食等。

【用法用量】 浸泡、汤、羹粥，3～6g。

【现代研究】

(1)成分　含淀粉、油脂及多种微量元素。此外含挥发油，包括 α-和 β-蒎烯、1,8-桉油素、对-聚伞花素等。

(2)药理　抗炎、抗菌的作用。镇咳、祛痰、平喘、解热、镇痛。

【注意】气虚或血亏，无寒湿实邪者忌服草果。

【药膳选方】

(1)腹痛胀满　草果仁2个，酒煎服之。(《仁斋直指方》)

(2)肠胃冷热不和，下痢赤白，及伏热泄泻，脏毒便血　草果子、甘草、地榆、枳壳。上等分为粗末。每服10g，用水一盏半，煨姜一块，拍碎，同煎七分，去滓服，不拘时候。(《传信适用方》草果饮)

藿　香(《名医别论》)

【异名】土藿香、猫把、青茎薄荷、排香草、大叶薄荷、八蒿。

【性味】味辛，性微温。

【归经】归脾、胃、肺经。

【功效】化湿，止呕，解暑。

【主治】用于湿困中焦所致的脘腹痞满、恶心呕吐；暑天外感风寒、内伤生冷所致的恶寒发热、头晕乏力、头痛胸闷、腹痛吐泻等；并妊娠恶阻，胎动不安，口臭，鼻渊，手足癣。

【用法用量】煎服，5～10g。鲜品加倍。

【现代研究】

(1)成分　全草含芳香挥发油、油中主要为甲基胡椒酚、柠檬烯等；高钙、高胡萝卜素食品，嫩叶含水分及大量蛋白质、脂肪、碳水化合物、胡萝卜素、维生素、钙、磷、铁等。

(2)药理　对多种致病性真菌，都有一定的抑制作用；促进胃液分泌，增强消化力，对胃肠有解痉作用。

【注意】阴虚火旺、邪实便秘者禁服。

【药膳选方】

(1)香口去臭　藿香洗净，煎汤，时时噙漱。(《摘元方》)

(2)胎气不安，气不升降，呕吐酸水　香附、藿香、甘草各二钱。为末，每服二钱，入盐少许，沸汤调服之。(《圣惠方》)

(3)湿阻中焦　与苍术、厚朴等同用，如不换金正气散。(《和剂局方》)

(4)暑湿、湿温　配半夏、紫苏、厚朴等，如藿香正气散。(《和剂局方》)

豆　蔻(《名医别论》)

【异名】紫豆蔻、白蔻仁、扣米。

【性味】味辛，性温。

【归经】归肺、脾、胃经。

【功效】化湿行气，温中止呕。

【主治】用于脾胃气滞，纳差，不思纳谷，胸闷腹胀，嗳气反胃，舌苔厚腻者。

【用法用量】煎服，3～6g，入汤剂宜后下。

【现代研究】

(1)成分　果实含挥发油，及其环氧化物、月桂烯、桃金娘醛、葛缕酮、香桧烯等。

(2)药理 芳香健胃、祛风,对痢疾杆菌有抑制作用。促进胃液分泌,增进胃肠蠕动,抑制肠内异常发酵,祛除胃肠积气等发挥健胃止呕的作用。

【注意】 阴虚血燥者慎用。

【药膳应用】

(1)呕吐哕 白蔻、藿香、半夏、陈皮、生姜。水煎服。(《沈氏尊生书》白豆蔻汤)

(2)产后呃逆 白豆蔻、丁香各半两。研细,桃仁汤服一钱,少顷再服。(《乾坤生意》)

(3)寒湿泄泻 白豆蔻 3g,干姜、高良姜各 4.5g,水煎,滤汁去渣,加入薏苡仁 30g、粳米 60g 和水适量,共煮为粥。每日分 2 次服食。

第七节 利水渗湿药

以通利水道、渗泄水湿为主要作用的中药,称为利水渗湿药。有的药物性寒凉,又有清热利湿、止泻止痢止带、利胆退黄、通淋止痛、利尿排石等作用。利水渗湿药应用不当,容易耗伤阴液,阴虚津伤者应慎用。

茯 苓(《神农本草经》)

【异名】 茯菟,松腴,绛晨伏胎,云苓,茯灵,松薯。

【性味】 味甘、淡,性平。

【归经】 归心、脾、肾经。

【功效】 渗湿利水,健脾和胃,宁心安神,强精益髓。

【主治】 主治小便不利,水肿胀满,痰饮咳逆,呕哕,泄泻,遗精,淋浊,惊悸,健忘。

【用法用量】 煎服,9～15g。

【现代研究】

(1)成分 含有蛋白质、卵磷脂、葡萄糖、无机盐、茯苓酸、块苓酸、齿孔酸、松苓酸、茯苓聚糖等。

(2)药理 茯苓多糖、茯苓素有抑制肿瘤的作用;茯苓三萜化合物有抗炎、止吐、增强胰岛素活性作用;茯苓多糖、茯苓三萜化合物有增强免疫功能的作用;茯苓中的钾盐有降血压、利尿作用。

【注意】 忌米醋;虚寒精滑或气虚下陷者忌服。

【药膳选方】

(1)心脾两虚,心神不宁 茯苓粉 10g,牛奶 200g。将茯苓粉用少量凉开水化开,再将煮沸的牛奶冲入即成。

(2)风湿关节肿痛 茯苓 15g,薏苡仁 60g,放入锅中,加水适量,煮熟即食用。

(3)体虚瘦弱、气短乏力、痰咳、健忘等病证患者 茯苓 200g,面粉 100g。将茯苓研成粉末,与面粉和水混合后做成饼,烙熟即成。可当主食,或每日分 2 次作早、晚餐食用。

泽 泻(《神农本草经》)

【异名】 水泻、及泻。

【性味】 味甘，性寒。

【归经】 归肾、膀胱经。

【功效】 利水消肿，渗湿，泻热。

【主治】 水肿，小便不利，泄泻；淋证，遗精。

【用法用量】 煎服，5～10g。

【现代研究】

(1)成分　本品主要含泽泻萜醇 A、B、C，挥发油生物碱、天门冬素、树脂等。

(2)药理　有利尿作用，有降压、降血糖作用，还有抗脂肪肝作用。对金黄色葡萄球菌、肺炎双球菌、结核杆菌有抑制作用。

【注意】 肾虚精滑无湿热者禁服。

【药膳选方】

(1)肝硬化久病体虚，又患腹水者　母鸡一只，剖腹整理干净，将泽泻 60g、茯苓 60g 洗净，黄酒 2 匙，放入鸡腹内，旺火隔水蒸 3～4 小时。分三日吃完。

(2)清泻肾火，健脾利湿　泽泻晒干研粉，将粳米先入锅煮至米开花时调入泽泻粉，改文火稍煮片刻即成。可早晚服食。(《本草纲目》泽泻粥)

薏苡仁(《神农本草经》)

【异名】 薏苡仁，米仁，药玉米，六谷子。

【性味】 味甘、淡，性凉。

【归经】 归脾、肺、胃经。

【功效】 利水渗湿，健脾，除痹，清热排脓。

【主治】 主治泄泻、湿痹、筋脉拘挛，屈伸不利、水肿、脚气、肺痿、肺痈、肠痈、淋浊、白带。

【用法用量】 煎汤，30～50g。

【现代研究】

(1)成分　含蛋白质、脂肪、碳水化合物、维生素 B_1、薏苡仁酯、薏苡仁油、三萜化合物和各类氨基酸。

(2)药理　薏苡仁煎剂、醇及丙酮提取物对癌细胞有明显抑制作用。薏苡仁内酯对小肠有抑制作用。薏苡素、薏苡仁酯能抑制心肌收缩，有镇静、镇痛、解热作用；薏苡仁油、月桂酸、油酸、软脂酸和肉豆蔻酸有降低血钙的作用。

【注意】 脾约便难及妊娠慎服。

【药膳选方】

(1)痰湿中阻，清阳不升之眩晕　薏苡仁 50g，杏仁 10g，白糖适量。将薏苡仁淘洗干净，入锅加水适量，大火煮沸，改小火煮半熟时，放入杏仁，再煮 10～15 分钟，粥成加白糖适量即成。早晚分次服用。

(2)脾胃虚弱　薏苡仁 60g，粳米 60g。将薏苡仁洗净捣碎，粳米淘洗，用水适量，共煮为粥。温热食之，日服 2 次。(《本草纲目》薏苡仁粥)

(3)关节炎湿邪偏盛，或筋脉拘挛，关节屈伸不利　木瓜 10g，薏苡仁 30g，倒入锅内，加冷水适量，先浸泡片刻，再用小火慢炖至薏苡仁酥烂，加白糖一匙，稍炖即可，适量食用。

荷　叶(《食疗本草》)

【异名】 莲叶、干荷叶、藕叶、荷钱。

【性味】 味苦、涩，性平。

【归经】 入心、肝、脾经。

【功效】 清暑利湿，升发清阳，止血。

【主治】 主治暑湿泄泻，眩晕，水气浮肿，雷头风，吐血，衄血，崩漏，便血，产后血晕。

【用法用量】 内服：煎汤，或入丸、散。外用：捣敷、研末掺或煎水洗。

【现代研究】

(1)成分　含莲碱、荷叶碱等多种碱类物质，另含槲皮苷、莲苷、酒石酸、柠檬酸、苹果酸、草酸、鞣质及葡萄糖酸等。

(2)药理　荷叶碱具有降血脂、降血压、减肥、对平滑肌解痉的作用；荷叶中的枸橼酸有解渴、抗凝和解毒作用；琥珀酸有镇咳祛痰作用。

【注意】 凡上焦邪盛，治宜清降者，切不可用。畏桐油、茯苓、白银。

【药膳选方】

(1)夏天炎热中暑、眩晕脑涨、头昏头痛和暑湿泄泻　鲜荷叶 1 块，鲜冬瓜 500g，食盐适量。荷叶、冬瓜共入锅内，加水煲汤，食盐调味。饮汤食冬瓜。(《饮食疗法》荷叶冬瓜汤)

(2)气虚感冒　薄荷叶 30 片，生姜 2 片，人参 5g，生石膏 30g，麻黄 2g。上药共为粗末，水煎，滤汁。分数次代茶温饮。(《普济方》薄荷茶)

(3)肥胖症　荷叶 10g，炒薏苡仁 30g。上料洗净入锅，加水共煮汤。代茶饮。

第八节　理气药

凡用以调理气分疾病，能疏畅气机，可使气行通顺的药物，称为理气药。理气药具有行气止痛、消胀除痞、舒肝解郁、理气宽胸、降逆止呕等作用。适用于气机不畅所致的气滞、气逆等证。此类药食多辛温香燥，易耗气伤阴，故气虚及阴亏者慎用。

陈　皮(《神农本草经》)

【异名】 橘皮，贵老，红皮。

【性味】 味辛、苦，性温。

【归经】 入脾、肺经。

【功效】 理气调中，燥湿化痰。

【主治】 主治胸腹胀满，不思饮食，呕吐呃逆，咳嗽痰多。亦解鱼蟹毒。

【用法用量】 煎服，3～9g。

【现代研究】

(1)成分　陈皮中含有川陈皮素、橙皮苷、新橙皮苷、橙皮素、对羟福林、黄酮化合物等。

(2)药理　橘皮中的挥发油有解除平滑肌痉挛、提高小肠消化功能、溶解胆固醇结石的作用；橘皮中的辛弗林、N-甲基酪胺有抗休克、回阳救逆作用；橘皮果胺有抗动脉硬化作用；

橘皮中的黄酮有抗氧化作用。

【注意】中气虚及胃虚有火、阴虚燥咳者不宜服。亡液、自汗、吐血者忌用。

【药膳选方】

(1)胸腹胀满,食欲不振,消化不良,恶心呕吐,咳嗽痰多等　陈皮 20g,茯苓 30g,煎取汁,入粳米 100g 煮粥食。

(2)胸腹胀满,食欲不振　陈皮 10g 洗净切成小块,放杯内开水沏泡,水中入味后过滤得汁,加白糖即成。

佛　手(《滇南本草》)

【异名】佛手柑,佛手香橼,福寿柑,蜜罗柑。

【性味】味辛、苦,性温。

【归经】归肝、胃、脾、肺经。

【功效】疏肝理气,和胃止痛。

【主治】主治肝胃气滞,胸胁胀痛,胃脘痞满,食少呕吐等病症。

【用法用量】煎服,3～9g。

【现代研究】

(1)成分　佛手含挥发油、香豆精类化合物。主要成分有佛手内酯、柠檬内酯、橙皮苷、布枯叶苷等。

(2)药理　佛手挥发油有祛痰作用;佛手甾醇苷有兴奋心脏、降压作用;佛手多糖有增加免疫功能、抗癌作用。

【注意】阴虚火旺者慎用。

【药膳选方】

(1)肝郁气滞胸痹　佛手柑 15g,粳米 100g,冰糖适量。先将佛手洗净入锅加水适量,煎煮两分钟,去渣取汁,再入淘洗干净的粳米及冰糖煮粥即成。早晚分次食用。

(2)肝郁气滞所致的腹痛、腹胀、胁痛等　佛手 5g,玫瑰花 10g。将佛手洗净晒干,切成条状,每次 5g,玫瑰花 5g 放入保温杯中,用沸水冲泡,加盖焖 15 分钟,可连续冲泡 2～3 次,代茶饮用。

(3)女性乳房经前胀痛　佛手 6g,用开水冲泡代茶,频饮。或者橘叶 15g,水煎代茶,频饮。

玫瑰花(《本草纲目拾遗》)

【别名】刺玫花、徘徊花、笔头花等。

【性味】性微温,味辛、甘。

【归经】入肝、脾经。

【功效】化温和中,理气解郁,和血散瘀。

【主治】湿阻气滞,脘闷少食,恶心呕吐;月经不调,吐血,咯血而有瘀滞等。

【用法用量】煎汤、浸酒、熬膏、泡服等。

【现代研究】

(1)成分　玫瑰花含有挥发油,其成分是香茅醇,丁香油酚等。此外还有苦味质、鞣质等。

(2)药理　所含挥发油对大鼠有促进胆汁分泌作用。玫瑰花对实验性动物心肌缺血有一定的保护作用。

【文献】《食物本草》:"主利肺脾,益肝胆,辟邪恶之气,食之芳香甘美,令人神爽。"

【药膳选方】

(1)肝胃气痛　玫瑰花研末,开水冲服,每次1～2g。

(2)月经不调　玫瑰花根7g,水煎后冲入黄酒及红糖,早晚各服1次。

(3)气滞血瘀型月经不调,子宫肌瘤　干玫瑰花、干茉莉花各5g,绿茶3g,沸水浸泡,代茶饮。

(4)肺病咳嗽吐血　鲜玫瑰花捣汁炖冰糖服。

(5)肝风头痛　玫瑰花4～5朵,合蚕豆花10g,泡开水代茶频饮。

第九节　消食药

凡具有消积导滞,促进消化作用的药物,称消食药。本类药物大多味甘性平,归入脾胃经,具有消食导滞、调和脾胃,促进运化的作用。适用于饮食积滞之脘腹胀闷、嗳腐吞酸、恶心呕吐、不思饮食、大便失常等症。使用本类药物时要注意部分药物有耗气之弊,气虚食滞者慎用。不宜久服,以免耗伤正气。

山　楂(《神农本草经集注》)

【异名】山里果、山里红果、映山红果、赤枣子。

【性味】性微温,味酸。

【归经】归脾、胃、肝经。

【功效】健胃消食,活血化瘀,行气消滞。

【主治】食滞不化,产后瘀滞腹痛,高脂血症,小儿疳积,泄泻痢疾,女子经闭。

【用法用量】内服:3～10g。生食、煎汤、熬膏,或作丸、散。焦山楂消食导滞作用强。

【现代研究】

(1)成分　含糖分、蛋白质、脂肪、维生素、胡萝卜素、淀粉、苹果酸、枸橼酸、钙和铁等。

(2)药理　山楂中的黄酮类化合物可以增加冠脉流量,增加心肌细胞搏动频率;山楂黄酮和三萜酸可以扩张外周血管,有降压作用;山楂中的有机酸可以抗菌、改善胃肠功能。

【注意】脾胃虚弱而无积滞之气虚便溏者,不宜使用。

【药膳选方】

(1)食欲不振、肉食不消及冠心病、胸闷痛　生山楂500g,蜂蜜250g。将生山楂洗净,去果柄、果核,放在铝锅内,加水适量,煎煮至7成熟,于水将干时,加入蜂蜜,再以文火煎煮熟透,收汁待冷,放瓶罐中备用。饭前或饭后食3～5枚,亦可随意服食。(《医钞类编》蜜饯山楂)

(2)脾失健运,饮食异常,大便不调　山楂30～40g,粳米100g,砂糖10g。先将山楂放入砂锅,煎煮1小时,滤渣留汁,然后放入粳米、砂糖,煮至粥成即可。每日1剂,分上、下午服用,不宜空腹食之,连服7～10日为佳。

(3)泄泻、痢疾　山楂炭,单味研粉,加糖冲服或配茶叶、姜煎服。(《验方新编》)

鸡内金(《神农本草经》)

【异名】 鸡肶胵、鸡盹皮、鸡黄皮、鸡食皮、鸡合子、鸡中金等。

【性味】 性平,味甘。

【归经】 归脾、胃、肾、膀胱经。

【功效】 健脾消食,涩精止遗,消癥化石。

【主治】 消化不良,饮食积滞,呕吐反胃,泄泻下痢,小儿疳积,遗尿,癥瘕经闭,遗精,小便频数,喉痹乳蛾,牙疳口疮,泌尿系结石及胆结石。

【用法用量】 内服:煎汤,3～10g;研末,每次1.5～3g;或入丸、散。

【现代研究】

(1)成分　鸡内金含胃激素、角蛋白、氨基酸以及微量胃蛋白酶、淀粉酶,并含有18种氨基酸及多种微量元素。

(2)药理　鸡内金中的胃激素能刺激胃黏膜分泌胃液以加强胃的消化功能;鸡内金中的氯化铵有促进放射性元素锶排泄的作用。

【注意】 脾虚无积滞者慎服。

【药膳选方】

(1)小儿营养不良,眼疳　炙鸡内金50g,车前子60g,绵白糖100g。把炙鸡内金碾成极细粉末,过100目筛;另把车前子炒后,研成细末,过100目筛;将鸡内金末、车前子末及白糖倒入碗中,拌匀即可。每日早晚各嚼服1～2匙,连服5～7日为1疗程。(《寿世新编》鸡金糖)

(2)食积腹满　鸡内金15g,生山药60g,糯米50g。先煎鸡内金1小时,去渣取汁,入山药、糯米共煎煮成粥。上为1日量,分早、晚佐餐食,可经常服。

(3)反胃,食即吐出　鸡内金烧灰,酒服。(《千金方》)

莱菔子(《日华子本草》)

【异名】 萝卜子。

【性味】 性平,味辛、甘。

【归经】 归肺、脾、胃经。

【功效】 消食除胀,降气化痰,消脂通便。

【主治】 饮食停滞、脘腹胀痛、大便秘结、积滞泻痢、痰壅喘咳。

【用法用量】 内服:煎、煮、熬,6～10g,或入丸、散;外用:研末调敷。

【现代研究】

(1)成分　含挥发油和脂肪油,挥发油中含α-、β-己烯醛和β-、γ-己烯醇等;脂肪油中含多量芥酸、亚油酸、亚麻酸及芥酸甘油酯等;尚含莱菔素、莱菔苷。

(2)药理　莱菔子素和芥子油(莱菔子硫素)有抗病原微生物作用;莱菔子素有解毒作用;亚油酸有降脂作用;莱菔子中的芥子碱硫酸氢盐有降压作用。

【注意】本品辛散耗气,故气虚无食积、痰滞者慎用。不宜与人参同用。

【药膳选方】

(1)胃肠积滞引起的胃痛、腹胀等　炒莱菔子10g,陈皮60g,大米100g。将莱菔子、陈皮炒黄研成细末,与大米加水同煮成稀粥。每日上、下午空腹服食。

(2)便秘　炒莱菔子50g,水煎,每日1剂,分2次空腹服。(《中国药膳》)

神　曲(《药性论》)

【异名】六曲、建曲、焦神曲。

【性味】性温,味甘、辛。

【归经】归脾、胃经。

【功效】消食健胃,和中止泻。

【主治】食滞脘腹,胀满不舒,食少纳呆,恶心呕吐,肠鸣腹泻。本品略兼解表之功,故外感食滞者用之尤宜。此外,凡丸剂中有金石、贝壳类药物者,可用本品糊丸以助消化。

【用法用量】内服:煎服,6～15g。

【现代研究】

(1)成分　含酵母菌,淀粉酶,B族维生素,麦角固醇,挥发油等。

(2)药理　本品有促进消化,增进食欲的作用。

【注意】忌生冷、油腻食物。

【药膳选方】

(1)回乳　炒麦芽60g,炒神曲30g。将麦芽神曲置于瓦罐中,加水煎煮1小时,榨汁备用。每日1剂,每次温服2次,5～7日为1疗程。(《临证会要》麦曲退乳汤)

(2)脾胃虚弱,消化不良　用神曲六两、麦蘖(炒)三两、干姜(炮)四两、乌梅肉(焙)四两,共研为末,加蜜调成丸子。每服五十丸。米汤送下,一日服三次。(《本草纲目》)

(3)偏于肉食积滞之脘腹疼痛,恶心,厌油　神曲15g,山楂20g,大米100g。将神曲、山楂水煎,去渣取汁,与大米煮成稀粥。每日上、下午空腹服食。可连服3～5日。

麦　芽(《名医别录》)

【异名】麦蘖,大麦毛,草大麦,大麦芽。

【性味】味甘,性平。

【归经】归脾、胃、肝经。

【功效】消食化积,回乳消胀。

【主治】用于食积所致之食欲不振、脘腹胀满等;肝郁气滞之胃痛、乳房胀痛等。

【用法用量】水煎服,10～15g。炒用(回乳),30～120g。

【现代研究】

(1)成分　含蛋白质,糖类,糊精,多种微量维生素,粗纤维。尚含少量谷甾醇、卵磷脂、淀粉酶、麦芽糖酶等。

(2)药理　本品含α和β淀粉酶。对胃酸与胃蛋白酶的分泌似有轻度促进作用。有降血糖、抗真菌作用。炒麦芽汁可抑制催乳素释入。

【注意】哺乳期妇女忌用。孕妇慎服。

【药膳选方】

(1)麦芽治快膈进食　麦芽四两,神曲二两,白术、橘皮各一两,为末,蒸饼丸梧子大。每人参汤下三、五十丸。(《本草纲目》)

(2)产后发热,乳汁不通　麦芽100g,炒研末。清汤调下,作4服。(《丹溪心法》)

第十节　泻下药

泻下药是指以滑润大肠、促进排便为主要功效,治疗便秘的中药。如火麻仁、郁李仁、松子仁、蜂蜜、黑芝麻、决明子。此类药物大多为富含油脂的种子类,善润肠通便,故脾虚便溏者慎用。

火麻仁(《神农本草经》)

【异名】麻子仁、大麻仁。

【性味】味甘,性平。

【归经】入脾、胃、大肠经。

【功效】润肠通便,通淋,活血。

【主治】肠燥便秘,多用于老人、产妇及体弱津血不足的肠燥便秘。血虚津亏,月经不调,消渴,热淋,风痹,痢疾,疥疮,癣癞。

【用法用量】煎服。10～15g。

【现代研究】

(1)成分　本品含脂肪油约30%,油中饱和的脂肪酸为4.5%～9.5%;不饱和的脂肪酸中,油酸12%,亚油酸53%,亚麻酸25%。油中另含一些大麻酚、植酸钙镁。

(2)药理　本品有润滑性缓泻、降血压、降血脂等作用。

【注意】脾胃虚弱之便溏者、孕妇以及肾虚阳痿、遗精者不宜使用。多食损血脉,滑精气,妇人多食发带疾。大量食用火麻仁会导致中毒。

【药膳选方】

(1)中老年人习惯性大便秘结　火麻仁、紫苏子各10～15g,粳米或糯米100g,先将火麻仁、紫苏子捣烂如泥,然后加水慢煮,取汁,以汁煮米为稀粥。(《本事方》麻仁苏子粥)

(2)脚气病而有腹部胀闷,麻痹者　火麻仁150g,研为细末,用米酒500g浸泡,酌量服。(《外台秘要》火麻仁酒)

(3)面色无华、须发早白　麻子仁600g,白羊脂210g,蜜蜡150g,白蜜20g。将4味原料放入瓦钵或瓷盆中杵烂,调匀,上笼蒸熟,可多次分食。(《食疗本草》麻仁耐老方)

郁李仁(《神农本草经》)

【异名】小李仁、大李仁、山梅子。

【性味】 味辛、苦、甘，性平。

【归经】 入脾、大肠、小肠经。

【功效】 润肠通便、利水消肿。

【主治】 用于津枯肠燥、食积气滞、腹胀便秘、大便不畅；水肿胀满、脚气浮肿、小便不利。

【用法用量】 煎服。6～12g。

【现代研究】

(1)成分　本品含苦杏仁苷、脂肪油、挥发性有机酸、粗蛋白质、纤维素、淀粉、油酸、皂苷、植物甾醇、维生素 B_1 等。

(2)药理　缓泻通便，为润滑性泻药，泻下作用比火麻仁略强；利尿。

【注意】 孕妇、脾虚泄泻者不宜使用。

【药膳选方】

(1)大便秘结，小便不利，水肿腹满，气息喘促　郁李仁 30g，粳米 50g，薏苡仁 50g。先将郁李仁捣烂，水研绞汁，或捣烂后煎汁去渣，加入粳米、薏苡仁同煮为粥，空腹食。(《本草纲目》郁李仁粥)

(2)小便不利，水肿胀满，喘息　郁李仁 60g，薏苡仁 200g。郁李仁研碎，用水搅拌后，滤取药汁。用药汁将薏苡仁煮饭。日服 2 次。(《独行方》郁李薏苡仁饭)

蜂　蜜(《神农本草经》)

【异名】 石蜜、白蜜、蜂糖。

【性味】 味甘，性平。

【归经】 入肺、脾、大肠经。

【功效】 补脾益气，润肠通便，缓急止痛，解毒。

【主治】 肺燥咳嗽；脾气虚弱，肠燥便秘；胃脘疼痛；解乌头毒。

【用法用量】 煎服或冲服。15～30g，大剂量 30～60g。

【现代研究】

(1)成分　本品含糖类、挥发油、蜡质、有机酸、花粉粒、泛酸、维生素 B_5、乙酰胆碱、维生素、抑菌素、酶类、微量元素等。

(2)药理　本品有促进实验动物小肠推进运动，缩短排便时间；增强体液免疫，抗菌，解毒，促进创伤组织愈合，保肝、抗肿瘤等作用。

【注意】 本品助湿壅中，又能润肠，故湿阻中满及便糖泄泻者慎用。

【药膳选方】

(1)脾虚肝旺，肝脾不调所致的脘腹拘急疼痛，少食易饥，饥时发作　白芍 9g，甘草 9g，蜂蜜 30g。前两者煎汤取汁，加蜂蜜，溶化服。(《食疗本草学》蜂蜜芍药汤)

(2)湿热泻痢，少食腹痛，小便短少　马齿苋 30g，车前草 30g，蜂蜜 30g。前两者煎汤取汁，加蜂蜜，溶化服。(《食疗本草学》蜂蜜马齿苋车前汤)

(3)肺虚久咳，干咳喉干，肺痨咳嗽　百部 30g，蜂蜜 60g。百部煎汤取汁，浓缩，加蜂蜜，小火煎沸成膏，待冷备用。每次 1 汤匙，沸水化服。每日 2 次。(《食疗本草学》百部蜜膏)

决明子(《神农本草经》)

【异名】 草决明,假绿豆,马蹄子。

【性味】 味苦、甘,性凉。

【归经】 入肝、肾经。

【功效】 清热明目,利水通便。

【主治】 目赤肿痛、羞明多泪、目暗不明,头痛、眩晕,肠燥便秘等。

【用法用量】 炒、煎服。10～15g。

【现代研究】

(1)成分　本品含大黄酸、大黄素、芦荟大黄素、决明子素、橙黄决明子素、决明素等蒽醌类物质,以及决明苷、决明酮、决明内酯等萘并吡咯酮类物质;另含甾醇、脂肪酸、糖类、蛋白质等。

(2)药理　本品有降低血压,降低血浆总胆固醇和甘油三酯,缓和泻下,抗菌等作用。

【注意】 气虚便溏者不宜使用。

【药膳选方】

(1)目赤肿痛,肝阳上扰之头晕、头痛,高血压病,高脂血症,便秘　决明子12g,白菊花9g,冰糖少许。先煎决明子和白菊花,去渣取汁,再入粳米煮粥,加冰糖少许。

(2)老人、产妇津液不足所致大肠干燥,无力型便秘　生决明子10～30g,蜂蜜适量。将决明子捣碎,加水200～300ml,煎煮5分钟,冲入蜂蜜,搅匀后当茶饮。(《食物本草》蜂蜜决明膏)

第十一节　活血化瘀、止血类药

凡具有活血通经,祛瘀止痛功能的,可用来治疗气血瘀滞所致诸证的药物,叫活血祛瘀药。凡具有止血作用的药物称为止血药。其中活血化瘀类药物行散力强,易耗血动血,妇女经期及孕妇慎用或忌用。

桃　仁(《神农本草经》)

【异名】 桃核仁、光桃仁、毛桃、白桃。

【性味】 味苦、甘,性平。

【归经】 入心、肝、大肠经。

【功效】 活血祛瘀,润肠通便,止咳平喘。

【主治】 闭经痛经;跌打损伤,瘀血肿痛;肠燥便秘;气逆喘咳,胸膈满闷等。

【用法用量】 捣碎、浸泡、煎、煮、熬。5～10g。

【现代研究】

(1)成分　本品含苦杏仁苷、苦杏仁酶、脂肪油、挥发油等。

(2)药理　本品有抑制血液凝固,抗体外血栓的作用;润滑肠道,利于排便;促进子宫收缩出血;镇痛、抗炎、抗菌、抗过敏;镇咳平喘;抗肝纤维化等作用。

【注意】便溏者及孕妇不宜使用。本品有毒，不可过量食用。

【药膳选方】

(1)气滞血瘀型痛经　桃仁15g，粳米50g，红糖适量。将桃仁捣烂如泥，加水研汁去渣，以汁煮粳米为稀粥加红糖适量，每日2次，空腹温食。(《食医心镜》桃仁粥)

(2)妇人室女血闭不通、五心烦热　桃仁(焙)、红花、当归(洗焙)、杜牛膝等分为末。每服10g，温酒调下，空腹食用。

(3)咳嗽气喘，胸膈痞满　桃仁(研汁)15g，青粱米50g。煮青粱米作粥，后入桃仁汁搅匀，空腹食用。(《饮膳正要》桃仁粥)

红　花(《本草图经》)

【异名】红蓝花、刺红花、草红花。

【性味】味辛，性温。

【归经】入心、肝经。

【功效】活血化瘀，通经止痛。

【主治】血瘀经闭，痛经，产后腹痛；胸痹心痛；跌打损伤，瘀滞肿痛等。

【用法用量】煎服。3～10g。

【现代研究】

(1)成分　本品含二氢黄酮衍生物(红花醌苷、新红花苷、红花苷)、红花黄色素、红花油等。

(2)药理　本品有保护和改善心肌缺血，抗心律失常作用；可降低血压，抑制血小板聚集，降血脂；兴奋子宫和肠道平滑肌；镇痛、镇静和抗惊厥；抗炎；有免疫抑制作用。

【注意】本品小量养血活血，大量活血祛瘀，月经过多者及孕妇不宜使用。

【药膳选方】

(1)产后腹痛，恶露不尽，血瘀痛经　槐花、凌霄花各30g，红花10g，粳米100g。将槐花、凌霄花、红花共入锅中，加适量水煎取汁，用该汁与粳米煮成粥。温服。

(2)外伤血瘀肿痛，痹症经络不通　玫瑰花9g，全当归3g，红花3g。以上三味水煎取汁，白酒少量兑服。(《百草镜》玫瑰红花汤)

(3)一切风邪侵入腹中，腹中刺痛　红花100g，60度白酒400ml。红花放入细口瓶中，加入白酒，浸泡1周，每日振摇一次。必需时服用10ml，也可兑凉白开水10ml、加红糖适量。佐餐服用。(《金匮要略》红花酒)

三　七(《本草纲目》)

【异名】金不换、参三七、田七。

【性味】味甘、微苦，性温。

【归经】入肝、胃、大肠经。

【功效】化瘀止血，消肿定痛。

【主治】吐血、咳血、衄血、尿血、便血、崩漏下血等各种内外出血症，尤以有瘀滞者为宜；跌打损伤，瘀血肿痛等。

【用法用量】浸泡、煮、蒸、熬。3～10g。

【现代研究】

(1)成分　本品含皂苷、三七黄酮A(槲皮素)、三七氨酸等。

(2)药理　本品有抗血小板聚集、溶栓,造血,降低血压、保护心脑血管,镇痛、抗炎、抗衰老,预防肿瘤等作用。

【注意】本品活血化瘀有碍胎元,孕妇不宜使用。

【药膳选方】

(1)胃出血　三七粉5g,鲜藕汁1杯,鸡蛋1个。鲜藕汁加水煮沸,鸡蛋打散,放入三七粉调匀,入沸汤中,稍加盐,佐餐温服。(《同寿录》三七藕蛋羹)

(2)心脉瘀阻之胸痹、心痛　三七10g,去核红枣15枚,去内脏的鲫鱼1条(约150g),陈皮5g,精盐、香油各适量。将切碎的三七与红枣、陈皮、鲫鱼同入锅中,加水适量,煎煮约30分钟,待鱼熟时加入精盐适量,再煮二沸,淋入香油即成。当菜佐餐,随意食用。

(3)血瘀,月经过少　三七粉1.5g,山药10g,牛肉100g,胡椒、姜、葱、酱油适量。牛肉洗净切成小块,与三七粉、山药共炖成汤,加胡椒、姜、葱、酱油调味。午、晚餐佐餐食用。每日1剂。

丹　参(《神农本草经》)

【异名】赤参、紫丹参。

【性味】味苦,性微寒。

【归经】入心、心包、肝经。

【功效】活血祛瘀,消肿止痛,除烦安神。

【主治】月经不调、痛经闭经、腹中包块、产后恶露不尽;血瘀心痛、脘腹疼痛;癥瘕积聚;跌打损伤;疮痈肿毒;烦躁神昏、心悸失眠等。

【用法用量】浸泡、蒸、煮、炖、熬。5～15g。

【现代研究】

(1)成分　本品含丹参酮、丹参醇、丹参酚、丹参醛、丹参素、丹参酸、维生素E等。

(2)药理　本品有降低血压,调节血脂,抑制动脉粥样硬化斑块的形成,抗肝纤维化,镇静、镇痛,抗炎、抗菌等作用。

【注意】无血瘀者不宜使用。不能与藜芦同用。

【药膳选方】

(1)血瘀气滞,心悸,失眠之症　丹参30g,红枣3枚,糯米50g,红糖适量。将丹参煎水取汁,去渣,放入糯米、红枣、红糖,加适量清水,如常法煮成稠粥即可。每日2次,温热服食。10日为一个疗程,隔3日再服。

(2)胸痹心血瘀阻,心神不宁　丹参9g,绿茶3g。将丹参研成粉末,加绿茶,放热水瓶中,冲入半瓶开水,加盖焖10～15分钟后即可。

川　芎(《神农本草经》)

【异名】芎䓖、香果。

【性味】 味辛,性温。

【归经】 入肝、胆、心包经。

【功效】 行气解郁,活血止痛,祛风燥湿。

【主治】 月经不调、痛经闭经、产后瘀滞腹痛;肝郁气滞,胸痹心痛;跌打损伤,疮疡痈肿;头痛、风寒湿痹等。

【用法用量】 浸泡、蒸、煮、炖、焖、熬。3～10g。

【现代研究】

(1)成分　本品含生物碱(如川芎嗪),挥发油、酚类物质(如阿魏酸),内脂素以及维生素A、叶酸、蔗糖、甾醇、脂肪油等。

(2)药理　本品有抑制血小板凝集、预防血栓形成,抑制子宫平滑肌,镇静,降压,促进骨痂形成,抗菌,抗组胺和利胆等作用。

【注意】 阴虚火旺,多汗,月经过多,气弱者不宜使用。

【药膳选方】

(1)气血不足,气滞不通之头晕目眩、头痛　川芎6～10g,鸡蛋2个。先将鸡蛋煮熟去壳后与洗净的川芎同入砂锅中,加水适量,文火煎煮30分钟左右即成。吃蛋喝汤,可经常服用。

(2)跌打损伤,偏头风痛　川芎30g,白酒500g。川芎洗净,浸入白酒,泡7日。每服10～20ml,每日2～3次。

(3)头痛头晕,心悸气短,神疲乏力　川芎20g,白菊花15g,蜂蜜20g。将川芎、白菊花分别洗干净,川芎切成薄片,与白菊花同入砂锅,加水适量煎煮20分钟,滤汁取渣,趁温调入蜂蜜,搅匀即成。上下午分次服用。

鸡血藤(《本草纲目拾遗》)

【异名】 血风藤。

【性味】 味苦、甘,性温。

【归经】 入肝、肾经。

【功效】 养血调经,活血补血,舒经活络。

【主治】 血虚;月经不调,经闭腹痛;风湿痹痛,麻木瘫痪;跌打损伤,血瘀肿痛等。

【用法用量】 煎汤或浸酒。10～30g。

【现代研究】

(1)成分　本品含刺芒柄花素、芒柄花苷、樱黄素、甘草查耳酮、异甘草素、四羟基查耳酮、大豆黄素、苜蓿酚、表儿茶精、原儿茶酸、β-谷甾醇、胡萝卜甾醇等。

(2)药理　本品有扩血管,抑制血小板凝聚;抗动脉粥样硬化;抗炎,抑菌等作用。

【注意】 阴虚火亢者不宜使用。

【药膳选方】

(1)月经不调,痛经闭经　鸡血藤30g,鸡蛋2个,白糖适量。将鸡血藤、鸡蛋放入锅内,加水适量同煮,蛋熟去壳再煮片刻,加少许白糖调味即成。饮汤食蛋,每日2次。(《饮食疗法》鸡血藤煲鸡蛋)

(2)头晕目眩,面色苍白,神疲体倦,贫血　鸡血藤2kg,五指毛桃2kg,红糖400g。将鸡血藤、毛桃洗净,加水后以武火煎4小时,过滤去渣,加红糖致文火浓缩,熬成糖浆1000ml。每次食20ml,每日3次服用。(《闽东医药》鸡桃糖浆)

艾　叶(《神农本草经》)

【异名】艾、艾蒿、蕲艾、家艾。

【性味】味苦、辛,性温。

【归经】入肝、脾、肾经。

【功效】温经止血,安胎,散寒止痛,通络,祛湿止痒。

【主治】虚寒性出血,月经过多,崩漏下血;胎动不安;脾胃虚寒之脘腹冷痛,经寒不调,宫冷不孕;寒湿痹痛;皮肤瘙痒等。

【用法用量】煎汤或捣汁。3~10g。

【现代研究】

(1)成分　本品含挥发油(桉叶素、樟脑、龙脑、蒿醇、芳樟醇)、倍半萜类、环木菠烷型三萜及黄酮类化合物等。

(2)药理　品有抗菌,抗病毒,平喘、镇咳、祛痰,兴奋子宫平滑肌等作用。

【注意】阴虚有血热者不宜使用。温经散寒止痛宜生用,温经止血宜炒炭用。

【药膳选方】

(1)虚寒痛经,月经不调,腹中冷痛　乌鸡1只,艾叶20g,黄酒30ml。乌鸡,放血去毛及内脏,加艾叶,黄酒,水1杯,隔水蒸烂熟,加盐少许。佐餐用之。(《本草纲目》蒸乌鸡)

(2)少腹冷痛,崩漏下血,习惯性流产　艾叶10g,生姜15g,鸡蛋2个。将艾叶、生姜与带壳鸡蛋放入适量水中煮熟后,去壳取蛋,放入水中再煮,煮好后饮汁食蛋。(《饮食疗法》艾叶生姜煮鸡蛋)

(3)脘腹冷痛　炒艾叶10g,胡椒30粒,红糖适量。胡椒捣碎,与艾叶同煎,加入红糖调服。

(4)妊娠期腰酸腹痛,阴道少量下血,小腹空坠　阿胶18g,龙骨6g,艾叶3g,糯米60g。阿胶炙黄为末,龙骨,艾叶捣罗为末。用水适量,共煮为粥。温热空腹服食之,日服2次。(《太平圣惠方》胎漏方)

益母草(《神农本草经》)

【异名】坤草、九重楼、云母草、茺蔚,苦低草。

【性味】味苦、辛,性微寒。

【归经】归心、肝、膀胱经。

【功效】活血调经,利水消肿,清热解毒。

【主治】用于月经不调,胎漏难产,产后腹痛,产后血晕,瘀血腹痛,跌打损伤,肾病水肿,尿血,泻血,痈肿疮疡等。

【用法用量】煎汤、熬膏或入丸散,10~15g。

【现代研究】

(1)成分 含生物碱,其中有益母草碱、水苏碱、益母草定、益母草宁等。

(2)药理 益母草煎剂、酒精浸膏及所含益母草碱等对多种动物子宫有明显兴奋作用,对呼吸中枢有直接兴奋作用。益母草可促进由异丙肾上腺素造成的局部血流微循环障碍的很快恢复。能显著增加冠脉流量并减慢心率,抗血小板聚集以抗血栓形成;能增强机体免疫细胞的功能。具有利尿、抑菌、抗炎等药理作用。

【注意】阴虚血少、月经过多、瞳孔散大者禁服。忌铁器。

【药膳选方】

(1)面浮肢肿 益母草茎叶,烂捣敷疮上,又绞取汁含服之,即内消。(《太平圣惠方》)

(2)产后虚劳、腹痛 益母草15g,生地黄15g,藕汁约50ml,生姜6g,小米50~100g,蜂蜜适量。先煎益母草、生地黄、生姜,去渣,入米煮粥,将熟,加入藕汁及蜂蜜稍煮。每日分三次服。(《太平圣惠方》)

第十二节 安神药

凡以安定神志为主要作用,用治神志失常病证的药物,称为安神药。主要适用于神志不安的病证,症见心悸、失眠、多梦、癫狂、惊风等。根据临床应用不同,安神药可分为重镇安神药与养心安神药两大类。

重镇安神药多为质地沉重的矿石类物质,善镇心安神定惊,主治心火炽盛、痰火内扰所致的惊悸失眠、惊痫癫狂;部分药物还具平肝潜阳等功效。养心安神药为植物药,具有养心滋肝作用,用于心肝血虚、心神失养所致的心悸怔忡、失眠多梦等神志不宁的虚证,并常与补血养心药同用,以增强疗效。

使用该类药要注意:矿石类安神药易伤脾胃,不宜久服,或配伍健脾养胃药同用。

酸枣仁(《神农本草经》)

【异名】枣仁、酸枣核。

【性味】性平,味甘。

【归经】归心、脾、肝、胆经。

【功效】宁心安神,收敛止汗。

【主治】适宜于肝血不足、体虚多汗、津伤口渴之证。

【用法用量】内服:煎汤,6~20g;研末,每次3~5g;或入丸、散。

【现代研究】

(1)成分 本品含丰富脂肪油和蛋白质,并有两种甾醇、三萜化合物及酸枣仁皂苷,还含有丰富的维生素C等。

(2)药理 酸枣仁总皂苷和总黄酮对中枢神经系统有抑制作用;酸枣仁总皂苷有降压、降血脂、抗氧化作用;酸枣仁油有镇痛、抑制血小板凝集、抗肿瘤等作用。

【注意】有邪火及患有滑泄者慎食。

【药膳选方】

(1)心肝两虚,心烦不眠　酸枣仁、熟地各10g,粳米30～60g,将酸枣仁微炒,捣碎,与熟地共煎取药汁,再以药汁煮粥,每日3次。(《太平圣惠方》)

(2)胆虚睡卧不安、心多惊悸　酸枣仁30g。炒熟令香,捣成末。每服6g,以竹叶汤调下。

(3)虚劳心烦不得卧　酸枣仁1碗,用水绞汁,下米3合,煮粥,空腹食之。(《备急千金要方》)

柏子仁(《神农本草经》)

【异名】柏实、柏子、侧柏子、柏仁。

【性味】性平,味甘。

【归经】归心、肾、大肠经。

【功效】养心安神,润肠通便,收敛止汗。

【主治】惊悸失眠,健忘,体虚多汗,遗精,便秘等症。

【用法用量】煎汤,6～6g;或入丸、散。外用可炒研取油涂。

【现代研究】

(1)成分　本品含脂肪油约14%,并含少量挥发油及皂苷。

(2)药理　柏子仁单方注射液可使猫的慢波睡眠深睡期明显延长,并具有显著的恢复体力作用。

【注意】便溏、痰多、腹泻或呕吐者忌服。畏菊花,羊蹄。

【药膳选方】

(1)血虚心悸、失眠、盗汗　炒柏子仁5g。捣碎,沸水冲泡。加盖5分钟,代茶随意饮服。

(2)老年人习惯性便秘及心悸、失眠、健忘等　柏子仁20g(捣碎),粳米20g,蜂蜜适量。同入砂锅内,加水煮成稀粥,疏后加入蜂蜜适量,稍煮几沸即可,早晚空腹适量温热服食。

第十三节　平肝息风药

凡具有平降肝阳、止息肝风作用的药物,称为平肝息风药。平肝息风药,适用于肝阳上亢、头目眩晕,以及肝风内动、惊痫抽搐等症。

平肝息风药性各不相同,一般来说,偏于寒凉者,脾虚慢惊则非所宜;性偏温燥者,血虚伤阴者当宜慎用。

石决明(《别录》)

【异名】真珠母、鳆鱼甲、九孔螺。

【性味】味咸,性寒。

【归经】归肝经。

【功效】平肝潜阳,清肝明目。

【主治】头痛眩晕;目赤翳障;视物昏花;青盲雀目。

【用法用量】煎服，15～30g；应打碎先煎。

【现代研究】

(1)成分　本品含碳酸钙，有机质，少量镁、铁、硅酸盐、磷酸盐、氯化物和极微量的碘；还含锌、锰、铬、锶、铜等微量元素；贝壳内层具有珍珠样光泽的角质蛋白，经盐酸水解得 16 种氨基酸。

(2)药理　有清热、镇静、降血压、拟交感神经的作用。九孔鲍提取液有抑菌作用，其贝壳内层水解液经小鼠抗四氯化碳急性中毒实验表明，有保肝作用；其酸性提取液对家兔体内外的凝血实验表明，有显著的抗凝作用。

【注意】脾胃虚寒者慎服，消化不良、胃酸缺乏者禁服。

【药膳选方】

(1)肝虚血弱，日久昏暗　石决明、五味子、菟丝子(酒浸一宿，别捣为末)各一两，知母(焙)、细辛(去苗)、熟地黄(焙)各一两半。上为细末，炼蜜为丸，如梧桐子大。每服三十丸，空心，用米饮送下。(《奇效良方》石决明丸)

(2)锁喉风　石决明火烧醋炙三次，研细末，用米醋调，鹅羽蘸擦喉内，吐痰效。(《本草汇言》)

牡　蛎(《本草拾遗》)

【异名】生蚝、蛎蛤。

【性味】味咸，性微寒。

【归经】归肝、胆、肾经。

【功效】重镇安神，潜阳补阴，软坚散结。

【主治】主治虚损，妇人崩漏失血，丹毒，酒后烦热，口渴。

【用法用量】煎服，9～30g；宜打碎先煎。外用适量。收敛固涩宜煅用，其他宜生用。

【现代研究】

(1)成分　含蛋白质、脂肪、碳水化合物、钙、磷、铁、维生素 A、维生素 B_1、维生素 B_5；其他如维生素 D、维生素 F(即亚麻酸和亚油酸)以及铜、锌、锰、钡、碘、硒等，脂类中含一种糖脂和另一种鞘类磷脂等。

(2)药理　牡蛎肉中多种氨基酸有增强免疫功能、抗疲劳作用；牡蛎肉中丰富的锌有促进青少年的生长发育、加速创伤愈合的作用。

【注意】脾胃虚寒腹泻便溏者不宜多食；急、慢性皮肤病患者忌食。

【药膳选方】

(1)虚损，妇人崩漏失血　单用本品煮熟，食肉喝汤。

(2)体质虚弱　麦冬 20g，海带半条，用水煎去药渣，加入蚝肉 200g 煮沸后，放入适量的大米饭拌匀，煮成泡饭，用油、盐、香菇、芹菜、香葱调味食用。

(3)眩晕　牡蛎 20g，龙骨 20g，菊花 10g，枸杞子 12g，何首乌 12g，水煎服。每日 1～2 次。

罗布麻(《救荒本草》)

【异名】吉吉麻、红花草。

【性味】味甘、苦，性凉。

【归经】归肝经。

【功效】平抑肝阳，清热利尿。

【主治】主治心脏病，高血压，神经衰弱，肝炎腹胀，肾炎浮肿。

【用法用量】煎服或开水泡服，3～15g。

【现代研究】

(1)成分　罗布麻叶主要含黄酮苷，酚性物质，有机酸，氨基酸，多糖苷，鞣质，甾醇，甾体皂苷元和三萜类物质。

(2)药理　罗布麻叶煎剂有降压作用；罗布麻叶浸膏有镇静，抗惊厥作用，并有较强的利尿、降低血脂、调节免疫、抗衰老及抑制流感病毒等作用。罗布麻根煎剂有强心作用。

【注意】不宜过量或长期服用，以免中毒。

【药膳选方】

(1)高血压、高脂血症　罗布麻叶 6g，山楂 15g，五味子 5g，冰糖适量，开水冲泡，代茶常饮。

(2)神经衰弱，眩晕，心悸，肝硬化腹水，浮肿　罗布麻 3～9g。开水冲泡当茶喝，不可煎煮。

天　麻(《神农本草经》)

【异名】赤箭、木浦、明天麻。

【性味】味甘，性平。

【归经】归肝经。

【功效】息风止痉，平抑肝阳，祛风通络。

【主治】用于肝风内动，惊痫抽搐。眩晕，头痛。肢体麻木，手足不遂，风湿痹痛。

【用法用量】煎服，3～9g。研末冲服，每次 1～1.5g。

【现代研究】

(1)成分　本品含天麻苷，天麻苷元，β-甾谷醇和胡萝卜苷，柠檬酸及其单甲酯，棕榈酸、琥珀酸和蔗糖等；尚含天麻多糖，维生素 A，多种氨基酸，微量生物碱，多种微量元素，如铬、锰、铁、钴、镍、铜、锌等。

(2)药理　天麻水、醇提取物及不同制剂，均能使小鼠自发性活动明显减少，且能延长巴比妥钠、环己烯巴比妥钠引起的小鼠睡眠时间，可抑制或缩短实验性癫痫的发作时间，天麻还有降低外周血管，脑血管，和冠状血管阻力，并有降压，减慢心率及镇痛抗炎作用，天麻多糖有免疫活性。

【注意】凡患者见津液衰少，血虚、阴虚等，均慎用天麻。

【药膳选方】

(1)肝肾不足，风阳上扰之眩晕、耳鸣、健忘等　猪脑一个，天麻 10g，粳米 250g。猪脑、天麻入砂锅内，加入淘洗干净的粳米、清水适量煮成稀粥，以猪脑熟为度。早晚分食。

(2)体虚眩晕，高血压眩晕，及记忆力减退　鳙鱼头 1 个，天麻 15g，煲汤食，经常服食。

(3)肝阳上亢所致的头重脚轻、面红目赤等　取芹菜 250g、天麻 15g，芹菜洗净切段放入锅中，加清水上火煮汤，不放盐，淡食。

第十四节　补虚药

凡能补益人体气血阴阳之不足，以增强抗病能力，消除虚弱证候的药物，称为补虚药，或称补益药。补益药根据其功效和主要适应证的不同而分为补气、补阳、补血、补阴四类。

补虚药原为虚证而设，凡身体健康，并无虚弱表现者，不宜滥用，以免导致阴阳平衡失调，“误补益疾”。实邪方盛，正气未虚者，以祛邪为要，亦不宜用，以免“闭门留寇”。

人　参（《神农本草经》）

【异名】 白菜参、红参、野山参。

【性味】 性温，味甘、微苦。

【归经】 归脾、肺、心经。

【功效】 大补元气，补脾益肺，复脉固脱，安神益智，益气摄血，固脱。

【主治】 劳伤虚损，久虚不复，一切气血津液不足之证：短气喘促，懒言声微，自汗乏力，食少便溏，身热口渴、消渴健忘，心悸失眠，气不摄血，崩漏下血，体虚欲脱，肢冷脉微，心力衰竭，心源性休克等。

【用法用量】 内服：泡、炖、蒸、焖、煨、煮、熬，3～6g。不宜与藜芦同用。

【现代研究】

（1）成分　主要含人参皂苷 R_{g1}、R_{b1} 等 30 多种人参皂苷、α-人参烯等挥发油、人参酸等有机酸、人参黄酮苷等黄酮以及木脂素、甾醇、氨基酸、多糖等。其中人参皂苷及多糖等为主要有效成分。

（2）药理　能加强动物高级神经活动的兴奋和抑制过程；能增强机体抵抗力，抗维生素 B_1、B_2 缺乏症，减少疲劳感；可以降低血糖，与胰岛素有协同作用；能够促进动物性腺功能；并且能促进造血器官的造血功能，改善贫血。

【注意】 实证、热证忌服。

【药膳选方】

（1）年老体弱，五脏虚衰、劳伤亏损、心慌气短、失眠健忘等　人参粉 3g，粳米 100g，冰糖少许。将参、米放入锅内，加清水适量，用武火煮沸，改文火煨成粥，待熟后入冰糖，搅匀即成，每日 1 次，做早餐用。（《食鉴本草》）

（2）脾胃虚弱所致的呕吐　人参 15g，半夏 15g，干姜 5g，生姜汁 10ml，鲜生地汁 30ml，面粉适量。先将半夏用温水淘洗干净数次，去矾味，与人参、干姜一起焙干共为细末，加入面粉、生姜汁、鲜生地汁调匀，做成小圆饼，放入蒸锅内蒸熟即可。每日饭前当佐餐食用。（《卫生简方》参姜饼）

（3）心痛憋闷，心悸气短，面色苍白，精神萎靡等　人参 10g，薤白 6g，鸡蛋 1 个，粳米 100g。先将人参单煮，取汁备用；鸡蛋放入碗中，搅拌均匀，备用。粳米如常法煮粥，米熟时，放入鸡蛋、薤白，再煮候熟。每日 1 次。（《圣济总录》人参薤白粥）

西洋参(《增订本草备要》)

【异名】西洋人参、洋参、花旗参。

【性味】味苦、微甘,性寒。

【归经】归心、肺、肾经。

【功效】补气养阴,清火生津。

【主治】气虚阴亏,内热,咳喘痰血,虚热烦倦,消渴,口燥咽干等。

【用法用量】内服:浸泡、炖、蒸、煮。3～6g。

【现代研究】

(1)成分　国产西洋参含12种以上的皂苷,还含有少量挥发油、树脂、淀粉、糖类、氨基酸和无机元素等。

(2)药理　西洋参总皂苷有抗疲劳、抗心律失常、抗心肌缺血、抗缺氧、抗惊厥作用;西洋参总黄酮有降压作用;西洋参多糖有增强免疫功能、抗癌作用。

【注意】中阳衰微、胃有寒湿者忌服。忌铁器及火炒。

【药膳选方】

(1)心阴不足,症见心悸心烦、失眠多梦　龙眼肉30g,西洋参3g,白糖3g。龙眼肉、西洋参、白糖共放碗内,每天在饭锅上蒸透,可蒸多次。每次用开水冲服1匙。(《随息居饮食谱》)

(2)长期低热而气少口渴者　将老母鸡去内脏洗净,取西洋参50g放入鸡肚内,再用线缝合鸡肚,加水淹没鸡体,不加盐,先用大火烧开,再用小火炖,炖至鸡肉熟烂,汤液剩下2/3即可,每天吃一小碗鸡肉和汤。

黄　芪(《神农本草经》)

【异名】黄耆、王孙、绵黄芪。

【性味】性温,味甘。

【归经】归脾、肺经。

【功效】补气固表,利尿排毒,排脓,敛疮生肌。

【主治】神倦乏力,气短懒言,面色萎黄,食少便溏,久泻脱肛,内脏下垂,崩漏带下,胎动不安,自汗咳喘,浮肿,小便不利,疮疡内陷,脓成不溃或溃久不敛等。

【用法用量】内服:浸泡、炖、蒸、焖、煮、熬。一般用10～15g,大剂量可用30～60g。

【现代研究】

(1)成分　本品含黄芪皂苷Ⅰ～Ⅳ类、异黄芪皂苷Ⅰ、Ⅱ,乙酰黄芪皂苷Ⅰ,大豆皂苷Ⅰ,毛蕊异黄酮,多糖、氨基酸及微量元素等。

(2)药理　能够增强机体的免疫力和应激能力,延缓衰老,强心,扩张血管,改善微循环,降血压,抑制血小板聚集,促进骨髓造血,保肝,抗菌消炎,抗病毒,抗氧化,抗肿瘤等。

【注意】表虚实邪盛,内有积滞,阴虚阳亢,疮疡阳证,实证,不宜使用。

【药膳选方】

(1)劳倦所伤,年老体弱,久病羸弱之心慌气短,食欲不振等　黄芪30g,粳米60g,白糖适量。将黄芪用冷水浸泡半小时，入砂锅煎沸，煎出浓汁后去渣取汁，将一、二煎药汁合并后分两等份，早晚各用一份，同粳米加水煮粥，粥成后入白糖，早晚空腹服用。(《本草纲目》黄芪粥)

(2)血虚体弱，宫冷崩漏，各种贫血，脘腹冷痛　乌鸡肉 500g，当归 9g，黄芪 18g。乌鸡活宰，去毛及内脏，洗净，切成小块。当归、黄芪洗净，连同乌鸡放入砂锅内，加入水适量，武火煮沸后改文火煮 2 小时，加食盐调味即成。佐餐食用。

灵　芝(《神农本草经》)

【异名】 灵芝草、菌灵芝、木灵芝。

【性味】 性平，味甘

【归经】 归肺、心、肝、肾经。

【功效】 补气安神，止咳平喘。

【主治】 心悸气短，眩晕失眠，神疲乏力，久咳气喘，心悸。

【用法用量】 内服：煎汤，10～15g；研末，2～6g；或浸酒饮用。

【现代研究】

(1)成分　紫芝含麦角甾醇、有机酸、氨基葡萄糖、多糖类、树脂、甘露醇等。赤芝含麦角甾醇、脂肪酸、树脂、甘露醇和多糖类；又含生物碱、香豆精、内酯、水溶性蛋白质和多种酶类。

(2)药理　可增强戊巴比妥钠中枢抑制作用，有明显的镇痛作用；灵芝中的三萜类化合物(四环三萜)有保肝、抗过敏作用；灵芝总碱能改善微循环，对心肌缺血有保护作用；灵芝多糖有免疫调节、抗肿瘤、降血糖、降血脂、抗氧化、抗放射作用。

【注意】 实证者慎服。

【药膳选方】

(1)血脂增高，兼见胸部憋闷，或心前区疼痛，头晕胀痛等　丹参 20g，灵芝 15g，甘草 5g。将上述诸物洗净后共入锅中，加适量水煎取汁。代茶饮。

(2)中气虚弱，体倦乏力，表虚自汗等　灵芝 30g，红枣 10 枚，乌龟一只。乌龟洗净切块，与灵芝、红枣共放于砂锅中，加入适量水烧开，小火炖至酥烂，调味即可。趁热食物喝汤。

(3)各种癌症　紫芝菌核 15～20g，加水 250ml 煎服，1 日 3 次分服。

白　术(《神农本草经》)

【异名】 于术，山蓟，山芥，山连。

【性味】 性温，味苦、甘。

【归经】 归脾、胃经。

【功效】 健脾补气，燥湿利水，止汗安胎。

【主治】 用于脾虚食少，腹胀泄泻，痰饮眩悸，水肿，自汗，胎动不安。

【用法用量】 内服：浸泡、煎、炖。10～15g。

【现代研究】

(1)成分　本品含挥发油，主要成分为苍术醇，苍术酮，白术内酯甲、乙，芹烷二烯酮，β-芹油烯，桉树萜等，并含有氧香豆素类，糖类及树脂等。

(2)药理　有利尿作用，能增加水和电解质特别是钠的排出；能降低血糖，保护肝脏，提高细胞免疫功能；有抗菌，抗肿瘤的作用。

【注意】本品燥湿伤阴，如阴虚内热或津液亏耗燥渴便秘者，不宜使用。

【药膳选方】

(1)心悸气短，食少腹胀，神疲倦怠乏力，大便溏薄等　白术30g，干姜6g，红枣250g，鸡内金15g，面粉500g，菜油、食盐各适量。将白术、干姜用纱布包成药包，放入锅内，下红枣，加1000ml水，先用武火烧沸，后用文火熬煮1小时左右。除去药包和枣核，并将枣肉捣为泥状。将鸡内金碎成细粉，与面粉枣泥和匀，加适量水，合成面团。将面团分成若干小团，做成薄饼，用文火烙熟即成。(《医学衷中参西录》益脾饼)

(2)脾胃气弱，形体消瘦，食欲不振　白术30g，生姜2g，槟榔10g，猪肚1个，粳米60g，酱油、麻油适量。将猪肚洗净，切成小块，同白术、槟榔、生姜共煮，至猪肚熟烂取汁，以汤入粳米煮粥，以麻油、酱油拌猪肚。喝粥，猪肚佐餐，每日2次。(《圣济总录》白术猪肚粥)

(3)表虚不固，恶风多汗，食之汗出如洗　白术30g，牡蛎6g，防风75g。为末，每服9g，温水调下。(《宣明论方》)

黄　精(《名医别录》)

【异名】重楼，野生姜，鸡头黄精，鸡头根，黄鸡菜。

【性味】性平，味甘。

【归经】归肺、胃、肾经。

【功效】补脾益气，养阴润肺，补肾填精。

【主治】适宜病后虚损、精血不足、阴虚干咳者食用；还适宜癌症、白细胞减少症、再生障碍性贫血、脂肪肝患者食用。

【用法用量】煎服，10～30g。

【现代研究】

(1)成分　本品含黏液质、淀粉及糖分。

(2)药理　黄精多糖有增强免疫功能，促进DNA和蛋白质合成；抗病原微生物作用；对中毒性耳聋有疗效。能降血糖、降血脂、增加冠脉流量、强心、抗心肌缺血，并有止血的作用。

【注意】中寒泄泻，痰湿痞满气滞者忌服。

【药膳选方】

(1)久病阴虚者调养　黄精15g，粳米100g。先将黄精放入小碗中，用温水泡软，切成细丁备用；粳米如常法煮粥，临熟时加入黄精，继续煮15～20分钟即可。每日1次。

(2)身体虚弱、肺虚咳嗽及妇女低热、白带等病症　黄精30g，冰糖50g，黄精用冷水泡发，加冰糖，用小火煎煮1小时即成。吃黄精，喝汤，每日2次。(《闽东本草》)

何首乌(《开宝本草》)

【异名】首乌，地精，夜交藤根，地精，何相公。

【性味】性微温，味苦、甘、涩。

【归经】归肝、肾经。

【功效】养血滋阴，润肠通便，截疟，祛风，解毒。

【主治】阴虚血少、头发早白、头晕耳鸣、四肢酸软、遗精、带下、慢性肝炎、瘰疬痈疮、大便秘结者。

【用法用量】内服：10～30g。外用：适量，煎水洗、研末撒或调涂。

【现代研究】

(1)成分　含卵磷脂、大黄素、大黄酚、大黄酸、大黄素甲醚等。

(2)药理　能够降低血脂，降低血糖；可抑制人型结核菌、弗氏痢疾杆菌；能促进肠管运动、促进神经兴奋、麻痹肌肉和强心。

【注意】大便溏泄及有湿痰者慎服；忌铁器。

【药膳选方】

(1)肝肾不足，心悸失眠，腰膝酸软，须发早白，遗精阳痿，肠燥便秘等　制何首乌30g，粳米50g，红枣5枚，红糖适量。将制首乌煎取浓汁，去渣，与粳米、红枣同入砂锅内煮粥，放入红糖少许以调味，早晚各服1次。(《太平圣惠方》)

(2)肝肾精血亏损，心悸失眠，血压偏高、头晕肢麻等症　何首乌60g，粳米100g，大枣3枚，冰糖适量。何首乌，入砂锅煎取浓汁，去渣，入粳米100g，大枣3枚，冰糖适量，同煮为粥。(《长寿粥谱》何首乌粥)

阿　胶(《神农本草经》)

【异名】傅致胶、盆覆胶、驴皮胶。

【性味】性平，味甘。

【归经】归肺、肝、肾经。

【功效】补血止血，滋阴润肺。

【主治】吐血、便血、崩漏、阴虚咳嗽、虚烦不眠、阴虚发热等。

【用量用法】服用阿胶的方法很多，用于一般性调补，通常是用阿胶5～10g，加适量黄酒，隔水蒸炖烊化成液体后服用。为了便于粉碎，又常炒用，炒用者称阿胶珠。内服：入汤剂，烊化兑服，5～10g；炒阿胶可入汤剂或入丸、散。滋阴补血多生用，润肺化痰常用蛤粉炒，止血常用阿胶珠或蒲黄炒。

【现代研究】

(1)成分　含有胶原及其水解产物，还含有蛋白质、多种氨基酸及钙等，其中有赖氨酸10%，精氨酸7%，组氨酸2%等。

(2)药理　阿胶中的多种氨基酸和硫酸皮肤素，有抗休克、耐缺氧、抗疲劳、抗辐射、增加免疫功能、补血、止血作用。

【注意】本品性滋腻，有碍消化，胃弱便溏者慎用。

【药膳选方】

(1)一切血虚，出血，虚劳咳嗽，胎动不安等　阿胶30g，糯米50g，红糖少许。先用糯米煮粥，待粥将熟时放入捣碎的阿胶，边煮边搅匀，稍煮二三沸即可。早晚服用。(《食医心鉴》糯米阿胶粥)

(2)老人体虚之大便秘结　阿胶6g，连根葱白3根，蜜2匙。先煎葱，入阿胶、蜜溶开。

食前温服。(《仁斋直指方》)

(3)经量增多,或经期延长月经过多　黍米(净淘)100g,阿胶 30g。黍米淘洗干净,入煲内,加水煮粥,临熟时下阿胶末,使烊化后,搅拌均匀即得。每日 1 剂,分 2 次于空腹时食之,可服至病愈。(《寿亲养老新书》黍米阿胶粥)

当　归(《神农本草经》)

【异名】干归、秦归。

【性味】性温,味甘、辛。

【归经】归肝、心、脾经。

【功效】补血活血,调经止痛,润肠通便。

【主治】血虚萎黄,眩晕心悸,月经不调,经闭痛经。

【用法用量】内服:浸酒、炖、蒸、焖、煮。5～15g。

【现代研究】

(1)成分　含挥发油、当归多糖、多种氨基酸、维生素 A、维生素 E、维生素 B_{12} 及多种人体必需的营养物质等。

(2)药理　能抗血栓,抑制血小板聚集,增强造血功能,扩张血管,降压,抗心肌缺血、缺氧缺糖,促进免疫功能。且对子宫平滑肌具有兴奋和抑制双向作用。还具有保肝、镇静、镇痛、抗炎、抗辐射损伤作用。

【注意】湿盛中满、大便溏泻者忌用。

【药膳选方】

(1)产后血虚内寒,腹中拘急,绵绵作痛　当归 30g,生姜 60g,羊肉 500g。将当归、生姜洗净、切片;羊肉剔去筋膜,置沸水锅内滤去血水,捞出待凉,横切成长短适度的条块。然后将羊肉条块及生姜、当归放入洗净砂锅内,掺入清水适量,用武火烧沸,打去浮沫,改用文火炖至羊肉熟烂即可。(《金匮要略》当归生姜羊肉汤)

(2)血虚诸症或月经不调,经闭腹痛以及虚寒腹痛等　当归 15g,党参 15g,母鸡 1 只,葱、生姜、料酒、食盐各适量。制作用法:将母鸡宰杀后,去毛和内脏,洗净。将当归、党参放入鸡腹内,置砂锅中加入葱、生姜、料酒、食盐、清水各适量。将砂锅置武火上烧沸,改用文火煨炖,至鸡肉熟软。酌量食用。(《乾坤生意》归参炖母鸡)

(3)久病体虚,怠倦乏力,消瘦　鳝鱼 300g,当归 15g,党参 15g,大葱 25g,鲜姜 15g,食盐适量。先将鳝鱼剖后洗净切丝;当归、党参用布包扎,共放入锅内,加水适量,煎煮约 1 小时,捞出药包,加入葱、姜、盐调味,稍煮二三沸即成,吃鱼喝汤。(《周益生家宝方》归参鳝鱼羹)

桑　椹(《新修本草》)

【异名】桑葚实、乌椹、黑椹、桑枣、桑葚子、桑果、桑粒、桑藨。

【性味】性寒,味甘,酸。

【归经】归肝、肾经。

【功效】补肝益肾,滋阴熄风,生津润肠。

【主治】肝肾阴亏,消渴便秘,目暗耳鸣,心悸失眠,须发早白,关节不利。

【用法用量】煎汤，10～15g；熬膏、生啖或浸酒。

【现代研究】

(1)成分 成熟桑椹果含葡萄糖，蔗糖，琥珀酸，酒石酸，维生素 B_1、维生素 B_2、维生素 C，维生素 B_5，色素等。未熟青桑葚含有氰酸。

(2)药理 本品有增强免疫功能，激发淋巴细胞转化的作用。

【注意】脾胃虚寒、大便溏者忌食。

【药膳选方】

(1)阴虚火旺的心烦不眠之症 桑椹 500g，百合 100g，蜂蜜 300g。将桑椹、百合加水适量煎煮 30 分钟取液，再加水煮 30 分钟取液，两次药液合并以小火煎熬浓缩至稠黏时，加蜜至沸停火，待凉装瓶备用。每次 1～2 汤匙，沸水冲化饮用，经常服用。

(2)肝肾阴虚而致须发早白，贫血，神经衰弱 鲜桑椹 30g，红枣 10 枚，百合 30g，粳米 100g，冰糖适量。将桑椹、红枣、百合放入砂锅中，加水煎取汁液，去渣后与粳米一同小火煮熟，加入少量冰糖即成。早晚分服，连服数日。

(3)心肾亏虚不寐或习惯性便秘 鲜桑椹 30～60g。水适量煎服。(《闽南民间草药》)

冬虫夏草(《本草从新》)

【异名】夏草冬虫、虫草、冬虫草。

【性味】性温，味甘。

【归经】归肺、肾经。

【功效】补肾益精，益肾壮阳，补肺平喘，止血化痰。

【主治】久咳虚喘，产后虚弱，阳痿阴冷等病症。

【用法用量】煎汤或炖服，5～10g。

【现代研究】

(1)成分 脂肪、粗蛋白、虫草酸、奎宁酸、冬虫夏草素、虫草多糖、虫草酸、维生素 A、维生素 C、维生素 B_{12}、维生素 B_5、麦角甾醇、多种氨基酸等。

(2)药理 虫草多糖能促进淋巴细胞转化，有增加免疫、抗肿瘤的作用；虫草酸(D-甘露醇)可以显著地降低颅压，促进机体新陈代谢。冬虫夏草中的超氧化物歧化酶可以消除机体内超氧自由基，具有抗衰老、抗癌的作用。

【注意】感冒发热、伤风咳嗽者不宜服用。凡形体强盛或血热者，不宜服本品。

【药膳选方】

(1)病后虚损 冬虫夏草 5 枚、老雄鸭 1 只、黄酒、生姜、葱白、食盐各适量。老鸭去毛、内脏，冲洗干净，放入水锅中煮开至水中起沫捞出，将鸭头顺颈劈开，放入冬虫夏草，用线扎好，放入大钵中，加黄酒、生姜、葱白、食盐、清水适量，再将大钵放入锅中，隔水蒸约 2 小时鸭熟即可食之。(《本草纲目拾遗》)

(2)肾亏虚热引起的头晕眼花，视物模糊等症 新鲜鲍鱼 60g，冬虫夏草 6g，枸杞子 30g，精盐适量。将鲍鱼去壳，去掉污秽粘连部分，洗净后切成片，冬虫夏草、枸杞子分别洗净，瓦煲内加清水适量，用大火煲至水滚后放入鲍鱼片、枸杞子、冬虫夏草，改用中火继续煲 3 小时左右，加入精盐调味即成。

枸杞子(《神农本草经》)

【异名】 西枸杞、甜菜子。

【性味】 性平,味甘

【归经】 归肝、肾、肺经。

【功效】 滋补肝肾、益精明目。

【主治】 肝肾阴亏,腰膝酸软,头晕,目眩,目昏多泪,虚劳咳嗽,消渴,遗精。

【用法用量】 内服:浸泡、煎、煮、熬。10～15g。

【现代研究】

(1)成分　含蛋白质、脂肪、甜菜碱、胡萝卜素、维生素 B_1、维生素 B_2、维生素 C、钙、磷、铁、铜等。

(2)药理　枸杞多糖有增强免疫、保肝、降血脂、降血糖的作用;枸杞总皂苷可显著增强耐受缺氧能力,有抗应激的作用;枸杞中的甜菜碱有刺激生长的作用。

【注意】 外邪实热,脾虚有湿及泄泻者忌服。

【药膳选方】

(1)腰膝酸痛,头晕眼花等　枸杞叶 250g(或枸杞子 30g),羊肉 60g,羊肾 1 个,粳米 60g,葱白 2 茎,盐适量。将新鲜羊肾剖开,去内筋膜,洗净,细切;羊肉洗净切碎;煮枸杞叶取汁,去渣。也可用枸杞叶切碎,同羊肾、羊肉、粳米、葱白一起煮粥。待粥成后,入盐少许,稍煮即可。(《饮膳正要》枸杞羊肾粥)

(2)头晕眼花,心悸失眠,皮肤不润,面色萎黄　龙眼肉 10g(或鲜龙眼 50g),枸杞子 10g,樱桃 30g。将龙眼肉、枸杞子放入砂锅,加水适量,煮至充分鼓胀后,放入鲜樱桃,煮沸,加白糖调味即成。每日 1 剂,佐餐食用。(《名医别录》桃樱龙眼饮)

(3)肝肾阴虚,头晕,目眩　枸杞 500g。将药放入砂罐内,入水煎十余沸,用纱布过滤。滤液再入水煎,滤取汁 3 次,去渣不用,将汁再滤入砂罐内,慢火熬成膏,入瓷器内,密闭。早晚用酒调服。(《寿世保元》)

龙眼肉(《开宝本草》)

【异名】 益智,桂圆,龙眼干,龙目,圆眼。

【性味】 甘,温。

【归经】 归心、脾经。

【功效】 补益心脾,养血安神。

【主治】 用于心脾气血不足所致的惊悸怔忡、虚劳羸弱,失眠健忘,脾虚腹泻,产后浮肿,精神不振,自汗盗汗等病症。

【用法用量】 水煎服,10～15g,补虚可用至 30～60g;或浸酒,熬膏。

【现代研究】

(1)成分　龙眼含葡萄糖、蔗糖和维生素 A、B 等多种营养素,其中含有较多的是蛋白、脂肪和多种矿物质。

(2)药理　龙眼含易消化吸收的单糖,对体弱贫血,年老体衰,久病体虚有补益作用;妇女产后，龙眼也是重要的调补食品。因含铁及维生素 B_2 很丰富，可以减轻子宫收缩及宫体下垂感。促进生长，增强体质，有抗应激作用以及增强免疫功能。

【注意】 消渴、腹胀或有痰火者不宜服用。

【药膳选方】

(1)大补气血　以剥好龙眼肉，盛竹筒式瓷碗内，每次一两，加入白糖 3 克，素体多火者，再加入西洋参片 3 克，碗口用纱布罩上一层，日日于锅上蒸之，可蒸多次。(《随息居饮食谱》玉灵膏)

(2)思虑过度，劳伤心脾，气血不足，惊悸怔忡，失眠健忘　龙眼 250g，浸泡于 1.5kg 白酒中经 1 月后开封饮用。(《万病回春》)

(3)产后浮肿，气虚水肿，脾虚泄泻　龙眼干、生姜、大枣适量，煎汤服。(《泉州本草》)

石　斛(《神农本草经》)

【异名】 林兰、禁生、杜兰、金钗花、吊兰花、悬竹。

【性味】 味甘，微苦，性微寒。

【归经】 归胃、肺、肾经。

【功效】 益胃生津，滋阴清热。

【主治】 用于阴虚内热所致之肾虚目暗、口干口渴、视力减退或腰膝软弱等。

【用法用量】 煎汤、熬膏或入丸、散，6～15g，鲜品加倍。

【现代研究】

(1)成分　含石斛碱等生物碱，黏液质、淀粉等。

(2)药理　石斛能显著提高超氧化物歧华酶水平，降低过氧化脂质，调节脑单胺类神经介质水平，抑制类似单胺氧化酶，起到延缓衰老的作用。含有酯类成分，具有活血化瘀、扩张血管及抗血小板凝结，治疗血栓闭塞性脉管炎，脑血栓形成，动脉硬化性闭塞等作用。对肠管有兴奋作用，可使收缩幅度增加。对眼科疾病有明显的治疗作用，对半乳糖性白内障有抑制作用。

【注意】 温热病早期阴未伤者、湿温病未化燥者、脾胃虚寒者均禁服。

【药膳选方】

(1)口渴少津，纳呆　石斛 20g，谷芽 12g，白蜜 30g，前 3 味水煎取汁，加白蜜拌匀饮服。

(2)眼目昼视精明，暮夜昏暗，视不见物，名曰雀目　石斛、仙灵脾各一两，苍术(米泔浸，切，焙)半两。上三味，捣罗为散，每服三钱匕，空心米饮调服。(《圣济总录》石斛散)

玉　竹(《神农本草经》)

【异名】 肥玉竹、制玉竹、葳蕤、明玉竹。

【性味】 性平，味甘。

【归经】 归肺、胃经。

【功效】 滋阴生津、润肺养胃。

【主治】 热病阴伤，咳嗽烦渴，虚劳发热，消谷易饥，小便频数。

【用法用量】 煎汤，10～15g；熬膏或入丸、散。

【现代研究】

(1)成分　本品含铃兰苦苷、小奈酚苷、W皮醇苷和维生素A。根茎含玉竹黏多糖及4种玉竹果聚糖,还含吖丁啶-2-羧酸等。

(2)药理　玉竹中的铃兰苦苷和铃兰苷对心脏有先抑制后兴奋的作用;玉竹皂苷有抗肿瘤作用;玉竹黄酮类化合物(槲皮素苷、山奈酚苷)有降压和降血脂作用。

【注意】胃有痰湿气滞者忌服,脾虚便溏者慎服。

【药膳选方】

(1)食欲不振,形体消瘦,口渴喜饮,大便秘结　鹅肉250g,北沙参、玉竹各15g,山药30g。将鹅肉洗净,在沸水中氽去血水,切成小块,与纱布包裹的北沙参、玉竹、山药一起放入砂锅内,加水适量,煮至鹅肉熟烂,弃纱布包,加食盐等佐料调味即可。每日1剂,佐餐饮汤食肉,10日为1疗程。(《本草拾遗》沙参玉竹鹅肉汤)

(2)热病伤阴之咽干咳嗽,心烦口渴,秋冬肺燥干咳　玉竹30g,猪瘦肉150g,精盐、味精适量。先将玉竹洗净切片,用纱布包好,猪瘦肉洗净切块,然后一同放入砂锅内,加清水适量煎煮,熟后去玉竹加精盐及味精调味即成。食肉饮汤。

百　合(《神农本草经》)

【异名】白百合,蒜脑薯,重迈,摩罗,夜合花,卷莲花。

【性味】性寒,味甘。

【归经】归肺、心经。

【功效】养阴润肺,清心安神。

【主治】阴虚咳嗽,劳嗽久咳,痰中带血;热病后期的神思恍惚,虚烦惊悸,失眠多梦,精神恍惚。

【用法用量】内服:浸泡、炖、蒸、煮、焖、熬。10～30g。

【现代研究】

(1)成分　本品含秋水仙碱等多种生物碱及淀粉、蛋白质、脂肪、皂苷、多糖、磷脂、氨基酸、维生素及大量微量元素等。

(2)药理　百合鳞茎含秋水仙碱等多种生物碱有升高血细胞、止咳、祛痰、平喘的作用;百合中的百合多糖有抗氧化作用。

【注意】风寒咳嗽及脾虚中寒便溏者禁服。

【药膳选方】

(1)阴虚发热、热病后期阴血损伤,余热扰心等　百合7枚,鸡子黄1枚,冰糖适量。将鸡蛋分出鸡蛋黄,备用;百合剥开,洗净,放入锅中,加入清水,武火烧开后改用文火,调入鸡蛋黄搅匀,煮开后以冰糖调味食用。每日1次。(《金匮要略》百合鸡子黄汤)

(2)肺阴不足、脾气虚弱引起的咳嗽、气喘、乏力、食欲不佳　鲜百合50g(干品30g),粳米100g,冰糖适量。将粳米洗净,放入锅内,加水适量,置武火上烧沸后改文火熬至半熟,放入百合煮熟即可。食时加入冰糖。早晚各服1次(《本草纲目》)

(3)梦多失眠,心神不宁　百合50g,知母10g。将百合洗净,浸泡一晚,洗去白沫,加清水适量煎煮;知母加水煎取汁液,与百合汤合并,再煎煮,取汁约400ml,分2次温服。(《金

匮要略》百合知母汤）

鳖　甲（《神农本草经》）

【异名】 上甲，鳖壳，团鱼甲，鳖盖子。

【性味】 性平，味咸。

【归经】 归肝、脾、肾经。

【功效】 养阴清热，平肝熄风，软坚散结。治劳热骨蒸，经闭经漏，小儿惊痫。

【主治】 阴虚发热，骨蒸劳热，热病伤阴，虚风内动，小儿惊痫，劳疟疟母，癥瘕痃癖，经少经闭等。

【用量用法】 内服：煎汤，15～30g，先煎；熬膏或入丸、散。外用：研末撒或调敷。

【现代研究】

（1）成分　本品含动物胶、角蛋白、碘质及维生素 D 等。能抑制肝、脾之结缔组织增生，提高血浆蛋白水平，还有抗肿瘤等作用。

（2）药理　鳖甲中的多种氨基酸和鳖甲多糖有抗肝纤维化、增加血红蛋白含量、增强免疫功能、抗癌、耐缺氧、耐寒冷、抗疲劳作用。

【注意】 脾胃阳虚、食减便溏或孕妇禁服。

【药膳选方】

（1）小儿痫　鳖甲炙令黄，捣为末，取 5g，乳服，亦可蜜丸如小豆大服。（《子母秘录》）

（2）瘰疬瘘疮及风顽疥癣　鳖甲（炙）烧酒浸，酌量饮。（《普济方》）

（3）骨蒸夜热劳瘦，骨节烦热者　鳖甲一斤（滚水洗，去油垢净），北沙参四两，怀熟地、麦门冬各六两，白茯苓三两，陈皮一两。水五十碗，煎十碗，渣再煎，滤出清汁，微火熬成膏，炼蜜四两收。每早晚各服数匙，白汤调下。（《本草汇言》）

山　药（《神农本草经》）

【异名】 山芋，薯药，怀山药。

【性味】 味甘，性平。

【归经】 归脾、肺、肾经。

【功效】 补脾，养肺，固肾，益精。

【主治】 用于诸虚所致之食少、久泻不止、肺虚喘咳、肾虚遗精、带下、尿频、虚热消渴等。

【用法用量】 内服：煎汤 15～30g，大剂量 60～250g；或入丸、散。外用：适量，捣敷。

【现代研究】

（1）成分　山药含丰富的糖类、蛋白质、钙、磷、铁等矿物质、胡萝卜素及多种维生素，山药还含薯蓣皂苷元、多巴胺、山药碱、多酚氧化酶、尿囊素及具有降血糖作用的山药多糖。

（2）药理　具有降血糖作用的山药多糖，具有良好的免疫调节作用，促进肠道内容物排空。调节机体对非特异刺激的反应，提高免疫功能。

【注意】 湿盛中满或有实邪、积滞，便秘者不宜食用。

【药膳选方】

（1）脾虚泄泻　山药、白术各 30g，人参 1g，捣为细末，煮白面糊为丸，如小豆大，每服 30

丸，食前温水饮下。(《圣济总录》山芋丸)

(2)小便多，滑数不禁　白茯苓(去黑皮)，干山药(去皮，白矾水内浸过，慢火焙干用之)。上两味各等份，稀米汤调服。(《儒门事亲》)

(3)虚劳咳嗽　山药捣烂半碗，加入甘蔗汁半碗，和匀，温热饮之。(《简便单方》)

杜　仲(《神农本草经》)

【异名】 思仙，木绵，思仲，石思仙。

【性味】 味甘、微辛，性温。

【归经】 归肝、肾经。

【功效】 补肝肾，强筋骨，安胎。

【主治】 用于腰背酸疼，阴下湿痒，胎动不安，头晕目眩等。

【用法用量】 煎汤、浸酒或入丸、散，6～15g。

【现代研究】

(1)成分　含杜仲胶，糖苷、生物碱、脂肪、树脂、有机酸、酮糖、维生素 E，B 族维生素及 β-胡萝卜素等，还含有微量元素，醛糖、绿原酸。

(2)药理　树皮的提取物及煎剂对动物有持久的降压作用。能使高血压患者血压有所降低，并改善头晕、失眠等症状。能调节免疫功能使之平衡。

【注意】 阴虚火旺者慎服。

【药膳选方】

(1)腰痛　川木香一钱，八角茴香三钱，杜仲(炒去丝)三钱。水一盅，酒半盅，煎服，渣再煎。(《活人心统》思仙散)

(2)腰痛　杜仲末 10g，猪肾 1 枚。猪腰洗净切片，椒、食盐腌去腥水，拌入杜仲末，以荷叶包裹，煨熟后食用。(《本草权度》)

(3)胞胎不安　杜仲 12g，大红枣 10 枚，糯米 100g。杜仲、大枣水煎取浓汁，加糯米煮粥，早、晚空腹食用。

第十五节　收涩药

凡具有收敛固涩作用，可以治疗各种滑脱症候的药物，称为收敛药，又叫收涩药。收敛固涩作用的药物味多酸涩，性温或平，主入肺、脾、肾、大肠经。

乌　梅(《神农本草经》)

【异名】 梅子，青梅，白梅，梅实。

【性味】 味酸、涩，性平。

【归经】 归肺、肝、脾、大肠经。

【功效】 敛肺止咳，生津止渴，涩肠止泻，安蛔。

【主治】 肺虚久咳；津少口渴，或烦热消渴；久泻，久痢；蛔虫所致的腹痛。

【用法用量】 煎汤，研末，或以糖，盐腌制后食。

【现代研究】

(1)成分　乌梅含有很多有机酸,如枸橼酸、苹果酸、草莓酸草酸等;还含5-羟甲基-2-糖醛,为无色油状物。所含挥发性成分,主要有苯甲醛等。乌梅仁含苦杏仁等。

(2)药理　乌梅中含钾较高,有降血压、利尿作用;乌梅中的苹果酸、枸橼酸、柠檬酸、琥珀酸、齐墩果酸有抗病原微生物的作用;乌梅种仁中的苦杏仁苷有利水降压、止咳祛痰作用。

【注意】多食损齿,伤脾胃。有湿热者不宜用本品。

【药膳选方】

(1)肺虚久咳　本品煎汤取汁,调入蜂蜜或饴糖,送服甜杏仁。

(2)烦热消渴　单味煎汤,加白糖适量服,亦可与麦冬、芦根煎汤服。亦可嚼食乌梅。

(3)久泻久痢　本品煎汤,以糖调味服,或同莲子共煮,以糖调味,饮汤食莲子。

(4)蛔虫腹痛　可用本品同花椒、甘草煎汤服或研末服。

莲　子(《神农本草经》)

【别名】莲实、莲米、莲肉、藕实等。

【性味】性平,味甘、涩。

【归经】入心、脾、肾经。

【功效】养心安神,补脾益胃,涩肠固精。

【主治】心失所养,虚烦不眠;脾胃虚弱,食欲减退,或泻痢;肾虚遗精,尿频;脾虚泻泄,小便不利,妇女带下等。

【用法用量】煎汤,研末,煮食或生食。

【现代研究】

(1)成分　含蛋白质、脂肪、碳水化合物、钙、磷、铁等。

(2)药理　莲子所含的氧化黄心树宁碱有抗癌、降压作用,莲子中的芸香苷(芦丁)有维持毛细血管抵抗力作用;莲子中的胡萝卜素有抗氧化、抗衰老作用。

【注意】大便燥结者不宜用本品。

【文献】《医林纂要》:"莲子甘平,甚宜脾胃,而固涩之性,最宜于滑泄之家。"《本草纲目》:"交心肾、厚肠胃、固精气。"

【药膳选方】

(1)心阴不足,心悸不眠　莲子(带心)30g,百合30g,麦门冬12g,加水煎服。

(2)脾胃虚弱,饮食不化,大便稀溏　莲子肉,糯米各200g,炒香;茯苓(去皮)100g,共研为细末,白糖适量,一同拌匀,加水使之成泥状,蒸熟,待冷却后压平切块即可食用。

(3)肾气不固,遗精尿频　莲子研末,熬金樱子取汁与莲子末和丸,温水冲服。

(4)妇女体虚带下不止　白果肉、莲子肉、糯米各15g,乌骨鸡1只,胡椒适量。将白果、莲子、糯米、胡椒装入去肠的鸡腹内,炖至熟烂,空腹食之。(《集简方》)

芡　实(《神农本草经》)

【异名】鸡头苞、鸡头莲、雁头、芡子、鸡头果、苏芡。

【性味】性平,味甘、涩。

【归经】 归脾、肾经。

【功效】 涩精固肾，补脾止泻。

【主治】 肾虚不固之遗精滑精，小便不禁，脾虚久泄，带下淋浊等症。

【用法用量】 内服：煎汤，10～30g；或入丸、散，亦可适量煮粥食。

【现代研究】

(1)成分　芡实种仁含多量淀粉，少量蛋白质、脂肪、碳水化合物、粗纤维、钙、磷、铁、B族维生素、维生素C及胡萝卜素等营养物质。

(2)药理　有抗氧化和清除自由基的作用；能减轻缺血再灌注心脏的损伤。

【注意】 大便秘结、小便不利者忌用。气郁痞胀，食滞不化者慎服。

【药膳选方】

(1)肾虚遗精，小便失禁，白带，久泄等　芡实30g，白果10枚，糯米30g。煮粥。每日食用1次，10日为1疗程。间歇服2～4疗程。(《食医心鉴》)

(2)脾虚不运，久泻不止，食少乏力，消瘦等　芡实10g，薏苡仁15g，山药30g，莲肉30g，茯苓10g，糯米50g，小米30g。先将茯苓、山药焙干，分别研末，混合待用；其余诸味共入锅中，加适量的水，煮至粥熟后，下茯苓、山药粉搅拌均匀，稍煮即成。每日1剂，分次空腹服用。(《仁寿录》六神粥)

(3)大便溏泄，脱肛　猪大肠1付，芡实、北芪各30g。诸味洗净，煲汤佐膳。

(4)梦遗漏精　芡实研末、莲花蕊末、龙骨(煅研)、乌梅肉(焙干取末)各30g。煮山药糊为丸，如鸡头大。每服一粒，温酒、盐汤空腹送下。

第七章 药膳配方

第一节 解表药膳

解表药膳是以解表类药食为主制作而成，具有发汗、解肌、透邪作用，使病邪外出，表证得解，用以预防或解除外感表证的药膳食品。

表证分为风寒、风热以及兼见气、血、阴阳不足之表证三种证型。解表药膳也相应地分为发散风寒药膳、发散风热药膳及扶正解表药膳三类。

辛温解表类药膳适用于风寒表证以恶寒发热，头项强痛，肢体酸疼，口不渴，无汗或有汗等为主要症状。药食常选葱、荆芥、紫苏、生姜、防风、麻黄等，药膳方如生姜粥、葱豉汤、荆芥薄荷粥、五神汤等。

辛凉解表类药膳适用于外感风热表证以发热、微恶风寒、有汗、口渴、咽痛为主要症状，药食常选薄荷、荸荠、桑叶、菊花、葛根、金银花等，药膳方如薄荷粥、桑菊酒、荆芥粥等。

扶正解表药膳适用于体虚感冒有表证以恶寒发热，头痛鼻塞，倦怠乏力，气短懒言，反复发作；年老或多病，恶风，易汗出；舌质淡，苔薄白，脉浮无力为主要症状，药食常选红枣、人参、莲藕、豆腐等，药膳方如姜枣散、葱豉煲豆腐、五果茶等。

一、辛温解表

葱豉汤

【方源】《孟诜方》

【配料】 连须葱白 30g，淡豆豉 10g，生姜 3 片、黄酒 30g。

【制作用法】 将葱白、淡豆豉、生姜入锅，加水 500ml，煮沸，再加黄酒，煮沸即可。每日 2～3次，热服，服后盖被取汗。

【功效主治】 祛风散寒，解表和中。主治风寒感冒，表现为微恶风寒，鼻塞流清涕，打喷嚏时，即可使用本方治疗。

【方解】 此方中葱白味辛性温，有发表通阳的作用，治伤寒头身疼痛，为君药；淡豆豉味辛甘，微苦，性凉，有解表除烦的作用为佐药，二药合用，祛风散寒，解表和中。

生姜粥

【方源】《饮食辨录》

【配料】 鲜姜 6g，粳米 60g，连须葱白 30g，米醋适量。

【制作用法】将生姜、粳米洗净，生姜切片；将淘洗干净的粳米置于砂锅内武火烧沸，再用文火熬煮至七分熟烂，加入生姜、醋继续烧沸，至熟烂为止。温热服，每日2次，2～3日为1疗程。

【功效主治】发散风寒，补气和中，适用于脾胃虚弱之人外感风寒所致的头痛鼻塞，反胃，呕吐清水等症。

【方解】方中生姜味辛、性温，归肺、脾经，发汗解表、温中止呕之功皆具，为方中君药。辅以大枣补脾益胃，佐以粳米护胃气。三药共用，发散风寒，补气和中。

紫苏粥

【方源】《粥谱》

【配料】紫苏10g，粳米100g。

【制法】粳米洗净，如常法煮粥，临熟时加入紫苏，继续煮10～15分钟即可停火。

【功效主治】解表散寒，行气宽中，调和肠胃。尤其适合风寒感冒兼胃肠症状者。

【方解】紫苏味辛性温，有散寒解表、行气宽中、解郁化痰等功效；粳米味甘性平，补中益气，紫苏叶与大米同煮，有解表散寒，行气宽中，调和肠胃之功效。

荆芥薄荷粥

【方源】《养老奉亲书》

【配料】荆芥、淡豆豉各10g，薄荷5g，粳米100g。

【制作用法】取荆芥、薄荷、淡豆豉煮沸5分钟，取汁，去渣；取粳米煮粥，待粥将熟时，加入药汁，同煮为稀粥。温热服，每日2次，2～3日为1疗程。

【功效主治】发汗解表，清利咽喉，退热去烦。适用于外感风寒表证，兼有化热之象。症见感冒初期，发热恶寒，头痛，烦热不眠，咽喉肿痛，以及面瘫等。

【方解】本方中荆芥发汗祛风解表，为主药。薄荷疏散风热，清利咽喉；淡豆豉解表除烦，共为辅药。粳米益胃护津。四药配伍，共奏发汗解表，清利咽喉，退热去烦之功效。

鲜葱白粥

【方源】《济生秘览》

【配料】新鲜连根葱白2棵，淡豆豉10g，粳米60g，食盐少许。

【制作用法】将连根葱白洗净，切成长3cm长的节段，粳米淘洗干净，备用；将粳米放入砂锅内，加水适量，置武火上烧沸，再用文火熬煮至五成熟时，加入新鲜连根葱白、食盐、豆豉，继续煮至粳米熟烂，即成。温热服，每日2次，2～3日为1疗程。

【功效主治】发汗解表。适用于外感风寒表证初起，症见恶寒发热，无汗头痛、鼻塞等。

【方解】方中用葱白味辛性温，归肺、胃经，有发汗解表，散寒通阳之功效，为本方的主药。配以淡豆豉解表、除烦为辅药。佐以粳米益护胃气，食盐调味。诸药配伍，共奏发汗解表之功效。用于风寒外束肌表所致的外感之症。

姜糖苏叶饮

【方源】《本草汇言》

【配料】 生姜 15g，苏叶、红糖各 10g。

【制作用法】 将生姜洗净、切丝；苏叶洗净，合并装入茶杯中，开水冲泡，盖上盖，浸泡 10 分钟，调入红糖搅匀，即可。趁热顿服，日服 2 次，2～3 日为 1 疗程。

【功效主治】 解表散寒，温中和胃。适用于外感风寒，脾胃不和所致的头痛，恶寒发热，胸闷不舒，脘腹胀满，恶心呕吐等症。

【方解】 方中生姜辛温，既能发汗解表以散风寒，又具温中和胃、降逆止呕之功，且止呕之功优良，本方重用为主药。辅以辛温之苏叶行气宽中，和胃止呕。佐以红糖温中暖胃并调味。三品合用，共奏解表散寒、温中和胃之功效。

五神汤

【方源】《惠宜堂经验方》

【配料】 苏叶、荆芥、茶叶各 6g，生姜 2g，冰糖 25g。

【制作用法】 取生姜洗净切成薄片同荆芥、苏叶、茶叶一起放入锅内，加入水适量，用文火烧沸约 5 分钟，滗出汁，再加水煎煮一次，两次取汁约 500ml，用纱布过滤，取得澄清药液装在容器内；另取砂锅添加清水约 50ml，文火烧沸后下入冰糖溶化，再把糖汁兑入药液内，搅匀既成。温服，每日 1 剂，分 3 次服，2～3 日为 1 疗程。

【功效主治】 解表散寒，行气止呕。适用于外感风寒，脾胃不和所致的恶寒发热，头痛，鼻塞，咳嗽等症。

【方解】 方中苏叶、生姜、荆芥皆为辛温之品，其中苏叶、生姜既能发散风寒，又能行气宽中止呕，为本方的主药。荆芥长于祛风解表，为本方的辅药。佐以糖调味、助汗，入茶叶利用其寒下之性，使温而不燥，升而有降，又可悦神爽志。诸品合用，共奏解表散寒，行气止呕之功效。

二、辛凉解表

荆芥粥

【方源】《养老奉亲书》

【配料】 荆芥 10g，薄荷 5g，淡豆豉 10g，粳米 100g。

【制作用法】 先将荆芥、薄荷、淡豆豉另煎，煮开后继续煎煮 10 分钟即可，去渣取汁，备用。粳米煮粥，米烂时兑入药汁，同煮为粥。每日 1 剂，每日 2 次，趁热服食。

【功效主治】 疏风散热，辛凉解表。本方适用于风热感冒。

【方解】 方中以荆芥、薄荷为主，长于散风热，清头目，利咽喉；淡豆豉、粳米为辅，豆豉味辛，微苦，性寒，解表除热，粳米健脾养胃，有助于祛邪外出，四物配合，具有疏风散热，辛凉解表之力。

薄荷粥

【方源】《医余录》

【配料】 鲜薄荷 30g，粳米 100g。

【制作用法】 将薄荷洗净，放入锅内，加水适量，煎煮 5～10 分钟，去渣，取汁待用；将粳米淘洗干净，置锅中加入水适量，武火上烧沸，用文火煮至 7～8 分熟加入薄荷汁，继续煮至熟烂即成。温服，每日 2 次，2～3 日为 1 疗程。

【功效主治】 疏散风热，清利头目。适用于外感风热所致的发热头痛，目赤，咽喉肿痛等症。

【方解】 方中薄荷性味辛凉，气味芳香，质轻上浮，归肝、肺二经，长于疏散风热，清利头目，为本方的主药。配以粳米益气护胃，并助药势，可视为辅佐之品。二物合用，共奏疏散风热，清利头目之功效。

【使用注意】 薄荷不可久煮。

桑菊酒

【方源】《药酒验方选》

【配料】 桑叶、菊花、杏仁、连翘各 30g，薄荷 10g，桔梗 20g，芦根 35g，甘草 10g。

【制作用法】 取上述诸药酌情捣碎，用米酒 1000ml 浸于瓶中，封口。5 日后去渣取汁即可。早晚各服 1 次，每次约 15ml。

【功效主治】 疏散风热，宣肺止咳。适用于外感风热所致的咳嗽，身微热，口微渴等症。

【方解】 方中桑叶味甘苦，性寒，主归肺经，能透毛窍、散风热、宣肺止咳；菊花气清上浮，清散上焦风热。二者共为主药。杏仁肃肺止咳，桔梗宣肺止咳；二者一降一升，使肺气的宣发肃降正常。薄荷辛凉发散，助桑叶、菊花散上焦风热。三者共为臣药。连翘疏散风热并清热解毒，芦根清热生津而止渴，为佐药。甘草调和药性，是作使药之用。诸品合用，共奏疏散风热，宣肺止咳之功效。

【使用注意】 本方为酒剂，身热较甚、目赤肿痛者不宜服用。

桑菊薄竹饮

【方源】《中国药膳学》

【配料】 桑叶、菊花各 5g，竹叶、白茅根、薄荷各 30g。

【制作用法】 取桑叶、竹叶、白茅根三味水煎至沸，取沸水冲泡菊花、薄荷即得。服时加入蔗糖等调味品于上述制得的菊花、薄荷与水混合液中，即可服用。做饮料不拘时服。

【功效主治】 疏散风热，清肝明目，清心利尿。适用于外感风热、心肝火热所致的发热，头痛，目赤肿痛，咽痛，烦热口渴，小便短赤涩痛等症。

【方解】 方中桑叶、菊花皆性凉，归肺、肝经，有发散风热、清肝明目之功，为本方君药。辅以薄荷发散风热，清头目，利咽喉。竹叶甘淡，有清心除烦、利尿之功；白茅根清热利尿，与竹叶共用，能引热从小便而去，是为佐药。诸药配伍，共奏疏散风热，清肝明目，清心利尿之功效。

葛根粥

【方源】《太平圣惠方》

【配料】 葛根粉 30g，粳米 50g。

【制作用法】 粳米洗净浸泡一宿，与葛根粉同入砂锅内，加水 500ml，用文火煮至米熟，粥稠即可。不拘时稍温食用。

【功效主治】 解肌透表，清热生津。适用于伤风感冒，发热恶寒，头痛项强，心烦口渴等症。

【方解】 方中葛根性凉、味辛，归脾、胃经，具有发表解肌，解热生津之功效，为方中之主药，加之粳米护益胃气，二药配伍，共奏清热除烦，生津止渴，解肌透表之功效。

三、扶正解表

姜枣散

【方源】《饮膳正要》

【配料】 老姜 250g，红枣 500g，炙甘草 50g，盐 50g。

【制作用法】 将红枣去核、烘干。盐放入锅内炒熟，老姜切成片。红枣、姜、甘草、盐分别研成末，然后一起放入盆内拌匀，将粉装入瓷罐内备用。每日 2 次，早、晚各服 1 汤匙，用开水冲服。

【功效主治】 温中益胃散寒。主治脾胃虚弱，不进饮食。

【方解】 生姜味辛，性温，有发表散寒之功；红枣味甘，性温，长于补中益气，养血安神；炙甘草补脾和胃。盐清火，解毒，四物相配，既益气养血，又发散解表。

葱豉煲豆腐

【方源】《饮食疗法》

【配料】 淡豆豉 10g，葱白 10g，豆腐 100g。

【制作用法】 锅内放入豆腐、清水煮开后，加入食盐、葱白、豆豉，煮 5～10 分钟后即可停火。趁热服食，服后盖被取微汗。

【功效主治】 益气和中，健脾益气。本方可用于年老体虚外感证。

【方解】 方中葱白、淡豆豉均入肺经，为发汗解表，为主药。鲜豆腐益气和中为辅品。与主料共收扶正解表作用；煲汤热服可助药物的发散之力。全方辛散而不燥烈，无过汗伤津之弊；扶正而不滞邪，无闭门留寇之虑。三料合用，共奏祛风解表，益气和中之功效。

人参薄荷饮

【方源】《普济方・薄荷饮》

【配料】 鲜薄荷叶 60 片，生姜 3g，人参 5g，生石膏 30g，麻黄 2g。

【制作用法】 取生石膏打碎置锅内，加水适量，武火烧沸，文火保持微沸 30 分钟；再加入人参，切成薄片的生姜，共沸 20 分钟；最后加入麻黄和鲜薄荷叶共沸 5 分钟即成。趁热代茶频饮。

【功效主治】 益气解表，疏风清热。适用于气虚之人外感风热所致的发热头痛，咽喉肿痛，咳嗽不爽等症。

【方解】 方中薄荷发散风热，清头目，利咽喉，是为主药。人参补气，扶正以祛邪；石膏清肺热，共为辅药。麻黄、生姜解表宣肺止咳，是为佐药。诸品合用，共奏益气解表，疏风清热之功效。

【使用注意】 脾胃虚寒及外感无虚者勿用。

五果茶

【方源】《济众新编》

【配料】 胡桃10个，银杏15个，大枣7个，生栗(留外皮)7个，生姜1块。

【制作用法】 将上述食材洗净，生姜切丝。先将胡桃、银杏、生栗(带皮)置锅内，沸水煮20分钟；然后放入大枣、生姜于沸水砂锅内浸泡10分钟，即得。趁热代茶频饮。

【功效主治】 扶正解表，宣肺止咳。适用于年老体虚之人外感风邪所致的咳嗽，气喘等症。

【方解】 方中胡桃补肺气，定喘嗽，为本方的主药。银杏敛肺止咳平喘，大枣补气养血，生栗补肾固本，生姜发汗解表，温肺止咳。诸药配伍，共奏扶正解表，宣肺止咳之功效。

生津茶

【方源】《慈禧光绪医方选议》

【配料】 青果5个，石斛6g，甘菊6g，鲜芦根2支，桑叶9g，荸荠5个，麦冬9g，竹茹6g，鲜藕10片，黄梨2个。

【制作用法】 先将青果、荸荠洗净，去皮。黄梨洗净，去皮，切片。鲜藕洗净，切片。鲜芦根洗净，切碎。将上十味入锅内，加清水适量，煎煮，取汁。代茶频饮，每日1剂。

【功效主治】 解表清热，生津止渴。适用于素体肺胃阴虚，复微受风热外邪之证，本方也可作为阴虚之人预防感冒的保健饮品。

【方解】 方中桑叶清宣肺气，甘菊疏散风热，两药直走上焦以驱除外邪，为主料。麦冬、石斛、芦根、藕、梨滋阴润燥，清热生津；青果、竹茹、荸荠清热利咽，化痰止咳；两组配料有标本兼顾之功。全方滋阴为主，兼以解表。

【使用注意】 外感重证或阴伤不明显者不宜，以免留邪。

第二节　清热药膳

清热药膳是以清热类的药物和食物组成，具有清热祛火、凉血解毒等作用，主要用于热性病证的药膳。

本类药膳适应于各种里热证。里热证的治疗根据“热者寒之”“温者清之”立法，分为清气凉营药膳、清热解毒药膳、清热祛暑药膳、清脏腑热药膳、清退虚热药膳等五类。

清气凉营药膳，适用于温热病热在气分、营分，或热盛阴伤。药食常选石膏、生地、蒲公英、芦根等。药膳方如生五汁饮、竹叶粥、石膏粥、生地黄粥、银翘甘草露。

清热解毒药膳适用于烦躁，吐衄发斑，或头面红肿，或口糜咽痛等；或为外科之痈疽疔疮等。药食常选绿豆、银花、连翘等，药膳方如银花绿豆茶、绿豆粥、防疫清咽茶、马齿汤等。

清热祛暑药膳适用于夏季感受暑热或暑湿引起的暑温、暑湿证，见身热心烦，口渴汗出，身重体倦等。药食常选竹叶、荷叶、藿香、苦瓜、梨等，药膳方如荷叶冬瓜汤、丝瓜猪瘦肉汤、翠衣凉茶等。

清脏腑热药膳是适用于热邪偏盛于某一脏腑而产生的火热证。药食常选竹叶、马齿苋、苦瓜、金银花等。药膳方如连梅止痢茶、鲜马齿苋粥、竹茹饮、清络饮等。

清退虚热药膳是适用于热病后期，邪热未尽，阴液已伤，热留阴分，或肝肾阴虚所致的虚热证，主要临床表现为夜热早凉，热退无汗，骨蒸潮热，手足心热或久热不退，舌红少苔等症。药食常选青蒿、鳖甲、生地黄、地骨皮、知母等，药膳方如青蒿鳖甲粥、银莲知母粥、双母蒸甲鱼等。

一、清气凉营

五汁饮

【方源】《温病条辨》

【配料】梨 200g、荸荠 500g、苇根 100g、麦冬 50g、藕 500g。

【制作用法】梨去皮、核，荸荠去皮，苇根洗净，麦冬切碎，藕去皮、节，然后榨汁，和匀凉服。

【功效主治】清热生津。适用于温热病余热未清，津伤口渴。

【方解】方中五物，皆用鲜汁，取其甘凉退热之功效。梨之清肺，芦根清胃，二味皆能流利大肠；荸荠可以消导；热伤阴血，则血热相瘀，藕汁可以行散之；麦冬质柔多汁，为清润之品，长于养阴生津，五味合用，重在清肺止渴，生津润燥。

【使用注意】因是生饮，取汁时须十分注意清洁卫生。

竹叶粥

【方源】《太平圣惠方》

【配料】竹叶 50 片，石膏 90g，砂糖 50g，粳米 100g。

【制作用法】将竹叶洗净后备用。石膏于砂锅内加水约 2000ml，武火至沸，文火保持微沸 30 分钟，再下竹叶同煎 30 分钟后，去渣取汁，备用。将粳米淘洗干净后倒入砂锅内，加入上述药汁，用文火徐徐煮粥至烂熟即可。食时加入白砂糖搅匀即成。每日分 2～3 次食用。

【功效主治】清热泻火，清心利尿。适用于温热病身热口渴，头目不清，昏眩微胀，心烦尿赤等。

【方解】方中竹叶甘润寒清，归心经，长于清心火而除烦，此为方中主药。石膏辛甘大寒，为清热泻火，除烦止渴之要药。本品与主药相配，暑热得解，烦渴可止，是为辅药。粳米、砂糖均味甘入脾胃，有养胃和中之功，并防主辅药寒凉太过伤脾胃。砂糖还能调味、生津。二药皆为方中佐药。诸品合用，共奏清热祛暑，除烦止渴之功。

【使用注意】脾胃虚寒或阴虚发热者不宜用。制备时石膏应打碎先煎，竹叶应后下。

生石膏粥

【方源】《太平圣惠方》

【配料】生石膏 60g，粳米 60g。

【制作用法】粳米淘净，石膏捣碎。石膏放入砂锅中，加水，用中火煮 15 分钟，去渣留汁。粳米与石膏汁一同入锅，用武火烧沸后，转用文火煮至米烂成粥。每日 1 次，佐餐食用。

【功效主治】清热止渴。适用于高热不退，神昏谵语，口渴多饮等。

【方解】方中生石膏辛甘大寒，归肺、胃二经，善清泄肺、胃实热，有清热泻火，除烦止渴之功效，为本方的主药。配伍粳米护益胃气，使生石膏清泄实热而不伤正。二品同用，热清烦除，津生渴止，共收清热泻火、除烦止渴之功效。

【使用注意】脾胃虚寒及阴血不足者不可用。

地黄粥

【方源】《太平圣惠方》

【配料】生地黄 20g，粳米 100g。

【制作用法】先将生地黄煎取汁液，备用。粳米放入锅内，加水煮至米烂时，兑入生地黄汁。每日 1 剂，分 2 次服用。

【功效主治】滋阴凉血，清热生津。本方适用于阴虚内热所致的潮热证，又适用于温病后期，余热未尽，阴津损伤的发热、咯血证。

【方解】方中生地黄甘苦性寒，善清营分、血分之热邪，具有清热、凉血、止血等功效；在本方为主药。生姜辛散温中和胃，可防止生地黄之寒性滋腻、易伤胃阳之弊；粳米护益胃气，共为佐品。三物合用，使全方寒而不凝，滋而不滞。共奏清营凉血，养阴生津之功效。

银翘甘草露

【方源】《本草从新》

【配料】金银花、连翘、芦根各 5g，甘草 3g。

【制作用法】取金银花，连翘于砂锅内加水适量，武火至沸，文火微沸 15 分钟，滤出煎液备用；砂锅内兑入芦根、甘草，加水适量共煎，文火微沸 30 分钟，共煎 2 次，浓缩滤液至 100ml 时，兑入先煎的金银花和连翘之滤液，即可。每日 2 次，3～7 日为 1 疗程。

【功效主治】疏风透热，清热解毒。适用于外感温热病所致的发热汗出，心烦，头痛口渴，咽痛等症。

【方解】方中金银花清透表热；连翘清泻里热；共为本方主药。芦根清热泻火，生津止渴，为辅药。甘草清热解毒，调和药味，为佐使药。诸药合用，共奏疏风透热，清热解毒之功效。

二、清热解毒

绿豆粥

【方源】《普济方》

【配料】绿豆 25g，粳米 100g，冰糖适量。

【制作用法】将绿豆、粳米淘洗干净，放入砂锅内，加水适量，用武火烧沸，再用文火煎熬，直至烂熟；将冰糖汁兑入粥内，搅拌均匀即成。分早、晚 2 次服用，2～3 日为 1 疗程。

【功效主治】清热解暑，生津止渴。适用于暑季中暑、热病烦渴等热证，还可用于食物中毒、药物中毒等。

【方解】方中绿豆，味甘性寒，归心、胃二经，具有清热解毒、消暑热之功；粳米护益胃气，冰糖补中调味，清热解除毒而不伤正。诸品合用，共奏清热解毒之功效。

银花绿豆茶

【方源】《常见病验方选编》

【配料】金银花 30g，绿豆 15g，甘草 3g。

【制作用法】将绿豆淘洗干净，放入砂锅内，加水适量，用武火烧沸，再用文火煎熬，直至烂熟；加入金银花、甘草继续微沸 10 分钟，去渣留汁，即可。代茶频频饮用。

【功效主治】清热祛暑、解毒消肿。适用于热毒壅盛所致的疮痈肿毒，尤其是暑疖、烦渴等症。

【方解】方中金银花为清热解毒的主药；绿豆清解暑湿，是治暑病的绝好食品，在方中起辅药的作用；甘草具清热解毒之功，与金银花有协同作用，是佐使之药。上三味共奏清热祛暑、解毒消肿。

防疫清咽茶

【方源】《北京中医》

【配料】板蓝根 20g，金银花、桔梗各 15g，菊花、麦冬 10g，甘草 3g，茶叶 6g，冰糖适量。

【制作用法】将上述药材粉碎为细末，纱布袋分装成 3 包。每服 1 包，沸水冲泡，放入冰糖令溶。当茶频饮，每日 2 包，3～5 日为 1 疗程。

【功效主治】清热解毒。适用于热盛伤津所致的咽喉肿痛、烦渴引饮等症。

【方解】方中板蓝根苦寒清降、清热解毒，利咽散结，为主药。金银花清热解毒，桔梗宣肺利咽喉，辅助主药。佐以菊花、茶叶清热解毒，麦冬养阴清热生津。甘草清热解毒，又调和药性，为佐使药。冰糖性凉可助清热，味甘调味。诸品合用，共奏清热解毒之功效。

马齿汤

【方源】《食鉴本草》

【配料】马齿苋 250g，豆豉 15g，生姜、食盐、米醋各适量。

【制作用法】将马齿苋洗净，切碎，生姜切细丝。先用水将马齿苋煮熟成汤，冷却后与食盐、豆豉、姜丝、米醋拌匀即可。每剂可分次不拘时服食。

【功效主治】清热解毒。散血固崩。适用于热盛伤津所致的咽喉肿痛、烦渴等症。

【方解】方中马齿苋味酸，性寒，入大肠经，功善清热解毒，凉血止血，止痢。《生草药性备要》谓本品“治红痢证，清热毒”。

【使用注意】马齿苋为寒凉之品，脾胃虚弱、大便泄泻及孕妇忌食；忌与胡椒、鳖甲同食。

鱼腥草饮

【方源】《本草经疏》

【配料】鲜鱼腥草 250～1000g(或干品 30～60g)。

【制作用法】将鲜鱼腥草洗净,捣烂取汁,饮服。

【功效主治】清热解毒,消痈排脓,利水通淋。适用于热毒炽盛所致肺痈咳嗽吐痰及痢疾、淋证等。

【方解】方中鱼腥草既清热解毒,又消痈排脓,兼利水通淋。

【使用注意】外感初起或素体虚寒者慎用。

三、清热祛暑

荷叶冬瓜汤

【方源】《饮食疗法》

【配料】鲜荷叶一块,鲜冬瓜 500g。

【制作用法】将荷叶、冬瓜放入锅内,加水煲汤,食盐调味。饮汤食冬瓜。

【功效主治】清热解暑,利尿除湿。适用于暑天口渴心烦,肺热咳嗽,痰黄稠,小便短赤,口疮等症。

【方解】方中荷叶清暑利湿见长,是为主药。冬瓜甘淡性凉,功善清热利尿,是为辅佐药。二物合用,有祛暑利湿之功效。

丝瓜猪瘦肉汤

【方源】《饮食疗法》

【配料】丝瓜 250g,猪瘦肉 200g。

【制作用法】丝瓜洗净,切块;猪瘦肉洗净,切片。将二者放入锅中,加水适量煲汤,用食盐调味,佐餐用。

【功效主治】解暑除烦,清热利肠。适用于暑热烦渴,初期内痔便血等症。

【方解】丝瓜味甘、性凉,入肝、胃经;可消热化痰,凉血解毒,解暑除烦,通经活络;猪肉性平味甘,有润肠胃、生津液、解热毒的功效。二物合用,解暑除烦,清热利肠。

翠衣凉茶

【方源】《药茶与药露》

【配料】鲜西瓜皮 9g,赤芍 6g,炒栀子 3.6g,黄连、甘草各 1g,白糖 10g。

【制作用法】将鲜西瓜皮、赤芍、炒栀子、黄连、甘草放入砂锅内,加入适量清水,武火至沸,换成文火微沸 20 分钟,加入白糖即可。代茶饮,每日 1 剂。

【功效主治】清解暑热。适用于中暑轻证。症见头昏脑痛,身热面红,精神不振,汗出,口渴等。

【方解】方中西瓜皮清热解暑,本方主药。栀子、黄连均为苦寒之品,长于清心火。故为本方辅药。佐以赤芍清热凉血以助清解暑热。甘草调和药性,是为使药。白糖调味。诸品合用,共奏清解暑热之功效。

清络饮

【方源】《温病条辨》

【配料】 西瓜翠衣 6g，扁豆花 6g，银花 6g，丝瓜皮 6g，荷叶 6g，竹叶 6g。

【制作用法】 将上述六味原料放入锅中，加清水，大火烧开后改用小火继续煮 15 分钟即可停火。去渣取汁，代茶饮。每日 1 剂，每日 2 次。

【功效主治】 清热解暑，化湿升阳。本方适用于夏天的暑热感冒。

【方解】 方中西瓜皮味甘淡，性寒凉，有清热解暑之功效；扁豆花化湿解暑；银花辛凉解表；丝瓜皮清热通络，利尿解暑；荷叶清暑利湿；竹叶清心利尿，诸味配合，共奏清热解暑，化湿升阳之功。

四、清脏腑热

天花粉粥

【方源】《备急千金要方》

【配料】 瓜蒌根 15～20g（鲜品用 30～60g，瓜蒌根粉用 10～15g），粳米 60g。

【制作用法】 瓜蒌根洗净切片煎汁，同粳米煮粥，或以粳米加水煮粥，将熟时加入瓜蒌根粉，再稍煮至粥熟，温食。

【功效主治】 清热润燥、生津止渴。适用于多种发热疾病、糖尿病、肺热咳嗽等。

【方解】 天花粉味甘酸微苦，性微寒，入肺、胃经。可清肺润燥，生津止渴；粳米益胃生津。两味合用，共奏清热润燥、生津止渴之效。

【使用注意】 脾胃虚寒而便溏者忌用。

连梅止痢茶

【方源】《普济方》

【配料】 胡黄连、乌梅肉、灶心土各 10g。

【制作用法】 将胡黄连、乌梅肉研为末加入灶心土。每次取 3～5g，以茶叶 5g 煎汤，候温送服。一日 2 次。

【功效主治】 清热燥湿、收敛止泻。适用于湿热泄泻、痢疾，日久不止、便下脓血的治疗。

【方解】 方中以胡黄连清热解毒，燥湿止痢，为主药；乌梅肉、灶心土为辅药，乌梅味酸收敛止血、灶心土温中收涩止血。佐以茶叶清热解毒、燥湿止痢，还可利尿。四者合用，共奏清热燥湿、收敛止泻、止血之功。

平肝清热饮

【方源】《中国药膳大全》

【配料】 龙胆草、夏枯草、甘菊花、生地黄、川芎各 3g，柴胡 2g。

【制作用法】 将生地黄、川芎、柴胡置砂锅内加水适量，武火至沸，文火保持微沸 30 分钟后，加入龙胆草、甘菊花、夏枯草继续保持微沸 10 分钟，过滤弃渣留汁，即成。代茶频饮，每日 1 剂。

【功效主治】平肝阳，泻肝火。适用于肝阳上亢，肝火上炎所致的目赤肿痛，头痛，口干口苦，尿赤、便秘等症。

【方解】方中龙胆草善泻肝火；夏枯草既长于平肝阳，又善清肝火，二者为主药。甘菊花助夏枯草平肝阳清肝火，为辅药。生地清热生津，川芎活血通滞，为佐药。柴胡引药入肝，为使药。诸药合用，共奏平肝阳，泻肝火之功效。

竹茹饮

【方源】《圣济总录》

【配料】竹茹 30g，乌梅 6g，甘草 3g。

【制作用法】三味水煮取汁，代茶频饮。

【功效主治】清胃泻火，生津止渴。适用于胃热呕吐，暑热烦渴等证。

【方解】竹茹，味甘，性微寒；归脾、胃、胆经。清热化痰；除烦止呕；安胎凉血，为本方主药；乌梅味酸，生津止渴是辅药。甘草为佐使药，调和药味，与乌梅合用，甘酸化阴，生津止渴。三味合用，共奏清胃泻火，生津止渴之功。

五、清退虚热

地骨皮饮

【方源】《备急千金要方》

【配料】地骨皮 15g，麦门冬 6g，小麦 6g。

【制作用法】将上述三种原料放入锅内，加清水煎煮，至小麦熟停火，去渣取汁，代茶饮。每日 1 剂，每日 2 次。

【功效主治】滋阴清热，宁心止汗。适用于素体阴虚、热病后期、肺痨阴虚所致的低热盗汗等症。

【方解】方中地骨皮味甘性寒，清虚热、止盗汗，为本方主药。麦冬养阴生津，清热除烦；为辅药。佐小麦养心敛汗。冰糖调味。诸品合用，共奏清热，养阴，止汗之功效。

青蒿鳖甲粥

【方源】《温病条辨》

【配料】青蒿、知母各 6g，鳖甲 15g，生地 12g，丹皮 9g，粳米 100g。

【制作用法】取青蒿、知母、鳖甲、生地、丹皮置于砂锅内，加水浸泡 30 分钟，武火至沸，文火微沸 30 分钟，滤出煎液备用；另取淘洗的粳米，加清水煮粥，至五分熟时，再加入备用之药物煎液，继续煮至熟烂为止。根据症状轻重，重者日 1 剂，分 2 次服；轻者减半。

【功效主治】养阴透热。适用于温病后期，邪伏阴分证。症见夜热早凉，热退无汗，舌红少苔，能食形瘦，脉数等。

【方解】方中鳖甲滋阴退虚热；青蒿芳香透散，清热透络，引邪外出。共为主药。生地、知母益阴清热，为辅药。丹皮凉血透热，粳米补益中气、扶正以助祛邪，共为佐药。诸品合用，共奏养阴透热之功效。

【使用注意】阴虚欲抽筋者不宜使用本膳方。

地骨爆两样

【方源】《圣济总录》

【配料】地骨皮12g，陈皮、神曲各10g，羊肉、羊肝各250g，豆粉适量，生姜适量，豆豉适量，葱适量，白糖适量，绍酒适量，菜油适量

【制作用法】将地骨皮、陈皮、神曲放于锅内，加水适量，煎煮40分钟，去渣，加热浓缩成稠液，备用；将羊肉、羊肝洗净，切成丝；用豆粉汁拌匀；将锅烧热，加入油，烧开，将羊肝、羊肉倒入，爆炒至熟，烹入药液、葱、豆豉、食盐、白糖、黄酒，收汁即成。食用时，加味精少许。1剂分3次服，每日2次，3～5日为1疗程。

【功效主治】补气养血，退虚热。适用于久病体弱之体所见的长期低热，烦劳则甚；虚劳羸瘦，少气自汗，倦怠乏力，食少纳呆等症。

【方解】方中以羊肉、羊肝为载体，以地骨皮凉血退蒸，清泄虚热为主配料，以陈皮、补气健脾、神曲善消积滞为辅料配料，生姜、葱、豆豉、绍酒升发阳气，豆豉助羊肉、羊肝之温中补益，诸品合用，共奏清虚热补气血之功效。

【使用注意】平素肝阳偏盛，大便秘结者不宜使用。

银莲知母粥

【方源】《证治准绳》

【配料】银柴胡5g，胡黄连、秦艽、鳖甲(醋炙)、地骨皮、青蒿、知母各3g，甘草2g，粳米200g。

【制作用法】将银柴胡，胡黄连、秦艽、鳖甲(醋炙)、地骨皮、青蒿、知母各、甘草等八味药物置于砂锅内，加水适量，武火至沸，文火保持微沸30分钟，滤出煎液，备用；另取淘洗的粳米，加入适量清水煮粥，至五分熟时，加入上述备用之药物煎液，继续煮至熟烂为止。根据症状轻重，重者日1剂，分2次服；轻者减半。

【功效主治】清虚热，退骨蒸。适用于阴虚内热证，症见骨蒸潮热，或低热日久不退，唇红颧赤，形瘦盗汗，舌红少苔，脉细数等。

【方解】方中银柴胡味甘、性微寒，善退虚热而无苦泄之性，为主药。知母、胡黄连、地骨皮皆有清虚热之功，共为辅药。青蒿、秦艽清虚热，透邪外出，是为佐药。鳖甲既滋阴清热，又有引药入阴分之义。配粳米补益中气以扶正。甘草，调和诸药为使。诸品合用，共奏清虚热，退骨蒸之功效。

枸杞叶粥

【方源】《太平圣惠方》

【配料】鲜枸杞叶250g，淡豆豉60g，粳米250g。

【制作用法】取豆豉于砂锅内，加水适量，文火煎煮，微沸30分钟，去渣取汁，另取淘洗干净之粳米加水煎煮至半熟，加入豆豉汁，继续煎煮至八分熟。加入枸杞叶，煮熟，用植物

油、葱、盐等调味即可。温热服食，每日2次。

【功效主治】清退虚热，除烦止渴。适用于虚劳发热，心烦口渴等症。

【方解】方中重用枸杞叶为主，补虚劳，清内热；以粳米、豆豉为辅佐，粳米滋养脾胃，豆豉清热除烦，诸料合用，补虚劳，清内热。

莲子荷叶蒸湖鸭

【方源】《常用特色药膳技术指南(第一批)》

【配料】湖鸭鸭胸300g，鲜荷叶1张，莲子(去心)15g，干香菇25g。葱、姜、胡椒粉、食盐、白糖、香油、生粉适量。

【制作用法】将莲子用清水浸泡20分钟，置锅内蒸熟。荷叶洗净备用。鸭胸切成3cm×3cm的块，加入花雕酒、盐、味精、胡椒粉、白糖、耗油、生粉、葱、姜腌制入味。香菇温水泡发洗净成块，与腌制好的鸭肉、莲子拌匀，用鲜荷叶包裹封严，入蒸锅内蒸40分钟，蒸至鸭肉软烂即可。

【功效主治】清热养阴。适用于夏季中暑，亚健康或健康人群用作日常食养保健。

【方解】方中鸭肉健脾补虚，滋阴养胃，利水消肿。莲子肉健脾益肾。荷叶清香微苦，升发清阳，清利头目。香菇健脾开胃。诸料合用，清热养阴解暑。

【使用注意】素体虚寒、胃部冷痛、腹泻清稀、腹痛腹胀者慎食。

双母蒸甲鱼

【方源】《妇人良方》

【配料】甲鱼1只，川贝母、知母、杏仁、前胡、银柴胡各6g，葱、姜、花椒、黄酒、盐、白糖、味精适量。

【制作用法】甲鱼宰杀，放尽血水，剥去甲壳，除去内脏，切去脚爪，洗净后切成大块；川贝母、知母、杏仁、前胡、银柴胡洗净，放入袋内扎紧，然后把甲鱼块与药袋一起放入蒸碗内，加适量水，加葱、姜、花椒、盐、白糖、黄酒等调料后，入蒸笼内蒸1小时即可。加味精调味后分次食用。

【功效主治】清热养阴，润肺止咳。适用于燥热伤肺。

【方解】方中甲鱼滋肾阴，退虚热；川贝母甘润性寒，润肺止咳，二者为主药。知母虚实两清，既能清肺热，润肺燥，又能滋肾阴，清虚热，与主品相配，为辅药。佐以银柴胡清退虚热，杏仁、前胡宣降肺气，化痰止咳。诸品相伍，共奏清热养阴，润肺止咳之功效。

第三节　泻下药膳

泻下类药膳是由能引起腹泻或滑利大肠、促使排便的药物和食物组成，具有通利大便，排除积滞作用的药膳。

泻下类药膳适用于便秘、积滞、水饮及实热内结之证，多由泻下导滞、润肠通便之品组成，药食常选番泻叶、火麻仁、郁李仁、蜂蜜、香蕉、芝麻、柏子仁等，常用药膳方如苏子麻仁粥、杏仁汤、番泻叶茶、郁李仁粥等。

苏子麻仁粥

【方源】《丹溪心法》

【配料】 紫苏子、麻子仁各 15g,粳米 50g。

【制作用法】 先将紫苏子、麻子仁洗净,研磨为极细末,加水再研,滤汁去渣,以汁煮粥。每日 1～2 次。早、晚服用。

【功效主治】 理气养胃,润肠通便。可用于肺虚肠燥之久咳劳嗽病的调理。亦可以适用于病后、老人、孕产妇便秘或习惯性便秘等。

【方解】 方中紫苏子气味辛温,入肺、肝二经,长于降肺气,肺与大肠相表里,肺气肃降有助于腑气通畅。麻子仁气味辛甘平,质润,入大肠、胃、脾三经,具有润滑肠道,缓下通便之功。两药同用,上开肺闭,下润肠燥,以之为粥,更合调治结合具有理气养胃,润肠通便之功。

【使用注意】 方中麻子仁虽为甘平之品,但服用不可过量。

杏酥粥

【方源】《齐民要术》

【配料】 杏仁 10g,鲜牛乳 50ml,粳米 100g,白糖适量。

【制作用法】 将杏仁洗净,研成粉末,粳米淘洗干净,放入锅内,加水适量,武火煮开后,改用文火煮米熟烂,调入白糖,拌匀即可。空腹食用,每日 2 次。

【功效主治】 补气健脾,润肠通便。适用于气虚便秘。

【方解】 本方杏仁味苦、性微温,有降气化痰、止咳平喘、润肠通便的作用;补虚损,益肺胃,生津润肠。粳米健脾和胃、益气补肾;白糖补中益气。全方共奏补气健脾,润肠通便之功。

郁李仁粥

【方源】《食医心鉴》

【配料】 郁李仁 30g,粳米 100g。

【制作用法】 将郁李仁浸泡洗净,去皮,微炒后研末,加水浸泡淘洗,滤过取汁,加入粳米煮粥,空腹食用。

【功效主治】 润肠通便,利水消肿。用于气血亏虚所致的大便干燥秘结;可用于肝硬化腹水,四肢浮肿的辅助治疗;也可用于儿童支气管哮喘、急性肾小球肾炎。

【方解】 方中郁李仁郁李仁味辛苦,性平。行气、润燥,通肠,并有利水消肿作用。加粳米煮粥,可减少滑肠通便引起的腹部隐痛反应,缓和药效。二味合用具有润肠通便,利水消肿之功。

【使用注意】 郁李仁有伤阴之弊,不宜久服。如内服过量可发生中毒;孕妇慎用。

松子仁粥

【方源】《本草纲目》

【配料】 松子仁 50g,猪肉末 50g,葱姜末 10g,荸荠 50g,小麻油 25g,精盐 10g,水发香菇

50g，糯米 100g。

【制作用法】荸荠清洗干净，削去皮，切成小丁。香菇也切成小丁。糯米淘洗干净，加入清水上火烧开，待米粒开花时，加入松子仁、猪肉末、荸荠丁、香菇丁、精盐、葱姜末、味精、麻油，继续熬煮成粥即成。

【功效主治】润心肺，调大肠。适用于老年气血不足大便秘结者或产后便秘者。

【方解】方中松子仁味甘性温，具有养阴、润肺、滑肠等功效；粳米益气补中。二味合用，润肠通便。

蜂蜜决明茶

【方源】《食物本草》

【配料】生决明子 10～30g，蜂蜜适量。

【制作用法】将决明子捣碎，加水 200～300ml，煎煮 5 分钟，冲入蜂蜜，搅匀后当茶饮用。每日早、晚分服。

【功效主治】润燥清热，泻热通便。用于热病伤津，或老人、产妇津液不足，大肠干燥，无以润滑大便所致的便秘。

【方解】方中决明子富含油脂而质润，上清肝火，下润大肠。蜂蜜功善润肠通便、润肺止咳、滋养和中，久服养颜。两药合用，润燥清热，泻热通便，且作用平和。

【使用注意】决明子通便，宜生用、打碎入药，煎煮时间不宜过久，否则有效成分破坏，作用降低。因决明子苷有缓泻作用，大剂量可致泻，故应注意用量。

牛髓膏

【方源】《医方类聚》

【配料】人参、牛髓、杏仁、桃仁、山药各 60g，蜂蜜 240g，核桃肉 90g(去皮，另研)。

【制作用法】将人参、杏仁、桃仁、山药、核桃肉研为细末备用。将牛髓放入铁锅内，加热溶化，加入蜂蜜熬炼，煮沸后去滓滤净，加入诸药末，用匙子不断搅拌，至黄色为度，等冷后放入瓷器中。每服 5～10g，空腹时细嚼。

【功效主治】益气补虚，润肠通便。适宜于中老年人精血亏虚、气津不足、须发早白、牙齿松动、精力衰减者服用。

【方解】本方牛髓性平味甘，入肺、肾经。滋肺补肾，填精益髓，为主药，与核桃仁、桃仁、蜂蜜等共奏填精益髓，滋阴润肠之功效，人参补脾益肺，与杏仁共奏益气理气之功，山药益肾气，健脾胃。全方以滋补为主，兼见益气理气之功效。

【使用注意】但需注意牛骨髓为滋腻之品，易助湿生痰，痰湿之体慎用。

番泻叶茶

【方源】《中国药学大辞典》

【配料】番泻叶 1.5～10g。

【制作用法】将番泻叶放入茶杯中，一般以沸水泡 5 分钟后饮用。缓下，每次 1.5～3g；攻下，5～10g。

【功效主治】泻下通便，清热导滞。适用于积滞便秘或习惯性便秘，也可治疗老年便秘、产后便秘。

【方解】方中番泻叶具有泻下及抗菌作用。番泻叶作用较广泛而强烈，用于急性便秘比慢性便秘更适合。

【使用注意】脾胃虚寒，食少便溏者慎用。妇女月经期、孕妇、哺乳期妇女禁用。

杏仁汤

【方源】《养老奉亲书》

【配料】杏仁 10g，火麻仁 10g，板栗 30g，芝麻 15g。

【制作用法】将杏仁去皮与麻仁一起砸碎；板栗炒熟去外壳；芝麻炒香。将上述物品放入砂锅中，加水适量，煎煮后去渣取汁，早晚各 1 次饭前温服。

【功效主治】理气宽肠，润燥通便。用于气机郁滞所致的大便秘结。或肺燥津亏之干咳劳嗽，无痰或少痰，或痰中带血等；亦可用于中老年日常保健。

【方解】方中杏仁润肠通便兼降肺气以助大肠传导。火麻仁润燥滑肠，杏仁偏走气分，火麻仁偏走血分，气血同治，用于肠燥气滞便秘之证。板栗性味甘温，具有益气健脾，厚补胃肠的作用。加之芝麻益肝补血、滋阴润肠。诸药合用，使体虚得补，肠燥得润，腑气得通，共成补虚润下之剂。

【使用注意】火麻仁服用不可过量。

肉苁蓉粥

【方源】《药性论》

【配料】肉苁蓉 15g，精羊肉 100g，粳米 50g。

【制作用法】肉苁蓉加水 100g，煮烂去渣；精羊肉切片入砂锅内加水 200g，煎数沸，待肉烂后，再加水 300g；将粳米煮至米开汤稠时加入肉苁蓉汁及羊肉再同煮片刻停火，盖紧盖焖 5 分钟即可。每日早晚温热服。大便泄泻、相火偏旺者忌服。

【功效主治】补肾壮阳、润肠通便。适用于老年便秘、习惯性便秘等。

【方解】方中肉苁蓉补肾阳，益精血，润肠通便。羊肉有温补脾、胃、肝、肾的作用，粳米健脾温中。诸味合用，具有补肾壮阳、润肠通便之功效。

桃花馄饨

【方源】《太平圣惠方》

【配料】鲜毛桃花 30g，面粉 100g，瘦猪肉 100g，葱、姜、精盐、鸡汤各适量。

【制作用法】将瘦猪肉洗净，切碎，和葱、姜剁为肉泥，加精盐调匀为馅。将面粉与毛桃花加水适量揉为面团，擀成皮。然后将面皮与馅做成馄饨，入鸡汤中煮熟。

【功效主治】泻下通便，利水消肿。适用于燥热内结所致的大便燥结，腹中胀痛，以及食积便秘，水肿、小便不利等。对妇女月经不调，产后瘀滞腹痛，二便不通，亦可选用。

【方解】方中桃花味苦性平，行气活血，泻下通便，可攻逐干便，解除胀塞，有通便、利水双重功效。面粉味甘微温，长于养脾气、厚肠胃，且略通二便，本方用桃花辅助以通二便，并有保护胃肠之功。

【使用注意】体弱年高者慎用。孕妇及月经过多者忌服。

第四节 温里祛寒药膳

温里祛寒类药膳是指以温热药、食为主组成，具有温里助阳、散寒通脉等作用，能治疗里寒证的药膳。

药膳分为温中祛寒、温经散寒两类。

温中祛寒药膳适用于寒自内生引起的虚寒证，或寒邪入侵所致的实寒证。症见形寒肢冷，面色苍白，口淡不渴，喜热饮，小便清长，大便溏泻，舌淡苔白润，脉沉迟等。由温中祛寒或温中止痛药食为主而组成，常用药食之品有肉桂、附子、丁香、砂仁、小茴香、胡椒、花椒、干姜、狗肉、羊肉、生姜；常用药膳方如干姜粥、良姜炖鸡块等。

温经散寒药膳适用于寒邪凝滞经络，血行不畅所致的肢体冷痛，肤色紫暗，风寒痹痛，腹痛，疝痛，舌有瘀斑，脉细涩等症。温经散寒药膳多由散寒通脉、温养气血之品组成，常用药食之品有当归、桂枝、生姜、草果、羊肉等，药膳方如艾叶生姜煮蛋、桂浆粥等。

一、温中祛寒

干姜粥

【方源】《寿世青编》

【配料】干姜1～3g，高良姜3～5g，粳米50～100g。

【制作用法】将干姜、高良姜洗净后切片，粳米淘净。用水适量，先煮姜片，去渣取汁，再放入粳米于姜汁中，文火煮烂成粥。调味后早、晚乘温热服，随量食用，尤以秋冬季节服用为佳。

【功效主治】温中和胃，祛寒止痛。适用于脾胃虚寒所致的脾胃虚寒，脘腹冷痛，呕吐呃逆，泛吐清水，肠鸣腹泻等。慢性胃炎，胃及十二指肠溃疡，急性胃肠炎等属于脾胃虚寒者可应用本方。

【方解】高良姜大辛大热，为纯阳之品，主入脾胃两经，善于温脾暖胃而祛寒止痛，能除一切沉寒痼冷，疗一切冷物所伤，为中焦寒冷诸症之要药。二姜相伍温里散寒，止痛止呕的效用更强。粳米性平味甘，功擅补中益气，健脾益胃。本粥不仅能以助阳温阳之力逐寒，增强温中止痛之功用；又能以益气健脾之功补中，调和燥热辛辣之性味，达到温中祛寒的目的。

【使用注意】本方温热性质较强，久病脾胃虚寒之人，宜先从小剂量开始，逐渐增加，凡急性热性病及久病阴虚内热者，不宜食用。

吴茱萸粥

【方源】《食鉴本草》

【配料】吴茱萸2g，粳米50g，生姜2片，葱白2茎。

【制作用法】将吴茱萸碾为细末。粳米洗净先煮粥，待米熟后再下吴茱萸末及生姜、葱白，文火煮至沸腾，数滚后米花粥稠，停火盖紧焖 5 分钟后调味即成。早、晚乘温热服，随量食用，一般以 3～5 天为 1 疗程。

【功效主治】补脾暖胃，温肝散寒，止痛止呕。适用于脾胃虚寒所致的脘腹冷痛，呕逆吞酸，中寒吐泻，头痛，疝气痛等症；亦可用于胃炎、肠炎、疝气等属于肝胃有寒者。

【方解】吴茱萸温中散寒，降逆止呕。佐以粳米和调味品生姜、葱白，又能补脾养胃，可收温中补虚的效果。

【使用注意】吴茱萸气味浓烈，温中力强，故用量宜小，不宜久服。一切实热证或阴虚火旺者忌服，孕妇慎服。

茴香腰子

【方源】《证治要诀》

【配料】猪腰子 1 枚，小茴香 6g，卤汁适量。

【制作用法】小茴香放入热锅内翻炒待干脆后粉成细末；将猪腰子撕去皮膜洗净，用尖刀从侧面划一条长约 3cm 的口子，再向里扩展成三角形，后塞入茴香末，并用细绳将开口处缠紧待用；将锅置中火上，倒入卤汁，调好味，加入猪腰保持微沸，大约煮 30 分钟，即可起锅取出，解开绳子剖成两瓣，再除去腰臊，切片装盘即成。佐餐食用，每日 1 枚猪腰，5～7 日 1 疗程。

【功效主治】温肾壮阳，祛寒止痛。用于各种疾病出现腰痛属于肾虚寒凝者，亦可用于遗精早泄、盗汗、腰膝冷痛、耳聋耳鸣、小便不利疾病的调理。

【方解】方中猪腰子补肾止腰痛，有同类相求之意。小茴香辛温入肾经，能“主膀胱肾间冷气”，又能散寒止痛。二品相配，共奏温肾祛寒止痛之功效。

【使用注意】猪腰子宜新鲜，小茴香不可久煮，否则效果不佳。

六味牛肉脯

【方源】《饮膳正要》

【配料】牛肉 2500g，胡椒 15g，荜茇 15g，陈皮 6g，草果 6g，砂仁 6g，良姜 6g，姜汁 100ml，葱汁 20ml，食盐 100g。

【制作用法】将牛肉易去筋膜，洗净后入沸水焯至色变，捞出晾冷后切成小条。将胡椒、陈皮、荜茇、草果、砂仁、良姜研成粉末，再把姜、葱绞汁拌和药粉，加盐，调成糊状。把切好的牛肉条用调成的药糊拌匀后，码入坛内封口腌制 2 日取出，再放入烤炉中焙干烤熟为脯，随意食之。

【功效主治】健脾补虚，温中止痛。适用于脾胃虚弱，中焦寒盛所致的胃脘冷痛，呕吐溏泄，腹胀痞满，食少纳呆，消化不良，下利完谷，且伴有畏寒肢冷等症者。本方可作慢性肠炎、消化不良者之膳食。

【方解】方中胡椒、荜茇、高良姜、草果、砂仁、陈皮等六味既为辛热温中之药，又是芳香调味之品。胡椒有温中下气，消痰解毒的功效；荜茇辛热，善行胃肠气滞，长于除冷积，温中散寒，擅疗胃腑寒痛呕吐；高良姜散胃寒；草果善除胃肠冷寒，解大肠寒积。四药合用具有散寒湿、理中气、开食欲、助消化、除腥气之力。砂仁醒脾调胃，快气宽中，于脾胃气滞有良效；

陈皮辛温，理气健脾，和中消滞，二药合用，助以上四药散寒温中，又能醒脾行气，复中阳之运化。牛肉益气血、强筋骨、理虚弱。本膳以辛温之力助阳气以祛寒，以血肉之味培阳气以御寒，专攻腹中寒湿之气为配伍特点。

【使用注意】本方为辛香温热之品，实热证、阴虚证不可食用，以防助热劫阴。

羊肉大麦汤

【方源】《饮膳正要》

【配料】羊肉 300g，草果 5 个，大麦仁 100g，食盐适量。

【制作用法】将大麦仁用开水淘洗干净，放入砂锅内，加水适量，先用大火烧开，再改用文火煮熟；羊肉洗净与草果一同放入锅内，加水适量煮熟，然后捞出，切块连汤一起放入煮好的大麦仁粥中，加盐后文火炖熬熟透即可。早晚佐餐食用。

【功效主治】温中下气，健脾胃。用于脾胃虚寒所致的腹胀，腹痛，腹泻，手足不温，舌淡苔白，脉沉细等；亦可用于男性性功能减退等，可作为中老年男性日常保健之用。

【方解】方中大麦仁益气调中消食，具有健脾益气，消胀开胃之功；草果辛温，入脾胃经，燥湿除寒，祛痰截疟，消食化食；羊肉与草果、大麦仁同用可益气补虚，温中暖胃。

良姜炖鸡块

【方源】《饮膳正要》

【配料】高良姜 6g，草果 6g，陈皮 3g，胡椒 3g，公鸡 1 只（约 800g），葱、食盐等调料适量。

【制作用法】将姜、草果、陈皮、胡椒装入纱布袋内，扎口。将公鸡宰杀去毛及内脏，洗净切块，剁去头爪，与药袋一起放入砂锅内，加水适量，武火煮沸，撇去污沫，加入食盐、葱等调料，文火炖 2 小时，最后将药袋拣出装盆即成。每周 2～3 次，随量饮汤食肉。

【功效主治】温中散寒，益气补虚。用于脾胃虚寒导致的脘腹冷气串痛，呕吐泄泻，反胃食少，体虚瘦弱等；亦可用于风寒湿痹、宫寒不孕，虚寒痛经等证。

【方解】方中高良姜温脾暖胃，行气降逆，消除胃肠冷气，止痛止呕，具有健脾胃、止吐泻、散寒力强等特点，为主药。草果长于燥湿除寒辟秽，善消宿食化积滞为辅药，既助良姜以增温脾散寒之效，又行消滞泄满止痛之功。陈皮理气和中消胀，燥湿健脾化痰。胡椒除胃肠风冷寒邪。二药与良姜、草果相配，温中散寒，行气健脾，燥湿和中之力大增。公鸡能温中益气，补精添髓，为血肉有情之滋补佳品。方中用之合诸药助阳散寒以止痛，扶正补虚以达邪，还能缓诸药温辣燥口之性味。全方共奏温中散寒，益气填髓之功。

【使用注意】本方专为脾胃虚寒，寒湿在中而设，汤味微辣香浓，肠胃湿热泄泻、外感发热、阴虚火旺者不可服食。

鹿茸酒

【方源】《普济方》

【配料】好鹿茸（多用一两去皮切片）五钱，干山药（为末）一两。

【制作用法】上以生薄绢裹，用好酒一瓶，浸七日后，饮之。开瓶饮酒，日三盏为度。

【功效主治】补肾壮阳，补肾固精。适用于阳痿遗尿、滑精、眩晕、耳聋、小儿发育不良、妇女宫冷不孕、崩漏带下等虚寒症状。

【方解】 鹿茸能壮肾阳，益精血，强筋骨，固崩止带。山药有健脾补肺、益胃补肾、固肾益精、聪耳明目、助五脏、强筋骨、长志安神、延年益寿的功效。本方以鹿茸补肾壮阳，山药补肾固精。

二、温经散寒

蛇肉汤

【方源】《民间验方》

【配料】 乌梢蛇肉 100g，胡椒粉 2g。

【制作用法】 将乌梢蛇部去肚腹，去鳞皮，去头尾，用净肉(可带骨刺)，加水适量，放入砂锅内，先武火煮沸，再文火煨钝，直至烂熟。熟后，吃时在汤内加入胡椒粉少许。可间日或3～5日食1次。10次为1个疗程。

【功效主治】 搜风除湿，活络止痛。治疗风湿性关节炎有良好的效果。

【方解】 乌梢蛇肉味甘、咸，性平，入肺、脾经。乌梢蛇肉煮汤具有祛风除湿，通经络，定惊，解毒之功。

艾叶生姜煮蛋

【方源】《饮食疗法》

【配料】 艾叶 10g，老生姜 15g，鸡蛋 2 个，红糖适量。

【制作用法】 姜用湿过水的纸包裹 3 层，把水挤干，放入热炭灰中煨 10 分钟，取出洗净切片备用。将艾叶、鸡蛋洗净，与姜片一同放入锅内，加水适量，文火煮至蛋熟后，去壳取蛋，再放入药汁内煮 10 分钟，加入红糖溶化，饮汁吃蛋。

【功效主治】 温经通脉，散寒止痛，暖宫调经。适用于下焦虚寒所致的腹中冷痛，月经失调，或行经腹痛。月经失调、慢性盆腔炎，行经腹痛，宫寒不孕等属下焦虚寒者可选用本方。

【方解】 方中艾叶温里和中，祛寒止痛。姜温肺解表，温中止呕。经煨制后，善去脏腑之沉寒，发诸经之寒气。与艾叶相伍，温里散寒之功大大增强。鸡蛋补阴益血，补脾和胃，并能缓和艾叶温燥辛辣之性。加红糖以补血活血又能矫味。本方为温里散寒，养血益气的药膳良方。

【使用注意】 本方艾叶辛香而苦，性质温燥，用量不宜过大。凡属阴虚血热，或湿热内蕴者不宜食用。

附子粥

【方源】《太平圣惠方》

【配料】 制附子 3～5g，干姜 1～3g，粳米 60g，红糖少许。

【制作用法】 先将制附子、干姜捣碎，研为极细粉末，过筛备用。再下粳米煮粥，待粥煮沸后，加入药末、红糖同煮即成。或用附子、干姜煎汁，去渣后，下米及红糖一并煮粥(以此法煎煮时，药物用量可稍重)。

【功效主治】 回阳散寒，暖肾止痛。用于脾肾阳虚所致之脘腹冷痛，畏寒肢冷，纳差食少，胃寒呕吐，风寒湿痹等。用于寒湿痢疾、里急后重、腹中绞痛、喜按喜暖者。

【方解】 方中附子有回阳救逆，补阳温中，蠲痹止痛之功；干姜有温中回阳，散寒通脉之功，与附子配伍，暖中阳助运化，以资命门之源，回阳救逆，既能增强附子温阳之效应，又能制约附子的毒性，和中调味。粳米、红糖甘温入脾，益气健中，助正达邪，亦能解附子之毒。四者合而为粥，补命门益先天真火以壮元阳，暖脾土助五脏阳气以散真寒，脾肾共温。

【使用注意】 凡里热较重，阴虚火旺，湿温潮热者，均不宜食用。方中附子温热而有小毒，煎煮的时间不能太短，用量不宜过大，应从小剂量开始为妥。

桂浆粥

【方源】《粥谱》

【配料】 肉桂 3g，粳米 50g，红糖适量。

【制作用法】 先将肉桂煎取浓汁去渣，再用粳米煮粥，待粥煮沸后，调入肉桂汁及红糖，同煮为粥。或用肉桂末 1～2g，调入粥内同煮服食。一般以 3～5 天为一疗程，早晚温热服食。

【功效主治】 补肾阳，暖脾胃，散寒止痛。适用于肾阳不足而致的畏寒肢冷，男子阳痿，女子宫寒不孕；或脾阳不振而致的脘腹冷痛，饮食减少；以及寒湿腰痛，风寒湿痹，妇人虚寒性痛经等。

【方解】 方中肉桂辛甘大热，香气浓烈，性体纯阳，峻补命门，能益火消阴，行血中之滞而温经散寒，既为温补肾阳之要药，又是调味之佳品，为本方之主药，同粳米、红糖煮粥，扶脾胃实中气，益气血调口味。本粥具有补元阳、暖脾胃、止冷痛、通血脉之功效，

【使用注意】 本方属于温热之剂，凡实证、热证、阴虚火旺者均不宜食用。另外，肉桂所含桂皮油易于挥发，故不易久煎久煮。

第五节　祛风湿药膳

祛风湿类药膳是以祛风湿药、食为主组成，具有祛除风湿，解除痹痛作用，用以治疗风湿痹证的药膳。

本类药膳适用于风、寒、湿邪侵袭人体，滞留于肌肉、经络、筋骨等处，阻碍气血，滞塞经络，导致肢体筋骨重着、麻木、疼痛，筋脉拘急，关节伸展不利。日久则损及肝肾而腰膝酸痛、下肢痿弱等症。常用药食如当归、川芎、五加皮、木瓜、牛膝、狗肉、羊肉等。药膳方如五加皮酒，独活壮骨鸡等。

由于本类药膳用药多为辛香性燥，酒性又温辛走窜，容易耗伤阴血，故血虚阴亏者慎用，必要时应配伍滋阴养血之品。

胡椒根煲蛇肉

【方源】《饮食疗法》

【配料】 胡椒根 40～60g，蛇肉 250g，生姜、香葱、黄酒、盐各适量。

【制作用法】 胡椒根洗净，切成段；蛇肉（切除蛇头）洗净，切段。两者同放锅内，加葱、

姜、黄酒、盐、清水各适量，烧沸后用文火炖熬至蛇肉熟透。煲汤服食。

【功效主治】祛风胜湿，舒筋活络。适用于风寒湿邪侵袭所致之手足痿弱屈伸不利。可辅助治疗风湿性关节疾患、手足屈伸不便和中风后遗半身不遂等。

【方解】蛇肉性味甘咸平，具有补气血，祛风邪，通经络的作用。胡椒根辛温、苦，入肝、胃经，具有祛风通络，理气活血，利湿消肿之功。和蛇肉一起煮汤，具有祛风胜湿，舒筋活络之功。

【使用注意】本方功在寒湿，凡湿热痹痛，关节红肿热痛者不宜。

五加皮酒

【方源】《本草纲目》

【配料】五加皮 60g，当归、牛膝各 60g，糯米 1000g，甜酒曲适量。

【制作用法】将五加皮洗净，刮去骨，与当归、牛膝一起放入砂锅内同煎 40 分钟，然后去渣取汁，再以药汁、米、曲酿酒。每次 10～30ml，每日早晚 2 次服用。

【功效主治】祛风湿，补肝肾，除痹痛。用于肝肾两亏，或风寒湿邪乘虚客于腰膝所致之四肢麻木，筋骨酸痛，腰膝无力，老伤复发等。

【方解】方中五加皮性湿，味辛、苦微甘，功能补肝肾，强筋骨，祛风湿，止痹痛，为除痹起痿之要药。煎取药汁酿酒，以增其活血脉、祛风湿之功。辅以当归活血补血，温经止痛；牛膝补益肝肾，强壮筋骨，活血通经。本方具有祛风湿，补肝肾，除痹痛之功。

【使用注意】本酒性偏温燥，凡湿热痹证或阴虚火旺者不宜多饮或久服。

白花蛇酒

【方源】《本草纲目》

【配料】白花蛇 1 条，羌活 60g，当归身 60g，天麻 60g，秦艽 60g，五加皮 60g，防风 30g，糯米酒 4000ml。

【制作用法】白花蛇以酒洗、润透，去骨刺，取肉；各药切碎，以绢袋盛之，放入酒坛内，将酒坛放于大锅内，水煮 1 日，取起埋阴地 7 日取出。每饮 1～2 杯(30～60ml)。

【功效主治】祛风胜湿，通络止痛，强筋壮骨。适用于风湿顽痹所致之骨节疼痛，筋脉拘挛；或中风半身不遂，口眼歪斜，肢体麻木等。临床可适用于风湿性关节炎、类风湿关节炎及关节疼痛疾病。

【方解】方中白花蛇甘咸而温，性善走窜，内走脏腑，外彻皮毛，能透骨搜风，祛风邪，通经络，定惊搐，止痉痒。配以秦苏、羌活、防风、天麻祛风湿，通经络，止痹痛，意在祛邪；又用当归、五加皮补肝肾、强筋骨，旨在扶正。综观全方，标本兼治，且治以酒剂，通经络、止疼痛之功更著，祛风湿、强筋骨之用也更强。

【使用注意】治疗期间，切忌见风、犯欲，及鱼、羊、鹅、面发风之物。

海桐皮酒

【方源】《普济方》

【配料】海桐皮 30g，薏苡仁 30g，生地黄 150g，牛膝 15g，川芎 15g，羌活 15g，地骨皮 15g，五加皮 15g，甘草 15g，白酒 3000ml。

【制作用法】 以上各药制为粗末，用绢袋或纱布袋盛装，袋口扎紧，置瓶内，注入白酒，将瓶口密封，每日振摇酒瓶 1 次，冬季浸 14 日，夏季浸 7 日即可。每次饮 15～30ml，视酒量而定，佐餐饮，1 日 2～3 次。

【功效主治】 祛风胜湿，行痹止痛，强筋壮骨。适用于风湿滞留经脉，血行不畅所致之肢体疼痛，腰膝酸软，筋骨痿弱等症。

【方解】 方中海桐皮、羌活、薏苡仁祛风胜湿，宣痹止痛。其中海桐皮性味苦辛而平，善祛风湿。羌活善祛风胜湿；薏苡仁善清热利湿，疏筋除痹；五加皮、牛膝补肝肾，强筋骨，祛风湿，止痹痛；生地黄滋补肝肾阴血；川芎活血通风；地骨皮退虚热而能坚阴；甘草和中调药。诸药配合，一能祛风胜湿，通络止痛；二能补肝肾，强筋骨以固根本；三可滋补阴血，使祛风湿而不伤阴血。

【使用注意】 凡血压偏高及妇女在怀孕期间者宜慎用。

雪凤鹿筋汤

【方源】《中国药膳学》

【配料】 干鹿筋 200g，雪莲花 3g，蘑菇片 50g，鸡脚 200g，火腿 25g，味精 5g，绍酒 10g，生姜、葱白、精盐各适量。

【制作用法】 将鹿筋用冷水洗净，加入沸水浸泡，水冷再换，反复多次，待鹿筋发胀（夏天 3 天，冬天 6 天），若急用时可用油或蒸的方法发胀，然后将发胀的鹿筋除去筋膜，洗净，切成条块待用。蘑菇洗净切片。雪莲花淘净泥渣，用纱布袋松装。鸡脚沸水汆去血水，脱去黄衣及爪尖，拆去大骨，洗净，放入盆内待用。生姜切片，葱白切节。锅置火上，鹿筋条下入锅中，加入姜、葱、绍酒及适量清水，将鹿筋煨透，去姜、葱，鹿筋条放入瓷缸内，再放入鸡脚、雪莲花包，上面再放火腿片、蘑菇片，加入顶汤、绍酒、生姜、葱白，上笼蒸至鹿筋熟软（约 2 小时）后取出。滗出原汤，汤中加入味精、精盐，胡椒粉，搅拌匀后倒入瓷缸内，再蒸半小时，取出即成。口服每日 1～3 次，每次 150～200ml。

【功效主治】 补肝肾，强筋骨，逐寒湿，止痹痛。用于肝肾不足，寒湿侵袭关节经络所致之关节疼痛、腰膝酸软、体倦乏力等。可用于辅助治疗风湿性关节炎、类风湿关节炎、强直性脊柱炎、腰椎间盘突出症、颈椎病。

【方解】 方中鹿筋补劳续绝，强筋壮骨。雪莲花温肾壮阳、通经活血、强筋骨。鸡脚则以其筋骨健利，用作强筋健骨之需。诸料配伍，以补肝肾、强筋骨、行血脉、祛寒湿为功。

【使用注意】 本方适用于肝肾不足，寒湿痹痛者，若湿热痹痛偏于里热实证者不宜使用。孕妇忌用。

独活壮骨鸡

【方源】《备急千金要方》

【配料】 独活、杜仲、牛膝、芍药、防风、地黄、秦艽各 6g，细辛 2g，肉桂 1g，茯苓、桑寄生、人参、当归各 10g，川芎、甘草各 3g，当年成年公鸡 1 只，葱 50g，生姜 20g，大蒜 6 瓣，盐适量，花生油适量。

【制作用法】 将上述草药粉碎成细粉，加入适量调料拌匀，备用；将公鸡宰杀，净毛，去除内脏，洗净，沥干水分；将调拌好的药物和调料装入鸡腹内，腌渍入味 30 分钟，备用；在烧热的锅内放入花生油，七成热时，将鸡下油中煎制，待鸡泛黄至熟，捞出沥油，备用；另起热锅加熟油少许，煸姜、葱，加入清汤，调好味后，将已煎好的鸡下汤内略煮，待汤沸后即可。佐餐食用。

【功效主治】祛风止痛、补肝益肾。适用于风寒湿三气痹阻日久，肝肾两亏，气血不足所致之腰酸腿痛无力，屈伸不利，面色苍白等。用于慢性关节炎，坐骨神经痛等属于风湿为患、气血不足者。

【方解】本方中以独活、秦艽、细辛、防风祛风湿止痹痛；当归、地黄、白芍补血调血；人参、茯苓、甘草补气健脾。杜仲、牛膝、桑寄生补肝肾，强筋骨。桑寄生祛风除湿；川芎、肉桂温通血脉。鸡肉温补气血。本方具有祛风止痛、补肝益肾之功。

【使用注意】不可多食久食，否则伤及脾胃，造成食积。

第六节　利水祛湿药膳

利水祛湿药膳是以甘淡或苦寒的药物与食物组成，具有利水渗湿、利水通淋、利湿退黄等功效的药膳。

根据本类药膳药性和主治证的不同，将其分为利水渗湿药膳、利水通淋药膳、利湿退黄药膳三类。

利水渗湿药膳适用于水湿内停所致的水肿、小便不利证，临床表现为颜面或下肢水肿，小便少等症。本类药膳多由利水消肿之品组成，药食常选茯苓、猪苓、泽泻、薏苡仁、白术、鸭等，药膳方如茯苓粥、赤小豆鲤鱼汤、青鸭羹等。

利水通淋药膳适用于湿热下注所致的淋证。其临床表现为尿频尿急，小便灼热，短赤涩痛，或淋沥不畅，尿有砂石等症。本类药膳多由利尿通淋之品组成，药食常选滑石、薏苡仁、粳米、青小豆、通草、金钱草等，药膳方如青小豆粥、鲤鱼冬瓜羹、荠菜鸡蛋汤等。

利湿退黄药膳适用于肝胆湿热所致的黄疸。其临床表现为目黄、身黄、小便黄等症。本类药膳多由利湿退黄之品组成，药食常选茵陈蒿、栀子、金钱草、鲫鱼、鲤鱼等，药膳方如茵陈蒿炖鲫鱼、玉米须蚌肉汤、金钱草鲤鱼汤。

本类药膳多由甘淡渗利或苦燥之品组成，易耗伤阴津，故对素体阴亏，病后体弱，以及孕妇等，均应慎用。

一、利水渗湿

赤小豆鲤鱼汤

【方源】《外台秘要》

【配料】鲤鱼 1 条(250g 左右)，赤小豆 100g，生姜 1 片，盐、料酒、食用油适量。

【制作用法】将赤小豆洗净，加水浸泡半小时；生姜洗净；鲤鱼留鳞去腮、去内脏，洗净。起油锅，煎鲤鱼，加入清水适量，放入赤小豆、生姜、料酒少许。先武火煮沸，改文火焖至赤小豆熟，加入盐即可。随量食用或佐餐。每周可服食 3 次。

【功效主治】利水消肿，祛湿健脾。用于脾气亏虚、水湿泛溢所致之水肿。临床可用于肾炎水肿、肝硬化腹水、心源性水肿、营养不良性水肿、脚气病水肿、妊娠水肿等的辅助治疗。

【方解】方中赤小豆性平，味甘、酸，功能利水消肿、和血解毒。鲤鱼性平味甘，功能利水、下气。两者合用，可奏理气和血，利尿消肿之功。

【使用注意】鲤鱼为腥膻发物，素体阳亢及疮疡者慎食。

茯苓粥

【方源】《仁斋直指方》

【配料】茯苓 15g，粳米 50g。

【制作用法】茯苓磨成细粉，与粳米同煮粥。趁热服食，每日 1～2 次。

【功效主治】利水渗湿，健脾和胃。用于脾虚湿盛所致之体倦乏力，食少纳呆，腹胀便溏，肢体浮肿，舌淡胖，苔白腻，脉缓或滑等。

【方解】方中茯苓淡渗，利湿。粳米益护胃气，使渗利而不伤正。两品相配，共奏利水渗湿，健脾和胃之功效。

青鸭羹

【方源】《饮膳正要》

【配料】青头鸭(老雄鸭)1 只，草果 5 个，赤小豆 250g，食盐、葱少许。

【制作用法】将鸭宰杀后，褪毛，去内脏，洗净，备用；赤小豆淘洗干净，同草果、盐、葱装入青鸭肚内；将鸭放入锅内，加清水适量，炖至鸭熟即成。空腹食鸭喝汤。

【功效主治】健脾开胃，利水消肿。适用于脾虚水肿证。症见小便不利，不思饮食。

【方解】方中青头鸭健脾养胃、利水消肿之功兼备，为方主料。赤小豆性善下行，能通利水道，导水湿下泄而消肿，为辅药。佐以草果芳香化湿，醒脾和胃。药食相配，共成健脾开胃，利水消肿之功效。

薏苡仁粥

【方源】《本草纲目》

【配料】薏苡仁 60g，粳米 60g，盐 5g，味精 2g，香油 3g。

【制作用法】将薏苡仁洗净捣碎，粳米淘洗干净，同入煲内，加水适量，共煮为粥。粥熟后调入盐、味精、香油。温热食之，日服 2 次。

【功效主治】健脾补中，渗湿消肿。适用于水肿，小便不利；脾虚泄泻；湿痹筋脉挛急，四肢屈伸不利；肺痈，吐脓痰及扁平疣等。

【方解】方中薏苡仁，性味甘淡能健脾益胃，渗湿利水，其微寒而不伤胃，健脾而不碍湿，渗润而不过利，为一优良的淡渗清补之品。粳米健脾益胃，合用煮粥，共凑奏健脾渗湿之功。

【使用注意】大便秘结及孕妇慎服。

冬瓜粥

【方源】《粥谱》

【配料】冬瓜 100g，粳米 100g，味精、盐、香油、嫩姜丝、葱适量。

【制作用法】冬瓜洗净，削下冬瓜皮（勿丢），把剩下的切成块。粳米洗净放入锅内，加入水适量煮粥。米粥半熟时，将冬瓜、冬瓜皮放入锅，再加适量水，继续煮至瓜熟米烂粥稠为度，捞出冬瓜皮，调好味精、盐、香油、姜、葱。随意食服，食用时调适量盐，水肿患者宜较长时间服食。

【功效主治】利尿消肿，清热止渴。适用于水肿，小便不利；痰热喘嗽；暑热烦闷，消渴引饮；肥胖症等。

【方解】方中冬瓜性味甘淡而凉，善能利水消肿，为清热利水之佳品。佐以粳米健脾益气。二者煮粥食用，共奏清热利水之效。

【使用注意】虚寒性水肿忌用本方。煮粥时，勿放盐。

二、利水通淋

车前叶粥

【方源】《圣济总录》

【配料】鲜车前叶 30g，葱白 15g，淡豆豉 12g，粳米 50g，姜末、盐、陈醋、味精、香油各适量。

【制作用法】车前草及葱白切碎与淡豆豉同入煲中，加水 500ml，煎煮 30 分钟后倒出药液滤过、去渣。粳米洗净放入锅中，加入车前草药液及适量水，先武火烧沸，再改文火熬煮。粥成后，调入盐、味精、香油、姜末、陈醋，即可食用。每日早、晚两次。

【功效主治】清热利尿，通淋泄浊。用于湿热蕴结下焦，膀胱气化失司所致之热淋，症见小便灼热，淋漓涩痛，尿色黄赤混浊等。亦可用于暑湿泄泻，小便短少等。

【方解】方中车前草味甘性寒，有清热利尿通淋之功效，为本方主药。葱白辛温行散，能温通阳气以助行水利尿。故为辅药。淡豆豉有宣泄之功，与葱白相伍，有宣发肺气以助膀胱气化的作用。粳米健胃和中。诸药合用，共成清热利尿、通淋泄浊之功效。

【使用注意】车前草属“甘滑通利”之品，患有遗精、遗尿者不宜食用。

青小豆粥

【方源】《食医心鉴》

【配料】青小豆、小麦各 50g，通草 5g，白糖少许。

【制作用法】先将通草洗净，放入砂锅内，加水适量，煎煮 15 分钟，滤去渣，留汁备用；再将小麦淘洗干净，放入砂锅内，加水适量，放入通草汁、青小豆、白糖，置武火烧沸，再用文火煮熟成粥。佐餐食用，每日 2 次，3～5 日 1 个疗程。

【功效主治】清热利尿通淋。适用于心火下移小肠证。症见小便短少，淋漓涩痛。

【方解】方中青小豆清热利尿为主药。辅以淡渗清降之通草利水通淋，引热下行。小麦养心气，厚肠胃，除热等功效，既可防利水太过伤正，又有助于泻热。故为佐品。诸物相配，共奏清热利尿通淋之功效。

滑石粥

【方源】《太平圣惠方》

【配料】滑石 20g，粳米 50g，白糖适量。

【制作用法】先将滑石磨成细粉，用布包扎，放入锅内，加水 500ml，中火煎煮 30 分钟后，弃布包留药液；再将粳米洗净入锅，注入滑石药液，加水适量，武火煮沸后，文火煮成粥，即成。食时调入白糖，温热食用。每日 2 次，每次 1 碗(约 75ml)。

【功效主治】清热利尿通淋。适用于湿热蕴结下焦证。症见小便不利，淋沥热痛，热病烦躁，口渴。

【方解】方中滑石甘淡质滑，渗湿利窍，为本方主药。粳米健脾养胃，与滑石配伍，能健脾以祛湿，亦可制滑石消利太过而损阴伤胃。两味配合，具有清热利尿通淋之功。

鲤鱼冬瓜羹

【方源】《太平圣惠方》

【配料】鲤鱼 500g，冬瓜 200g，葱白适量。

【制作用法】将冬瓜去皮、去瓤，洗净，切成片；葱、姜洗净，葱切段，姜切片；将鲤鱼去鳞、去鳃、去鳍、去内脏，洗净；洗净的鲤鱼下油锅煎至金黄色；锅中注入适量清水，加入冬瓜、料酒、精盐、白糖、葱、姜，同煮；煮至鱼熟瓜烂，拣去葱、姜，用胡椒粉调味即成。佐餐食用。

【功效主治】发表通阳，利尿消肿。用于水湿浸渍之水肿。

【方解】方中鲤鱼味甘，性平，有利水下气、清热解毒之效。冬瓜性味甘淡而凉，善能清热利水消肿。葱白通阳，共奏行水消肿之功。

荠菜鸡蛋汤

【方源】《本草纲目》

【配料】荠菜 250g，鲜鸡蛋 1 个，食用油、盐、味精等调料适量。

【制作用法】将荠菜洗净，切段，鸡蛋去壳打匀，用清水煮成汤，加入调料矫味即成。温热服食，每日 1 次，30 日为 1 疗程。

【功效主治】清热利湿，凉血止血，清肝明目。适用于湿热所致的血淋，尿血，水肿，泻痢等，以及肝经热盛之头痛目胀，翳障，迎风落泪等症。

【方解】方中荠菜性味甘淡而凉，归肝、膀胱经，清热利湿，凉血止血，清肝明目三功皆备，为主药。鸡蛋养血，滋阴润燥，防渗利清热太过伤正，为佐品。与荠菜同用，共同达到祛邪不伤正，补益不恋邪之目的。

【使用注意】感冒发热者，不宜食用。

三白草鲫鱼粥

【方源】《本草纲目》

【配料】三白草 10g，鲫鱼 1～2 条，粳米 30g。

【制作用法】 将鲫鱼去鳞和内脏，连同三白草一同用纱布包好与粳米同锅熬粥，至粥烂熟为止。捞出纱布包弃之，即可。佐餐食用，每日 2 次，3～5 日为 1 疗程。

【功效主治】 利尿通淋，补益脾胃。适用于湿热淋证，脾虚水肿。

【方解】 方中三白草有清热利水通淋之功效，在本方为主药。鲫鱼既补益脾胃，又利水消肿，标本同治，为辅品。粳米益胃和中，扶正以祛邪。诸品合用，共奏利尿通淋，补益脾胃之功效。

三、利湿退黄

茵陈粥

【方源】《粥谱》

【配料】 茵陈 30～50g，粳米 100g，白糖适量。

【制作用法】 茵陈洗净，入瓦煲加水 200ml，煎至 100ml，去渣；入粳米，再加水 600ml，煮至粥熟，调味即可。每日 2 次微温服，7～10 日为 1 疗程。

【功效主治】 清热除湿，利胆退黄。适应湿热蕴蒸，胆汁外溢所致之目黄身黄，小便不利，尿黄如浓茶；以及湿疮瘙痒，流黄水者。

【方解】 茵陈性微寒，味苦，具有利胆退黄，清热利湿作用。粳米养胃合营。白糖既能矫味，又能保肝。两者共同起到疏肝解郁，利湿清热作用。

茵陈蒿炖鲫鱼

【方源】《老老恒言》

【配料】 茵陈蒿 20g，栀子 10g，大黄 5g，鲫鱼 1 条。

【制作用法】 将鲫鱼去鳞和内脏，洗净加入砂锅内，茵陈蒿、栀子、大黄用纱布包扎后入锅，姜、葱、蒜调好味，加入盐，文火炖至熟烂即成。佐餐食用，吃鱼喝汤，每日 1 次，连服 3～5 日为 1 疗程。

【功效主治】 清热利湿，退黄。适用于湿热黄疸。症见一身面目俱黄，黄色鲜明如橘子色，目黄，小便短少而黄，腹微满，口渴，但头汗出，舌苔黄腻等。

【方解】 方中茵陈蒿为主药，清利湿热，退黄疸。辅以栀子清泻三焦湿热，使湿热从小便而去。佐以大黄泻下通便，清热利湿。鲫鱼既能健脾以固后天之本，又能利湿以导湿热下行。诸品合用，共奏清热利湿，退黄疸之功效。

栀子仁粥

【方源】《太平圣惠方》

【配料】 栀子仁 100g，粳米 100g，冰糖少许。

【制作用法】 将栀子仁洗净晒干、研成细粉备用。粳米放入瓦煲内，加水煮粥至八成熟时，取栀子仁粉 10g 调入粥内继续熬煮，待粥熟，调入冰糖，煮至溶化即成。每日 2 次温热服食，3 日为 1 疗程。

【功效主治】 清热泻火，凉血解毒。用于肝胆湿热郁结所致之阳黄；或感冒高热、菌痢、肾炎水肿等病证的辅助治疗。

【方解】 栀子性味苦、寒，入心、肺、肝、胃经，有泻火除烦，清热利湿，凉血止血之功，与粳米、冰糖煮粥，具有清热泻火，凉血解毒之功。

【使用注意】 本粥不宜久服多食。脾胃虚寒，食少纳呆者不宜服食。

金钱草鲤鱼汤

【方源】《本草纲目拾遗》

【配料】 金钱草 50g，鲤鱼 1 条(250g 左右)，生姜、盐、料酒、味精、菜油等适量。

【制作用法】 将金钱草、生姜洗净；鲤鱼留鳞去腮，去内脏，洗净；锅内加油煎鲤鱼，加适量清水，放入金钱草、生姜、料酒等，先武火煮沸，改用文火焖至鲤鱼熟烂，调味加盐、味精，出锅即可。佐餐食用。

【功效主治】 除湿退黄，利水通淋。适用于湿热黄疸，热淋，石淋等。

【方解】 方中金钱草既长于清肝胆湿热，除湿退黄，又善于利水通淋，排除结石，为本方主药。辅以鲤鱼补中，下气，利水，导湿下行。二品共焖，共奏除湿退黄，利水通淋之功效。

泥鳅炖豆腐

【方源】《泉州本草》

【配料】 活泥鳅 150g，鲜嫩豆腐 100g，生姜 5g，料酒、油、盐、味精适量。

【制作用法】 将泥鳅去内脏洗净，放油锅中煎，煎至两面金黄，再下生姜、料酒调味；将豆腐入锅中，加盐、水，用文火慢炖，至泥鳅炖烂、豆腐呈蜂窝状，调入味精，即可食用。隔日一食，连食 15 日。

【功效主治】 清热，利湿，退黄。适用于肝炎属脾虚有湿者，症见面目及全身皮肤微黄，胁肋微胀痛，饮食不振，体倦乏力，小便泛黄不利等。

【方解】 方中泥鳅具有补中气、祛湿邪的作用。辅以豆腐之凉润清热毒，降湿浊，共成清热祛湿、利尿退黄之功。

玉米须蚌肉汤

【方源】《中国药膳学》

【配料】 玉米须 50g，蚌肉 120g。

【制作用法】 先将蚌肉放入瓦罐文火煮熟，再放玉米须一起煮烂。每次吃蚌肉 30g，喝汤 100ml。

【功效主治】 利尿泻热，平肝利胆。用于湿热蕴结肝胆所致之阳黄。亦可用治肾炎水肿、高血压、脚气病等病证。

【方解】 玉米须味甘、淡，性平，归肾、肝、胆经，质轻渗降，具有利尿消肿，平肝利胆的功效；蚌肉味甘、咸，性寒，入肝、肾二经，功善清热，滋阴，明目，解毒。两味相伍，共奏利尿泻热，平肝利胆之功。

【使用注意】 脾胃虚寒者慎用。

第七节 化痰止咳平喘药膳

化痰止咳平喘药膳是以辛开苦降或甘润之药物与食物组成，具有化痰止咳、降气平喘等作用，主要用于咳嗽咳痰与气喘症的药膳。

本类药膳根据临床表现的不同分为化痰止咳药膳和平喘药膳两类。

化痰止咳药膳适用于咳嗽痰多易咯、胸脘痞闷，恶心，肢体困倦等；或咳嗽痰黄、黏稠难咯等，或见干咳无痰或痰少难咳、口干咽燥等症。常用原料如半夏、橘红、贝母、柚子、山药、百合、鱼腥草、生姜、百部、猪肺等，常用膳方如苏子降气粥、川贝秋梨膏、蜜蒸百合等。

平喘类药膳适用于呼吸急促，甚至张口抬肩，或短气而喘，动则尤甚，常兼见咳嗽咳痰症。多以降气止逆、化痰平喘、调补肺肾类药食组方。常用原料如杏仁、柿饼、苏子、杏仁、白果、蛤蚧等，常用膳方如杏仁饼、白果豆腐汤、人参胡桃汤等。

有的药物性偏温燥，热咳燥咳不宜用；有的药物偏敛涩，邪气盛时不宜用。

一、化痰止咳

川贝秋梨膏

【方源】《中华临床药膳食疗学》

【配料】 款冬花、百合、麦冬、川贝各 30g，秋梨 1000g，冰糖 50g，蜂蜜 100g。

【制作用法】 将款冬花、百合、麦冬、川贝入煲加水煎成浓汁，去渣取汁。秋梨洗净，去皮去核榨汁，将梨汁与冰糖一同放入药汁内，文火煎至梨浆浓稠后调入蜂蜜拌匀，冷却后装瓶备用。每次食膏 15g，日服 2 次，温开水冲服。

【功效主治】 养阴润肺，化痰止咳。用于肺热燥咳，或肺虚久咳，症见咳嗽气短，痰少难咳，咽干等。亦可用于热病伤津所致的烦渴、大便秘结等证。

【方解】 方中川贝味甘苦、性微寒，归肺、心经，有化痰、止咳、清热之功效。秋梨味甘酸，能清热生津、润燥化痰。款冬花、百合、麦冬等药，皆有润肺、止咳、化痰之力。蜂蜜养脾胃，和营卫，又具培土生金之力。此膏滋而不腻，补而不燥，为化痰止咳之佳品。

苏子降气粥

【方源】《药粥》

【配料】 前胡、制半夏、当归、生姜、苏子各 10g，陈皮、厚朴各 6g，炙甘草 4g，肉桂 1.5g，粳米 50～100g，红糖适量。

【制作用法】 将前胡、制半夏、当归、生姜、苏子、陈皮、厚朴、炙甘草、肉桂加水煎煮，去渣留汁，加入淘洗干净之粳米，煎煮成粥，兑入红糖即可。每日早、晚温热服之，5 日为 1 疗程。

【功效主治】 祛痰止咳，降气平喘。适用于上实下虚之痰涎壅盛证。症见咳喘气短，动则尤甚，胸膈满闷，腰酸肢冷等。

【方解】 方中苏子具有降气平喘、化痰止咳的功效，为主药。半夏、陈皮燥湿化痰；前胡宣降肺气，化痰止咳；厚朴平喘，理气宽胸；共为辅药。佐以辛热入肾的肉桂补火助阳以治

“下虚”。更佐当归止咳平喘、养血润燥；生姜温肺化饮；粳米养胃和中。炙甘草调和药性，为使药。诸品合用，共奏祛痰止咳，降气平喘之功效。

瓜蒌饼

【方源】《本草思辨录》

【配料】瓜蒌瓤(去子)250g，白糖100g，面粉100g。

【制作用法】把瓜蒌瓤(去子)与白糖拌匀作馅，加水适量，以小火煨熟，拌匀成陷。面粉发酵成软面团，擀面皮包瓜蒌白糖馅做成包子，蒸熟或烙熟即可食用。每日早晚空腹各食1个。

【功效主治】清肺祛痰。适用于肺郁痰咳证。症见咳嗽，伴胸肋痛胀，咳嗽气促，咳疲黏稠或黏黄，咽痛口渴等。

【方解】方中瓜蒌味甘苦，性寒，归肺经，清肺热化痰止咳，利气宽胸除痞，为主药。面粉、白砂糖补中益气，使清热而不伤正，又可以调味。诸品合用，共奏清肺化痰，利气宽胸之功效。

【使用注意】脾胃虚寒或外感发热者不宜食用。

三子养亲茶

【方源】《韩氏医通》

【配料】紫苏子、白芥子、萝卜子各3g。

【制作用法】取上述三子洗净，置砂锅中微炒，置乳钵中研碎，盛于绢布袋中，置锅内加水适量，煎煮，文火保持微沸约30分钟，去渣留汁，即可。代茶频饮。

【功效主治】降气化痰，止咳平喘。适用于痰涎壅盛咳喘证。症见咳嗽气喘，痰多胸闷，纳少。

【方解】方中之紫苏子、白芥子皆为辛温之品，主归肺经，紫苏子消痰，降气，为本方主药。白芥子温肺祛痰，利气逐饮，为辅药。佐以萝卜子祛痰降气，消食除胀。三子均炒用，更增温化寒痰之功。三物相配，共奏降气化痰，止咳平喘之功效。

【使用注意】三子炒制应注意火候，不可过炒，否则影响疗效。

柚子炖鸡

【方源】《本草纲目》

【配料】新鲜柚子1个，新鲜鸡肉500g，姜片、葱白、百合、味精、盐等适量。

【制作用法】将柚剥皮、去筋皮、除核，取肉500g，鸡肉洗净切块，焯去血水。再将柚肉、鸡肉同放入锅内，置姜片、葱白、百合于鸡肉周围，调好盐、味精，加开水适量。锅加盖，置于大锅中，用文火炖4小时，取出可食之。1周2次，连食服3周。

【功效主治】健脾消食，化痰止咳。适用于肺部疾病的痰多咳嗽证。症见咳嗽痰多，气郁胸闷，脘腹胀痛，食积停滞等。

【方解】柚子味甘酸、性凉，归肺、胃经，能生津止渴、开胃下气、止咳化痰。鸡肉味甘性温，归脾、胃经，能温中补脾、益气养血、补肾益精，配以柚子入肺，使膳方能健脾胃而理肺气，达到气顺痰除，脾健痰化的目的。

【使用注意】消化不良者，以饮汤为宜。

石菖蒲拌猪心

【方源】《医学正传》

【配料】猪心半个，石菖蒲 10g，陈皮 2g，料酒、盐、味精、姜片等适量。

【制作用法】将猪心洗净，去内筋膜，挤干净血水，切成小块；石菖蒲、陈皮洗净，同猪心一同放入锅内，加开水适量，调好料酒、盐、味精、姜片等，锅加盖，置于大锅中，用文火炖 4 小时，即可食用。

【功效主治】涤痰开窍，养心安神。用于痰浊扰心或痰蒙心窍，症见失眠心悸，头晕头重，胸脘满闷，或呕吐痰沫，甚则突然昏倒，喉有痰声等。

【方解】石菖蒲辛苦而温，芳香走窜，功善开心窍，祛湿浊，醒神志。陈皮苦温燥湿，理气化痰为辅，猪心补血养心，安神镇惊，以脏补脏。全方共奏补心养血、化痰开窍、安神定志之功。

【使用注意】痰浓色黄，发热，或痰火扰心者不宜食用。

昆布海藻煮黄豆

【方源】《本草纲目》

【配料】昆布 30g，海藻 30g，黄豆 100g。

【制作用法】黄豆洗净，放入瓦煲内，加清水适量，文火煮至半熟；再将洗净切碎的昆布、海藻，与黄豆同煮至黄豆熟烂，调入油、盐、味精后即可食用。

【功效主治】消痰软坚，利水消肿。用于瘿瘤，瘰疬，脚气浮肿，水肿等。

【方解】昆布与海藻具有消痰软坚，利水退肿的作用。黄豆能宽中导滞，健脾利水，解毒消肿，与昆布、海藻配伍，具有消痰软坚，利水消肿之功。

【使用注意】脾胃虚寒蕴湿者不宜服用。甲状腺功能亢进患者忌食。

杏仁猪肺粥

【方源】《食鉴本草》

【配料】甜杏仁 50g，猪肺 200g，粳米 100g，油、盐、味精适量。

【制作用法】将甜杏仁用温水浸泡，搓去外衣，与洗净的粳米共煮粥半熟，再将猪肺洗净、挤干血水与气泡，将切成小块的猪肺放入锅中，继续文火煮至粥熟，调油、盐、味精，即可食用。每日 2 次温食。

【功效主治】润肺止咳。用于肺阴亏虚之久咳，症见咳嗽痰少黏白，或痰中带血，口干咽燥，声音嘶哑，舌红少苔，脉细数等。

【方解】方中甜杏仁味甘，性平。润肺，平喘。猪肺有补虚、止咳、止血之功。二者与大米一起煮粥，具有润肺止咳之功。

【使用注意】饮食宜清淡，忌辛辣及油腻肥甘之物，忌烟、酒。

蜜蒸百合

【方源】《太平圣惠方》

【配料】百合 100g，蜂蜜 50g。

【制作用法】将百合洗净后加入蜂蜜搅拌均匀。将混合后的百合蜂蜜放入容器中，隔水蒸熟即可。随时含服，慢慢吞咽。

【功效主治】润肺止咳。用于肺阴虚之咳嗽，症见干咳或燥咳，咳而无痰或少痰，胸中烦闷，咽干，唇燥，大便干结，舌尖红，苔少，脉细数等。

【方解】百合滋阴润肺、清热安神。蜂蜜有补益中气、调和五脏、清热解毒、润肠通便等功效。二者合用，既可润肺止咳、清心除烦，又可调养五脏。

【使用注意】痰湿内蕴、中满痞胀及肠滑泄泻者不宜食用。

二、平喘

杏苏粥

【方源】《本草纲目》

【配料】杏仁、苏子仁各 10g，粳米 50～100g，红糖适量。

【制作用法】将杏仁、苏子仁捣烂成泥，与粳米共同放入砂锅内，加水煮至粥稠，加入红糖调匀，即成。温热服，早晚各 1 次，5 日为 1 疗程。

【功效主治】降气消痰，止咳平喘。适用于痰壅气逆咳嗽证。症见咳嗽，气喘，痰多色白，胸脘痞闷等。

【方解】方中苏子仁长于降气消痰，止咳平喘，为主药。杏仁苦温润降，归肺经，长于肃降肺气而止咳平喘，为辅药。佐以粳米、红糖益胃补气，红糖兼调味。四药合用，共奏降气消痰，止咳平喘之功效。

【使用注意】因方中二药皆有通便作用，故大便溏泻者不宜用。

杏仁饼

【方源】《丹溪纂要》

【配料】杏仁 10g，柿饼 10 个，青黛 10g。

【制作用法】将杏仁炒黄研为泥状，与青黛搅拌均匀，放入掰开的柿饼中摊开，用湿黄泥巴包裹，煨干后取柿饼食用。每次 1 个，1 日 2 次。

【功效主治】清肺泻热，化痰定喘。用于肝火犯肺，肺气上逆所致之咳喘，症见咳喘阵作，咳引协痛，痰滞咽喉，量少质黏，口苦咽干，便秘溲赤等。

【方解】方中杏仁味苦，性平，止咳平喘。柿饼味甘性凉，能清热、润燥、化痰。青黛味苦辛，性寒，能退虚热，凉血。诸物配合，具有清肺泻热，化痰定喘之功。

白果豆腐汤

【方源】《食物与食疗》

【配料】白果 10g，鲜豆腐 50g，葱、姜、蒜适量。

【制作用法】将白果仁洗净；鲜豆腐切成小方块，与白果一同放入锅内，加水适量，加入葱、姜、蒜等调料，文火熬炖，至熟即成。佐餐食用，每日 1 剂，分 2 次服，连服 1 周。

【功效主治】敛肺平喘，益气补中。适用于肺虚型哮喘。

【方解】方中白果长于敛肺气，定喘嗽，兼能化痰，为主药。豆腐益气补中为辅佐之品。二物同用，共奏敛肺平喘，益气和中之功效。

【使用注意】外感咳嗽者不宜食用本品。

葶苈大枣汤

【方源】《医宗金鉴》

【配料】葶苈子 10g，大枣 20 个。

【制作用法】葶苈子炒黄研末，大枣加适量水煎煮取 400ml，去枣，加入葶苈子末煮取 200ml。顿服。

【功效主治】泻肺行水，下气平喘。用于水饮停肺，壅塞肺气所致之实喘，症见喘咳气急，喘不得卧，胸胁满闷，身热烦渴，舌红苔黄，脉洪大滑数等。

【方解】方中葶苈子味苦辛，性大寒，主归肺经，善泻肺中痰火而平喘咳，是泻肺平喘之要药，为本方主药。辅以大枣益气和中，大枣尚能缓和药性，以防葶苈子力猛伤正。两品合用，共奏泻肺行水，下气平喘之功效。

【使用注意】肺虚喘咳、脾虚肿满者不宜服用。

人参胡桃汤

【方源】《济生方》

【配料】人参 6g，核桃仁 30g，大枣 7 个，生姜 5 片。

【制作用法】先将人参洗净，与核桃仁、生姜一同入锅，加水适量煎煮，去渣取汁，再在药渣中加水煎取药汁，将两次药汁合并即成。分 2～3 次服用。

【功效主治】补益肺肾，纳气定喘。用于肺肾两虚，气失摄纳所致之喘证，症见咳嗽喘促，不能平卧，动则喘甚，咳声低弱，短气乏力，脉弱等。

【方解】方中人参味甘微苦，性微温，大补元气，益肺补脾；胡桃仁味甘性温，补肾固精，温肺定喘。佐以大枣补脾和胃，益气生津；生姜益脾胃，散风寒。以上四味相配，具有补气益肾，定喘止咳之功。

【使用注意】实证、热证而正气不虚者不宜服。

第八节　健脾消食解酒药膳

健脾消食解酒类药膳是以芳香醒脾、消食化积的药物与食物组成，具有开胃健脾、消积化滞、解酒醒醉等作用，主要用于食积证和酒醉证的药膳。

本类药膳根据功效和适应证的不同分为消食化滞药膳、健脾消食药膳及解酒醒酒药膳三类。

消食化滞药膳适用于暴饮暴食，过食膏粱厚味或生冷刺激之品引起的饮食积滞证。临床表现为胃脘胀满不适，甚则疼痛，嗳腐吞酸，厌食，呕吐酸腐食物，吐后痛减，矢气，腹痛泄泻等症。药食常选山楂、鸡内金、麦芽、神曲、萝卜子、橘皮等，药膳方如莱菔子粥、荸荠内金饼、山楂导滞糕等。

健脾消食药膳适用于脾胃素弱，或它病导致脾胃气虚，运化水谷无力而出现的食积证。其临床表现为脘腹胀以饭后尤甚，纳少，面色萎黄，少气懒言，消瘦，大便稀溏等症。药膳多由健脾养胃、消食化积之品组成，药食常选山药、麦芽、白术、山楂、神曲、陈皮、猪肚等，药膳方如消食内金粥、鲈鱼健脾汤、山楂导滞糕等。

解酒醒酒药膳适用于饮酒过度或不胜酒力，胃失和降，酒毒上犯清窍所致的酒醉证。其临床表现为恶心呕吐，头晕头痛，燥热心烦等症。本类药膳多由解酒毒、降胃气、祛湿热之品组成，药食常选葛花、青梅、葱白、橘皮、橘子、白果、白糖、冰糖等，药膳方如八珍醒酒汤、豆豉葱白醒酒汤等。

一、消食化滞

莱菔子粥

【方源】《老老恒言》

【配料】莱菔子 15g，粳米 100g。

【制作用法】将粳米洗净，置锅内，炒熟；莱菔子磨成细粉，添加水适量，置武火上烧沸，用文火熬煮成粥，即可。早晚温热服，每日 1 剂，3～5 日为 1 疗程。

【功效主治】消食除胀。适用于食积气滞证。症见食积不消，腹胀，嗳气吞酸，纳呆，泄泻。

【方解】方中莱菔子功善消食化积，行气除胀，为主药。辅以粳米健脾和中以助运化。二物相配消食除胀。

【使用注意】莱菔子有耗气之弊，不可久服；不宜与人参同用。

山楂导滞糕

【方源】《疾病的食疗与验方》

【配料】生山楂 1000g，莱菔子 30g，神曲 20g，琼脂适量，白糖适量。

【制作用法】莱菔子用纱布包扎，与山楂、神曲一起置锅内，加适量水煎煮 3 次，每次约 30 分钟，合并煎液，弃渣浓缩煎液，兑入琼脂和白糖，放凉，待结成糕状，切块即成。饭后服食。

【功效主治】消食化积，行气导滞。适用于食滞肠胃所致的腹胀，口臭，食少，纳呆等症或小儿厌食，疳积等。

【方解】本方重用山楂化饮食，消肉积，健胃宽中，作为主药。辅以莱菔子消食除胀，神曲消食和中，兼“行脾胃气滞”。白糖调味。诸品合用，共奏消食化积，行气导滞之功效。

甘露茶

【方源】《古今医方集成》

【配料】 炒山楂 24g，生谷芽 30g，麸炒神曲 45g，炒枳壳 24g，姜炙川朴 24g，乌药 24g，橘皮 120g，陈茶叶 90g。

【制作用法】 将上述药干燥，研末，和匀过筛，分袋包装，每袋 9g。1 日 1～2 次，每次 1 袋，开水冲泡，代茶温饮。

【功效主治】 消食开胃，行气导滞。适用于脘腹饱胀疼痛，嗳气矢气后胀痛减轻或缓解，纳呆厌食等（即伤食、食积气滞证）的治疗。

【方解】 方中山楂、谷芽、神曲即“三仙”，开胃消食。枳壳、厚朴、乌药辛散温通，消胀止痛。橘皮既行气健胃，又降气理气。陈茶叶既消食，又降气，亦能清火。以上各味共奏消食开胃、行气导滞、消胀止痛之功。

加味槟榔粥

【方源】《圣济总录》

【配料】 槟榔 10～15g，粳米 100g，蜂蜜 15～20g。

【制作用法】 先将槟榔片煎汁去渣，与粳米煮粥，熟后调入蜂蜜食。每日分 2 次服。

【功效主治】 消食导滞，行气消胀。适用于食积气滞，脘腹胀痛，大便不爽。

【方解】 槟榔辛散温通苦降，可行气消食导滞，并有缓下作用，配以大米、蜂蜜健脾养胃。本方消食开胃之力略显不足，行气消胀作用较突出。

神曲丁香茶

【方源】《简易中医疗法》

【配料】 神曲 15g，丁香 1.5g。

【制作用法】 将二药同入杯中，用沸水冲泡，加盖，约 20 分钟即成。温热代茶饮。

【功效主治】 暖胃，消积，止呕。适用于胃寒食滞所致的腹胀，呕吐，呃逆等症。

【方解】 本方以神曲为主药，其长于消食化积，健脾和胃。辅以丁香温中散寒，降逆止呕止呃。二药相配，共奏暖胃，消积，止呕之功效。

白萝卜粥

【方源】《本草纲目》

【配料】 白萝卜 150g，粳米 100g，食盐适量。

【制作用法】 将米淘洗干净，加水适量熬成稀粥。将白萝卜洗净切碎成萝卜泥倒入粥中，继续煮 5 分钟后，加入少许盐调味即可。

【功效主治】 下气消食，和中止痛。适合用于食积之脘腹疼痛轻症。

【方解】 白萝卜性平，味辛、甘，归肺、脾、胃经。长于消食除胀，降气化痰，消脂通便。与粳米煮粥具有下气消食，和中止痛之功。

荸荠内金饼

【方源】《中国食疗学》

【配料】 荸荠 500g，鸡内金 25g，天花粉 20g，玫瑰 20g，白糖 150g，面粉 10g，糯米粉

100g,熟猪油 60g。

【制作用法】将鸡内金、天花粉、玫瑰制成粉末,加入白糖与熟猪油,面粉拌匀做成饼馅。荸荠去皮洗净,用刀拍烂、剁成细泥,加入糯米粉拌匀上笼蒸熟。趁热将荸荠糯米泥分成汤圆大小,包入饼馅、压成扁圆形,撒上细干淀粉备用。炒锅置旺火上,倒入底油,烧至八成热时把包入饼馅的荸荠饼下入油锅内,炸至金黄色,用漏勺捞起入盘,撒上白糖即可。当点心直接食用。

【功效主治】开胃消食,清热导滞。用于饮食积滞,郁久化热伤津之证。

【方解】方中鸡内金化积健胃;荸荠、天花粉、白糖均有清热止渴的作用;米、面健脾和胃,猪油益胃生津,皆为顾护胃气之品;玫瑰健脾、疏肝、和血。诸味合用,有开胃消食除积,清热生津止渴之效。

【使用注意】脾胃虚寒泄泻者不宜食用。

二、健脾消食

山楂粥

【方源】《粥谱》

【配料】山楂 30~40g(或鲜山楂 60g),粳米 100g,砂糖 10g。

【制作用法】先用山楂入砂锅煎取浓汁,去渣,然后加入粳米煮粥,再调入砂糖。上下午分两次服用。

【功效主治】消食导滞,和胃止痛。本方适用于乳食、肉食所致的脘腹胀满。

【方解】山楂为消食导滞之佳品,山楂尤擅长消肉食之积滞;大米养胃和胃。两者配合能消积导滞,和胃止痛。

消食内金粥

【方源】《食疗本草》

【配料】鸡内金 9g,白术 5g,干姜 3g,粳米 100g。

【制作用法】将鸡内金洗净,与白术、干姜置砂锅内,加水适量,武火至沸,文火微沸保持30分钟,弃渣取汁;取粳米淘洗干净,另置锅内煮至八分烂熟,兑入药汁,继续煮至熟烂,即成。日服 2 次,3~5 日为 1 疗程。

【功效主治】消食健脾,温中散寒。适用于脾胃虚寒所致食积证。症见饮食不消,食欲不振,大便溏薄。

【方解】方中鸡内金性味甘平,消食作用强,又有健运脾胃之功,为主药。白术补气健脾,干姜温中散寒,粳米补益中气,均为辅佐之品。四物合用,使脾气得健,胃寒得散,则食积自消。

鲈鱼健脾汤

【方源】《食疗本草》

【配料】鲈鱼 50g,白术 10g,陈皮 5g,胡椒 0.5g。

【制作用法】 将鲈鱼去鳞，去内脏，洗净，切块。白术、陈皮洗净，与鲈鱼一起放入锅中，加水适量，武火煮沸后，文火煲 2 小时，调味即可。佐餐食用。

【功效主治】 补气健脾，和中开胃。用于脾胃虚弱，消化不良，少食腹泻，或胃脘隐隐作痛。

【方解】 鲈鱼性平，味甘。长于健脾，补气，益肾，安胎。白术补气健脾，陈皮气味芳香，入脾经，既能健脾调中，又能燥湿。本方具有补气健脾，和中开胃之功。

白术猪肚粥

【方源】《圣济总录》

【配料】 白术 30g，槟榔 10g，生姜 10g，猪肚 1 付，粳米 100g，葱白 3 茎(切细)，食盐适量。

【制作用法】 将白术、槟榔、生姜装入纱布袋内、扎口，猪肚洗净去涎滑，将药袋纳入猪肚中缝口，加水适量煮猪肚，令熟、取汁。以猪肚煮汁煮米粥，将熟时入葱白及食盐调味。空腹食用。

【功效主治】 健脾消食，理气导滞。适用于脾虚气滞脘腹胀满、纳差纳呆。

【方解】 方中白术燥湿、补脾、益气。猪肚以脏补脏，与白术、粳米相伍，则健脾益胃之功大增，为主药。槟榔消积行气。生姜、葱白温能暖中，与槟榔相须为用，加强了本方行气导滞的作用，共为辅药。全方合用即具健脾益气、消食开胃、理气导滞的功效。

【使用注意】 白术猪肚粥不宜长久食用，一般以 3～5 日为 1 疗程。气虚下陷者忌用。

益脾饼

【方源】《医学衷中参西录》

【配料】 白术 30g，红枣 250g，鸡内金 15g，干姜 6g，面粉 500g，食盐适量。

【制作用法】 白术、干姜入纱布袋内，扎紧袋口，入锅，下红枣，加水 1L，武火煮沸，改用文火熬 1 小时，去药袋。枣肉捣泥。鸡内金研成细粉，与面粉混匀，倒入枣泥，加面粉及少量食盐，和成面团，将面团再制成薄饼。平底锅内倒少量菜油，放入面饼烙熟即可。空腹食用。

【功效主治】 健脾益气，温中散寒，开胃消食。主治脾胃寒湿所致纳食减少，大便溏泄等病症。

【方解】 方中白术补脾益胃，温能散寒除湿，苦以燥湿止泻；红枣与白术相须为用，以增强健脾益气之功；鸡内金消食化积；干姜温中散寒，健运脾阳。本方配伍具有健脾益气、温中散寒、消食健胃的作用。

【使用注意】 本品偏温，故中焦有热者不宜食用。

三、解酒醒酒

豆豉葱白醒酒汤

【方源】《太平圣惠方》

【配料】 豆豉 70g，葱白(切)30g，葛花 10g，赤小豆花 20g。

【制作用法】取豆豉、葱白放于砂锅内,加水300ml,文火煎煮至200ml时,加入葛花、赤小豆花继续煎煮5分钟,去渣取汁,即可。酒醉趁热饮之,1次1剂。

【功效主治】宣散酒毒,通阳利尿,解酒醒神。适用于饮酒轻度过量所致头痛,头晕,烦躁等症。

【方解】方中葛花功专解酒,长于解酒醒脾;赤小豆花有醒酒,解毒,清热利尿,止渴之功效。二者为主药。豆豉除烦解郁,葱白温通阳气,均为辅佐之品。诸物合用,共奏宣散酒毒,通阳利尿,解酒醒神之功效。

神仙醒酒丹

【方源】《寿世保元》

【配料】葛花15g,葛根粉240g,赤小豆花60g,绿豆花60g,白豆蔻15g,柿霜120g。

【制作用法】以上各味共为细末,用生藕汁捣和作丸,如弹子大。每用1丸,嚼碎吞服,立醒。

【功效主治】解表渗湿,行气醒脾,清热生津。适用于饮酒酒醉证。

【方解】方中葛花、葛根解肌发表;赤小豆花、绿豆花利尿祛湿;白豆蔻调气化湿,醒脾开胃;柿霜、藕汁清热生津。全方合用,即具解肌发表、利尿渗湿、升清降浊、清热生津的作用。

八珍醒酒汤

【方源】《滋补保健药膳食谱》

【配料】莲子、青梅各10g,红枣20g,百合、白果、白醋各5g,橘子瓣、山楂糕、冰糖各50g,桂花汁、精盐少许。

【制作用法】将莲子去皮、心后用温水浸泡,白果切丁,百合掰成瓣,红枣去核,核桃仁用温水泡后去衣切丁,青梅、山楂糕切丁。将莲子、百合、白果、红枣分别置碗内上屉蒸熟。锅内加清水,烧开,放入冰糖,待溶化后,加入上述诸料,待沸,再加白醋、桂花汁、精盐,勾薄芡,即可。酒后随量饮用。

【功效主治】解酒除烦,消食和胃。适用于饮酒酒醉证。

【方解】方中山楂消食和胃以化酒食;橘子理气和胃以助运化,二者为主药。莲子、红枣补气健脾以助水谷、酒食的运化;青梅消食,生津止渴;为辅料。白果有醒酒之功;百合能清心除烦安神;桂花芳香醒神去浊;白醋开胃、醒酒,消食。白糖、冰糖补益脾胃;均为佐品。诸物合用,共奏解酒除烦,消食和胃之功效。

第九节　理气药膳

理气药膳是以辛温通达的药物与食物组成,具有行气或降气作用,主要用于气滞证或气逆证的药膳。

根据理气药膳的功效与适应证不同,将其分为行气药膳与降气药膳两类。

行气药膳适用于胸胁胀痛、情志不舒,或疝气痛,或月经不调,或痛经等为主要临床表现的肝气郁滞证。也适用于以脘腹胀满,嗳气吞酸,呕恶食少,大便失常等为主要临床表现脾胃气滞证。本类药膳多由疏肝理气、解郁散结、行气调中之品组成，药食常选小茴香、橘皮、佛手、木香、砂仁、梅花等，药膳方如姜橘饮、五香酒料、小茴香粥等。

降气药膳适用于胃气上逆证，以呃逆、恶心呕吐、嗳气等为主要临床表现，本类药膳多由和胃降逆之品组成，药食常选丁香、竹茹、柿饼、生姜、芦根等，药膳方如薯蓣半夏粥、竹茹芦根茶等。

本类药膳的药物性多辛温香燥，易伤津耗气，应适可而止，慎勿过剂；尤其对年老体弱者、阴虚火旺者及孕妇，更应慎用。

小茴香粥

【方源】《本草纲目》

【配料】小茴香 10～15g，大米 50g，调料适量。

【制作用法】将小茴香水煎取汁，加大米煮为稀粥服食，或将小茴香 3～5g 研为细末，调入稀粥中服食，每日 1 剂。

【功效主治】暖肝散寒，行气止痛。适用于腹胀痛，或胃寒呕吐、食欲减退。

【方解】茴香辛温，入肝、肾、脾、胃经，长于温肾暖脾，理气和胃。和大米一起煮粥具有散寒行气止痛的作用。

五香酒料

【方源】《清太医院配方》

【配料】甘草、菊花、甘松、官桂、白芷、藿香、三奈、青皮、薄荷、檀香、砂仁、丁香、大茴香各 12g，细辛、红曲、木香各 1.8g，干姜 1.2g，小茴香 1.5g，烧酒 1000g。

【制作用法】取多年陈存的烧酒 1000g，将上药用绢袋盛好，浸入酒中，密封 10 日后即可用。每日早、晚各饮 1～2 盅。

【功效主治】醒脾健胃、散寒止痛、芳香辟秽、祛暑化湿。适用于脾胃气滞、虚寒脘满、食欲不振等症，并可用于寒凝气滞的小肠疝气及暑月感受风寒等症。

【方解】方中大茴香、小茴香温中散寒，理气止痛；官桂、细辛、干姜温中祛寒；白芷味辛性温，具有祛风除湿之功；三奈、青皮、甘松、砂仁、檀香、木香行气止痛，消食健脾和胃；丁香暖脾胃；藿香辟秽和中，升清降浊；红曲健脾消食；菊花、薄荷性偏寒凉，可制约诸药物的温燥之性；甘草补脾和胃，还可调和诸药；酒为辛温之品，既可助细辛、白芷、藿香解表散邪，又与红曲一起温通血脉，诸药配伍，共奏醒脾健胃、散寒止痛、芳香辟秽、祛暑化湿之功效。

【使用注意】忌食生冷、油腻等物。

姜橘饮

【方源】《家庭食疗手册》

【配料】生姜 60g，橘皮 30g。

【制作用法】水煎取汁。温服，饭前代茶饮。

【功效主治】理气健中，除满消胀。适用于脾胃气滞引起的脘腹胀满，不思饮食或食后腹胀，或口淡无味，苔薄或稍腻等。

【方解】方中生姜健胃理气、降逆止呕。橘皮辛散温通，气味芳香，长于理气，入脾、肺经，能行气宽中，且本品味苦燥湿化痰。二者合用起到理气健中、燥湿化痰、消胀止呕的功效。

【使用注意】胃热或阴虚者不宜使用。

山药半夏粥

【方源】《医学衷中参西录》

【配料】生山药30g，清半夏30g，白糖适量。

【制作用法】先将生山药研成细末备用，清半夏用温水淘洗数次，去其所含的白矾味，再加水适量煎煮5分钟，滤取煎液约250ml，调入山药细末中拌匀，加入清水适量煮3～5分钟，其粥即成。温热服，服时兑入白糖，早晚各1次。

【功效主治】健脾益胃，燥湿化痰，降逆止呕。适用于中焦气弱，痰湿内阻，胃气上逆所致恶心呕吐，或闻药气则呕吐益甚，诸药皆不能下咽者。

【方解】山药又名薯蓣，有健脾补肺的作用。半夏辛温降逆、和胃止呕之功效颇为显著。白糖甘寒，能制半夏之温燥，又能矫味。三者合用，共奏健脾益胃，燥湿化痰，降逆止呕之功。

【使用注意】糖尿病患者应慎用。

竹茹芦根茶

【方源】《备急千金要方》

【配料】竹茹30g，芦根30g，生姜3片。

【制作用法】上三味水煎，代茶饮用。

【功效主治】清热益胃，降逆止呃。用于胃热逆气上冲、中虚胃气失于和降之呃逆。

【方解】竹茹既可清热，又能降逆。芦根既可清热生津，又能降逆止呕。生姜辛温，为“呕家圣药”，和胃降逆。诸药相配，共具清热益胃，降逆止呕之效。

第十节　理血药膳

理血药膳是以入血分的药物与食物组成，具有活血化瘀或止血作用，主要用于血瘀证或出血证的药膳。故本类药膳分为活血化瘀药膳和止血药膳两类。

活血化瘀药膳适用于瘀血病症。见于癥瘕积聚，痈肿疮疡，经闭，痛经，产后瘀阻腹痛，恶露不行，外伤瘀肿，骨折等。故本类药膳多由行血活血之品组成，药食常选益母草、桃仁、红花、玫瑰花、当归、丹参、鸡血藤、红糖、酒等，药膳方如益母草煮鸡蛋、桃花白芷酒、三七蒸鸡等。

止血药膳适用于出血类疾病。常见的有吐血、衄血、咳血、便血、尿血、崩漏等。本类药膳多由止血之品组成，药食常选阿胶、藕、花生衣、木耳、白及、三七、艾叶、苎麻根、大枣等，药膳方如鲫鱼当归散、苎麻根粥、艾叶炖母鸡等。

凡月经过多妇女及孕妇均当慎用活血化瘀药膳。对出血兼有瘀滞者，应适当配伍活血祛瘀之品，以防血止留瘀之弊。

一、活血化瘀

益母草煮鸡蛋

【方源】《食疗药膳》

【配料】 益母草 30～60g，鸡蛋 2 个。

【制作用法】 鸡蛋洗净，与益母草加水同煮，熟后剥去蛋壳，再入药液中复煮片刻即可。吃蛋饮汤，每日 1 剂，连用 5～7 日。

【功效主治】 活血调经，利水消肿，养血益气。适用于气血瘀滞之月经不调，崩漏，产后恶露不止或不下等症。

【方解】 方中益母草能活血祛瘀，调经利水，是治疗血热、血滞及胎产艰涩之要药，为主料；鸡蛋滋阴润燥，养心安神。两者相伍，化瘀与扶正并举。疼痛明显者可加入黄酒适量，血虚者加入红糖适量。

【使用注意】 脾胃虚弱者不宜多食，多食令人闷满。

三七蒸鸡

【方源】《天府药膳》

【配料】 三七 20g，母鸡 1 只，料酒、姜、葱、味精、食盐各适量。

【制作用法】 将母鸡煺去毛、去爪、去内脏，洗净，剁成小块装入盆中；取 10g 三七磨粉备用，余下者上笼蒸软切成薄片；生姜洗净切成大片、葱切成段。把三七片放入鸡盘中，葱、姜摆在鸡上，加适量清水，加入料酒、盐，上笼蒸约 2 小时取出，拣去葱、姜不用，调入味精，把三七粉撒入盘中拌匀。食鸡肉饮汤，每日 1 剂。

【功效主治】 活血补血。适用于贫血，面色萎黄，久病体弱等兼有瘀血者。

【方解】 方中三七味甘微苦性温，生用散瘀止血，消肿止痛；熟用补血和血，为方中主药。鸡肉味甘，性微温，能温中补脾，补精添髓，补虚益智，两者配伍，一补一通，作用平和，无峻攻蛮补之弊，善于理血补虚，凡瘀血、出血、血虚等血分之证均可酌情选用。

【使用注意】 孕妇禁用；感冒期间慎用。

月季花汤

【方源】《本草纲目》

【配料】 月季花 15g，冰糖 30g。

【制作用法】 将开败的月季花洗净，加水煎汤，加入冰糖，随量饮用。也可用月季花、玫瑰花等量，加冰糖适量泡酒服。

【功效主治】 活血化瘀，通经止痛。适用于血瘀型闭经。

【方解】 月季花具有活血化瘀、通经止痛之功，故可治疗血瘀性闭经。

坤草童鸡

【方源】《华夏药膳保健顾问》

【配料】坤草(益母草)15g,童子鸡500g,冬菇15g,火腿5g,香菜叶2g,鲜月季花10瓣,绍酒30g,白糖10g,精盐5g,味精1g,香油3g。

【制作用法】将益母草洗净,置碗内,加白糖、绍酒上屉,蒸1小时后取出,纱布过滤,留汁备用。童子鸡宰杀去毛洗净,剁头爪、除去内脏,入沸水烫透。捞出童子鸡放砂锅内,加鲜汤、冬菇、火腿、葱、姜、绍酒,大火煮开后,加入精盐,小火煨至熟烂。拣去葱、姜,加味精、益母草汁、香油、香菜叶、鲜月季花瓣即可。食肉喝汤,随量食用。

【功效主治】活血化瘀,调经止痛。适用于妇女瘀血阻滞之月经不调、痛经、经闭、产后瘀血腹痛及跌打瘀痛等。此外,气血不足之闭经、经期错后、不孕者也可服用。

【方解】方中益母草功善行血化瘀,另可调经、利水等。月季花长于活血调经止痛,配伍益母草,使该方活血化瘀之效尤甚。配童子鸡,专于妇人阴血不足之体,能生精血,养五脏,一可补气血之虚,二可补益母草、月季花之不及。全方配伍活血无伤血之虞,补血无瘀阻之患,是适合妇人化瘀调经止痛之药膳。

【使用注意】血热之月经病证,或痰湿内盛者不宜服食。

桃花白芷酒

【方源】《家庭药酒》

【配料】桃花250g,白芷30g,白酒1000g。

【制作用法】将采得的桃花、白芷与白酒同置入容器内,密封浸泡30日即可。每日早、晚各1次,每次饮服15～30ml。

【功效主治】活血通络,祛斑润肤。适用于瘀血所致之面部晦暗、黑斑、黄褐斑等,也可作为伤风头痛、眩晕等病的辅助治疗。外用可美面色、润肌肤,防治皮肤燥痒等。

【方解】方中桃花活血利水,凉血解毒,为中医美容之要品。白芷辛温无毒,善治阳明一切头面诸疾。与白芷相伍,可活血祛风,解毒消斑。

【使用注意】妊娠期、哺乳期妇女及阴虚血热者忌服。

二、止血

白及肺汤

【方源】《喉科心法》

【配料】猪肺250g,白及30g。

【制作用法】将猪肺挑去筋膜,洗净,与白及同入锅内加酒少许煮熟。食肺饮汤,或稍加盐调味,佐餐食用。

【功效主治】补肺止血。本方长于补虚收敛,肺部咳血之证不宜早用。

【方解】方中白及苦甘性凉,入肺、胃经,具有收敛止血、消肿生肌的功效。配伍猪肺,以脏补脏,增强其补肺功能,扶正兼以祛邪,功效专于补肺虚、止嗽血、止咳嗽,是治疗肺痨咳嗽、咯血、吐血的重要药膳。

【使用注意】外感咳血,肺痈初起及肺胃有实热者忌服。

鲫鱼当归散

【方源】《本草纲目》

【配料】活鲫鱼1尾，当归身10g，血竭、乳香各3g，黄酒适量。

【制作用法】活鲫鱼去内脏留鱼鳞，以当归、血竭、乳香纳鱼腹中；以净水和泥包裹鱼身，烧黄，去泥，研粉。每服3g，温黄酒送服。

【功效主治】止血、祛瘀生新。适用于脾虚血症。

【方解】本方用当归身，意在增强补血之功，为本方之君药。血竭长于活血化瘀，疗伤止痛，并能止血，为伤科常用药；乳香辛散温通，内能宣通脏腑，外能透达经络，既活血化瘀，又行气止痛；二药相合为辅。佐以鲫鱼健脾养胃，调补气血以固本。借黄酒送服，有助于活血化瘀。诸物相配，共奏祛瘀生新，补血止血之效。

花生衣红枣汁

【方源】《家庭食疗手册》

【配料】花生60g，干红枣30g，红糖适量。

【制作用法】花生米在温水中泡半小时，去皮。红枣洗净后温水泡发，与花生衣同放锅内，倒入泡花生米的水，再酌加清水，小火煎半小时，捞出花生衣，加入红糖。饮汁并吃枣。

【功效主治】补气养血，收敛止血。适用于产后、病后气虚不能固摄血液所致之各种出血证。

【方解】花生衣收敛止血。红枣健脾益气，调和营卫；红糖补中，养血化瘀。两味与花生衣相合，益气以生血，养血兼和血，止血又散瘀，并能缓和花生衣的涩味，是治疗各种血虚和出血性病证的常用药膳。

【使用注意】内热、痰湿者不宜久服。

苎麻粥

【方源】《寿亲养老新书》

【配料】生苎麻根30g，白糯米100g，大麦面50g，陈皮5g。

【制作用法】生苎麻根、白糯米、大麦面、陈皮同煮为稀稠粥，熟后入盐少许，空腹热食。

【功效主治】凉血止血，补肾固冲。本方适宜脾肾不足之各种失血证。

【方解】方中苎麻根甘寒无毒，长于清热、止血散瘀、解毒安胎，可用于多种血热出血证，是治疗胎漏下血之主药。淮山药、莲子肉长于健脾益肾，且山药益精补虚羸、莲子肉性涩固下焦，使苎麻根凉血止血之功专于治疗胎漏、胎动不安之下血。全方以糯米煮粥，取其补中益气，顾护脾胃之义，扶正而不留邪，祛邪而不伤正。

艾叶炖母鸡

【方源】《中华养生药膳大典》

【配料】艾叶15g，老母鸡1只，米酒60ml，葱白2段，精盐适量。

【制作用法】将老母鸡宰杀，去净毛及内脏，洗净，去头、爪，剁块，入沸水中烫透。捞出放砂锅内，加入艾叶、米酒和适量清水，煮沸。加精盐、葱白，用小火煨至熟烂，然后拣去艾叶和葱白即成。食肉喝汤，佐餐食用，连用 1 周。

【功效主治】 益气扶阳散寒，温经止血安胎。适用于虚寒性月经过多、崩漏、妊娠下血、便血等。

【方解】 方中艾叶温经止血、散寒除湿、安胎。葱白发散通阳、安胎止血；米酒温通血脉；两者共助艾叶温中血之力。母鸡温中益气、补精填髓，助后天生化之温，补精血之亏损，使标病除而根本固。诸药合用，可益气扶阳、温经散寒、止血安胎。

【使用注意】 阴虚血热者慎用。

糯米阿胶粥

【方源】《食医心鉴》

【配料】 阿胶 30g，糯米 100g，红糖适量。

【制作用法】 阿胶捣碎；糯米淘洗净，入锅中加水煮至粥将熟。放入阿胶，边煮边搅，稍煮 2～3 沸，加入红糖搅匀即可。每日分 2 次趁热空腹食下，3 日为 1 疗程，间断服用。

【功效主治】 滋阴润燥，补血止血。适用于血虚燥热所致之虚劳嗽血、妇女月经不调、崩漏、孕妇胎动不安、胎漏及眩晕、心悸等。

【方解】 方中阿胶补血滋阴，为本方主料。糯米补中气，健脾胃。红糖补中缓肝，养血活血。三味相伍，共收滋阴润燥益肺，养血止血安胎之功。

【使用注意】 脾胃虚弱者不宜多用。

第十一节　安神药膳

安神药膳是以安神的药物与食物组成，具有安神定志作用，主要用于神志不安疾患的药膳。

养心安神药膳适用于心悸怔忡、失眠健忘、烦躁惊狂等证，是以滋阴、养血与宁心安神类药食为主组成的药膳。常用药食有酸枣仁、玉竹、桂圆、莲子、大枣、百合、小麦、猪心等，药膳方如酸枣仁粥、甘麦大枣汤、桑椹百合膏等。

酸枣仁粥

【方源】《太平圣惠方》

【配料】 酸枣仁 10g，熟地 10g，粳米 100g。

【制作用法】 将酸枣仁置锅内，用文火炒至外皮鼓起并呈微黄色，取出，放凉，捣碎，与熟地共煎，去渣，取汁待用；将粳米淘洗干净，加水适量，煮至粥稠时，加入药汁，再煮 3～5 分钟即可。温热服，每日 2 次。

【功效主治】 养心安神。适用于心肝血虚引起的心悸、心烦、失眠、多梦等症。

【方解】 方中酸枣仁味酸甘性平，入心、肝经，是治疗心肝血虚引起的虚烦不眠、惊悸怔忡、体虚汗出之要药，为本方之主料。熟地甘温，补血滋阴。粳米甘平，补中益气，健脾和胃，利小便，除烦渴。三药配伍，质柔性平，作用和缓，且制作工艺简单，食用方便。

【使用注意】酸枣仁炒用打碎能增强镇静安神之效。熟地滋腻碍胃，故脾胃虚弱、湿阻脘闷、食少便溏者慎用。

龙眼纸包鸡

【方源】《中国药膳》

【配料】嫩鸡肉 400g，胡荽 100g，龙眼肉 20g，胡桃肉 100g，鸡蛋 2 个，火腿 20g，淀粉 25g，食盐 6g，砂糖 6g，味精 2g，生姜 5g，葱 20g，胡椒粉 3g，麻油 5g，豆油 1500g(实耗 100g)。

【制作用法】鸡肉切片，用盐、味精、胡椒粉调拌腌渍后，再入淀粉加清水调湿后与蛋清调成糊。龙眼肉切成粒，待用；胡桃肉去皮后入油锅炸熟，切成细粒。取糯米纸摊平，鸡肉片上浆后摆于纸上，加少许胡桃肉、龙眼肉、胡荽、火腿、姜、葱片，然后折成长方形纸包。炒锅置火上，放入豆油，加热至六成熟时，把包好的鸡肉下锅炸熟，捞出装盘即成。作为菜肴食用。

【功效主治】健脾益气，养血安神。适用于心脾两虚所致心悸失眠、健忘多梦或病后体虚等。

【方解】方中龙眼肉补心脾而不滋腻，益气血而不壅滞；胡桃肉可益血补髓，强筋壮骨；鸡肉、鸡蛋甘温，可补中益气，为补气养血之佳品；配以胡荽，既能调菜肴之味，又能消食以行郁滞之气。本方既为养心健脾，补益气血之良药，又是餐桌上的佳肴。

【使用注意】本品肥甘，故素体肥满，有湿热内蕴者慎用。

甘麦大枣汤

【方源】《金匮要略》

【配料】甘草 20g，小麦 100g，大枣 10 个。

【制作用法】将甘草放入锅内，加入清水 500ml，武火烧开，文火煎煮 10 分钟，去渣取汁，备用；将大枣、小麦洗净，去杂质，同时放入锅内，加水适量，用文火煮至麦熟时加入甘草汁，再煮沸即可。空腹温热服，每日 3 次。

【功效主治】养心安神，和中缓急。适用于心阴不足、肝气失和引起的心神不宁、精神恍惚、失眠等。

【方解】方中甘草，甘缓养心以缓急迫；辅以小麦，微寒以养心宁神除烦；大枣甘温，可补脾胃、益气血、安心神、调营卫、和药性。三味相伍，具有甘缓滋补，宁心安神，柔肝缓急之效。

【使用注意】本品略有助湿生热之弊，故伴有湿盛脘腹胀满，以及痰热咳嗽者忌服。

桑椹百合膏

【方源】《中国药膳辨证治疗学》

【配料】桑椹 500g，百合 100g，蜂蜜 300g。

【制作用法】将桑椹、百合加水适量煎煮 30 分钟取液，再加水煮 30 分钟取液，两次药液合并以小火煎熬浓缩至稠黏时，加蜜至沸停火，待凉装瓶备用。每次 1～2 汤匙，沸水冲化饮用，经常服用。

【功效主治】滋阴降火，清心安神。适用于阴虚火旺的心烦不眠之症。

【方解】此膏中桑椹甘酸寒，滋阴补血；百合甘微寒，清热安神；蜂蜜甘平，滋润补中，三味共奏滋阴清心安神之效。

莲子心茶

【方源】《营养与食疗学》

【配料】莲子心 2g，生甘草 3g，绿茶 2g。

【制作用法】将莲子心、甘草、绿茶放入保温瓶中，开水冲泡 15 分钟即成。频频饮用，每日数次。

【功效主治】滋阴降火，清心安神。适用于心火内炽所致的烦躁不眠。

【方解】莲子心苦寒，入心经，能清心安神；甘草甘平，能清热解毒，与莲心相配，共收清心、安神之效。

柏子仁粥

【方源】《粥谱》

【配料】柏子仁 15g，粳米 100g，蜂蜜适量。

【制作用法】柏子仁去净皮壳、杂质，捣烂，同粳米一起放入锅内，加水适量。慢火煮至粥稠时，加入蜂蜜，搅拌均匀即可食用。温热服。

【功效主治】养心安神，润肠通便。适用于心血虚所致之虚烦不眠、惊悸怔忡、健忘多梦及习惯性便秘等。

【方解】方中柏子仁安魂定魄，益智宁神；配用粳米可补中益气，健脾和胃；蜂蜜润肠通便。三味相合，性平无毒，作用和缓，以养心安神为主，兼具润肠通便之效。

【使用注意】本方有润下、缓泻作用，故便溏或泄泻者忌服。

第十二节　平肝潜阳类

具有平肝潜阳、息风定痉作用，用于治疗肝阳上亢或肝风内动病证的药膳，称之平肝潜阳类药膳。

本类药膳具有补益肝肾、滋阴潜阳、平肝息风、祛风通络、清肝明目、润肠通便等功效。适用于肝阳上亢、肝风内动之证。常用药食有天麻、菊花、决明子、芹菜、荠菜、猪瘦肉等。常用药膳方如天麻鱼头、菊花绿茶饮、芹菜肉丝等。

天麻鱼头

【方源】《中国药膳学》

【配料】天麻 25g，川芎 10g，茯苓 10g，鲜鲤鱼 2 条(每条重 600g 以上)，绍酒 45g，食盐 15g，白糖 5g，胡椒粉 3g，麻油 25g，葱 10g，生姜 15g，湿淀粉 50g。

【制作用法】将鱼去鳞，去内脏，洗净，再从鱼背部剖开，每半边剁为 3～4 节，每节剞 3～5 刀(不要剞透)，将其分为 8 等份，用 8 个蒸碗分盛。另将川芎、茯苓放入水中，加入天麻同泡，浸泡 4～6 小时，捞出天麻置蒸锅上蒸软蒸透，趁热切成薄片，与川芎、茯苓同分为 8 等份，分别放入各份鱼块中，然后加入绍酒、葱、姜，加上适量清汤，上笼蒸约30分钟后取出，去姜、葱，翻扣碗中，再将原汤倒入炒勺内，加盐、白糖、胡椒粉、麻油、湿淀粉、清汤等，烧沸，打去浮沫，浇在各份鱼的面上即成。每周2～3次，佐餐食用。每日2次，温热服，2～3日为1疗程。

【功效主治】平肝息风，滋养安神，活血止痛。适用于肝阳、肝风所引起的眩晕头痛、肢体麻木、手足震颤等症，对体虚烦躁失眠等亦有良好的疗效。

【方解】方中天麻为主料。川芎既具辛散之辛力又能调达肝气，抑其上逆之阳；茯苓为利水补中安神之要药。二药活血定痛，利水安神，共为臣药。与天麻相伍，平肝息风、止痛定志之功更强。鲤鱼长于利水、下气、镇惊。诸味配伍，既能滋精血益肝肾而敛阳息风，又能利小便下逆气而降上亢之阳，共奏平肝息风之效。

菊花绿茶饮

【方源】《药膳食谱集锦》

【配料】菊花3g，槐花3g，绿茶3g。

【制作用法】将以上三者放入瓷杯中，用沸水冲泡，密闭浸泡5～10分钟即可。代茶饮，每日数次。

【功效主治】平肝清热，明目止痛。适用于肝阳上亢所致的头痛目胀，眩晕，心中烦热，口苦易怒等症。

【方解】方中菊花清肝火、息内风，为本膳主药。槐花为泻火凉血之佳品，槐花与清肝息风明目的菊花配伍清肝火。绿茶上可清头目，中能消食滞，下则利二便。方中三味皆为平肝、清肝、清利头目之佳品，合用平肝潜阳之力亦强，又便于长期服用，确为平肝、清肝之药膳良方。

【使用注意】本方味苦性偏寒，脾胃虚寒，食少腹胀，大便溏烂者慎用。

芹菜肉丝

【方源】《中医饮食疗法》

【配料】芹菜500g，瘦猪肉100g，食盐5g，芝麻油30g，葱丝5g，姜丝3g，湿淀粉适量。

【制作用法】将芹菜剔去叶，削去老根，洗净，切成寸许长的段，放沸水中略焯，捞出用凉水过凉，沥干备用。猪肉洗净切成细丝加入少许湿淀粉、芝麻油拌匀腌制备用。炒锅置旺火上，注入芝麻油，烧热后放入葱丝、姜丝、肉丝煸炒。待肉丝炒熟，加入芹菜、食盐，翻炒均匀，出锅即成。每日2次，2～3日为1疗程。

【功效主治】清热平肝，利湿降火，芳香健胃。适用于肝阳上亢、肝火上炎所致的头晕头痛，目眩耳鸣，心悸失眠等。

【方解】方中芹菜养阴平肝，清利头目，芳香健胃，为主料。瘦猪肉为滋补营养之佳品，补肝益血。芹菜、瘦猪肉二者配伍，荤素结合，功用相辅，补而不腻，既能入肝清热息风以治标，又能滋阴润燥养血以治本。

【使用注意】芹菜性凉，脾胃虚寒、大便溏薄者则不宜常食。

清炖蚌肉

【方源】《泉州本草》

【配料】鲜蚌肉 500g，生姜 15g，食盐适量。

【制作用法】将蚌肉洗净，与生姜片一起放入锅内，加开水适量，加盖，隔水炖煮 1～2 小时后，以食盐调味即可。每日佐餐食用。

【功效主治】清热滋阴，养肝息风。适用于肝肾阴虚，不能濡养肝木，肝阳上亢导致的眩晕。

【方解】鲜蚌肉清热滋阴，明目解毒。用蚌肉炖汤具有清热滋阴，养肝熄风之功。

【使用注意】脾胃虚寒，便溏腹泻者不宜食用。

夏枯草煲猪肉

【方源】《食物疗法》

【配料】夏枯草 20g，猪瘦肉 50g，食盐、味精各适量。

【制作用法】将猪肉切薄片，夏枯草装纱布袋中、扎口，同放入砂锅内，加水适量，文火炖至肉熟烂。弃药袋，加食盐、味精调味即成。每日 1 剂，佐餐食肉饮汤。

【功效主治】平肝清热，疏肝解郁。适用于肝火上炎所致之头痛、眩晕、目疼、耳鸣、烦躁、胁痛等症。

【方解】方中夏枯草专清肝火，又散郁结，为主料。猪瘦肉滋补肝肾之阴，利二便，止消渴。二味相合，以夏枯草清肝泻火、开郁散结之效，辅以猪瘦肉以补肾养血、滋阴润燥，相辅相成。

【使用注意】本膳宜于肝火上炎证的患者。本品性偏寒凉，脾胃虚寒、大便溏薄者慎用。

罗布麻茶

【方源】《新疆中草药手册》

【配料】罗布麻 3～10g。

【制作用法】将罗布麻放入瓷杯中，用沸水冲泡，密闭浸泡 5～10 分钟即可。代茶频饮，每日数次。

【功效主治】平肝清热，利尿安神。适用于肝阳上亢所致的头痛眩晕，脑涨烦躁，失眠，肢体麻木，小便不利等症。

【方解】方中罗布麻既能清肝热，泄肝火，育肾阴，潜肝阳，有降而不伤正、泻而不伤阴之特点；又能清湿热，消壅滞，行气化，利小便，有清热祛湿、利尿消肿之功用。

【使用注意】脾胃虚寒者，不宜长期服用。罗布麻以泡服为宜，不宜煎煮，以免降低疗效。

第十三节　固涩药膳

具有收敛固涩作用，以治气、血、津液、精耗散或滑脱病证的药膳，称为固涩类药膳。

本类药膳根据其作用特点，主要分为固表止汗、固肠止泻、涩精止遗、固崩止带四类。

固表止汗类药膳适用于卫虚不固之自汗，或阴虚有热之盗汗。常用药食有五味子、黄芪、浮小麦、牡蛎、红枣等，药膳方如浮小麦饮、麻鸡敛汗汤等。

涩肠止泻类药膳适用于脾肾虚弱之泻痢日久，滑脱不禁等病证。常用药食有山药、乌梅、芡实、莲子肉、粳米等，药膳方如乌梅粥、八珍糕等。

固精止遗类药膳适用于肾虚失藏，精关不固之遗精滑泄；或肾虚不摄，膀胱失约之遗尿、尿频等证。常用药食有山茱萸、益智仁、芡实、菟丝子、莲子、金樱子等，药膳方如金樱子炖猪小肚、芡实煮老鸭等。

固崩止带类药膳适用于妇女肝、肾、脾不足，冲任失固所致的月经过多，甚则崩漏不止，或带下过多，缠绵不绝等。常用药食有白果、乌贼骨、芡实、莲子肉、乌骨鸡等，药膳方如白果乌鸡汤、山药芡实粥等。

一、固表止汗

浮小麦饮

【方源】《卫生宝鉴》

【配料】 浮小麦 15～30g，红枣 10g。

【制作用法】 将浮小麦、红枣洗净放入砂锅内，加水适量，煎汤频饮。亦可将浮小麦炒香，研为细末。每次 2～3g，枣汤或米饮送服。

【功效主治】 固表止汗，养血安神。适用于卫气不足，肌表不固，或心阴亏损，心液外泄所致的自汗、盗汗之证。

【方解】 方中浮小麦气味俱薄，轻浮善敛，益心气、敛心液，为本膳主药。与补脾益气，养血安神之红枣配伍，更增浮小麦益气固表之效，并能补脾生血助已耗之阴，二味标本兼治以止虚汗。

【使用注意】 本方作用和缓，用治虚汗轻证当可，作为虚脱重证主方则不宜。

麻鸡敛汗汤

【方源】《太平圣惠方》

【配料】 麻黄根 30g，牡蛎 30g，肉苁蓉 30g，母鸡 1 只（约重 1000g），食盐、味精各适量。

【制作用法】 将鸡宰杀，去毛、头、足及内脏，洗净，与麻黄根同入砂锅，加水适量；文火煮至鸡烂，去鸡骨、药渣，再加洗净的肉苁蓉、牡蛎，续煮至熟；添加食盐、味精调味。先将鸡宰杀后去毛、内脏、头、足，洗净与麻黄根同放入砂锅中，加水适量，文火煮至鸡烂后，去鸡骨及药渣，加入洗净后的肉苁蓉、牡蛎，再煮至熟，入食盐、味精调味即成。佐餐，食肉喝汤，每周 2～3剂，每日早、晚食用。

【功效主治】 益气固表，敛阴止汗。用于自汗、盗汗，或病后动辄汗出不止，且易复感及畏风、短气乏力者。

【方解】 方中麻黄根为固表止汗之要药，为本方之主药。牡蛎平肝益阴，收敛固涩，与麻黄根相伍，涩腠理、敛毛孔、止汗出之功效大大增强。肉苁蓉为滋肾壮阳，补精益血之要药。

母鸡功善温中益气，补精添髓。与麻黄根、牡蛎相伍，既能固表止汗治其标，又可益气养阴固其本，收中寓补，补中有收，具有益气固表，敛阴止汗之功。

二、固肠止泻

乌梅粥

【方源】《圣济总录》

【配料】乌梅 10～15g，粳米 60g，冰糖适量。

【制作用法】将乌梅洗净拍破，入锅煎取浓汁；粳米洗净入锅，加乌梅汁煮粥；粥熟时加入捣碎的冰糖少许，稍煮即成。每日 1 剂，早、晚各 1 次，于空腹时温食，连续食用 5～7 日。

【功效主治】涩肠止泻，敛肺止咳，生津止渴，收敛止血。用于泻痢不止、倦怠食少，或久咳不止，咳甚则气喘汗出，或暑热汗出、口渴多饮等。

【方解】方中乌梅为主药，具有敛肺止咳，涩肠止泻之功；粳米益五脏，壮气力，止泻痢；冰糖平和，最为滋补，与乌梅同用，乃涩而兼补，不仅可以增强乌梅敛肺、涩肠、止血等作用，而且具有“酸甘化阴”，生津止渴之妙。三味合用，既能补脾益肺而治久泻、久痢、久咳，又能生津止渴而解暑热汗出、口渴多饮。

八珍糕

【方源】《外科正宗》

【配料】人参 15g，山药 180g，芡实 180g，茯苓 180g，莲子肉 180g，糯米 1000g，粳米 1000g，白糖 500g，蜂蜜 200g。

【制作用法】将人参等各药分研为末，糯米、粳米磨制为粉，各粉放入盆内，与蜂蜜、白糖相合均匀，入水适量煨化，同粉料相拌和匀，摊铺蒸笼内压紧蒸糕，糕熟切块，火上烘干，放入瓷器收贮。每日早、晚空腹食 30g。

【功效主治】补中益气，收涩止泻，安神益智。适用于病后及年老、小儿体虚脾胃虚弱，神疲体倦，饮食无味，便溏腹泻者。

【方解】方中人参为大补元气之要药。山药为补脾养胃，益肺固肾，强身健体之佳品。芡实健脾固肾，渗淡除湿，与山药合用，则补中有涩，相辅相成。茯苓利水渗湿，补中安神，与芡实、山药相伍，既能杜绝生湿之源，又能祛已成之湿。莲子与上药合用具养心益肾，补脾涩肠之功。再与健脾和胃的糯米、粳米做成糕，全方标本同治，补中有行，行中有止，温而不燥热，滋补而不呆滞，除湿而不伤于燥，具相得益彰之妙。

三、涩精止遗

金樱子炖猪小肚

【方源】《泉州本草》

【配料】金樱子 30g，猪小肚 1 个，食盐、味精各适量。

【制作用法】金樱子去净外刺和内瓤刺；猪小肚去净肥脂，切开，用盐、生粉拌擦，用水冲洗干净，放入锅内用开水煮15分钟，取出在冷水中冲洗。将猪小肚与金樱子一同放入砂锅内，加清水适量，武火煮沸后，文火炖3小时，再加食盐、味精调味即成。每周1～2次，佐餐食用。

【功效主治】缩尿涩肠，固精止带，益肾固脱。适用于肾气不足而致的腰膝酸软，小便频数，遗尿，遗精，滑精，带下等证。

【方解】方中金樱子能止遗滑，缩小便，为本方主药。猪小肚有固涩补肾，温固膀胱，善治小儿遗尿。二者相伍，缩尿涩肠，固精止带，益肾固脱，为精气遗泄、小便失控诸病证的良膳。

【使用注意】本方具有补肾固涩之功用，感冒期间以及发热的患者不宜食用。

芡实煮老鸭

【方源】《大众药膳》

【配料】芡实200g，老鸭1只(约1000g)，葱、姜、食盐、黄酒、味精各适量。

【制作用法】将鸭宰杀后，去毛及内脏，洗净鸭腹内的血水。芡实洗净，放入鸭腹。将鸭放入砂锅内，加葱、姜、食盐、黄酒、清水适量，用武火烧沸后，转用文火煮2小时，至鸭酥烂，再加味精搅匀即成。每周1～2次，佐餐食用。

【功效主治】补益脾胃，除湿止泻，固肾涩精。适用于脾肾亏虚，下元不固而致的腰膝酸软，脘闷纳少，肠鸣便溏，久泻久痢，遗精及带下等证。

【方解】方中芡实为健脾除湿、涩肠止泻之佳品，固肾涩精、缩尿止带之要药，为本方主药。老鸭滋阴养胃，益肾行水，健脾补虚，为滋阴而不滞腻的滋补食品。二料配伍，更少佐葱、姜等，一则益胃通阳，散寒除湿；二则调味增香，滋补可口。全方既能益脾气祛湿邪以止泻痢，又能益精补肾而固下元，为补中寓敛，涩而不滞之良方。

【使用注意】本方为补涩之剂，凡湿热为患之遗精白浊、尿频带下、泻痢诸证，则不宜食用。

四、固崩止带

白果乌鸡汤

【方源】《经验方》

【配料】白果15g，莲子肉15g，薏苡仁15g，白扁豆15g，怀山药15g，胡椒末3g，乌骨鸡1只(约1000g)，食盐、绍酒各适量。

【制作用法】先将乌骨鸡宰杀，去毛及内脏洗净后，剁去鸡爪不用。然后将水发各药一并装入鸡腹内，用线缝合剖口，将鸡置于砂锅内，加入盐、绍酒、胡椒末及适量清水，武火烧沸后，转用文火炖2小时熟烂即成。每周1～2次，空腹食。

【功效主治】补益脾肾，固精止遗，除湿止带，涩肠止泻，止咳平喘。适用于脾肾两虚或脾虚有湿所致的白带多，遗精滑泄，腰膝酸软，尿频遗尿，纳少便溏，倦怠乏力等证。

【方解】 方中白果善主收涩，为平痰喘、止带浊之要药。莲子与白果同用则大增其益肾气，固精关，敛肺金，降痰涎之效。薏苡仁为脾虚湿困，食少泄泻之要药。白扁豆疏脾开胃，化清降浊，又可渗湿止泻。山药为健脾益肺，填精固肾之佳品，与上述 4 药配伍则益脾气以生津液，补肾涩精以强阴，共奏补中益气，滋肺补肾，固涩下元之功。

【使用注意】 本方有良好的调补作用，以补虚固涩为著，凡属带下色黄而臭、湿热带下者，或外邪未清、实邪内停者，均不宜服用。

山药芡实粥

【方源】《寿世保元》

【配料】 山药 50g，芡实 50g，粳米 50g，香油、食盐各适量。

【制作用法】 山药去皮切块，芡实打碎。二者同入锅中，加水适量煮粥，待粥熟后加香油、食盐调味即成。每晚温热服食。

【功效主治】 补益脾肾，除湿止带，固精止遗。适用于脾肾两虚或脾虚有湿所致的女子带下，男子遗精，以及健忘失眠，纳少便溏，倦怠乏力，形体羸瘦等证。

【方解】 方中山药健脾益肾，涩精止遗，为药食两用之佳品。芡实为涩精、止带、缩尿之要药。山药、芡实相伍，与粳米合而为粥，齐奏健脾固肾，收敛固涩之功。

【使用注意】 本方补涩力较强，凡湿热为患所致之带下尿频，遗精白浊诸症，不宜服用。

第十四节　补益类药膳

补益类药膳，指由具有补益人体气血阴阳等作用的药物和食物为主组成，用以治疗虚证的一类药膳。

补益药膳根据其功效和适用范围，可分为补气、补血、气血双补、补阳、补阴五大类。

补气类药膳适用于气虚病证。常用的药食如人参、党参、黄芪、冬虫夏草、薏苡仁、茯苓、白术、猪肺、猪胃、猪肠、菟丝子、胡桃仁、益智仁、鸽肉、麻雀肉、猪肾等。补气类药膳方如黄芪蒸鸡、法制猪肚等。

补血类药膳适用于血虚病证。常用药食如当归、红枣、龙眼肉、阿胶、熟地、何首乌，以及多种动物肝（如猪肝、鸡肝）、动物血、动物肉等。补血类药膳方如当归生姜羊肉汤、阿胶羊肝等。

气血双补类药膳适用于气血两虚病证。常合用上述补气类、补血类药食以物成本类药膳。气血双补类药膳方如十全大补汤、参枣米饭等。

补阳类药膳适用于阳虚病证。常用补阳类药食如鹿茸、附片、肉桂、补骨脂、菟丝子、小茴香、肉豆蔻、狗肉、鹿肉、羊肉、鹿鞭等。补阳类药膳方如枸杞羊肾粥、陈皮鹿排等。

补阴类药膳适用于阴虚病证。常用补阴类药食如何首乌、黄精、枸杞、北沙参、麦冬、龟板、龟肉、海参、猪肉、鸭肉等。补阴类药膳方如益寿鸽蛋汤、生地黄鸡等。

一、补气类

黄芪猴头汤

【方源】《中国药膳学》

【配料】猴头菌 150g,黄芪 30g,嫩母鸡 250g,生姜 15g,葱白 20g,食盐 5g,胡椒面 3g,绍酒 10g,小白菜心 100g,清汤 750g。

【制作用法】嫩母鸡宰杀后洗净,切成约长 3cm×1.5cm 的条块。猴头菌经冲洗后放入盆内,用温水泡发,约 30 分钟后捞出,削去底部的木质部分,再洗净切片待用。葱白切为细节,生姜切为丝,小白菜心用清水洗净待用。锅烧热下入猪油,放入黄芪、生姜、葱白、鸡块,共煸炒后放入食盐、绍酒,及发猴头菌的水、少量清汤,用武火烧沸后,改用文火再煮约 1 小时,然后下猴头菌再煮半小时,撒上胡椒面和匀。先捞出鸡块放置碗底,再捞出猴头菌盖在鸡肉上;汤中下入小白菜心,略煮片刻,将菜心舀出置碗内,即成。

【功效主治】益气血、健脾胃、补脑力。对脾虚胃弱,食少乏力,气虚自汗,或由于气血两虚所致眩晕心悸、健忘、面色无华等症,具有较确切的功效。

【方解】方中黄芪补气升阳,固表止汗。猴头菌有利五脏,助消化,补虚损的功效。鸡肉则能温中益气,填精补髓。此方荤素结合,补虚而不滋腻,祛邪而不伤正。

山药鸡肫

【方源】《家庭药膳》

【配料】鸡肫 250g,鲜山药 100g,青豆 30g,生姜、葱各 10g,精盐 2g,酱油 5g,料酒 15g,白糖 3g,胡椒粉、味精各 1g,湿淀粉 50g,香油 3g,鸡汤 50g,菜油 500g(实耗 70g)。

【制作用法】取鸡肫洗净,切成薄片;生姜、葱、鲜山药洗净,姜切末;葱切葱花;山药煮熟,切成片。鸡肫片放碗内,加精盐、料酒、胡椒粉拌匀上味。碗内放酱油、白糖、味精、鸡汤、湿淀粉,兑勾成滋汁。把锅烧热,注入菜油,待烧至六七成热时,下入鸡肫片划散,再捞出用漏勺沥去油。锅内留底油,下姜末,煸香后入青豆、山药片,翻炒数下,倒入兑好的滋汁勾欠翻匀,上葱花,淋上香油,起锅装盘即成。

【功效主治】健脾和胃、开胃进食、消食化积、固肠止泻。适用于素体虚弱,病后体虚未复,小儿发育、营养不良者。

【方解】方中山药既能益气,又能养阴,具有补气而不滞,养阴而不腻之特点。鸡肫善消食积,具有健脾消食的作用。本膳以消食之品鸡肫与滋补佳品山药相配伍,有相辅相成的作用,使健脾消食之力进一步加强。

太子参鹅

【方源】《100 种调理滋补药膳》

【配料】太子参 30g,鹅脯肉 300g,生姜片、葱段、八角、桂皮、花椒、香叶、草果、小茴香、精盐、味精、白糖、白胡椒粉各适量。

【制作用法】将鹅脯肉放沸水锅内煮3分钟，去浮沫及血污。太子参、生姜片、葱段、八角、桂皮、花椒、香叶、草果、小茴香放入砂锅内，加水烧沸，放入鹅脯肉，小火烧20分钟左右，取出鹅脯肉晾凉后切片装盘即成。

【功效主治】补气生津，清补肺脾，滋阴补肾。适宜健康人与亚健康人群用作补气药膳食用。可防治肺燥咳嗽、胃阴不足的口渴，脾胃虚弱之食少倦怠，肾虚腰痛乏力等病症。也适宜胃下垂、疲劳综合征、月经不调、勃起功能障碍、早泄、动脉粥样硬化患者食用。

【方解】太子参为甘平清补之药，功似党参，而药力稍逊于党参，但补而不腻，对“虚不受补”者颇为适宜。鹅肉鲜嫩松软，清香不腻，具有滋阴补肾、益气和胃、生津功效，与太子参配制成凉菜实属益气、清补佳品。

【使用注意】脾胃阴虚、湿热内蕴、皮肤疮毒、瘙痒症患者忌食。

阿胶红枣莲子

【方源】《100种调理滋补药膳》

【配料】阿胶15g，红枣200g，莲子100g，白糖适量。

【制作用法】先将红枣、莲子放入温水中浸泡8小时，捞出备用。再将阿胶敲碎后放入开水中，入锅加热炖至完全溶化，放入红枣、莲子，大火烧沸，改小火炖至阿胶汁收干即成。

【功效主治】补气养血，健脾助运，宁心安神，提升红细胞与白细胞，止血止泻。适宜健康与亚健康人群用作补气药膳食用。可防治面色萎黄、头晕目眩、精神萎靡、四肢无力、气短懒言、头发干枯、皮肤粗糙等病症。也适宜疲劳综合征、贫血、病后或产后气血两虚、白细胞减少症、血小板减少症患者食用。

【方解】阿胶为马科动物驴的皮，经漂泡去皮后，熬制而成的胶块，以产于山东省东阿县而得名。阿胶是滋阴补血之良药，广泛用于各种血虚证，且能收敛止血而用于多种出血证。阿胶与补气养血的红枣、补气健脾的莲子一同熬制炖煮后，补气益气作用更佳。

【使用注意】消化不良者不宜多食。

黄芪蒸鸡

【方源】《随园食单》

【配料】嫩母鸡1只，黄芪30g，绍酒15g，食盐1.5g，葱、生姜各10g，胡椒粉2g，清汤500g。

【制作用法】嫩母鸡宰杀后去毛，剖开去内脏，剁去爪，洗净。先入沸水锅内焯至鸡皮伸展，再捞出用清水冲洗，沥干水待用。黄芪用清水冲洗干净，趁湿润斜切成2mm厚的长片，塞入鸡腹内。葱洗净后切成段，生姜洗净去皮，切成片。把鸡放入砂锅内，加入葱、姜、绍酒、清汤、精盐，用湿棉纸封口。上蒸笼用武火蒸，水沸后蒸1.5～2小时，至鸡肉熟烂。出笼后去黄芪，再加入胡椒粉调味。空腹时食用。

【功效主治】益气升阳，养血补虚。适用于脾虚食少，倦怠乏力，气虚自汗，易患感冒，血虚眩晕、肢体麻木及中气下陷所引起的久泻、脱肛、子宫下垂等症。

【方解】方中黄芪补气升阳，益卫固表，利水消肿；鸡肉为填髓补精之佳品。二者配伍，黄芪得鸡肉之助，因气化于精血，则补气之力更强；鸡肉得黄芪以健脾，则运化力旺，化血生精之功更著，具有相得益彰之妙。

【使用注意】表虚邪盛，气滞湿阻，食积停滞以及阴虚阳亢者，均不宜用。

人参莲肉汤

【方源】《经验良方》

【配料】人参 10g，莲子 15 个，冰糖 30g。

【制作用法】将人参与去心莲子放碗内，加水适量浸泡至透，再加入冰糖，置蒸锅内隔水蒸炖 1 小时左右，人参可连用 3 次，第 3 次可连同人参一起吃完，温食。

【功效主治】补气益脾，养心固肾。适用于体虚气弱，神疲乏力，自汗脉虚，脾虚食少，大便泄泻等。

【方解】方中人参大补元气，补脾益肺，安神定志，生津止渴。莲子有补脾止泻，益肾固精和养心安神的作用。冰糖养肺益阴，又具有调味作用。人参、莲子肉、冰糖相配，则甘甜清香，补而不滞，尤宜于年老体虚者。

【使用注意】脾虚气滞或湿阻、食积所致的胸闷腹胀、食欲不振、舌苔厚腻的患者，不宜服用；不可同时服食萝卜及茶叶；大便燥结者不宜用服。

生脉饮

【方源】《千金方》

【配料】人参 10g，麦冬 15g，五味子 10g。

【制作用法】水煎，取汁。不拘时温服。

【功效主治】益气生津，敛阴止汗。适用于体倦乏力，气短懒言，汗多神疲，咽干口渴等。

【方解】方中人参为大补人身元气的第一要药。麦冬有养阴清热，润肺生津之功。两药相配，则益气养阴之功益彰。五味子敛肺止汗，生津止渴。三药合用，一补一清一敛，共奏益气养阴，生津止渴，敛阴止汗之功。

【使用注意】外邪未解，或暑病热盛，气阴未伤者，不宜用本方。

乌鸡豆蔻

【方源】《本草纲目》

【配料】乌骨母鸡 1 只（1000g 左右），草豆蔻 30g，草果 2 个。

【制作用法】乌骨母鸡，宰杀后，去杂毛及肠杂，洗净。将豆蔻、草果烧灰存性，放入鸡腹内扎定，煮熟；空腹食之。

【功效主治】温中健脾，行气止泻。适用于脾虚寒湿所致之脘腹胀满、冷痛、大便溏泄等。

【方解】方中乌骨鸡养阴退热，补虚劳羸弱。草豆蔻、草果燥湿温中，方中将草豆蔻、草果烧灰存性，是为减其辛热，以免浮散，而专力于温行脾胃之寒湿郁滞。

【使用注意】伤食消化不良及胃肠湿热而致之泄泻，不宜使用本方。

法制猪肚方

【方源】《养老奉亲书》

【配料】猪肚 1 付，人参 20g，干姜 6g，胡椒 10g（微炒者佳），糯米 30g，葱白、食盐、生姜、黄酒各适量。

【制作用法】猪肚剖开，洗干净，入沸水锅内焯至表皮伸展，再捞出用清水冲洗，沥干水待用。胡椒、糯米小火微炒，至微黄即可，塞入鸡腹内。葱洗净后切成段，与胡椒、糯米、干姜、精盐等纳入猪肚，缝合。把猪肚放入砂锅内，加入生姜、绍酒、清汤，微火煮熟烂。佐餐食用。

【功效主治】益气健脾，温中补虚。适用于脾胃阳虚所致的食欲不振、畏冷便溏、遇冷胃痛等诸症。

【方解】方中人参补脾益气；干姜、胡椒温中散寒；猪肚具有补虚损、健脾胃的功效。诸料相配，既有益气健脾之力，又具温中散寒之功。

【使用注意】阴虚有火者，不宜用。

二、补血类

当归生姜羊肉汤

【方源】《金匮要略》

【配料】当归 30g，生姜 30g，羊肉 500g。

【制作用法】当归、生姜洗净后顺切大片，羊肉（去骨）剔去筋膜，入沸水锅内焯去血水后，捞出晾凉，切成约 5cm 长、3cm 宽、1cm 厚的条备用。取净锅（最好是砂锅）加入清水适量，然后将切成条的羊肉放入锅内，再下当归和生姜，用武火烧沸，去浮沫，改用文火炖约 1.5 小时至羊肉熟烂即成。分餐食用。

【功效主治】本膳具有养血散寒的功效。主治血虚有寒，腹中冷痛，妇女产后虚寒腹痛，虚寒性痛经。

【方解】方中当归补血调经、活血化瘀、缓急止痛、润肠通便，其特点是补血不滞血、活血不伤血，为调经补血第一要药。羊肉为血肉有情之品，性温热，暖中补虚、补肾填精、开胃壮力、散寒除湿，当归配羊肉，以增强羊肉补虚温阳之力，使该汤既补血活血，又能止痛。生姜温散，以助羊肉散寒暖胃，又可辟除羊肉之膻味。合而为汤，活血养血，温中补虚，散寒调经止痛。本方是医圣张仲景用来治疗虚寒腹痛之名方，组成简单，效果显著，是一道风味独特的药膳，特别适用于体质虚寒的人日常食用。

【使用注意】本方是有名的食疗经方，自东汉流传至今。方中当归、生姜养血温血散寒，羊肉补虚生血。治血虚有寒诸证，亦可作冬季常食之品。

首乌炒猪肝

【方源】《100 种调理滋补药膳》

【配料】制何首乌 20g，猪肝 400g，甜面酱 15g，精盐、味精、白糖、料酒、生姜片、葱段、干生粉、植物油、麻油各适量。

【制作用法】制何首乌加水煎煮，取汁。将猪肝切成片，用流水冲去血水，加精盐、味精，顺一个方向打至上劲，加入少许干生粉，锅内放少许植物油，投入猪肝，炒熟即倒出。锅留少许底油，加入何首乌汁、甜面酱、精盐、味精、白糖、老抽、料酒，翻炒片刻、勾芡，淋上少许麻油即成。

【功效主治】补血益精，滋养肝肾，乌须黑发，润肠通便。适宜健康与亚健康人群用作补血药膳食用。可防治头昏目眩、心慌失眠、面色萎黄、耳鸣、遗精、须发早白、大便干结等病症。也适宜贫血、早衰、少白头、脱发、高血压病、动脉粥样硬化、慢性肝病患者食用。

【方解】制何首乌为治疗血虚证、肝肾阴虚证之良药。猪肝是最常用的补血食物之一，与制何首乌合用，具有补血益精，滋养肝肾之功效。

【使用注意】大便溏泄者忌食。

群鸽戏蛋

【方源】《养生食疗菜谱》

【配料】鸽肉3只，鸽蛋12个，人参粉10g，干淀粉30g，湿淀粉15g，清汤130g，熟猪油500g(实耗100g)，葱结15g，酱油15g，味精1g，姜块10g，胡椒面0.88g。

【制作用法】新鲜白鸽去毛及内脏，洗净。精盐、绍酒、酱油兑成汁，抹于鸽肉身内外，炒锅放旺火上，下熟猪油烧七成熟，放入鸽肉，炸5～6分钟，捞出沥去油，放入蒸碗内，加姜、葱、人参粉、清汤等，用湿棉纸封住碗口，置火上蒸至鸽肉骨松翅裂为度。将鸽蛋蒸熟，用冷水略涅，剥去蛋壳，入干淀粉中拨动，裹淀粉后入油中炸至色黄起锅。再将蒸鸽原汤入锅加胡椒面、味精、湿淀粉勾成汁入汤，将汤淋于鸽肉及蛋上即成。

【功效主治】具有补益肝肾、滋养养血作用。适用于年老体弱，病后耗损营血未发，慢性消耗性疾病，如消渴病等。

【方解】方中人参大补元气，补脾益肺。鸽及鸽蛋补益气血，滋补肝肾。人参得鸽肉、鸽蛋血肉有情之品，补气生血之力更强；而鸽肉、鸽蛋得人参补元气之功，化生精血之力更速，确为益气补血的良方。

【使用注意】本膳药食均较平稳，一般虚弱病证均可食用，但阴虚甚者不相宜。

阿胶羊肝

【方源】《中医饮食疗法》

【配料】阿胶15g，鲜羊肝500g，水发银耳3g，青椒片3g，白糖5g，胡椒粉3g，绍酒10g，酱油3g，精盐2g，味精5g，香油5g，淀粉适量，蒜末3g，姜3g，葱5g。

【制作用法】将阿胶放于碗内，加入白糖和适量清水，上屉蒸化，羊肝切成薄片放入碗内，加入干淀粉搅拌均匀备用。另用小碗，加入精盐、酱油、味精、胡椒粉、淀粉勾兑成汁。炒锅内放入500g油，烧五成热时，将肝片下入油中，滑开滑透，倒入漏勺内沥去油。炒锅内留少许底油，投入葱炸锅，加入青椒、银耳，烹入绍酒，倒入滑好的肝片、阿胶汁，翻炒几下，再把兑好的汁放入锅内，翻炒均匀，加香油即成。

【功效主治】具有补血养肝的功效。对于肝肾精血亏损者，见有面色萎黄、头晕耳鸣、目暗昏花、两眼干涩、血虚出血、崩漏、月经不调等病症具有良好作用。亦可作为贫血、病后未复、肺结核、小儿体弱多病者的常用膳食。

【方解】 本方所治之证，为肝血不足，失于濡养所致，治宜补血养肝。方中阿胶又称驴皮胶，味甘性平，具有补血止血，滋阴润肺的作用，为补血之要药，善治血虚诸症。羊肝味甘苦，性平，功善益血补肝明目，阿胶、羊肝均为血肉有情之品，善补精血以治血虚诸疾，二者合用，功善补养肝血。肝主藏血，肝得血养，则能濡养脏腑机体。本膳亦可作为年老体弱，血虚萎黄，形体消瘦，及小儿体弱多病之贫血与妇人血虚出血，崩漏，月经不调等症的常用膳食。

【使用注意】 本膳偏于滋养阴血，凡阳虚而有畏寒怕冷者作用较差。如有外感表证未愈者，则不宜用本膳方。

红枣栗子糕

【方源】《100种调理滋补药膳》

【配料】 红枣12个，栗子粉500g，糯米粉100g，白糖、泡打粉各3g，酵母8g，色拉油少许。

【制作用法】 ①糯米粉、栗子粉、白糖同入盘中，加温水少许，拌匀，静置20分钟。②取干净托盘，盘面涂上少许色拉油，倒入拌匀的栗子糯米粉，均匀地插入红枣（露出一半），上笼用中汽蒸30分钟，取出改切成菱形块状即成。

【功效主治】 养血安神，补益脾胃，补肾强筋。适宜健康与亚健康人群用作补血药膳食用。可防治面黄无华、头目晕眩、失眠心慌、记忆力减退、气短、懒言、神疲体倦、腰膝酸软、小便过多、慢性腹泻等病症。也适宜贫血、疲劳综合征、慢性肠炎、更年期综合征患者食用。

【方解】 红枣长于养血安神，健脾养胃；栗子长于养胃健脾，补肾强筋。共同研粉制成糕点，经常食用可补养后天之本，促进气血化生，达到补血功效。

【使用注意】 胸腹胀满，饮食不香者忌食。

羊肉粥

【方源】《饮膳正要》

【配料】 净羊肉500g，粳米150g，白萝卜100g，羊肉汤1500g，葱、姜末、料酒、五香粉、盐、麻油、陈皮各适量。

【制作用法】 羊肉洗净切成薄片放入锅内，加羊肉汤、料酒、五香粉、橘皮（切成粒）煮至羊肉碎烂。米淘净，白萝卜切成细丁，一同放入羊肉锅内，熬煮至粥成，调入精盐、葱、姜末、麻油拌和均匀即可。

【功效主治】 温中补虚，散寒止痛。适用于脾胃虚寒而引起的脘腹冷痛、呕吐、腹泻、肾衰虚弱、腰脚无力等症。

【方解】 羊肉是助肾阳、补精血、疗肺虚、益劳损之妙品。白萝卜味甘性凉，有清凉、解毒、祛火的功效。羊肉较温热，而萝卜性寒凉，能润燥清火。两者一起吃，在寒热方面比较平衡，并可去膻除辣，提鲜味。与大米煮粥具有温中补虚，散寒止痛之功。

【使用注意】 因其性热，所以凡有痰火，湿热，热病及时疫病初愈者，均不相宜。

三、气血双补类

珍珠鹿茸

【方源】《中医饮食疗法》

【配料】 鹿茸 2g，鸡肉 100g，肥猪肉 50g，油菜 100g，熟火腿 15g，鸡蛋清 50g，绍酒 10g，味精 2.5g，食盐适量，鸡汤 500g。

【制作用法】 将鹿茸研细粉，火腿切片，油菜切成小片，用开水烫片刻，放凉水过凉，备用。把鸡肉和肥猪肉一起用刀砸成细泥，加蛋清、食盐、味精、绍酒、少量鸡汤搅匀，再加鹿茸粉搅匀。勺内放鸡汤，烧开锅时用手抓搅好的鹿茸鸡泥徐徐下入汤内，煮成珍珠球，再放入火腿肉、油菜叶、味精、食盐、绍酒，汤开时撇去浮沫，淋上香油即可。

【功效主治】 有补五脏，调气血的功能。适合于患有脏腑功能衰退，气血不足的虚劳，羸瘦，腰膝酸软，面色萎黄，产后乳少等病症的人食用。亦可作为脾胃虚弱、久病体虚患者的调养膳食。

【方解】 鹿茸乃鹿之精华，有延年益寿，补血养颜，强身健体的作用，是滋补圣药。鸡肉、鸡蛋清能益五脏，补虚损，健脾胃，强筋骨，是补虚益寿的良好肉食。油菜含有大量胡萝卜素和维生素 C，有助于增强机体免疫功能。故本膳既有鹿茸生精壮阳，又有鸡肉、蛋、猪肉等补充大量营养物质，以生气血精髓，故能补虚强体，延年益寿。

十全大补汤

【方源】《良药佳馐》

【配料】 人参、黄芪、白术、茯苓、熟地、白芍各 10g，当归、肉桂各 5g，川芎、甘草各 3g，大枣 12 个，生姜 20g，墨鱼、肥母鸡、老鸭、净肚、肘子各 250g，排骨 500g，冬笋、蘑菇、花生米、葱各 50g，调料适量。

【制作用法】 将诸药装纱布袋内，扎紧袋口。鸭肉、鸡肉、猪肚清水洗净；排骨洗净，剁成小块；姜洗净拍破；冬笋洗净切块；蘑菇洗净去杂质及木质部分。各配料备好后同放锅中，加水适量。先用武火煮开后改用文火慢煨炖，再加入黄酒、花椒、精盐等调味。待各种肉均熟烂后捞出，切成细条，再放入汤中，捞出药袋。煮开后，调入味精即成。食肉饮汤，每次 1 小碗，早晚各服 1 次。全料服完后，间隔 5 日后另做再服。

【功效主治】 温补气血。适用于气血两虚，面色萎黄，头晕目眩，四肢倦怠，气短懒言，心悸怔忡，饮食减少等症。

【方解】 此方为中医补脾益气的基础方四君子汤加补血名方四物汤。方中用人参甘温益气，健脾养胃；白术苦温健脾燥湿，以助脾运；茯苓甘淡健脾祛湿，炙甘草甘温益气和中，调和诸药；熟地黄甘温味厚，质地柔润，长于滋阴养血；当归补血养肝，和血调经；芍药养血柔肝和营；川芎活血行血，调畅气血。两方合用，则为气血双补的八珍汤。再加黄芪益气，肉桂温阳，便为十全大补汤。墨鱼养血滋阴；肥鸡益气养血，温中补脾；老鸭滋阴养胃，利水消肿；肘子、排骨滋阴润燥；冬笋、蘑菇等皆为植物膳料之上品，滋味鲜美，以上诸物具有滋补精血，强壮身体的作用。本方荤素相合，气血双补，阴阳并调，滋补力强，为温补气血的佳方。

【使用注意】本膳味厚偏于滋腻，故外感未愈，阴虚火旺，湿热偏盛之人不宜服用。

乌鸡白凤汤

【方源】《中国药膳学》

【配料】鹿角胶25g，鳖甲12g，煅牡蛎12g，桑螵蛸10g，人参25g，黄芪10g，当归30g，白芍25g，香附25g，天冬12g，甘草6g，生地黄5g，熟地黄50g，川芎12g，银柴胡5g，丹参25g，山药25g，芡实12g，鹿角霜10g，墨鱼1000g，乌鸡肉1500g，生姜30g，葱30g，绍酒150g，精盐、味精各适量。

【制作用法】将人参润软，切片，烘脆，碾成细末备用。墨鱼用温水洗净，去骨。乌鸡宰后去内脏，洗净，剁下鸡爪、鸡翅膀。中药除人参外，以药用纱布袋装好，扎紧袋口，与墨鱼、鸡爪、鸡翅一同下锅，注入清水，烧沸后再熬1小时，备用。鸡肉洗净后，以沸水淋去血水，洗净，切成条方块，摆在100个碗内，加上葱段、姜块、食盐、绍酒的一半，加上备用药汁适量，上笼蒸烂。鸡蒸烂后出笼，择去姜、葱，原汤倒入勺内，再和上原药汁调余下的绍酒、食盐、味精，烧开，去上沫，收浓汁，浇于鸡肉上即成。

【功效主治】本膳集药补与食补之重剂，具有良好的补气养血和调经止带的功效。对体弱血虚阴亏的患者，见有神疲体倦、腰膝酸软、月经不调、白带量多、虚热烦躁、心悸怔忡、睡卧不宁等症状，均可服用。

【方解】方中以四物熟地黄、当归、白芍、川芎补血，加人参、黄芪以补气健脾摄血。加天门冬、生地黄、鳖甲、银柴胡等，具有养阴退热之功，与牡蛎、芡实、桑螵蛸等同用，既能敛阴而固肝肾，又能收敛而止带下。山药健脾补虚，滋肾固精；香附、丹参则活血行气而调经止痛；鹿胶、鹿角霜、乌鸡、墨鱼，皆为血肉有情之品，滋补力强，善调虚损诸证。本品药食相配，既能补气养血，调经止痛，又集补益、固涩于一方，是一补虚调理之佳肴。

【使用注意】本膳方凡体弱、年老、妇人经带病证、气血虚者均可食用。但外感未愈，湿热之体，痰湿较重，身患滑泄等患者，不宜服用，恐滋阴滞邪。

参枣米饭

【方源】《醒园录》

【配料】党参15g，糯米250g，大枣30g，白糖50g。

【制作用法】先将党参、大枣煎取药汁备用，再将糯米淘净，置瓷碗中加水适量，煮熟，扣于盘中，然后将煮好的党参、大枣摆在饭上，最后加白糖于药汁内，煎成浓汁，浇在枣饭上即成。空腹食用。

【功效主治】补中益气，养血宁神。适用于脾虚气弱，倦怠乏力，食少便溏，以及血虚引起的面色萎黄，头晕，心悸，失眠，浮肿等证。

【方解】方中党参性味甘平，入脾、肺经，为补中益气，养血生津。大枣补中益气，养血安神，缓和药性。党参与大枣合用，补中益气，并有养血的作用。糯米具有补脾益气之功。白糖性味甘平，入脾经，具有润肺生津、补益中气之功。党参、大枣、糯米、白糖合用，共奏益气补脾、养血安神之效。

【使用注意】本方甘温壅中，且糯米黏滞难化，故脾为湿困，中气壅滞，脾失健运者不宜服。

四、补阴类

清蒸人参元鱼

【方源】《滋补保健药膳食谱》

【配料】 活甲鱼1只(750g),人参3g,火腿、姜、熟猪油各10g,冬笋、香菇、料酒、葱各15g,清汤750g,鸡翅250g。

【制作用法】 人参洗净,切成斜片用白酒浸泡数日,制成人参白酒液约6ml,拣出人参片备用。甲鱼宰杀后去壳及内脏,洗净,剔下裙边备用,甲鱼肉剁成4～6块;在锅内加水适量,烧沸后加少量葱、姜及料酒,放入甲鱼块烫去腥味,捞出用水冲洗干净,沥干水。火腿、冬笋切成约3cm长、1cm宽的片;香菇洗净,斜切成两半,与冬笋用沸水焯一下;葱切成寸许长的段,姜洗净拍破。将火腿片、香菇片、冬笋片分别铺于蒸碗底部,平铺一层,甲鱼肉放在中央,甲鱼裙边排于周围,再铺上剩余的火腿、冬笋、香菇、鸡翅及葱、姜、蒜、料酒、盐、清汤、人参白酒液上屉用武火蒸1.5小时,至肉熟烂时取出。将汤倒入另一锅内,拣去葱、姜、蒜,甲鱼肉翻扣于大汤碗中。再将原汤锅置火上,加味精、姜、料酒、精盐,调好味,烧沸,打去浮沫,滤去渣,再淋入少许明油,浇入甲鱼肉碗内,人参片撒于其面上即成,单食,或佐餐用。

【功效主治】 益气养阴,补虚强身。对于病后体虚,热病后阴津未复,年老体弱,肺结核,气阴虚所致之神经衰弱等。

【方解】 甲鱼,性味甘、平,入肝经,能滋阴凉血。人参大补元气,生津止渴,配甲鱼能气阴两补,增强滋阴益气作用。诸料相配,既有滋阴养血之力,又具补气养阴之效。

【使用注意】 本膳适用于气阴两虚、津液亏少的虚弱患者。若阴虚火旺,阴虚阳亢者,本方力有未及,不甚相宜,湿热、虚寒之体慎用。

百合银耳炖桂圆

【方源】《100种调理滋补药膳》

【配料】 鲜百合瓣20g,水发银耳50g,桂圆肉10g,红枣10个,白糖10g。

【制作用法】 将银耳撕成小块,与百合瓣、桂圆肉同入锅中,加白糖,用小火炖40分钟,炖至银耳、红枣熟烂即成。

【功效主治】 补阴润肺,清心安神,补气健脾,强心健脑。适宜健康及亚健康人群用作补阴药膳食用。可防治肺阴虚干咳、痰少质稠、午后低热、手足心热、烦躁失眠、胃脘嘈杂、神疲乏力等病症。也适宜老年慢性支气管炎、支气管扩张、肺结核稳定期、肺脓疡恢复期、肺炎恢复期、高血压、妇女月经不调患者食用。

【方解】 百合甘而微寒,能养阴润肺,微苦能泄,又可清肺热,为大众化的补阴佳品。银耳性平,味甘淡,为润肺养阴的药食两用之品。桂圆肉双补气血,宁心安神。以上三种与红枣同炖,滋阴补血益气功效俱佳。

【使用注意】 风寒咳嗽、畏寒便溏者忌食。

益寿鸽蛋汤

【方源】《四川中药志》

【配料】枸杞子10g，龙眼肉10g，制黄精10g，鸽蛋4个，冰糖50g。

【制作用法】枸杞子拣去杂质，洗净；龙眼肉洗净，切碎；制黄精洗净，切细；冰糖打碎，用碗盛装待用。炒锅置中火上，注入清水约750ml，加入3味药物同煮。待煮沸15分钟后，再将鸽蛋逐个打入锅内，将冰糖碎块同时下入锅中，煮至蛋熟即成。每日服1料，连服7日。冰糖多少可根据口味不同增减分量。

【功效主治】本膳具有滋补肝肾、益阴养血的作用。对于有肝肾阴虚、肺阴亏损特点的肾虚腰痛，老年性痴呆，肺结核，消渴病及其他虚弱性疾病患者，见有腰膝软弱，面黄羸瘦，头目眩晕，耳鸣眼花，燥咳少痰，虚热烦躁，心悸怔忡者，具有较好的治疗补益作用。

【方解】方中枸杞子滋阴补血、益精明目。黄精补脾益肺，养阴润燥。龙眼肉益心脾、补气血。三药相配，能大补五脏之阴，润燥生津。鸽蛋为蛋中上品，能补虚强身。再以冰糖甘甜清润辅之，使全方具有滋补肝肾，益阴补血，生津润肺的作用。

生地黄鸡

【方源】《肘后方》

【配料】生地黄250g，乌雌鸡1只，饴糖150g。

【制作用法】鸡宰杀去净毛，洗净，去内脏备用；将生地黄洗净，切片，入饴糖，调拌后塞入鸡腹内。将鸡腹部朝下置于锅内，于旺火上上笼蒸2～3小时，待其熟烂。食肉，饮汁。

【功效主治】滋补肝肾，补益心脾。适用于肝肾阴虚，盗汗，虚热，骨蒸潮热，烦躁，以及心脾不足，心中虚悸，虚烦失眠，健忘怔忡。

【方解】方中重用生地黄，滋阴凉血，乌雌鸡滋补精血，与诸药配伍，既能以其鲜美可口而益脾胃，更以补精血而助滋肝肾之阴。故本膳配伍具有滋补肝肾，补益心脾之功。

【使用注意】外感未愈，湿盛之体，或湿热病中不宜用本膳。

西洋参苦瓜

【方源】《100种调理滋补药膳》

【配料】苦瓜300g，西洋参3g，精盐、白糖、湿淀粉、植物油各适量。

【制作用法】将苦瓜一剖两半，去瓤、籽，改切成斜刀薄片，入沸水锅中焯20秒，捞出浸入冷水中，捞出沥干水分。西洋参切成薄片，入锅浸泡20分钟，煎煮30分钟，取浓缩汁30ml，备用。炒锅中放油少许，烧至六成油温时放入苦瓜片，翻炒1分钟，用西洋参浓缩汁、调料、湿淀粉、勾薄芡即成。

【功效主治】滋阴清热，补气安神，健脑除烦，延缓衰老。适宜健康及亚健康人群用作补阴药膳食用。可防治头晕目眩、心烦胸闷、口干舌燥、阳痿遗精、肠燥便秘、四肢乏力、精神疲惫等病症。也适宜高血压、血脂异常、糖尿病、早衰、更年期综合征、干燥综合征、性功能障碍患者食用。

【方解】西洋参味甘微苦，性凉，归肺、心、肾、脾经，是补气养阴之佳品。苦瓜味苦性寒，重在泻热，以助滋阴。二者配伍制成药膳，共奏滋阴清热之效。

【使用注意】脾虚便溏、寒湿内阻者忌食。

五、补阳类

杜仲腰花

【方源】《华夏药膳保健顾问》

【配料】杜仲 12g，猪肾 250g，绍酒 25g，葱 50g，味精 1g，酱油 40g，醋 2g，干淀粉 20g，大蒜 10g，生姜 10g，精盐 5g，白砂糖 3g，花椒 1g，混合油 100g。

【制作用法】杜仲以水 300ml 熬成浓汁，去杜仲，再加淀粉、绍酒、味精、酱油、白砂糖拌兑成芡糊，分成 3 份待用。猪腰子剖为两片，刮去筋膜，切成腰花，生姜去皮，切片。葱洗净切成节，待用。炒锅烧熟，入油，烧至八成热，放入花椒烧香，再投入腰花、葱、姜、蒜，快炒，沿锅倾入芡汁与醋，翻炒均匀，起锅装盘即成，佐餐食。

【功效主治】补肾益精，健骨强体。适用于肾虚腰痛膝软，阳痿遗精，耳鸣眩晕，夜尿频多。

【方解】本方以杜仲、猪肾为主。猪肾具有补肾气、助膀胱等功能。杜仲补肝肾、壮筋骨。二者相伍，可阴阳并调，而以滋化阳气偏重，故全方为助阳健身为主之药膳方。

陈皮鹿排

【方源】《100 种调理滋补药膳》

【配料】鹿排肉 100g，陈皮丝 5g，生姜片、葱段、生抽、老抽、精盐、味精、白糖、八角、小茴香、香叶、豆蔻、草果、植物油各适量。

【制作用法】将锅内放少量植物油，放入生姜片、葱段煸香，加入各种香料及陈皮丝，煸炒 1 分钟，加入清水，放入生抽、老抽、白糖、味精、料酒，烧开改小火，放入鹿排肉，改小火烧 20 分钟。捞出入 200℃烤箱，烘烤 8 分钟即可装盘。

【功效主治】补肾益精，温阳散寒，补中益气，养血增力。适宜健康人群及亚健康人群用作补阳药膳食用。可防治冬季形寒怕冷、手足发冷、疲劳乏力、腰膝酸软、夜尿增多、性欲减退等病症。也适宜阳痿、早泄、不育不孕、虚劳羸瘦患者食用。

【方解】鹿肉自为冬季进补御寒之上品，与陈皮、豆蔻、草果等理气开胃中药配伍后，味道更香，且补而不腻，具有补肾益精，温阳散寒，补中益气，养血增力之功。

【使用注意】阴虚火旺、口干舌燥慎食，夏季忌食。

虫草炖老鸭

【方源】《本草纲目拾遗》

【配料】冬虫夏草 5 个，老雄鸭 1 只，香葱、黄酒、生姜、胡椒、精盐各适量。

【制作用法】鸭子去肚杂，洗净，将鸭头劈开，纳冬虫夏草于中，仍以线扎好，加酱油、酒等调味品。煮烂佐餐食之。

【功效主治】补虚损，益肺肾，止咳喘。适用于病后虚损，身体羸弱，腰膝酸痛，阳痿遗精以及久咳虚喘，劳嗽痰血等。

【方解】方中冬虫夏草性味甘温，秘精益气，专补命门。老雄鸭温阳补虚，与冬虫夏草炖服，味道鲜美，补肾助阳，养肺益精。

【使用注意】外感表邪咳喘不宜使用。

壮阳狗肉汤

【方源】《华夏药膳保健顾问》

【配料】狗肉200g，菟丝子5g，附片3g，葱5g，姜5g，食盐、味精、绍酒适量。

【制作用法】取新鲜狗肉冲洗干净，整块投入锅内炒透，捞出，于冷水中洗净血沫，沥干，切成约3cm×2cm宽的肉块。菟丝子、附片用纱布合包；姜葱洗净，姜切片、葱切段备用。锅置旺火上，投入狗肉、姜片煸炒，烹入绍酒爆锅，然后一起倒入砂锅内，并将菟丝子、附片放入，加入清汤、食盐、味精、葱，以武火烧沸，撇净浮沫，再用文火炖2小时，待狗肉熟后，除去姜、葱，装入碗内即成。

【功效主治】温脾暖肾、益精怯寒。适用于脾肾阳虚的患者。

【方解】方中狗肉温肾助阳，补中益气。附子回阳温中，散寒补火，为温阳要药，配伍狗肉，使温阳之功力专于脾肾，有相成之妙。菟丝子益阴而固阳，为补肝肾要药。三味相伍，一则以助附子、狗肉温阳而调脾肾之阳虚，二则以益阴而滋阳气生化之源泉。

【使用注意】凡阴虚"火体"有夜热盗汗、五心烦热等症状者，不可服食。

人参胡桃汤

【方源】《济生方》

【配料】人参6g，胡桃肉15g，生姜5片，大枣7个。

【制作用法】将人参、胡桃肉（去壳不去衣）切细，加水与生姜、大枣同用，连煎2次，将2次煎液混合均匀，分2～3次服用。

【功效主治】补肺肾，止喘咳。适用于肺肾不足，胸满喘急，不能平卧，动则喘甚。

【方解】方中人参大补元气，补肺益脾。胡桃仁温肺，又能润燥化痰，敛肺定喘，且可补肾固精而纳气，与人参配伍成方，对于肺肾两虚，虚而偏寒的咳嗽喘促，用之最宜。

【使用注意】热证喘咳不宜用，大便溏泻者不宜服用。

枸杞羊肾粥

【方源】《饮膳正要》

【配料】枸杞叶250g（或枸杞子30g），羊肉60g，羊肾1个，粳米60g，葱白2茎，盐适量。

【制作用法】将新鲜羊肾剖开，去内筋膜，洗净，细切；羊肉洗净切碎；煮枸杞叶取汁，去渣。也可用枸杞叶切碎，同羊肾、羊肉、粳米、葱白一起煮粥。待粥成后，入盐少许，稍煮即可。每日早晚服用。

【功效主治】温肾阳，益精血，补气血。适用于肾虚劳损，腰脊冷痛，头晕耳鸣，视物昏花，听力减退，夜尿频多，阳痿等。

【方解】方中羊肾，补肾气，益精髓。羊肉益肾补虚，温养气血，温中暖下。枸杞叶是枸杞之嫩茎叶，可蔬可药，气味清香，养肝明目。三味同时入米熬粥，甘美可口，补虚之功可靠。温而不热，为肾虚食养之要方。

【使用注意】外感发热或阴虚内热及痰火壅盛者忌食。

海参炖鲍鱼

【方源】《100种调理滋补药膳》

【配料】水发海参70g，小鲜鲍50g，虾仁20g，浓骨头汤200ml，精盐、浓缩鸡汁、白胡椒粉各适量。

【制作用法】用刀将新鲜小鲍鱼的壳与肉分离，洗净备用。将水发海参与虾仁洗净备用。把海参、鲍鱼、虾仁入清水锅中，中热2分钟（勿烧沸），去浮沫，捞出清洗干净备用。锅中放浓骨头汤，放入海参、鲍鱼、虾仁、精盐、鸡汁，调好口味，倒入碗内，加保鲜膜密封，上笼蒸8分钟即成。

【功效主治】温阳补肾，养血益精，增力强体。适宜健康与亚健康人群用作补阳药膳食用，也可用于秋冬季滋补。

【方解】海参为药食两用之品，古人认为其性温补，形似人参，故名海参。鲍鱼味道鲜美，有“海味之王”的美誉，具有补血养胃，抗癌、抗病毒等功效，与海参配伍制成佳肴，滋补作用倍增，味道更加鲜美。

【使用注意】脾虚大便稀溏、痰多者慎食。

第十五节　养生保健类药膳

养生保健类药膳，是指具有增强体质、改善形象、调养精神、促进智力发育、延缓衰老、防治疾病等作用，并能使生理和心理健康得到增强和维护的药膳。此类药膳是中医药膳学中最具特色的内容之一。它适用于日常保健，可供各类健康人群提高生活质量。同时对于各种原因导致的亚健康状态、体质衰减、精神疲惫等，有较好的调节作用。根据不同人群的健康要求，养生保健类药膳可分为润肤养颜、延年益寿、健美减肥、美发乌发、强身健体、增强免疫力、增强记忆力等药膳。

一、润肤养颜类

润肤养颜类药膳是指增强或改善颜面皮肤的色泽，预防面疾的药膳。本类药膳主要由滋补阴血、养益精气、化痰祛瘀等药食组成。常用药食有当归、珍珠、人参、桃花、枸杞子、黄精、香白芷、兔肉、白芍、熟地黄等，药膳方如燕窝粥、红颜酒、沙苑甲鱼等。

红颜酒

【方源】《万病回春》

【配料】核桃仁、小红枣各60g，甜杏仁、酥油各30g，白蜜80g，米酒1500g。

【制作用法】先将核桃仁、红枣捣碎；杏仁去皮尖，煮4～5沸，晒干并捣碎，后以蜜、酥油溶开入酒中；随后将3味药入酒内，浸7日后开取。每日早晚空腹饮用，每服10～20ml。

【功效主治】滋补肺肾，补益脾胃，滑润肌肤，悦泽容颜。适用于肺肾两虚，脾胃不足所致的皮肤憔悴、粗糙等。

【方解】方中核桃健胃、补血、润肺、养神；小红枣补脾胃，滋养阴血；杏仁祛痰止咳，平喘，润肠，下气开痹；酥油、白蜜润养肌肤以除皱纹，配合上药，则使颜面娇美，细嫩如玉。

【使用注意】阴虚火旺，容易上火者忌服。

珍珠拌平菇

【方源】《家庭中医食疗法》

【配料】珍珠粉4g，红花2g，平菇200g，豆腐200g，芝麻、白糖、酱油、精盐、绍酒各适量。

【制作用法】红花置细漏勺内，用清水冲洗干净，沥干水；平菇去柄，洗净，撕成条丝，放入容器内加酱油、白糖、绍酒浸拌入味；豆腐用洁净纱布包好，压上重物，挤压干水分备用。豆腐放容器内拌碎，加入芝麻粉、白糖、酱油拌和，再将已备好的平菇加入，充分拌匀，装于盘内，撒上珍珠粉和红花即成。进食时再调拌均匀，佐餐食用。

【功效主治】养血活血，滋润肌肤，泽丽容颜，祛斑美容。对粉刺类皮疹亦有作用。

【方解】方以珍珠、红花、平菇、豆腐为主料。其中珍珠咸甘而寒，是传统润肤美颜之品，能泻热潜阳，安神定惊。以红花养血活血，通行面部血脉，与珍珠之润肤泽颜功效相配合，有互相促进之效。平菇、豆腐，能和胃调中，清泄肝热，润泽肌肤，增强上药的作用。

【使用注意】面部皮肤感染、瘢痕等无甚作用，不宜服食。

苡仁茯苓粥

【方源】《家庭中医食疗法》

【配料】薏苡仁200g，茯苓10g，粳米200g，鸡胸脯肉100g，干香菇4个。

【制作用法】将薏苡仁用热水浸泡1夜，次日捞出沥干水；香菇泡发，去除木质部分，洗净，切成丁；鸡脯肉去皮洗净，入锅煮30～40分钟后，捞出切为肉丁；粳米洗淘干净，茯苓研粉。备用。薏苡仁用7倍清水在武火上煮沸后，移于文火慢煮，至能用手捏烂苡米为度。粳米用5倍的清水煮1小时。然后将两粥合在一起，加入香菇、鸡肉丁、茯苓粉再煮，至煮稠为止。服食时可酌加调料。

【功效主治】健脾利湿，润肤美容。适用于脾虚痰饮，气血不足，肌腠失养所致的虚肿、褐斑等皮肤疾患。

【方解】方中薏苡仁上清肺热，下渗脾湿，是健脾利湿的良药；茯苓健脾胃、祛痰湿，又能宁心安神，与薏苡仁合用，可加强健脾利湿功效；香菇健脾开胃；粳米健脾和胃，益气补中；鸡脯肉益气和中，补养精血。全方组合，既有健脾利湿，退斑消疣的功效，又有和胃益气，滋养精血的作用。

【使用注意】若肾阳虚弱所致面色黧黑，或阴虚火旺所致面部红斑疹，或面部扁平疣而见阴虚较重的患者，均不宜服用本膳。服膳期间忌食辛辣燥热及肥厚油腻之物。

燕窝粥

【方源】《本草纲目拾遗》

【配料】 燕窝 10g，粳米 100g，冰糖 50g。

【制作用法】 将燕窝放凉水（纯净水）中浸泡直至完全泡开，撕成条片状，入粳米，加 3 碗水，旺火烧开，改文火慢熬约 1 小时，入冰糖溶化后即可服食。每日 1 次，连服 7～10 日。

【功效主治】 健脾润肺，润肤养颜。适用于元气虚损，肌肤干燥，面部皱纹；或肺肾阴亏、阴虚火旺之潮热，干咳；或虚劳羸弱，胃弱食少；或肺结核咳嗽气短等。

【方解】 燕窝味甘、性平，功善养阴润燥，益气补中。加以大米和冰糖，制成燕窝粥，即成为营养价值极高的滋补药膳。

【使用注意】 肺胃虚寒、湿痰停滞及有表邪者忌服。

沙苑甲鱼

【方源】《中华临床药膳食疗学》

【配料】 活甲鱼 1 只（约 750g），沙苑蒺藜 15g，熟地 10g，葱 10g，生姜 15g，料酒 30g，精盐 2g，酱油 10g，胡椒 1g，肉汤 500ml，味精 1g。

【制作用法】 活甲鱼斩头，沥净血水，在沸水中烫约 3 分钟，取出用刀刮去背部及裙边黑膜，再刮去脚上白衣，剁去爪和尾，剖开腹腔，取出内脏不用，洗净甲鱼肉备用；生姜切片，葱切段；沙苑蒺藜、熟地用纱布包好。锅内放清水，放入甲鱼，煮沸后，再用文火炖约半小时，捞出放温水内剔去背壳和腹甲，洗净，切成 3cm 见方的肉块。再将甲鱼块装入蒸钵内，注入肉汤，再加姜片、葱段、料酒、精盐、酱油、胡椒粉和药包，用湿棉纸封严钵口，上蒸笼，置旺火上蒸 2 小时取出。拣去药包、姜片、葱，放入味精调味即成，佐餐食用。

【功效主治】 滋养肝肾，补益精血，强腰固精，美容润肤。本方适用于精气不足，肝肾虚损，年老体衰等所致的容颜苍老憔悴，早衰体弱等。

【方解】 方中主料甲鱼，为血肉有情之品，长于补养精血。沙苑蒺藜补益肝肾，固精明目。熟地为滋阴补血要药，能增强本方的润肤抗皱作用。诸药食合用，共成补养肝肾精血，滋润皮肤，美容泽颜之方。

【使用注意】 阳虚有寒，或痰湿素盛等，则不宜食用。

二、延年益寿类

延年益寿类药膳是具有延缓衰老，提高生存质量，延长寿命作用的药膳。精气衰弱，阴阳失衡，脏腑不和是导致疾病的基础，也是人体衰老的根本原因。脏腑功能中，先天之本在肾，后天之本在脾，因此延年益寿类药膳以调理阴阳，补养脾肾，调和气血为治疗原则。常用药食如人参、黄芪、白术、山药、鹿茸等。药膳方如琼玉膏、八宝饭、长生固本酒等。

琼玉膏

【方源】《洪氏集验方》

【配料】 人参 60g，白茯苓 200g，白蜜 500g，生地黄汁 800g。

【制作用法】 将人参、茯苓制成粗粉;与白蜜、地黄汁一起搅拌均匀,装入瓷质容器内,封口。再用大锅一口,盛净水,将瓷器放入,隔水煮熬,先用武火,再用文火,煮3天3夜,取出;再重新密封容器口,放冷水中浸过,勿使冷水渗入,浸1日后再入原锅内炖煮1日1夜即可服用。每次服10ml,每日早晚各服1次。

【功效主治】 补气阴,填精髓。本方所主,肺阴亏损,虚劳干咳,咽燥咯血,肌肉消瘦,气短乏力。

【方解】 本膳以地黄为主料,补肾阴以生水,水盛则精血生,心火自息。人参补益肺气,肺为气之大主,得人参可以鼓生发之元。虚则补其母,故用茯苓健脾,以培万物之本。白蜜性润悦肺。全方皆温良和厚之品,是著名的补益方剂,对智力有很好的促进作用。

长生固本酒

【方源】《寿世保元》

【配料】 枸杞子、天冬、五味子、麦冬、怀山药、人参、生地黄、熟地黄各60g,白米酒3000ml。

【制作用法】 将人参、生地、山药、熟地切片,枸杞子、五味子拣净杂质,天冬、麦冬切分两半。全部药物用绢袋盛,扎紧袋口;将酒倒入净坛中,放入药袋,酒坛口用湿棉纸封固加盖。再将酒坛置于锅中,隔水加热蒸约1小时,取出酒坛,候冷,埋于土中以除火毒,3～5日后破土取出,开封,去掉药袋,再用细纱布过滤1遍,贮入净瓶中,静置7日即可饮用。每日早、晚各1次,每次饮服视人酒量大小,一般50～100ml。

【功效主治】 乌须发,养心神,益年寿。适用于气阴两虚所致的腰膝酸软、心悸健忘、头晕目眩、须发早白。

【方解】 方中人参大补元气,山药补脾益气,枸杞子平补肝肾,亦能助脾益气,五味子安神养心,四味相合,能补元气,益中气,有助气血生化。天冬、麦冬、生地、熟地、枸杞子等能补肝肾,益精血,大补肾中元阴。与诸补气之品配伍,即成气阴两补之方,有补元气,生气血,滋肾肝,助元阴的作用。诸药制酒,酒助药势,使先天之本得滋,后天之本得调,脏腑安和而气机调和,身体健康,中老年人坚持少服、常服,可以达到益寿延年的目的。

【使用注意】 凡证属阴盛阳衰,痰湿较重者,或久患滑泄便溏者,不宜服用本膳。

八宝饭

【方源】《方脉正宗》

【配料】 芡实、山药、莲子肉、茯苓、薏苡仁、党参、白术、白扁豆各6g,糯米150g,冰糖适量。

【制作用法】 先将党参、白术、茯苓煎煮取汁;糯米淘洗干净,将芡实、山药、莲子、茯苓、薏苡仁、扁豆打成粗末,与糯米混合;加入党参、白术、茯苓煎液和冰糖,上笼蒸熟。亦可直接加水煮熟,作主食食用。

【功效主治】 益气健脾,养生延年。适用于脾虚体弱之人,宜加强脾胃吸收运化功能。

【方解】 方中所用药食,均为平补脾胃之物。党参、白术、茯苓,为益气健脾祖方“四君子汤”的基本成分,能调补脾胃,山药平补脾肾,芡实、莲子肉健脾涩精,白扁豆、薏苡仁健脾渗湿，糯米润养脾阴。诸药制成饭食，共成补脾益气之方。食之日久，可望脾胃健运，气血生化有源，形神得养，天年颐和。

【使用注意】阴虚津枯者不宜久服。

乌须延年豆

【方源】《中医药膳学》

【配料】乌骨老母鸡1只，黑豆1kg、何首乌（赤、白各半）、旱莲草汁各90g，枸杞子60g，陈皮、生地各45g，桑椹汁90g，槐角45g，破故纸30g，当归身60g。

【制作用法】将乌骨鸡宰杀，去毛、内脏，洗净，煮汤2大碗。将以上各药和黑豆一起用鸡汤、老酒入砂罐内文武火缓煮干为度，去药存豆。每日早晨吃豆50～100g，饮酒1杯。

【功效主治】乌须黑发，延年益寿。

【方解】方中乌鸡、黑豆为方中主料，前者养血补肾，后者补肾润燥。首乌、旱莲、枸杞、桑椹，为滋补肝肾阴血之品；陈皮芳香行气，运行气血，使补而不滞；破故纸补阳，取阴生阳长，化气散布之效；槐角通利肠道，运行糟粕，畅出入之道路；合用成方，则补中有行，阴阳平调。

【使用注意】服药期间忌食萝卜。

三、健美减肥类

健美减肥类药膳是具有保持形体优美、减轻或消除肥胖功效的药膳。肥胖的发生与饮食、活动、精神因素等有关，肥胖主要由水湿内生、痰饮停聚、脾肾阳虚所致，故本类药膳多以利水化湿、健脾消食、补气助阳等药食为主组成。常用药食有茯苓、山楂、荷叶、薏苡仁、泽泻、山楂等，药膳方如荷叶减肥茶、茯苓豆腐、参芪鸡丝冬瓜汤等。

荷叶减肥茶

【方源】《华夏药膳保健顾问》

【配料】荷叶60g，生山楂10g，生薏苡仁10g，橘皮5g。

【制作用法】将鲜嫩荷叶洗净晒干，研为细末；其余各药亦晒干研为细末，混合均匀。以上药末放入开水瓶，冲入沸水，加塞，泡约30分钟后即可饮用。以此代茶，日用1剂，水饮完后可再加开水浸泡。连服3～4个月。

【功效主治】理气行水，化食导滞，降脂减肥。适用于痰气交阻，脾不健运所致的脂肪堆积，形体肥胖之证。

【方解】方中荷叶利水湿，升清阳，清热解暑。茯苓、薏苡仁长于健脾利湿，为脾虚湿停者常用之药，可与荷叶共建健脾利湿，降脂减肥之功。山楂消食积，长于消肉食积滞，用之佐荷叶，助其化湿降脂。橘皮能开脾气，助运化。诸药合用，共成理气利水，化食导滞，降脂减肥之效。

【使用注意】肥胖患者见有阴虚征象者不宜食用本膳。

茯苓豆腐

【方源】《家庭中医食疗法》

【配料】茯苓粉 30g，松子仁 40g，豆腐 500g，胡萝卜、菜豌豆、香菇、玉米、蛋清、盐、料酒、原汤、淀粉各适量。

【制作用法】豆腐用干净棉纱布包好，压上重物以沥除水；干香菇用水发透，洗净，除去柄上木质物，大者撕成两半；豌豆去筋，洗净；胡萝卜洗净切菱形薄片，蛋清打入容器，用起泡器搅起泡沫。将豆腐与茯苓粉拌和均匀，用盐、酒调味，加蛋清混合均匀，上面再放香菇、胡萝卜、松仁、菜豌豆、玉米粒，入蒸笼用武火煮 8 分钟，再将原汤 200g 倒入锅内，用盐、酒、胡椒调味，以少量淀粉勾芡，淋在豆腐上即成，佐餐食用。

【功效主治】健脾化湿，消食减肥。适用于痰湿停聚，浊气不化所致的形体肥胖。

【方解】本方中茯苓健脾和中，淡渗利湿。松子仁滋补强身，润肠通便。豆腐益气和中，生津润燥，清热解毒。三物配伍，有减肥降脂之效。

【使用注意】本膳偏于寒凉，故阳虚肥胖者不宜。

健美茶

【方源】《家庭药茶》

【配料】普洱茶、乌龙茶、莱菔子、茯苓。

【制作用法】将普洱茶、乌龙茶、莱菔子、茯苓适量，放入茶杯中用开水冲泡，2～3 分钟后即可饮用。

【功效主治】利水化痰，祛脂减肥。适用于痰浊壅盛所致的胃脘痞闷、肥胖、头昏、舌苔厚腻等。

【方解】本方中普洱、乌龙等茶均是消脂减肥之佳品。配伍莱菔子、茯苓，则增加了健脾消食功效，减肥疗效更著。

【使用注意】失眠患者忌用。

参芪鸡丝冬瓜汤

【方源】《中医临床药膳食疗学》

【配料】鸡脯肉 200g，党参 6g，黄芪 6g，冬瓜 200g，黄酒、精盐、味精各适量。

【制作用法】先将鸡脯肉洗净，切成丝；冬瓜削去皮，洗净切片；党参、黄芪用清水洗净。砂锅置火上，放入鸡肉丝、党参、黄芪，加水 500ml，小火炖至八成熟，再氽入冬瓜片，加精盐、黄酒、味精，仍用小火慢炖，待冬瓜炖至熟烂即成。单食或佐餐用。

【功效主治】健脾补气，轻身减肥。适用于中气不足，脾失健运所致的气虚型肥胖。

【方解】方中党参、黄芪为健脾益气要药，党参不温不燥，平补中气。黄芪补气升清，走表而利水湿。参、芪相配，力能健中补脾，运化水湿而减肥。鸡脯肉补益气血，补脾和胃，与参、芪相合，则补力益彰。冬瓜长于利水消痰，清热解毒。与健脾补气药食相伍，既能利湿而助脾，又能祛水而减肥。诸药配伍，有平补中焦，益气除湿之效。

【使用注意】阳虚湿盛之肥胖患者不甚适宜。

四、美发乌发类

美发乌发类药膳是具有保持和促使头发黑密亮泽、防止头发折损脱落等功效的药膳。

本类药膳以滋养肝肾、培补精血等药食为主组成。常用药食有何首乌、黑芝麻、黑豆等，药膳方如七宝美髯蛋、蟠桃果、玉柱杖粥等。

七宝美髯蛋

【方源】《本草纲目》

【配料】 制何首乌 90g，白茯苓 60g，怀牛膝 30g，当归 30g，菟丝子 30g，枸杞子 30g，补骨脂 40g，肉桂 6g，生鸡蛋 10 个，大茴香 6g，茶叶 3g，葱、生姜、食盐、白糖、酱油各适量。

【制作用法】 将上述诸料一同放入砂锅内，加适量水。用武火煮沸，再改用小火慢煮 10 分钟，取出鸡蛋，剥去蛋壳，再放入汤内用小火煮 20 分钟即可。每日食 2 个鸡蛋。鸡蛋食完后，含药的卤水可重复使用 3～4 次，每次加入鸡蛋 10 个同煮。但卤水需冷藏防腐，每次煮蛋需稍加调味品。

【功效主治】 益肝肾，乌须发，壮筋骨。适用于肝肾不足所致的毛发早白，或脱发、发枯。治宜滋补肝血和肾精。

【方解】 方中何首乌补肾气而涩精气，茯苓交通心肾而渗脾湿，牛膝强筋骨而益下焦，枸杞子甘寒而补水，当归辛温以养血，菟丝子益三阴而强精气，补骨脂助命火而暖丹田，合用共成补肾养肝，乌须黑发之功。其余大茴香、肉桂之类，均是民间制作茶蛋所需调味品，但亦有温阳强肾之效，可与诸药相辅相成。加上鸡蛋本身的补益作用，则本膳作用更加明显。

【使用注意】 忌食萝卜、动物血、蒜及葱等食物。

蟠桃果

【方源】《景岳全书》

【配料】 猪腰 2 个，芡实 60g，莲子肉（去心）60g，大枣 30g，胡桃仁 60g，熟地 30g，大茴香 10g。

【制作用法】 将猪腰洗净，去筋膜；大茴香为粗末，掺入猪腰内。猪腰与莲子、芡实、大枣、熟地、胡桃同入锅，加水，用大火煮开，改为文火炖，至猪腰烂熟为止。加盐及其他调味品食用，饮汤。1 日内服完，连用 7 日。

【功效主治】 补脾滋肾，美颜乌发。适用于脾肾虚损造成的须发早白，容颜枯憔，男子遗精，女子带下等。

【方解】 方中以猪腰、莲子肉、胡桃肉等药食为主料。其中用猪肾是取“以脏补脏”之意；核桃仁自古以来就是美容佳品，两味合用，可使皮肤润泽细腻光滑，富有弹性。莲子肉、芡实、大枣均有滋补后天，益气生血作用。茴香则温煦下焦，蒸腾肾精，散布津液。诸药合用，有强肾健脾之效。

【使用注意】 凡属阳虚气弱者，可加人参、制附子。

玉柱杖粥

【方源】《医便》

【配料】 槐子 10g，五加皮 10g，枸杞子 10g，补骨脂 10g，怀熟地 10g，胡桃肉 20g，燕麦片 100g。

【制作用法】将槐子、补骨脂、胡桃肉炒香，研末。将五加皮、熟地黄加水煎煮，去滓，留取药液。再用药液和枸杞子、麦片共熬粥，粥成后，撒入槐子、补骨脂、胡桃肉末。随量食用。食用时可加入适量白糖调味。

【功效主治】填精益肾，乌须黑发，延年益寿。适用于肾阴亏虚所致的毛发枯焦，脱发落发，皮肤干燥，大便干结等。

【方解】本膳中熟地黄、枸杞、胡桃肉、补骨脂、枸杞均为滋补肝肾之品，久食能养益精血。槐子为瘦身减肥通便的佳品。熟地黄有滋阴补血的功效。以上诸药合在一起共奏填精益肾，乌须黑发，延年益寿之效。

【使用注意】本药膳方阳虚体质者禁服。

瓜子芝麻糊

【方源】《千金翼方》

【配料】甜瓜子、当归、白芷、川芎、炙甘草各60g，松子仁30g，糯米150g，黑芝麻500g。

【制作用法】先用白芷、当归、川芎、炙甘草煎煮取汁，再用药液浸泡糯米、甜瓜子、松子仁，晒干，再浸，直至药液用完。再将糯米、松仁、瓜子和芝麻一起炒香，研为细粉。每服30g，用沸水冲成糊食用。1日2次。

【功效主治】活血补血，养发润肤。亦可防衰抗老，预防头发早白。

【方解】方中甜瓜子活血散瘀、清肺润肠，松子仁润燥滑肠，两味能润肠解毒；当归、川芎活血养血，血充则毛发自润；白芷祛风洁肤，是古代常用的美容药物；甘草、糯米、芝麻能益气健脾，养胃润燥，有一定的补益作用。诸药食合用，功在养血润燥，清肠解毒，故对美发生发有一定效果。

【使用注意】本膳有通利大便作用，故肠虚便溏者慎用。

五、增力耐劳类

增力耐劳类药膳是具有增力强筋、壮骨耐劳等功能的药膳。此药膳以补肝以强筋，滋肾以壮骨，健脾以强肌肉的原理组方。常用的药食有羊肉、黄芪、白芍、附子、人参、牛肉等。药膳方如神仙鸭、猪肚方、附片羊肉汤等。

神仙鸭

【方源】《验方新编》

【配料】乌嘴白鸭1只，黑枣49个，白果49个，建莲49粒，人参3g，陈甜酒300ml，酱油30ml。

【制作用法】将鸭子去净毛，破开，去肠杂，鸭腹内不可见水；黑枣去核，白果去壳，建莲去心。然后将各料放鸭子腹内，装入瓦钵（不用放水），封紧，蒸烂。陈酒送服。

【功效主治】健脾益精。适用于气阴两虚所致的体虚羸瘦、体力不支、行动虚喘等。

【方解】方中以白鸭为主料，补虚、强精、除热、和脏腑、利水道、消水肿、解毒。人参、莲子、黑枣，均为补气健脾、润养气阴之品。白果滋肾润肺，固涩阴精。甜酒和血通络。合为膳方，可健脾益气、填补阴液，经常食用有增强体力之功。

【使用注意】服用本膳期间，忌食木耳、胡桃、豆豉、鳖肉等。

猪肚方

【方源】《寿亲养老新书》

【配料】猪肚 1 具，人参 3g，干姜 3g，花椒 3g，葱白 7 茎，糯米 250g。

【制作用法】将人参、干姜、花椒制成粗粉，葱白和糯米捣烂，混匀。放入猪肚内，封口。用水 5000ml，微火炖烂熟，空腹温食。

【功效主治】补气助力，健脾和胃。适用于老年脾胃虚弱所致的虚羸乏力，精神萎靡，头晕昏沉，行动迟缓等。

【方解】本膳猪肚具有治虚劳羸弱、泄泻、下痢、消渴、小便频数的作用，为主料。配合干姜、花椒、葱白，辛开温胃，且除猪肚膻腥之味。人参大补元气且健脾益肺，安神益智，一方面补虚助力，另一方面合猪肚大补脾气，对脾胃虚弱有力挽狂澜之效。

【使用注意】实证、热证而正气不虚者忌服。

附片羊肉汤

【方源】《三因极一病证方论》

【配料】精羊肉 750g，生姜、煨肉豆蔻各 30g，木香 7.5g，制附片 15g，川椒末 6g，葱 20g，食盐适量。

【制作用法】羊肉用清水洗净，入沸水锅中焯，捞出剔去骨，切成肉块，再入清水中漂去血水，羊骨打破备用。把砂锅装满水，大火烧开后加入附片，煮约 2 小时，至附片烂熟，即可加入羊肉、羊骨、豆蔻、木香、葱、姜、胡椒，再加足水，烧开后，用文火炖至羊肉熟烂，加适量盐即成。佐餐食用，每日 1 次，吃肉饮汤。

【功效主治】温肾壮阳，补中益气。适用于阳虚内寒，脾肾精亏所致的五脏六腑功能衰减、体力严重不足。

【方解】方中羊肉长于益气补虚，温中暖下，补养精血。附片，为大辛大热之品，有壮阳补火、温中止痛、散寒燥湿的作用。生姜散寒行气。豆蔻、川椒辛热，能下气温中，健胃祛寒。诸药助附片以温阳，辛散以行气，同时也是常用香料，有调味作用。本方皆辛温大热之品，助阳壮气，加以血肉有情之味补益精血，故能奏健体强身之效。

牛骨膏

【方源】《济众新编》

【配料】黄犍牛骨（带骨髓者）500～1000g，怀牛膝 20g，黄酒 150ml，生姜、葱、食盐各适量。

【制作用法】锅内加足水，放入牛骨、牛膝熬煮，煮沸后加黄酒 150ml，煎至水耗至半，过滤，去牛骨、牛膝不用，放入容器中，待其凝固。凝后去除表面浮油，只取清汤。然后上火熬化，煮沸后用小火煮 30 分钟，入生姜、葱、食盐少许。随量饮用，或佐餐饮用。

【功效主治】滋补肝肾，强壮筋骨，益髓填精。适用于肝肾不足所致的腰膝酸软或用于筋骨损伤者的辅助治疗。

【方解】本膳带髓牛骨为主料，辅以怀牛膝，有滋补肝肾，强筋健骨之功。两味熬制成浓膏，有强壮精力的功效。

田七白芍蒸鸡

【方源】《中华临床药膳食疗学》

【配料】三七 20g，白芍 30g，肥母鸡 1500g，黄酒 50g，生姜 20g，葱 50g，味精 3g，食盐适量。

【制作用法】将鸡处置干净，剁成核桃大块，分 10 份装入蒸碗内。取三七半量打粉备用，另一半蒸软后切成薄片。三七片、葱姜片分为 10 份摆在各碗面上，加入白芍水煎液、黄酒、食盐，上笼蒸约 2 小时，出笼后取原汁装入勺内，加三七粉煮沸约 2 分钟，调入味精，分装 10 碗即成。

【功效主治】养血补虚，填补壮骨。适用于气血两虚，筋骨痿弱之证。

【方解】方中三七是传统的活血止痛药，多用于外伤出血、跌打损伤等血分病证。白芍能养血柔肝，舒缓筋脉。两味合用，一强骨，一柔筋，具有筋骨补益的作用。

【使用注意】孕妇慎用。阴虚火旺，虚热口干者忌用。

六、益智健脑类

益智健脑类药膳是具有改善大脑功能，提高智力的药膳。智力的产生与保持，与各脏腑的功能有关，肾生髓，髓充于脑，仍是肾精决定智力；心藏神而主神志，为神智之主宰。因此大脑的神志、精神、智慧，皆与心、肾两脏密切相关，并以精血为物质基础。故本类药膳主要由补肾填精、养心健脾、开通心窍的药食组成。常用药食有益智仁、柏子仁、茯神、百合、山药等，药膳方如玫瑰花烤羊心、核桃仁卷、神化富贵饼等。

玫瑰花烤羊心

【方源】《饮膳正要》

【配料】羊心 1 个，鲜玫瑰花 70g（干品 15g），食盐 30g。

【制作用法】将玫瑰花洗净，放小锅中，加清水少许，放入食盐，煮 10 分钟，待冷备用；羊心洗净，切小块，用竹签串好，蘸玫瑰盐水反复在火上烤炙至熟，勿烤焦即可。随量热食或佐餐。

【功效主治】补心安神，行气开郁。适用于心血亏虚，神经衰弱，症见惊悸失眠，郁闷不乐，记忆力减退，头痛目暗或胃脘不适，或妇女月经不调等。

【方解】方中羊心，能补心气、滋心阴、安神志；玫瑰花能理气解郁、和血散瘀、芳香醒神，可使精气升运于诸神窍；食盐调味。三味合用，既味美可口，又能散郁调气，合为养心安神之方。二味共烤炙食用，以补心养肝、行气开郁之效而奏安神之功。

神化富贵饼

【方源】《遵生八笺》

【配料】炒白术、九节菖蒲各 250g，山药 100g，米粉适量。

【制作用法】白术、菖蒲用米泔水浸泡1天，切片，加石灰一小块同煮熟，以减去苦味，去石灰不用；然后加入山药共研为末，再加米粉适量和少量水，做成饼，蒸熟食之。服食时可佐以白糖。

【功效主治】健脾化痰，开窍益智。适用于痰湿壅阻，心窍蒙蔽所致的健忘、情志不安诸症。

【方解】方中用白术健脾补气、燥湿化痰，山药则平补肺脾肾三脏，对智力活动也有很好的促进作用。诸药合用，制成米糕，调、治两宜，老人、儿童皆可食用。

核桃仁卷

【方源】《100种调理养生药膳》

【配料】熟核桃50g，熟黄豆20g，熟花生50g，熟黑芝麻10g，炼乳10g，蛋黄酱200g，糯米纸30张，面粉30g，面包糠500g，植物油适量。

【制作用法】将核桃仁、黄豆、花生、芝麻碾碎，拌入炼乳、蛋黄酱，拌和成馅心。用面粉加水调成稀糊状，糯米纸包入馅心，裹一层面粉糊，再裹一层面包糠，即成半成品。锅中倒入油，烧至四成热时放入半成品，炸至淡黄色，捞出沥油装盘即成。

【功效主治】补肾温肺，健脑益智，补气增力，润肠通便。适宜健康与亚健康人群用作补阳药膳食用，尤其适宜冬季进治。也适宜肾阳不足所致的腰膝酸软、遗精遗尿及健忘、记忆力减退、老年性痴呆和肺肾两虚所致的咳喘，肠燥津亏引起的虚性便秘等患者食用。

【方解】核桃仁具有健脑益智、促进生长发育、增加体重与体力等作用，与黄豆、花生、黑芝麻、炼乳配合制成核桃仁卷之后，温补健脑增力作用倍增。

【使用注意】大便溏泻、消化不良、食欲不振者忌食。

桂圆莲子粥

【方源】《食疗与防治》

【配料】桂圆肉15～30g，莲子肉15～30g，红枣5g，糯米30～60g，白糖适量。

【制作用法】桂圆肉略冲洗，莲子去皮、心，大枣去核，与糯米同煮，烧开后，改用文火熬至粥成。食时加糖适量。宜早餐食用。

【功效主治】养心安神，健脾和中。适用于心血、脾气不足所致的体质羸弱、神思虚怯诸症，是体质虚弱、智力衰减者的辅助食疗之品。

【方解】方中桂圆补心养血、生津润燥，辅以莲子补心强志，大枣甘温补脾、益气生血，再与糯米同煮为粥，则心脾两补，气血双益。

【使用注意】本膳偏于甜腻，痰湿内阻、气滞不化，症见腹胀食少者不宜食。

金髓煎

【方源】《寿亲养老新书》

【配料】枸杞子不拘多少，米酒适量。

【制作用法】枸杞子用52度以上的米酒浸泡，用蜡纸封闭瓮口紧密，勿令透气。浸15日左右，过滤，取枸杞子于新竹器内盛贮，再放入砂盆中研烂，然后以细布滤过，去滓不用。

将浸药之酒和滤过的药汁混合搅匀，砂锅内慢火熬成膏，切须不断手搅，恐黏锅底。膏成后用净瓶器盛，盖紧口。每服 20～30ml，早、晚各 1 次。

【功效主治】 填精补髓。适用于老人肝肾不足所致的心智衰减，体力不支等。

【方解】 枸杞子滋肾补肝，养血明目，生津止渴，《遵生八笺》名为“金水煎”，并称“久服发白变黑，返老还童”。方虽单一，效则多端，兼有轻身壮气、聪耳明目、延年益寿的功效，是老人养生益智的常食之物。

【使用注意】 脾虚有湿及泄泻者忌服。

七、明目聪耳类

明目增视药膳是具有保护眼睛，增强视力作用的药膳。因此本类药膳主要由滋补精血、养肝益肾、清肝明目功能的药食为主组成。常用药食有菊花、枸杞子、桑叶等。药膳方如杞实粥、熘炒黄花猪腰、芝麻羊肝等。

聪耳助听药膳是具有缓解或消除耳鸣耳聋，以改善或恢复听力为功效的药膳。其药膳多以补益肝肾、养血填精、疏风清热、清火通窍的药食为主组成。常用药食有磁石、石菖蒲、猪肾等。药膳方如鱼鳔汤、鹿肉粥、磁石粥。

杞实粥

【方源】《眼科秘诀》

【配料】 芡实 21g，枸杞子 9g，粳米 75g。

【制作用法】 将芡实、枸杞子、粳米用滚开水泡透，去水，放置 1 夜。次日早晨用砂锅一口，先将水烧滚，下芡实煮四五沸；次下枸杞子煮三四沸；又下粳米，共煮至浓烂香甜。煮粥的水一次加足，中途勿添冷水。粥成后空腹食之，以养胃气。或研为细末，滚水冲泡服用亦可。

【功效主治】 聪耳明目，延年益寿。适用于脾肾两虚所致的老人视力减退，眼目昏花。

【方解】 本膳中芡实以益肾固精为主，兼补脾益肾；枸杞子以养血明目为主，功兼滋补肾肝。本膳肝肾双补，加以粳米熬粥，又能补益脾胃。此方是养肝护目之品。年高之人，最宜常服。

猪肝羹

【方源】《太平圣惠方》

【配料】 猪肝 100g，葱白 15g，鸡蛋 2 个，豆豉 5g，食盐、酱油、料酒、淀粉各适量。

【制作用法】 将猪肝切成小片，加食盐、酱油、料酒、淀粉，抓匀。鸡蛋打散，备用。葱白切碎；先以水煮豆豉至烂，下入猪肝、葱白，临熟时将鸡蛋倒入。佐餐食之。

【功效主治】 补养肝血，护睛明目。适用于肝血两虚所致的老人视物昏花，两目干涩或青年近视。

【方解】 本膳中猪肝以脏补脏，滋养肝血；葱白温通阳气，诸食料合用，共同发挥补益肝脏，明亮眼目之功效。

熘炒黄花猪腰

【方源】《家庭药膳》

【配料】猪腰 500g，黄花菜 50g，生姜、葱、大蒜、食用油、食盐、白糖、芡粉各适量。

【制作用法】将猪腰切开，剔去筋膜臊腺，洗净，切成腰花块。黄花菜水泡发，撕成小条。炒锅中放植物油烧热，先放入葱、生姜、大蒜等作料煸炒，再爆炒猪腰，至其变色熟透时，加黄花菜、食盐、白糖煸炒，再入芡粉，汤汁明透起锅。顿食或分顿食用，也可佐餐服食。

【功效主治】补肾益损，固精养血。适用于肾虚所致的耳鸣耳聋，头晕乏力。

【方解】本膳中以猪腰、黄花菜为主料。猪腰补肾养阴。黄花菜养血平肝，利尿消肿。两味合用，具有补肾益损，固精养血之功。

【使用注意】本膳性偏渗利，肾气虚寒、小便过多者不宜食，尿酸高者慎食。

鱼鳔汤

【方源】《中华临床药膳食疗学》

【配料】鱼鳔 25g，枸杞子、女贞子、黄精各 25g，调料适量。

【制作用法】将鱼鳔、枸杞子、女贞子、黄精等洗净，与水共煮汤，煮沸后，改用文火煎熬 20 分钟，加调料即成。药滓加水再煎。内服，每日 2～3 次。

【功效主治】滋肝补肾，聪耳助听。适用于肝肾不足所致的耳鸣耳聋、头晕眼花、腰腿酸软等症。

【方解】鱼鳔亦名鱼肚，味甘，性平，补肾益精；枸杞子、女贞子、黄精皆为滋补阴精之味。诸料合用，不仅适用于肾虚耳疾，又可作为肾阴虚损诸症之保健膳食。

【使用注意】本膳偏于滋腻，脾虚少食者不宜食之。阳虚、痰湿等所致的耳疾，忌食本膳。

鹿肉粥

【方源】《景岳全书》

【配料】鹿鞭 5g，鲜鹿肉 30g，鹿角胶 5g，肉苁蓉 20g，菟丝子 10g，山药 15g，橘皮 3g，楮实子 10g，川椒 1.5g，小茴香 1.5g，食盐 3g，粳米 150g。

【制作用法】将鹿鞭用温水发透，刮去粗皮杂质，洗净，细切。鹿肉剁成肉糜；肉苁蓉用酒浸 1 夜，刮去皱皮切细；鹿角胶用黄酒蒸化；楮实子煎煮取汁。其余药物按常法制成细末。粳米淘净，与鹿鞭、鹿肉同煮，半熟时加入肉苁蓉、菟丝子、山药末，将熟时加入鹿角胶汁和楮实子汁，稍煮，再加入橘皮末、川椒末、小茴香末、食盐等调味，再稍煮即成。佐餐食用，连服数日。

【功效主治】补益元阳，滋补精血，聪耳助听。适用于老年体衰精血不足所致的耳鸣耳聋，头晕目眩，腰膝无力，形寒肢冷，小溲余沥等。

【方解】本方中鹿肉、鹿鞭、鹿角胶，味甘咸而性温，长于补肾、壮阳、益精，配伍肉苁蓉、菟丝子、山药、楮实子等植物补肾药，则补益肝肾之力更足。用以熬粥食用，适合年高之人养生之用。

【使用注意】阴虚火旺所致的耳聋耳鸣者禁用本膳。肥胖痰多之人，内蕴湿热者，忌服。孕妇忌服。

芝麻羊肝

【方源】《中医饮食疗法》

【配料】生芝麻50g，鲜羊肝250g，鸡蛋50g，面粉10g，绍酒5g，精盐3g，味精3g，白胡椒粉2g。

【制作用法】将鸡蛋打入碗中，搅匀；羊肝切成2mm厚的大片，放入盘内，加绍酒、精盐、味精、胡椒面，腌渍片刻，再取一干净平盘，盘内撒一层面粉，然后将羊肝片裹上鸡蛋液，放在芝麻上，使芝麻充分黏于肝片之上，置于平盘内的面粉上。炒锅置火上，内放油750g(实耗油75g)，烧至五六成熟时，把芝麻肝片放入油炸，略炸后再裹蛋液黏芝麻，逐片作业，待芝麻全部黏完，将肝片重入油锅炸熟，捞出装盘即成，佐餐食用。

【功效主治】养血明目，滋补肝肾。适用于肝肾不足，肝血亏虚，不能上荣于目所引起的目暗昏花、夜盲、青盲、翳障等疾，以及肝肾精血不足所致的眩晕、须发早白、腰膝酸软、步履艰难、肠燥便秘等症。

【方解】方中芝麻长于滋养肝肾、乌须黑发，羊肝长于养肝，两相配合，则肝肾双补，填精益血。

【使用注意】阳虚偏重，见有畏寒肢冷、小便清长等寒象者，不宜食用。

磁石酒

【方源】《圣济总录》

【配料】磁石30g，木通、菖蒲各15g，白酒500ml。

【制作用法】将磁石打碎，菖蒲用米泔浸一二日。与木通一起装入纱布袋中，用酒浸，冬季浸7日，夏季浸3日。每饮30～50ml，每日2次。

【功效主治】平肝清热，祛痰通窍。适用于肝胆湿热所致的耳聋耳鸣，如风水之声。

【方解】本膳中磁石益肾平肝潜阳，木通利水通淋，菖蒲祛痰利湿，能开通闭塞之神窍。白酒活血通络，以助药力。诸药合用，清除肝胆湿热，通窍聪耳。

【使用注意】肝肾阴虚之耳聋耳鸣不宜饮用。

下篇
中医食养与常见病症食疗

第八章 顺应四季的食疗食养

自然界有“春温、夏热、秋凉、冬寒”的气候变化，直接影响着人体的生理功能和病理变化，顺应“春生、夏长、秋收、冬藏”的自然规律，这是中国古代医学家在漫长的生活实践中逐步体会到的，并总结出“春夏养阳、秋冬养阴”养疗原则。《素问·六元正纪大论》还说：“用温远温，用热远热，用凉远凉，用寒远寒，食宜同法。”意为服食温性热性的食品药物，应该避免在温暖炎热的春夏季节，食用凉性寒性的食物药品，不宜在秋冬寒冷之季。因为春夏之季，阳气生长发泄，故当养护阳气，以防耗散太过，阴随阳泄。秋冬之季，收藏之令，阴精不宜外泄，故当养阴育阴，阴生则阳长，保存人体阴阳之气的平衡协调。

第一节　春季施膳

《素问·四气调神大论》中记载“春三月，此谓发陈，天地俱生，万物以荣”。春季天气回暖，冰雪融化，阳气回升，由暖转寒，万物勃发生机，人体的阳气也应顺应自然，向上升发。春季养生也应遵守春令之气生发舒畅的特点，饮食顺应阴退阳长，注重调动体内阳气，有耗伤阳气及阻碍阳气的情况皆应避免。春季多风，而风又为六淫之首，《黄帝内经》中说：“风者，百病之长也。”春季养生，既要助长人体自身阳气，又要注意避免受到风邪侵袭。

一、食养原则

(1)春季食养应遵循助阳，须食用温补肾阳的食物。

(2)减酸益甘，宜多食甜而少食酸。在这个季节多吃酸味食品，虽能加强肝的功能，但会使本来就偏亢的肝气更旺盛，进而伤害脾胃。

(3)多食些能补充津液的食物。因风为阳邪，其性开泻，可使人腠理疏松，迫使人体津液外出，造成口干、皮肤粗糙、干咳、咽痛，故可食些梨、蜂蜜、山楂等食物。

(4)多食用有助于疏肝养气的绿色时蔬，饮食宜清淡，因机体经过冬季的寒冷，脏腑的功能活动一直处于较低水平，脾脏的运化功能尚未达到最佳状态。

(5)忌食坚硬、生冷、肥甘厚味等食物，以减轻脾胃压力。忌吃羊肉、狗肉、荞麦、炒花生、炒瓜子、海鱼、虾及辛辣食物。忌食生冷油腻之品。

二、春季宜食食物

春季除了宜吃一年四季均可服食的清淡滋补食品之外，还宜食下列食物。

香椿头：为春季香椿的嫩叶，属时令蔬菜，可清热解毒、健胃理气。民间常作凉拌菜，或炒鸡蛋食用。但香椿头为大发食品，有宿疾者勿食。

韭菜：韭菜以其比较升发而被称为“菜中的壮阳药”，加之其味道可口鲜甜，又含较多的纤维素，因此成为春天的佳菜。可补肾温阳、疏调肝气、散瘀活血。清代食医王孟英在《随息居饮食谱》中也说：“韭以肥嫩为胜，春补早韭尤佳。”

枸杞芽：为春季时令性野生佳蔬，能补虚益精、清肝明目，是高血压、高脂血症患者，及肝阳偏旺，头晕目眩、目赤红肿等患者的最佳食品。凉拌或煮汤均可。

荠菜：为春季时令蔬菜，于初春采其嫩苗食用。荠菜古称“护生草”，民谚有云：“三月三，荠菜当灵丹。”荠菜有明目、养胃、利肝、止血的作用。尤其是患有各种出血性疾病，如肺出血、尿血、子宫出血、鼻出血、视网膜出血，以及小儿麻疹、急慢性肾病、乳糜尿患者，每年到春季常食荠菜，更加适宜。

春笋：即竹笋产于春季者，以鲜采鲜食为优。春笋也是春天的升发之菜蔬，中医认为，竹笋味甘、微苦，性寒，能化痰下气，清热除烦，通利二便。《本草纲目拾遗》说它：“利九窍，通血脉，化痰涎，消食胀”，尤独善于清化热痰。

豌豆苗：又被称为“豌豆尖”“龙须菜”“龙须苗”，是以蔬菜豌豆的幼嫩茎叶、嫩梢作为食用的一种绿叶菜。其对高血压和糖尿病患者都有一定的防治作用。《植物名实图考长编》还说：“豌豆苗作蔬极美，固始有患疥者，每摘食之，以为能去湿解毒，试之良验。”

茼蒿：茼蒿有清醒头脑、降压补脑、养血润肠的作用。故常吃茼蒿对记忆力减退、血压偏高、贫血、骨折和习惯性便秘之人多有裨益。

山药：山药味甘补脾，春季宜食之。其他味甘而又能健脾之物，如扁豆、干豇豆、番薯、大枣、芡实等，春三月皆宜服食。

此外，春三月还宜吃荸荠、藕、金针菜、萝卜、百合、平菇、黑木耳、银耳、芋头、莲子，以及西洋参、决明子、白菊花等。

三、春季养生食疗方

1. 银耳陈皮蒸乳鸽

【配料】乳鸽 2 只，银耳 50g，陈皮、枸杞子各 10g，高汤，盐，鸡精。

【制作用法】乳鸽宰杀去内脏洗净，整只用沸水焯烫 2 分钟后取出；银耳用温水泡发，摘去发黄的根部，撕成小朵；陈皮和枸杞子洗净。锅内加高汤，加入适量盐和鸡精，一同煮沸。汤碗中放入乳鸽，码放整齐，四周摆上银耳，撒上陈皮和枸杞子，倒入煮沸的汤，上笼用大火蒸 30 分钟即可，佐餐食用。

【功效主治】益气养血、滋补肝阴。

【方解】银耳具有滋补生津，润肺养胃的功效。陈皮理气和中，燥湿化痰，利水通便。乳鸽味咸，性平，归肺、肝、肾经，具有滋肾益气、祛风解毒、调经止痛的功效。三物合用，共奏益气养血、滋补肝阴之功。

2. 西洋参芥蓝小炒

【配料】西洋参片 3g，芥蓝 100g，净牛肉丁 50g，净虾仁 30g，罐装滑仔菇 50g，红椒片 20g，精盐、白糖、蚝油、湿淀粉、植物油各适量。

【制作用法】先将滑仔菇洗净，入沸水锅中煮 3～5 分钟。芥蓝去皮，斜刀切段。牛肉丁、虾仁分别入油锅滑油约 15 秒，捞出备用。锅留少许底油，煸炒滑仔菇、芥蓝约 10 秒，加入牛肉丁、虾仁、红椒片，加入少许精盐、白糖、蚝油，翻炒 20 分钟，加入浸泡后的西洋参片，用湿淀勾芡，翻炒 10 秒即成。

【功效主治】补气养阴，增力助阳，清火生津，滋补脾胃。适宜健康及亚健康人群春季调养，可防止春困。也适宜疲劳综合征、口干舌燥、久病体弱等病症。

【方解】西洋参性寒凉，擅长补气养阴，清火生津。芥蓝清热泻火，与性温的牛肉、虾仁配伍后，相互牵制，增强食养功效。

【使用注意】疮毒、湿疹、瘙痒等皮肤病症者慎食。

3. 鲫鱼春笋汤

【配料】鲫鱼 1 条，春笋 200g，胡椒、食盐、植物油各适量。

【制作用法】将鲫鱼宰杀、洗净，在鱼身抹少许盐及黄酒，腌制 20 分钟左右；春笋洗净、切段，备用。将鲫鱼两面在油锅中略煎，加水，放入春笋，可酌加少许香菇丁以提味，武火煮沸后，文火炖 30 分钟，加入适量的盐、胡椒等调味即成。佐餐食用。

【功效主治】益气健脾，清热化痰。

【方解】鲫鱼味道鲜美，健脾化湿、益五脏。春笋性味甘、微寒，《本草纲目拾遗》言其："下气益血，利膈消痰，化热爽胃，解渴利水，疗风邪"。以两者为汤，是春季时节的美味。

4. 清炖莴笋

【配料】莴笋 500g，香菇 50g，酱油、盐、味精、白糖、素汤、香油。

【制作用法】将莴笋洗净，去皮，切滚刀块；香菇洗净，切成片。将莴笋和香菇放进砂锅里，倒入素汤用大火煮沸，再转小火炖 15 分钟，加入白糖、酱油、盐、味精调味，淋上香油即可，佐餐食用。

【功效主治】健脾化痰、补中益气。

【方解】莴笋味苦、甘，性凉，归胃、小肠经，具有利尿、通乳、清热解毒的功效。香菇，味甘，性平，归肝、胃经，具有扶正补虚、健脾开胃、祛风透疹、抗癌的功效。二物合用，共奏健脾化痰、补中益气的功效。

5. 天冬狮子头

【配料】天冬 30g，猪五花肉（肥 6 瘦 4 比例）300g，菜心 4 棵，鸡蛋 1 个，生姜末、葱花、精盐、鸡精、生粉、白胡椒粉、麻油、植物油各适量。

【制作用法】将天冬用冷水浸泡 30 分钟，捞出后切成细粒。猪五花肉剁成茸，加入天冬粒、精盐、鸡精、姜末、葱花、白胡椒粉、鸡蛋，顺一个方向搅拌上劲，加生粉拌匀后制成狮子头，入七成热油锅中炸至表面金黄色装盘。菜心洗净，一剖两半，入沸水锅中，加精盐、麻油烫 1 分钟捞出，围盘即成。

【功效主治】养阴清热，滋补肺肾，润燥滑肠，益胃健脑。适宜健康与亚健康人群春季调补，可防治潮热、干咳、肠燥便秘等病症。也适宜支气管炎、热病后食欲不振、糖尿病口渴、干燥综合征、习惯性便秘等患者食用。

【方解】天冬性寒，归肺肾二经，可养阴润燥，益胃生津。天冬与猪五花肉、鸡蛋、菜心配伍制成药膳，滋阴润燥功效得以增强，又增加益气健脑等作用。

【使用注意】脾胃虚寒、大便稀溏、痰湿内盛者忌食。

6. 猪肝养护汤

【配料】新鲜猪肝、胡萝卜各 150g，香菜 1 根，植物油、葱丝、姜丝、水淀粉、料酒、鸡精、盐、酱油、清汤。

【制作用法】猪肝洗净去血水，剔除血管切成薄片放碗中，加入水淀粉、料酒、酱油、植物油腌渍；胡萝卜去皮洗净切成小斜片；香菜洗净，切段备用。锅内倒入植物油烧至六成熟，放入葱丝、姜丝煸香，入胡萝卜片煸炒片刻后，加入适量清汤，大火煮沸后转小火 10 分钟，放入猪肝，开锅后放入适量盐和鸡精调味，撒上香菜段即可，佐餐食用。

【功效主治】补血养肝、健脾。

【方解】猪肝味甘、苦，性温，入肝、脾、胃经，具有养肝明目、补气健脾的功效。胡萝卜具有消食、下气、化痰、止血、解渴、利尿的功效。本汤是春季时令美味佳肴。

7. 香椿头拌豆腐

【配料】香椿头 200g，嫩豆腐 300g，精盐、鸡精、白糖、麻油各适量。

【制作用法】将香椿头洗净，入沸水锅焯 20 分钟，捞出切成小段。豆腐切成 0.5cm 大小的丁，入沸水锅中加精盐煮 20 秒，捞出与香椿拌匀，加精盐、鸡精、白糖、麻油，拌匀即成。佐餐食用。

【功效主治】健胃理气，清热开胃。适宜健康人与亚健康人群春季调补。可防治春季消化不良、食欲不振、神疲乏力等病症。也适宜疲劳综合征、慢性胃炎、慢性肠炎、自汗盗汗、脾虚水肿等患者食用。

【方解】香椿头性平味苦，具有健脾理气、促进食欲、清热解毒、祛风利湿等作用。春椿与高蛋白、易消化的豆腐制成凉拌菜，色香味与营养价值更佳。

【使用注意】对香椿过敏者忌食，血尿酸增高、痛风患者忌食。

8. 豆腐皮荠菜包子 *

【配料】大酵面 500g，豆腐皮 50g，荠菜 500g，水发木耳 30g，猪肉 200g，芝麻油、酱油、料酒、精盐、味精、姜各适量，食碱 5g(加水化开)。

【制作用法】①大酵面放在案板上，扒开，放入食碱液，拌匀揉透，成为光润面团，加盖拧干的湿洁布饧 10 分钟。猪肉洗净，切成碎粒。豆腐皮油炸切碎，水发木耳切碎。②将荠菜择洗干净，切碎，与猪肉、豆腐皮、木耳一起加料酒、酱油、芝麻油等调料拌匀成馅。③将面团摘成剂子，逐个擀成包子皮，包入馅心，码入笼屉内，开水旺火蒸 15 分钟，成熟即成。

【功效主治】补脾利水，养血明目，消除油腻，促进食欲。适宜健康与亚健康人群春季调补，可防治肠炎腹泻、目红疼痛等病症。也适宜乳糜尿、泌尿系感染、结膜炎、便血、月经过多患者食用。

【方解】豆腐皮性平味甘，有清热润肺、止咳消痰、养胃、解毒、止汗等功效。荠菜为药食两用佳品，现代药理研究发现，荠菜有防癌、止血、降血压、调血脂作用。荠菜中含维生素 A 较多，可用于治疗夜盲症、白内障等眼疾。荠菜中的膳食纤维含量丰富，这对脂肪代谢和排便有积极的防治作用。

【使用注意】 风疹患者忌食。

9. **春蚕吐丝** *

【配料】 净虾仁 500g,黄精粉 3g,鸡蛋清 1 个,精盐、味精、白胡椒粉、湿淀粉、糯米泥、植物油各适量。

【制作用法】 将虾仁剁成泥,放入容器中,加入黄精粉、精盐、味精、白胡椒粉,打至上劲,加水、蛋清、湿淀粉,再次打至上劲。将糯米泥切成丝备用。把虾泥挤成乒乓球大小的丸子,均匀裹上糯米泥丝,入三四成热的油锅中炸 3～4 分钟捞出装盘即成。

【功效主治】 补肾壮阳,益气滋阴,通乳托毒。适宜健康人与亚健康人群春季调补,可防治春困、性欲减退、肾虚早衰、头晕、腰膝酸软等病症。

【方解】 虾仁助阳,黄精滋阴,一阳一阴,相互牵制,具有肾壮阳,益气滋阴,通乳托毒之功。适用于春季调补。

【使用注意】 脾虚湿重、脘闷便溏者不宜多食。过敏性疾病者忌食。

10. **菊苗粥**

【配料】 菊花苗 30g,粳米 100g,食盐适量。

【制作用法】 将菊花苗洗净、切碎,备用。加水适量,放入锅内。武火煮开,将洗净的粳米和菊花苗放入锅内。改用文火,煮至米熟烂即成。温热服用,分 2 次食用。适用于春季养肝调补。

【功效主治】 疏风清热,平肝明目。适用于肝火上炎引起的头痛、眩晕、心烦不寐等。

【方解】 本方菊花苗为主药,有疏风清热,清热明目,解毒消肿的功效。佐以粳米,使本方药性不致过分寒凉,以顾护脾胃。本方药性比较平和,可作为肝火上炎、肝火旺盛证的常用药膳。

第二节　夏季施膳

《素问·四气调神大论》中记载"夏三月,此谓蕃秀,天地气交,万物华实"。这句话所指夏季的三个月,天阳下济,地热蒸腾,天地之气上下交合,植物生长茂盛,这是个万物繁荣的季节。一年四季之中,夏季的阳气最为旺盛,气候炎热,万物生机勃勃。人体的新陈代谢也最为旺盛,而人体的阳气在此时也最易发泄,伏阴于内,气血旺盛,活跃于肌表。夏季主暑湿,暑为阳邪,性升散,易耗气伤津。夏季暑邪侵入人体,腠理开泄而汗出,故暑邪伤人损其津液,可见唇干口燥、心烦口渴、小便短赤、大便干结等症状。

一、食养原则

(1)夏季食养应遵循饮食清淡、多食酸苦、少食生冷、长夏化湿、卫生饮食的原则。

(2)忌吃温热助火的食品;忌吃油腻黏糯、煎炸炒爆等难以消化的食物;忌吃辛辣香燥、伤津耗液的食品;忌暴食生冷性寒之物;忌食变质食品;少吃荤腥之物。

(3)夏季注意饮食卫生,食物易变质,饭前便后要洗手,蔬菜水果要清洗干净,预防传染病。

(4)应补气养阴,清热祛湿。另外,孕妇和哺育期妇女、体力劳动者应多饮水,出汗多时,还应注意饮些盐水。

(5)不宜食用人参;忌食未炒熟的四季豆;忌食未成熟的青西红柿。

二、夏季宜食食物

夏季炎热,多雨高温,出汗多,应补气养阴,清热祛湿。适宜的食物有以下几种。

白扁豆:有清暑化湿、健脾益气、止泻消渴的作用,尤其是长夏之时,暑湿吐泻,食少久泻,脾虚呕逆者食之最宜。

乌梅:有生津止渴,祛湿养阴的效果。《随息居饮食谱》:"梅,酸温,温胆生津,孕妇多嗜之。"《本草新编》:"乌梅止痢断疟,每有速效。"夏季饮用乌梅汤,不但是清凉饮料,还可防止肠道传染病。

薏苡仁:又称六谷米,有清热利湿和健脾补肺的作用。最适宜长夏季节里暑热挟湿者煮粥服用。

薄荷:有疏散风热、清热解暑的作用。适宜在炎夏当作清凉饮料服用,可起到预防中暑之效。但薄荷不宜久煎久煮,也不宜多服久服。

荷叶:有清暑利湿、升发清阳的作用,尤其是肥胖之人以及高脂血症患者,夏天食之更宜。或煎水代茶饮,或煮稀粥食用,既清暑热,又能减肥。

荸荠:有清热祛暑、生津止渴的功效。热天口渴、咽喉干痛、肺有热气、眼球红赤、口鼻烘热、咳吐黄痰时,食之更宜。若炎夏时容易发生暑热下痢,饮用荸荠汁,能清理肠胃热滞污秽,可收辅助治疗效果。

苦瓜:有清火消暑,明目解暑的作用。适宜夏季烦热、口渴多饮,甚者中暑发热时服食。

菊花:有疏散风热、泻火祛暑、清肝明目的作用。对夏天头昏脑涨、暑热烦渴、目赤肿痛,以及血压偏高者,颇有益处。

西瓜:有清热解暑,除烦止渴的功效。但脾胃虚寒之人,应当少吃或勿食。

西瓜皮:又称西瓜青、西瓜翠衣,为西瓜的外皮。有良好的清热解暑、生津止渴的效果,或洗净凉拌,或煎汤代茶饮服均可。

甘蔗:有解热、生津、润燥、滋阴的作用,通常作为清凉生津剂。在炎热夏季,对口干舌燥,津液不足,烦热口渴者食之最宜。

绿豆:能清热解毒、消暑除烦,为夏季祛暑佳品。

黄瓜:性凉、味甘,清凉多汁,具有清热解暑、生津止渴的功用。

番茄:又称西红柿。有生津止渴,健胃消食,治口渴,强食欲,增强人体免疫力的功效。民间还用于预防夏日中暑:用番茄适量,洗净切片,煎汤代茶当作饮料。

苋菜:有解暑清热的功效。苋菜含有高浓度赖氨酸,对人体生长发育很有帮助。若是孕妇夏日临产前食之则易顺产。

丝瓜:性寒凉,为夏令佳蔬,有清热、凉血、祛暑的作用。

三、夏季养生食疗方

1. 苦瓜莲叶瘦肉汤

【配料】 瘦猪肉 120g，苦瓜 250g，新鲜莲叶 30g。

【制作用法】 苦瓜洗净，去瓤，切块，莲叶洗净切小片备用，猪肉洗净。上三味同放入锅内，加清水适量，大火煮沸后，改小火煮 2 小时，调味即可，佐餐食用。

【功效主治】 清热解暑，通利小便。

【方解】 苦瓜味苦、性寒，具有清热解暑、明目、利尿等作用，《本草纲目》中记有“除邪热，解劳乏，清心明目”的功效，《调疾饮食辩》言其“暑月不拘有热无热，宜多食”。瘦肉味甘、性平，《本草拾遗》言其“压丹石，解热毒”。以二者为汤，是夏季预防中暑、解暑的食养佳品。

2. 冬瓜薏苡仁海带汤

【配料】 冬瓜 500g，薏苡仁 50g，海带 50g，食盐适量。

【制作用法】 将冬瓜洗净，切块；海带洗净，切丝；薏苡仁浸泡 2 小时。将上述三物同置于锅内，加适量清水，武火煮沸，文火炖至熟烂，加食盐少许调味即可。佐餐食用。

【功效主治】 清热祛湿，解暑利尿。

【方解】 冬瓜味甘、淡，性凉，《本草经集注》中记载“止消渴烦闷，解毒”。薏苡仁味甘、性微寒，可健脾益胃、补肺清热、祛风胜湿。海带味咸、性寒，可化痰、利水。此方适于夏季食用，是解暑、祛湿之佳品。

3. 荷叶芡实粉蒸肉 *

【配料】 鲜荷叶半张，芡实 10g，红枣 2 个，猪五花肉 100g，糯米 30g，精盐、白糖、味精、老抽、生抽、蚝油各适量。

【制作用法】 将鲜荷叶洗净，放入加盐的沸水锅中煮 1 分钟，取出备用。把猪五花肉切成片，与精盐、白糖、味精、老抽、生抽、蚝油、芡实、红枣拌匀，用荷叶包扎严实，放入蒸笼中用大火煎 30 分钟即成。

【功效主治】 清暑解热，健脾止泻，益肾固精，补气养血。适宜健康与亚健康人群夏季调养。可防治夏季食欲不振、轻度中暑、神疲乏力等病症。也适宜疰夏，脾虚腹泻，肾虚遗精、遗尿、尿频、白带过多患者食用。

【方解】 荷叶清暑热，升清阳，止血。用荷叶烹制的药膳和菜肴，清香扑鼻。芡实又称鸡头米，可补肾脾肾，固摄精心。此药膳油而不腻，具良好的保健养身功效。

【使用注意】 大小便不通者不宜多食。

4. 鸭肉冬瓜粥

【配料】 鸭肉 50g，冬瓜 100g，粳米 100g，食盐适量。

【制作用法】 将鸭肉切片；冬瓜去皮，洗净，切片，与洗净的粳米一同放入锅内，加水适量按常法煮粥，煮至米熟肉烂时，调入食盐，拌匀即成。空腹食用，每日 2 次。

【功效主治】 滋阴清热，解暑利尿。

【方解】 鸭肉味甘、性凉，具有健脾、益胃、滋阴、利水的功效，为夏季清补常用食物之一；冬瓜味甘、淡，性凉，利小便、止烦渴；粳米味甘、性平，健脾和胃。诸味合用，共奏滋阴清热、解暑利尿之功。

5. **麦冬基围虾** *

【配料】 麦冬 30g，基围虾 500g，精盐、鸡精、八角、花椒、生姜片、葱段、麻油各适量。

【制作用法】 沸水锅内加精盐、八角、花椒、生姜、葱段、鸡精，将基围虾放入烫 20 秒，捞出备用。取净锅 1 只，加水烧沸，放入浸泡过的麦冬，煮 30 分钟，放入基围虾浸泡，等水转凉后加保鲜膜后放冰箱冷藏 2 小时，取出装盘，淋上麻油即成。

【功效主治】 养阴生津，润肺清心，补肾壮阳，补钙壮骨。适宜健康与亚健康人群夏季调补。可防治夏季口干舌燥、鼻咽干燥、心烦失眠、性欲减退等病症。也适宜肺胃阴虚引起的干燥症，心阴虚引起的失眠症，肾虚引起的性欲减退、勃起功能障碍患者食用。

【方解】 基围虾擅长补肾固阳、对抗衰老、防缺钙，为温性食物。它与凉性的麦冬配成药膳，阴阳双补，相互牵制，相辅相成，适合一年四季调补强身。

【使用注意】 风寒感冒者不宜多食。

6. **红楼酸梅汤** *

【配料】 乌梅 100g，山楂 100g，甘草 10g，糖桂花 5g，冰糖适量，清水 1000g。

【制作用法】 将乌梅、山楂、甘草放在一个容器内，用清水浸泡 30 分钟。在锅内放清水 1000g，然后放入浸泡好的乌梅、山楂和甘草，大火烧开后用小火煮 30 钟，加入适量的冰糖，再煮 10 分钟就可以关火，喝的时候放上糖桂花。

【功效主治】 清热解暑，生津止渴，醒酒。

【方解】 乌梅味酸、微涩，性平，归肝、脾、肺、胃、大肠经。质润敛涩。敛肺，涩肠，生津，安蛔。《本草纲目》："梅实采半黄者，以烟熏之为乌梅。"它能除热送凉，安心止痛，甚至可以治咳嗽、霍乱、痢疾。

7. **葛粉羹**

【配料】 葛根粉 250g，菊花 6g，豆豉 150g，生姜 9g，葱丝 9g，精盐 6g。

【制作用法】 将姜、淡豆豉、菊花放入清水中小火煮至 20 分钟，去渣取汁，大火烧沸。调入葛根粉加水调成芡汁煮沸成熟，加盐调味，撒上葱丝即可。

【功效主治】 解肌生津，除烦。适用于高血压、糖尿病，亚健康和健康人群用作日常食疗保健。

【方解】 方中葛根发表解肌，有清热生津之功。菊花辛以发散，凉以清热，用以发散表邪，且能入肝经而疏肝解郁。淡豆豉解肌发表，宣郁除烦。生姜和健脾益气的粳米，以顾护胃气，使全方寒而不凝，滋而不滞。

【使用注意】 本膳禁忌风寒虚寒，脾胃不佳者，忌食。

8. **解暑酱包兔**

【配料】 兔肉 200g，佩兰叶 6g，甜面酱 12g，鸡蛋 1 个，葱、姜、盐、酱油、白糖、味精、黄酒、淀粉、白糖各适量。

【制作用法】 将兔肉切成长 6cm、宽 3cm 的薄片，佩兰叶加水煎汁，放入碗内，加淀粉、食盐、药汁，搅拌，然后加鸡蛋搅拌，使蛋汁均匀地黏附在兔肉片上。锅烧热后，放入油，烧至五成热时投入兔肉片，至肉片刚熟时，取出沥干油。锅内留底油，油烧热，放入葱花、姜末、甜面酱、黄酒、白糖、味精、酱油炒香，加少许清水，然后放入肉片，翻炒至面酱包牢兔肉，淋上麻油，出锅装盘即成，佐餐食用。

【功效主治】解暑，益气，化湿。本方可作为夏季清补之药膳。

【方解】方中兔肉补中益气健脾，养阴生津止渴，清热解毒疗疮。佩兰清暑化湿，醒脾开胃，升清降浊。甜面酱开胃爽口。三者结合，制成酱包兔，共奏清热解暑化湿、益气养阴生津、醒脾开胃降浊之功。

【使用注意】本膳偏于补益，暑湿重证、舌苔厚腻者不宜食用。

第三节　秋季施膳

《素问·四气调神大论》中记载："秋三月，此谓容平，天气以急，地气以明。早卧早起，与鸡俱兴，使志安宁，以缓秋刑，收敛神气，使秋气平，无外其志，使肺气清，此秋气之应，养收之道也。"秋季天气由热转凉，进入了"阳消阴长"的过渡阶段，同时人体也应该顺应自然界的变化，注重保养阴气。正如《黄帝内经》中所记载的"秋冬养阴"。秋冬之际养收气、养藏气，以适应自然界阴气渐旺的规律，为来年的阳气生发打下基础，不应耗精而伤阴。

一、食养原则

(1)秋季食养应遵循甘润养肺，少辛增酸，多吃粥食，兼顾脾胃。

(2)秋季饮食的原则是以"甘平为主"，即多吃有清肝作用的食物。

(3)秋季气候渐冷，瓜果也不宜过多食用，以免损伤脾胃的阳气。

(4)忌多吃补药补品，如人参、鹿茸、鸡肉、猪肉等集中突击食用，防"秋瓜坏肚"。

二、秋季宜食食物

秋季以润燥为食养的主要原则，适宜食用的食物有以下几种。

红枣：有健脾胃，补气血，生津液的作用。它秋季进补，是滋阴润燥、益肺补气的清补食品。

芡实：俗称鸡头米，是秋后水生植物的果实。有补脾肾、祛暑湿、止遗泄的滋养强壮作用，最宜秋季服食。对肾虚脾虚之人，如遗精、遗尿、多尿或尿频，或妇人带下，或大便溏薄之人，食之更佳。

百合：有补肺润肺、清心安神、消除疲劳和润燥止咳的作用。

胡桃：能补肾固精、温肺定喘、益气养血、润燥润肠。每年三秋的白露前后，胡桃新上市，食之最佳。

白木耳：有润肺补肺、生津润燥、益气养阴、补脑强心、提神益智、滋养肌肤、健肾益胃的效果。入秋以后，凡肺虚体弱、干咳气短、皮毛憔悴之人，以及患"秋燥症"之人，食之最为有益。

花生：有润肺补肺之功。适宜秋燥干咳或肺燥咳嗽时服食。

藕：生藕甘寒，能清热生津止渴；熟藕甘温，能健脾开胃益血。故有“暑天宜生藕，秋凉宜熟藕，生食宜鲜嫩，熟食宜壮老”之说。

燕窝：有养阴润燥、益气补虚的作用。秋燥或肺燥，食之最为宜，实为清补上品。

栗子：每年八九月间，栗子成熟上市。栗子甘温，有健脾养胃、补肾强筋的作用。

三、秋季养生食疗方

1. 川贝糯米梨 *

【原料】雪梨 3 个，川贝母 6g，糯米 50g，冰糖屑 30g。

【制作用法】先将雪梨洗净，去皮、核，切块备用。糯米淘洗干净煮成粥。川贝母研开成细粉；将雪梨块、糯米粥、川贝母粉、冰糖屑同入锅中，用小火炖 5 分钟即可装碗上桌。

【功效主治】清热润肺，止咳化痰，清喉降火，除烦止渴，醒酒解毒。适宜健康与亚健康人群秋季调补。可防治秋燥咳嗽、咽喉干痛、口干舌燥、大便干结等病症。也适宜慢性支气管炎、阴虚久咳、高血压、习惯性便秘患者食用。

【方解】梨有清热、镇静等功效。食梨对高血压、心脏病患者改善头晕目眩、心悸耳鸣大有益处。高血压患者出现心胸烦闷、口渴便秘、头目昏晕，心脏病患者出现心悸怔忡、失眠多梦等症时，梨都可作为良好的辅助治疗果品。此外，对血脂异常、高胆固醇血症、动脉硬化、肝硬化也有很好的食疗作用。

【使用注意】胃寒、脾虚泄泻、肺寒咳嗽者忌食。

2. 莼菜粥

【原料】莼菜 100g，粳米 100g。

【制作用法】先将莼菜洗净，用沸水焯一下，沥干，切碎，备用；粳米加适量清水武火煮沸，转文火慢熬成粥，再加入莼菜，稍煮片刻即可。空腹食用，每日 2 次。

【功效主治】清热生津，厚肠益胃。

【方解】莼菜性味甘、寒，《名医别录》言其主治“消渴热痹”；《日华子本草》记载其可“治热疸，厚肠胃”；《唐本草》亦云莼菜“久食宜人，主胃虚不能下食”。故以莼菜为粥，可清热生津、厚肠胃，适于秋季食用。

3. 酥蜜粥

【原料】酥油 30g，蜂蜜 15g，粳米 100g。

【制作用法】先将米洗净，加水煮沸后，加入酥油、蜜，直至米烂汁稠即可。空腹食用，每日 2 次。

【功效主治】养阴润肺，生津止渴。

【方解】酥油是从牛、羊乳中提炼出的脂肪，味甘、性微寒，《饮膳正要》中言其可“益心肺，止渴、嗽，润毛发，除肺痿、心热、吐血”；《本草纲目》载其可“益虚劳，润脏腑，泽肌肤，和血脉”，具有润燥之效。蜂蜜味甘、性平，和营卫、润脏腑、通三焦、调脾胃。全方滋润，适合于秋燥时节食用。

4. **雪梨煨老鸭**

【原料】雪梨1个，老鸭半只，食盐、姜适量。

【制作用法】将雪梨洗净，切块，备用；将老鸭斩块，洗净，锅内加适量清水煮开，焯去鸭块中的血水。再将鸭块放入砂锅内，与梨一同加适量清水、姜，文火煨2小时左右至鸭肉熟烂，加盐调味即可。佐餐食用。

【功效主治】清肺化痰，生津止渴。

【方解】梨味甘、微酸，性寒，《调疾饮食辩》中言其"冬至阳生，而后自梅为始，凡花多五出，阳数也；梨花独六出，其得阴气可知，故梨性寒。而艳阳天气，丽紫嫣红，争艳斗巧，而梨花独全白，其禀金气可知，故梨性肃清下行而降肺火"。鸭肉味甘、性凉，《名医别录》言其可"补虚除客热，和脏腑，利水道"。梨煨老鸭适合秋燥季节食用，以润燥、清肺。

5. **海参木耳羹**

【原料】水发海参300g，木耳15g，猪大肠100g，食盐适量。

【制作用法】先将木耳用清水浸开，洗净；海参洗净，均切丝；猪大肠洗净切丝。将上料放入锅内，加适量清水，武火煮沸后，转文火煲2小时左右，至熟烂，加食盐调味即可，佐餐食用。

【功效主治】滋阴养血，润燥通便。

【方解】海参味甘、咸，性温，《随息居饮食谱》中言其可"滋肾，补血，健阳，润燥"等；木耳味甘、性平，补气、活血，《药性赋》中称其可"主治诸血"，能够"润燥利肠兼益气"；猪大肠味甘，性微寒，《本草纲目》记载其可"润肠治燥，调血痢脏毒"。以此三物为羹，共奏滋阴、润燥之效，适用于秋燥伤津所产生的各种燥证。

6. **地黄红烧鸭** *

【原料】净老鸭1200g，干地黄片20g，老抽、生抽、精盐、蚝油、麻油、五香粉、生姜片、葱、八角、桂皮、豆蔻、香叶、酱油各适量。

【制作用法】将净老鸭切成大块备用。锅烧热，加地黄、生姜片、葱、八角、桂皮、鸭子，煸炒至香，加酱油、生抽、老抽，大火烧开，改中小火煮至50分钟左右，待汤汁浓稠时，装入砂锅，撒入香菜叶即成。

【功效主治】滋阴生津，清热凉血，清肺补血，养胃消肿。适宜健康与亚健康人群秋季滋补。可防治阴虚低热、盗汗、便秘、肺热咳嗽、阴虚失眠等病症。也适宜秋燥咳嗽、气虚头晕、糖尿病、结核病、习惯性便秘、自主神经紊乱患者食用。

【方解】干地黄又称干生地，有滋阴凉血功效，与寒凉的鸭配伍，更适宜秋季燥热体质的人食用。

【使用注意】腹痛便溏，大便不成形者忌食。

7. **虾丸鸡皮汤** *

【原料】鲜虾仁300g，大鸡腿1只，鸡蛋1个，香葱1棵，干淀粉50g，马蹄4个，绍酒15ml，盐、老姜、紫菜、水淀粉适量。

【制作用法】将鸡腿放入汤锅中，加入1000ml冷水，大火烧沸后转小火煮制40分钟，再将鸡腿取出稍稍放凉，鸡汤留用。鲜虾仁洗净，去虾线。马蹄洗净削去外皮，剁碎。老姜削去外皮切碎。香葱洗净切碎。鸡腿拆骨，鸡腿肉用手撕成细丝，鸡皮切成细丝待用。将鲜虾仁倒入搅拌机中，混合搅打成虾茸。在虾茸中放入干淀粉、绍酒、盐、蛋清和马蹄碎搅拌均匀，接着用手团成直径约 2cm 大小的虾茸丸子。将虾茸丸子逐个放入冷水锅中，用大火煮至虾茸丸子完全变成熟色（约 5 分钟），再捞出沥干水分待用。将煮过大鸡腿的鸡汤倒入汤锅中，加入鸡腿肉丝、鸡皮丝、虾茸丸子和紫菜，大火烧沸后再煮 3 分钟。加入水淀粉将汤水稍稍收稠，撒入香葱碎即可。

【功效主治】补肾壮阳，健脾化痰，益气通乳。

【方解】虾肉是海中之宝，可补肾壮阳，健脾化痰，益气通乳。用其做汤口味清鲜，虾肉脆嫩。从主料、配料看，本方有补肾壮阳，健脾化痰，益气通乳的功用。

8. **青瓜拌黄精肚**

【原料】青黄瓜 50g，净豆芽 50g，黄精 30g，净猪肚 300g，豉油、生姜片、葱段、精盐、醋、桂皮、花椒各适量。

【制作用法】将猪肚入沸水锅，加醋适量，煮沸 10 分钟，取出洗净。锅内加生姜片、葱段、桂皮、花椒、黄精、精盐及猪肚煮 40 分钟，至猪肚熟烂，取出切成丝。将黄瓜切成丝，豆芽去头、根。豆芽入沸水锅煮熟，与黄瓜丝加精盐拌匀放入盘中，猪肚切成丝，倒在黄瓜丝、豆芽上，淋上豉油即成。

【功效主治】益气养阴，降脂降压，健脾养胃，养颜美容，瘦身减肥。适宜秋燥证、干咳、慢性腹泻、食欲不振、疲劳综合征患者食用。

【方解】黄精为气阴双补佳品，可补肺阴、益脾气、补肾精。与猪肚相配增加益气养阴、健脾养胃之功。本药膳方药食搭配，荤素兼用，清凉爽口。

【使用注意】高脂血症患者不宜多食。

9. **参麦烧裙边**

【原料】海龟裙边 70g，净花胶 70g，太子参 15g，麦冬 20g，花菇 30g，西蓝花 10g，高汤、精盐、浓缩鸡汁、蚝油、白糖、老抽、湿淀粉各适量。

【制作用法】将太子参、麦冬浸泡 20 分钟，入锅加水煎煮 30 分钟，去渣取浓缩汁 60ml。把裙边、花胶改切成长条状。将花菇用温水浸泡 30 分钟，洗净土，去老根。西蓝花洗净，焯熟。将花胶、花菇、裙边入高汤锅中，加太子参、麦冬浓缩汁，以及蚝油、老抽、浓缩鸡汁、精盐、白糖，小火烧 10 分钟，放入西蓝花略烧，用湿淀粉勾薄芡即成。

【功效主治】补气健脾，滋阴养肺。适宜健康与亚健康人群四季调补。可防治秋季四肢乏、口干舌燥、眩晕耳鸣、咳嗽、筋骨疼痛等病症。

【方解】海龟裙边为龟中高档滋补原料，海龟裙边与补气的太子参、滋阴的麦冬配伍制成药膳，清补养阴，功效更佳。

第四节　冬季施膳

《素问·四气调神大论》中记载："冬三月，此谓闭藏，水冰地坼，无扰乎阳。早卧晚起，必待日光，使志若伏若匿，若有私意，若已有得，去寒就温，无泄皮肤，使气亟夺，此冬气之应，养藏之道也。”冬季寒冷，万物冰封收藏，人体的阳气也处于潜藏的阶段，阴气盛，故冬季养生应该避寒取暖，敛阴护阳。冬季寒气重，寒为阴邪，寒易伤阳气，寒气也会引起收引、凝滞，易引发多种疾病。

一、食养原则

(1)冬季食养应遵循进补养阴，减咸增苦，少食生冷的原则。顺应体内阳气的潜藏，以“敛阴护阳”为本。

(2)冬季为封藏之令，加上天气寒冷，根据中医“虚者补之，寒者温之”的原则，宜服食具有补气填精、滋养强壮作用的食品，宜吃温性或热性，特别是温补肾阳的食品进行调理，以提高机体的耐寒能力和抗病能力。

(3)忌吃性属寒冷的食物，忌吃生冷黏腻的食品。因此类食物属阴，易使脾胃之阳受损。

二、冬季宜食食物

冬季宜服食具有补气填精、滋养强壮作用的食品，适宜食用的食物有以下几种。

羊肉：是助肾阳、补精血、疗肺虚、益劳损之妙品。对肺病、气管炎、哮喘、贫血、产后气血两虚及一切虚寒证最为有益。

鸭肉：滋五脏之阴，尤其适用于体内有热、大便干燥和水肿的人食用。但脾胃虚寒的人不宜食用。

板栗：有养胃健脾、补肾强筋、活血止血功效，含有一定数量的维生素和胡萝卜素以及脂肪酶、钙、铁、钾等。

“黑色食品”：能益肾强身，如黑米、黑豆、黑芝麻、黑枣、黑木耳、黑菇、乌骨鸡、海带、紫菜等，冬天食用正合时宜。

鹅肉：利五脏，解五脏热，止消渴。民间流传“喝鹅汤，吃鹅肉，一年四季不咳嗽”。冬季感冒较多，经常吃点鹅肉，对治疗感冒和慢性气管炎有良效。

核桃：热量为粮食和瘦肉的 2 倍。民间流传“体虚者，每日早晚吃 1～2 个核桃仁，可起到滋补保健及治疗作用”。

三、冬季养生食疗方

1. 肉桂羊肉丁

【原料】 肉桂粉 3g，净羊里脊肉 400g，黄色彩胶 250g，泡发的枸杞子、松子、火腿末、姜末、葱花、蚝油、笋丁、鸡精、白糖、料酒、白胡椒粉、色拉油各适量。

【制作用法】 将羊里脊肉切成丁，加鸡蛋清、湿淀粉、精盐、鸡精、料酒、肉桂粉，拌匀上劲。将黄色彩胶一剖为二，入锅煮 5 分钟后捞出，控干水分，制成容器，装入上劲的肉。炒锅内放色拉油，倒入羊肉丁，划散至熟，倒出备用。锅留底油，加姜末、葱花，倒入羊肉丁、枸杞子、松子仁、笋丁、料酒、蚝油、白糖，煸炒入味，勾薄芡即成。

【功效主治】 益气补虚，温中暖胃，补火助阳，散寒止痛，生机增力。适宜健康与亚健康人群冬令进补。可防治畏寒、肢冷、腰膝酸痛、性欲减退、水肿、尿频、遗尿、便溏、食少、神疲乏力等病症。也适宜虚劳羸瘦、勃起功能障碍、产后血虚、寒疝、闭经等痛经患者食用。

【方解】羊肉是一种良好的滋补强壮品,冬季食用羊肉尤为合适。

【使用注意】阴虚内热、易于上火者忌食。

2. 黄精玉竹牛肉汤 *

【原料】牛肉 500g,黄精 30g,玉竹 15g,桂圆肉 15g,姜 5g,面粉、料酒、盐、味精、胡椒粉、鸡精、葱姜各适量。

【制作用法】将黄精、玉竹、桂圆肉洗净;牛肉切块,入锅飞水备用。将飞过水的牛肉、大块葱姜放入锅中,加入桂圆肉、玉竹、黄精。加入料酒、盐、味精和鸡精调味,炖制 1 小时。发面团加入少量油和面粉制成面盖。炖好的食材放入盅内,盖上面盖,放入蒸锅中蒸 7 分钟即可。

【功效主治】补脾益阴、养心安神。对糖尿病、高血压、冠心病患者都有很好的调理作用,也适合久病体弱、口渴咽干的人群。

【方解】牛肉抗疲劳、养气补血;桂圆肉养心安神、有温补的功效;玉竹养阴、润燥、清热、生津、止咳;黄精补气养阴,有延缓衰老、美容养颜、乌发的作用,四样食材共用,具有补脾益阴、养心安神之功。

【使用注意】肝火盛、痰湿重的人建议少用。

3. 莲藕炖海参

【原料】海参 50g,莲藕 20g,红枣 5 颗,冰糖适量。

【制作用法】海参用水泡发,洗净;莲藕洗净切片;红枣洗净,海参放入锅中,加适量水炖烂,加莲藕、红枣、冰糖炖 20 分钟即可,佐餐食用。

【功效主治】补精益气,健脾补肝。

【方解】海参味甘、咸,性温,归肾、肺经,具有补肾益精,养血润燥,止血的功效。《本草从新》中记载其"补肾益精,壮阳疗痿"。莲藕味甘,性寒,归肝、脾、胃经,生用具有清热生津、凉血、散瘀、止血的功效,熟用具有健脾开胃的功效。红枣,味甘,性温,归脾、胃经,具有补脾胃、益气血、安心神、调营卫、和药性的功效。三物合用共奏补精益气,健脾补肝的功效。

4. 羊肉山药粥

【原料】羊肉 50g,山药末 50g,粳米 100g,食盐适量。

【制作用法】将羊肉洗净,捣烂,加山药末、粳米一同煮粥,熟后加盐少许调味。空腹食用,每日 2 次。

【功效主治】温阳补虚,固精止泻。

【方解】羊肉味甘、性温,可健脾温胃、温肾助阳。山药味甘、性平,《神农本草经》言其"补虚羸,除寒热邪气,补中,益气力";《本草纲目》言其可"益肾气,健脾胃,止泻痢"。以二者共为粥,可共奏温补肺脾肾之效,直补下元,可固精止泻,顺应冬季主藏精。

5. 姜汁鸡汤

【原料】小嫩公鸡 1 只,老姜 100g,食盐适量。

【制作用法】将鸡宰杀,去内脏,洗净;老姜洗净,捣烂,榨汁。将榨好的姜汁灌入鸡腹内,密封,置于砂锅中,加适量清水,武火煮沸,文火炖 2 小时左右,加食盐调味即可。佐餐食用。

【功效主治】健脾补虚,温胃散寒。

【方解】鸡肉味甘、性温,可温中、益气、补精、填髓、安五脏;生姜味辛、性温,《珍珠囊》中记载其可“益脾胃,散风寒”。故此鸡汤有温中补虚之效,适合寒冷的冬季食用。

6. **干贝瘦肉汤**

【原料】干贝 30g,猪瘦肉 200g,食盐适量。

【制作用法】将干贝用温水泡发,洗净;瘦肉洗净、切片。将干贝与瘦肉同入锅中,加适量清水(以鱼汤或上汤味更鲜美),煮沸后,文火煲 1 小时左右,加适量食盐调味即可,佐餐食用。

【功效主治】补肾益精,滋阴养血。

【方解】干贝,又名瑶柱,味甘、咸,性温,《随息居饮食谱》言其可“补肾”;《本草从新》记载其可“下气调中,利五脏”。猪瘦肉味甘、性平,《备急千金要方》中言其“补肾气虚竭”。故此方可补肾益精,适合于冬季食用。

7. **养生萝卜饼** *

【原料】白萝卜 250g,火腿 50g,香菜 20g,虾皮 15g,葱、姜各 20g,面粉 350g,色拉油 100g,芝麻 120g,酵母粉 5g,面碱 2g,盐、味精、白糖适量,料酒、香油适量。

【制作用法】取面粉 200g,沙拉油 20g,制成油酥面团。取面粉、用温水少量、酵母粉、面碱和成面团,醒发 1 小时。制作馅心,把白萝卜、火腿切细丝,香菜切段,虾皮洗净,葱姜切细丝。将白萝卜丝用开水烫片刻,过凉后控净水放入小盆内,加入火腿丝、虾皮、葱姜丝,加料酒、盐、味精、香油拌成馅儿。用发好的面团擀成大片,包上酥面团擀匀,卷起揪成小面块,包上馅心儿,再蘸上芝麻压成厚饼。平底锅刷上油烧热后,放入包好的萝卜丝饼,烙成两面金黄、层次分明即可。

【功效主治】滋补强身,调理脾胃。

【方解】萝卜,润肺、止咳化痰、生津止渴、消食理气。虾皮,补钙、补肾壮阳。故此方可滋补强身,调理脾胃,适合于冬季食用。

8. **温补双宝**

【原料】净牛尾 1 根,净牛鞭 2 根,枸杞子 4g,花生碎粒 50g,白胡椒粉、姜、葱、八角、香醋、桂皮、蚝油、牛骨汤各适量。

【制作用法】将牛鞭入清水锅内煮 5 分钟,捞出切成鞭花,入砂锅内,加牛骨汤、生姜、葱、枸杞子、白胡椒粉,中小火炖 1.5 小时,装入炖盅中。将牛尾切成段,入沸水锅中,加香醋煮 5 分钟,捞出洗净,加生姜、葱、八角、桂皮,红烧 1.5 小时,加入蚝油、鸡精,再煮片刻,捞出装盘,淋上卤汁,撒上花生碎粒、葱花即成。

【功效主治】温胃壮阳,填精补髓,强壮筋骨。适宜健康与亚健康人群冬季温补。可防治冬季形寒怕冷、手脚发冷、性欲减退、萎靡不振、腰腿冷痛等病症。

【方解】牛尾、牛鞭性温热,为我国传统的温补肾阳、填精补髓佳品,具有良好的强筋壮阳功效,枸杞子增加补肾壮阳之功。

【使用注意】阴虚内热及患有疮毒、湿疹、瘙痒症等皮肤病症者忌食。

9.**鹿角胶牛筋**

【原料】水发牛蹄筋750g,鹿角胶10g,葱段、生姜片、白胡椒粉、精盐、味精、料酒、鸡油、鲜汤、植物油各适量。

【制作用法】将牛蹄筋洗净,切成段,放入加有葱、姜、料酒的沸水锅中焯透,用凉水清洗干净,然后再放入锅里,加入鲜汤、葱段、生姜片、料酒、白胡椒粉、盐,用小火慢炖2小时。鹿角胶敲碎后加入将要酥烂的牛蹄筋锅中,加入鸡油,收汁后盛出冷却,吃时切片装盘即成。

【功效主治】强壮筋骨,补肾温阳,生精益髓。适宜健康与亚健康人群冬季温补。也适宜眩晕、带下、风湿性关节炎、不孕不育、早衰患者食用。

【方解】鹿角胶性味甘、咸,微温。可补肾阳,益精血,止血。牛筋不但营养价值高,而且口感好,吃时感到筋、细、爽口。本方具有强壮筋骨,补肾温阳,生精益髓之功。

【使用注意】阴虚内热,经常口干舌燥者忌食。

第九章 不同人群的食疗食养

第一节 小儿食养

从出生到1周岁为婴儿期，从1周岁到满3周岁为幼儿期，3岁到12岁为儿童期，处于这三个年龄段的儿童在中医学理论中均称为小儿期。小儿脏腑娇嫩，形气未充，发育迅速，对营养物质的需求高，而其若饮食稍有不当，即会影响脾胃功能而致病，故有“小儿脾常不足”之说。因此给小儿的食养方中常以健脾开胃、实卫固表、固本培元等养疗方法调理脏腑功能，充养正气。

一、食养原则

食养原则：少温补，食物多样化，富营养，易消化。

(1)小儿不宜随便进补，否则易引起性早熟或小儿肥胖症等。

(2)多样化指菜肴荤素搭配合理，注意色、香、味和花样变化，做到色香味俱佳，符合营养学要求。

(3)富营养指小儿的饮食中要有充足的优质蛋白、适量的脂肪与糖类以及足量矿物质和维生素。这些是满足儿童迅速成长所需要的。

(4)易消化是指食物应烹调合理，做到细、软、温，不吃油腻、油炸、坚硬食物，忌辛辣、过酸、过咸、生冷食物，不吃零食、不偏食、不挑食、不吃腐败变质食物。

(5)过食糖果、糕饼、花生、煎炙之品易使小儿消化滞碍、食欲不振；咖啡、茶水亦非小儿所宜，因其可助火生湿，使小儿眠差、停饮多痰。辛辣、烟酒性热助火，可扰乱稚阴稚阳之体，必须禁忌。

(6)养成良好的饮食习惯，要定时、定量进食。每餐间隔以4小时为宜。

二、食疗选方

1. 甜浆粥

【原料】豆浆200ml，粳米50g。

【制作用法】将粳米先煮，半熟时加豆浆同煮至粥成。空腹食用，每日2次。

【功效】健脾益胃，补虚润燥。

【方解】粳米味甘、性平，可健脾益胃。豆浆味甘、微咸，性凉，《药性考》中记载其可“润肠通便”，《随息居饮食谱》记载其“清肺补胃，润燥化痰”。以二者为粥，可起到健脾益胃、强壮身体之效，且其性质平和、口味香甜，适于小儿长期食用。

2. **核桃红枣羹**

【原料】 核桃仁 2 个，红枣 6 颗，营养米粉 40g，白糖适量。

【制作用法】 将核桃仁、红枣用清水洗净，放入锅中蒸熟。将蒸熟的红枣去皮去核，与蒸熟的核桃一起碾成糊状，可保留细小颗粒。将营养米粉用温水调成糊，加入核桃红枣泥一起搅拌均匀。佐餐食用。

【功效】 补中益气、养血安神。

【方解】 核桃仁具有补肾益精，温肺定喘，润肠通便的功效。《医林纂要·药性》中记载"补肾，润命门，固精，润大肠，通热秘，止寒泻虚泻"。红枣，味甘，性温，具有补脾胃，益气血，安心神，调营卫，和药性的功效。本方具有健脑益智，促进小儿生长发育之功。

3. **淮山药鸡内金粥**

【原料】 淮山药 20g，鸡内金 6g，粳米 50g。

【制作用法】 将淮山药、鸡内金研成细末，与粳米共煮粥，待粥熟烂后，加适量白糖调味即成。温热食之，日服 2 次。

【功效】 健脾益胃，开胃消食。

【方解】 山药味甘、性平，《名医别录》记载其可以"补中、益气力"，《本草纲目》记载其可以"健脾胃""化痰涎"。山药，既可健补脾胃、培土生金，又可润肺止咳，对小儿咳嗽、不欲饮食者有益。鸡内金开胃消食。粳米和中。

4. **银耳香菇煎**

【原料】 银耳 50g，香菇 50g，冰糖少许。

【制作用法】 香菇洗净后加水煮取汁，银耳洗净后加水煮烂，再加入香菇汁同煮成糊状，再加适量冰糖即成。每日服 2～3 次。

【功效】 健脾，开胃，润肺。

【方解】 银耳，味甘、淡，性平，归肺、胃、肾经，具有滋补生津，润肺养胃的功效。《本草再新》中记载其可"润肺滋阴"。香菇味甘，性平，归肝、胃经，具有扶正补虚，健脾开胃，祛风透疹，抗癌的功效。二物共奏健脾、开胃、润肺的功效。

5. **冬笋粥**

【原料】 冬笋 50g，粳米 100g。

【制作用法】 将竹笋洗净，切细备用。粳米淘净，放入锅中，加清水适量煮粥，待熟时调入竹笋，再煮一二沸即成。每日 2 次，早晚空腹服食。

【功效】 清热化痰，消食和胃，解毒透疹，和中润肠。

【方解】 竹笋性味甘、寒，入肺、胃经，有清热化痰，消食和胃，解毒透疹，和中润肠之功，《本草纲目》言其"主治消渴，利水道"。《本草纲目拾遗》言其"利九窍，通血脉，化痰涎，消食胀"。由于本品容易消化，适合小儿经常食用。

6. **蘑菇莼菜汤**

【原料】 莼菜 100g，冬笋 50g，番茄 1 个，蘑菇 2 朵，绿菜叶 3 根，生姜末适量，高汤、香油、盐、料酒、味精各适量。

【制作用法】将莼菜用沸水汆烫，沥水备用；冬菇、蘑菇、冬笋洗净，切丝，用沸水烫熟；番茄洗净，切片。锅内倒油烧至五成熟，倒入高汤，放入蘑菇、冬菇、冬笋、莼菜、番茄煮沸，加入盐、味精、姜末、料酒，待再次烧沸后放入绿菜叶，淋上香油即可。佐餐食用。

【功效】益智健体。

【方解】莼菜性味甘、寒，《名医别录》言其主治"消渴热痹"；《日华子本草》记载其可"治热疸，厚肠胃"；莼菜中含有丰富的锌，为植物中的"锌王"，是小儿最佳的益智健体食品之一。笋，具有化痰、消胀、透疹的功效。番茄具有生津止渴，健胃消食的功效。蘑菇健脾开胃。此汤可以益智健体。

第二节　青少年食养

青少年时期气血渐盛，肾气旺盛，机体发育渐趋成熟，是人体生长发育的时期。此时不但生长快，而且第二性征逐步出现，加之活动量大、学习负担重，其对能量和营养素的需求都超过成年人。由于学业负担加重，自我期望及父母期望的增加促使青少年常处于亚健康状态。其成因或为饮食失调，或为情志不遂，或为气质偏胜，或为调治失时等多方面因素，在此都需要食养扶正祛邪，助其早日恢复健康。

一、食养原则

(1)一日三餐按时摄入，注意膳食平衡，要求食物多样化。建议多吃五谷杂粮、蔬菜瓜果，寒温适中，不过于偏食。

(2)青春发育期的女孩宜注意补血，多食羊肝、猪肝、鸡蛋、瘦肉、大枣、山药、扁豆等。还有多食海带等含碘的食物。

(3)青春期的女孩在生理期还要注意少食生冷食物，如梨、石花、地耳等，以及冰冻的冷食。

(4)多吃一些含有粗纤维的植物性食物，如芹菜、大白菜、豆芽、笋等，可以促进肠蠕动、通调大便，排除肠道毒物，防止肥胖症。

(5)限制刺激性食物，如辛辣、酸味食品不宜多食，因其可增加兴奋性，易使神经系统失去平衡而致精神及情绪改变等。禁止喝酒和抽烟，对浓茶和浓咖啡也以不饮为宜。少吃甜食。

二、食疗选方

1. 炒蔬菜五宝

【原料】胡萝卜100g，削皮荸荠20g，土豆、蘑菇各10g，水发黑木耳5g，盐、味精各适量。

【制作用法】黑木耳洗净，撕成片。胡萝卜、土豆洗净削皮，改刀成片。削皮荸荠、蘑菇洗净，切片。炒锅加油烧热，先炒胡萝卜片，再放入蘑菇片、荸荠片、土豆片、黑木耳，炒熟后加适量盐、味精调味即可，佐餐食用。

【功效】健脾开胃、补气养血。

【方解】蘑菇健脑，荸荠清热抗病毒，黑木耳补血，胡萝卜中的胡萝卜素丰富，土豆有丰富的纤维素。此方具有健脾开胃、补气养血之功，是营养全面的儿童佳肴。

2. 双瓜菜窝头

【原料】冬瓜300g，红薯200g，玉米粉100g，食盐5g，葱10g，姜10g。

【制作用法】冬瓜去皮后碾成细末，红薯碾成细泥，加葱、姜、盐、玉米粉调匀。将菜窝头捏好后，上笼用旺火蒸20分钟即成。

【功效】清热生津，利水减肥。

【方解】红薯补脾益胃、通便、益气生津、润肺滑肠。冬瓜润肺生津，化痰止渴，利尿消肿，清热祛暑，解毒排脓。以上配料合用共奏清热生津、消肿止渴、宽中、润肤、减肥之功效。

【使用注意】大便溏泄者忌用。

3. 胡萝卜山药煲

【原料】胡萝卜100g，鲜山药50g，炒山楂30g，鸡胗1个（带鸡内金者），盐、鸡清汤各适量。

【制作用法】胡萝卜切成小块；鲜山药去皮，切成小块；山楂放入清水中浸泡。鸡胗刮洗净，切成小块。将鸡胗放入砂锅内，倒入鸡清汤，小火炖煮40分钟后，加萝卜块、山药块、山楂、盐，再用小火炖20分钟即可，佐餐食用。

【功效】益气健脾，开胃消食。

【方解】山药健脾养胃，鸡胗、山楂健脾消食，此方具有益气健脾，开胃消食之功。对儿童消化不良、慢性腹泻有辅助治疗作用。

4. 谷芽山楂粥

【原料】山楂50g，酸梅20g，谷芽50g，麦芽50g，冰糖适量。

【制作用法】加入清水八碗煮45分钟，加入冰糖溶化即可。

【功效】健胃消食，消积导滞。

【方解】山楂消滞开胃、助消化。酸梅具有敛肺止咳、生津止渴、涩肠止泻、开胃消滞的功效。麦芽甘，平，归脾、胃经，能行气消食，健脾开胃。本方具有健胃消食，消积导滞之功。

【使用注意】适宜脾胃虚弱积食的肥胖体质。

5. 食盐炒蚕蛹

【原料】蚕蛹30～50g，油、食盐适量。

【制作用法】用蚕蛹加油、食盐炒熟服食。

【功效】健脾和胃，消疳积。

【方解】蚕蛹和脾，消疳积。食盐和脾胃。本方具有和脾胃，消疳积之功。

6. 水芝汤

【原料】莲子60g，甘草12g。

【制作用法】莲子不去皮，不去心，炒香，碾成细粉。甘草炒后也制成细粉。再将莲子粉与甘草粉混匀。每次服用12g，加少许食盐，滚开水冲服。

【功效】养心宁神，益髓健脑，补虚助气。

【方解】莲子功善补脾止泻，益肾固精，养心安神。与甘草配伍，益气之中寓泻热安神之效。该方简单而实用，是各个年龄阶层的养生佳品。

7. **消食散**

【原料】谷芽、山楂、槟榔、枳壳各50g。

【制作用法】谷芽、山楂、槟榔、枳壳各等份，共研为细末。每服1～2g，每日3次。

【功效】健脾开胃，消食化积。

【方解】谷芽健脾开胃；山楂消食化积；槟榔杀虫、消积、下气、通便；枳壳行气消积。四药合用消导之力增强，又能健脾开胃。

8. **山莲葡萄粥**

【原料】生山药50g，莲子50g，葡萄干50g，白糖适量。

【制作用法】将前三味洗净，然后同放入开水锅里熬成粥，加白糖食之。每日早、晚温热服食。

【功效】健脾益气，养心益智。

【方解】本膳中山药益气养阴，滋补脾、肺、肾诸脏。莲子味甘而涩，性平，可补脾止泻，益肾固精，养心安神。葡萄干为滋补类果品，味甘而涩，性平，功能益气强志，养心除烦。三者合食可补益心脾，对久病体衰，心神失养者甚宜。

第三节　中年人食养

中年是人体一生中由盛而衰的转折点。中年脂肪蓄积，人开始发胖，免疫功能降低。张景岳提出："人于中年左右，当大为修理一番，则再振根基，尚余强半。"倡导重振根基之理论，提出应自中年时期开始，为防患于未然，适时注意身体的修复颐养，不至于等到老年阶段衰老来临了才开始保养，这对于保持健康、有效预防早衰、减少疾病发生具有重要意义。

一、中年男性的食疗食养

（一）食养原则

男性为阳刚之体，脏腑功能较女性旺盛，气多血少，阴弱阳旺。由于男性以肾精为本，精气易泄，易亏，因而男子精病多，其养生贵在节制房事以养其精，以注重保养肾精为重要原则。但肝肾同源，精血互生，肝脏藏血输血以滋养肾脏。故男子食养注重养护肾脏、肝脏。中年男性要注重饮食有节，饮食应定期，定量，不偏嗜肥甘厚味，不暴饮暴食，适当补充具有抗衰老作用的食物。同时不食用垃圾食品，少吃烧烤、油腻类食物，避免高脂血症、高血压类疾病的发生。

（二）食疗选方

1. **牛髓蜜膏**

【原料】牛髓200g，核桃肉200g，杏仁泥200g，山药末200g，蜂蜜适量。

【制作用法】将牛髓、核桃肉、杏仁泥、山药末一同放入锅内，加水适量，先用武火煮开后，改用文火继续煎熬浓缩，至稠黏如蜜膏时，加入1倍的蜂蜜，继续加热煮沸，停火，待冷装瓶备用。每次 1 汤匙，以沸水冲化，饮服，每日 2 次。

【功效】补精润肺，壮阳助胃。

【方解】方中牛髓味甘、性温，功可润五脏、补诸虚；核桃肉味甘、性温，补肾阳、强腰膝；杏仁味辛、性温，可润肺、美白、润肠通便；山药味甘、性平，入肺、脾、肾经，气阴双补；蜂蜜味甘、性温，补虚润五脏。此五味合用，不仅能补精润肺、壮阳助胃，还可强腰膝、润肤美容，乌须发。

2. 虫草鱼肚

【原料】冬虫夏草 3 根，水发净鱼肚 150g，高汤 200ml，浓缩鸡汁 3g，精盐适量。

【制作用法】将水发净鱼肚改刀成长方形。冬虫夏草用清水浸泡 40 分钟，入炖盅中上笼蒸 20 分钟，回软后与鱼肚、高汤一同放入炖盅内，上笼蒸 20 分钟，加入精盐、鸡汁，再蒸 2 分钟即成。

【功效】温阳补肾，益精健脑。增强免疫力，平喘止嗽。

【方解】冬虫夏草温而不燥，可平补肝肾，双补阴阳。与鱼肚、鸡、鸭配制成药膳，可补血益精，治疗各种体虚证。

【使用注意】感冒及实热咳喘患者忌食。

3. 海参鱼丸

【原料】水发海参 1 根(约 800g)，鱼丸 2 只，枸杞子 2 粒，菜心 1 棵，精盐、浓缩鸡汁各适量(以上为 1 人量)。

【制作用法】将水发海参洗净，入沸水锅中焯 1 分钟，捞出备用。把鱼丸、枸杞子、海参、高汤、精盐、鸡汁放入小碗中，上笼蒸 10 分钟。将菜心入沸水锅中焯 1 分钟，取出放入小碗中，再蒸 2 分钟即成，佐餐食用。

【功效】温肾壮阳，双补气血，健脾消肿。

【方解】海参具有补肾益精，养血润燥之功。尤其适宜秋冬季滋补；也适宜于肾精亏损所引起的阳痿、早泄，脾虚引起的浮肿、小便不利，肝肾阴虚所致糖尿病等病症。

【使用注意】海参性滑，脾虚便溏不成形及痰多者忌食。

4. 干锅双牛煲

【原料】净牛鞭花 150g，净牛尾 200g，银杏 20g，葱丝、红椒圈、精盐、味精、白糖、生抽、老抽、蚝油、料酒、八角、桂皮、香叶、茴香、草果、红油、姜片、葱段、香菜各适量。

【制作用法】将牛鞭花、牛尾分别入沸水焯 5 分钟。锅内放少许红油，下姜片、葱段、香菜及全部香料煸香，加料酒、蚝油、生抽、老抽及适量清水，中火煮 20 分钟，捞出，放入牛鞭花、牛尾、银杏，小火炖 2 小时左右，熟烂后装入锅内，撒上红椒圈、葱丝即成。

【功效】温补肾阳，强壮筋骨，强筋健胃，补肺平喘。

【方解】牛尾为强壮筋骨之上品，牛鞭为补肾壮阳之妙药，两者合用，加上补肺定喘之银杏，用小火慢炖后，补益肺肾功能得以增强。

【使用注意】阴虚火旺、口干舌燥者忌用。

二、中年女性的食疗食养

(一)食养原则

女性为阴柔之体,阴盛阳衰,脏腑功能较男性偏弱。女性体质有两个特点:女子以血为本,有余于气,不足于血;女子以肝为先天,主冲任二脉。女子因经孕产乳而伤于血,肝为藏血之脏,血伤则肝失所养,肝气横逆,易致诸疾。至女子天癸竭,气血皆虚,肾气渐衰,当益血之源,脾主运化而为统血之脏,故此时注意健脾。中年人要少吃甜食,限制盐的摄入量。要多进含钙丰富的牛奶、虾皮、海带等,以防骨质疏松等病症的发生。

(二)食疗选方

1. 樱桃龙眼汤

【原料】 龙眼肉 20g(或鲜龙眼 50g),樱桃 30g,白糖适量。

【制作用法】 将龙眼肉洗净,放入锅内,加水适量,武火煮开后,改用文火继续煮至充分膨胀后,放入鲜樱桃,煮沸片刻,调入白糖拌匀即成。温热食用,每日 2 次。

【功效】 补血养血,养心安神。

【方解】 樱桃味甘、酸,性微温,能益脾胃、滋养肝肾、涩精、止泻;龙眼肉味甘、性平,可益心脾、补气血、安神。二者合用共具补血养血、养心安神之功。

2. 黄豆猪肝粥

【原料】 黄豆 50g,猪肝 50g,粳米 100g,食盐、湿淀粉各适量。

【制作用法】 将黄豆用清水浸泡过夜待用;将猪肝洗净,切片用湿淀粉拌匀,备用。将粳米洗净,与黄豆一起入锅内,以武火煮沸后,改用文火继续煮至米豆熟烂时,放入猪肝,继续煮熟,放入食盐调味即成。空腹食用,每日 2 次。

【功效】 益气补血,调经固冲。

【方解】 黄豆味甘、性平,能健脾利湿、益血补虚、解毒;猪肝味甘、性平,具有补肝益血的作用,与黄豆合用有益气补血之功。

3. 冰糖五果羹

【原料】 梨、香蕉各 1 个,红枣 5 个,龙眼肉 5g,枸杞子 10g,冰糖适量。

【制作用法】 取梨连皮切碎,香蕉去皮切片备用。先将红枣、龙眼肉及枸杞共煮开 10 分钟,再放入梨、香蕉,加冰糖适量,水尽即能进食,当点心食用。

【功效】 滋阴润燥,补肝明目。

【方解】 梨清肺化痰,生津止渴。香蕉清热、润肺、滑肠、解毒。枸杞子味甘性平,入肝肾两经,能滋肝明目。加味甘性温、入脾胃两经的大枣及味甘性温、入心经的龙眼肉,可以滋五脏之阴,便于久食以调体质,具有滋阴润燥之功能。

4. 枸杞炒肉丝

【原料】 枸杞子 30g,猪瘦肉 100g,青笋 30g,猪油、食盐、酱油、淀粉各适量。

【制作用法】 将猪瘦肉、青笋切成丝,枸杞子洗净,锅内放入猪油烧热,投入肉丝和青笋爆炒至熟,放入其他佐料即可。佐餐食用。

【功效】滋补肝肾。

【方解】枸杞子滋肝明目。猪瘦肉有润肠胃、生津液、补肾气、解热毒的功效。青笋利五脏，通经脉，清胃热，清热利尿。此方具有滋肝明目，益肾助阳，补虚养血，延年益寿之功。凡肝肾阴虚，头晕耳鸣，五心烦热者，皆可作辅助食疗。

5.**枣泥山药饼**＊

【原料】枣泥 200g，山药 500g，白糖 15g，面粉 50g，奶粉 50g，豆油 1000g，面包糠 40g。

【制作用法】山药洗净，山药去皮蒸 20 分钟后趁热压成泥状。将山药泥加入奶粉、白糖、面粉和成皮面。将大枣洗净，入锅蒸熟后，碾压去皮，炒至凝固即可。将皮面揪成 30g 的小块，然后压成饼状包上枣泥，表面蘸上面包糠放入 150℃的油锅中炸至金黄色即可。

【功效】健脾养胃，美容养颜。

【方解】大枣性味甘平，能健脾养胃、益气生津、养血安神、缓和药性。山药性平味甘，入肺、脾、肾经，能够健脾、补肺、固肾、益精，尤以健脾胃、补肝肾为最佳。《神农本草经》记载，山药“补虚，除寒湿邪气，补中益气力，长肌肉，久服耳目聪明”。李时珍将山药的功用概括为五方面：益肾气、健脾胃、止泻利、化痰涎、润皮毛。枣和山药，二者配伍，共奏健脾、和胃、益气、生津、养血、固肾的药理作用，加之药性平和，营养丰富，容易消化。枣泥馅的山药饼，仍可作为慢性脾胃虚弱、营养不良患者的滋补品。

6.**红枣炖排骨**

【原料】红枣 20 个，猪排骨 400g，水发香菇 20g，蟹柳 4 个，小菜心 4 棵，鱼肚 40g，豆腐皮 200g，精盐、鸡汁、料酒、生姜片、葱段各适量。

【制作用法】猪排骨改刀剁成麻将块，入沸水锅中焯 5 分钟，捞出清洗干净。取干净砂锅，放入排骨、豆腐皮、水发香菇、红枣、料酒、生姜片、葱段及清水适量，放在大火上炖开，改小火炖 1.5 小时，加入蟹柳、小菜心、鱼肚、精盐、鸡汁，再炖 10 分钟即成。

【功效】养血安神，补益脾胃，健脑益智，养颜美容。

【方解】红枣为民间喜用的补血之药食两用佳品，猪排骨滋阴润燥、和胃生津。加上香菇、鱼肚、豆腐皮增加补益脾胃之功。适宜健康与亚健康人群用作补血药膳食用。

【使用注意】痰湿、食滞、胸腹胀满者忌食。

第四节　老年人食养

人体进入老年期，就逐渐步入了由盛转衰的时期，精血亏虚，脏腑功能减退，精气耗损。此时的饮食治疗应以补养为主，且应长期坚持。选择清淡、熟软、易于消化吸收的食物，可适当多服用具有健脾开胃、补肾填精、益气养血、活血通脉、润肠通便及延年益寿作用的药粥、汤等。

一、食养原则

(1)饮食宜多样，做到荤素搭配、粗细粮合理搭配。《素问》道：“五谷为养，五果为助，五畜为益，五菜为充”，“谷肉果菜，食养尽之，无使过之，伤其正也。”

(2)饮食宜少食多餐，晚餐不宜过饱。老年人消化功能减退，切忌贪味伤食、偏嗜成性，而应根据自身体质、活动量大小等具体情况，实施少而精、少食多餐的原则。《抱朴子》中提到：“食欲数而少，不欲顿而多。”

(3)食物选择应新鲜、温热熟软。忌坚硬、生冷之物，尤其冷饮不可过食，否则损伤脾胃，引发消化不良、腹痛、腹泻等病症。

(4)饮食宜清淡，不宜过甜过咸。食物烹调以蒸、炖、烩为主，忌油炸、火烤，老人宜用甘润之品，如芝麻、蜂蜜、牛奶等。膳食勿过食荤腥。宜多食各种蔬菜与水果，并适当食用鱼类和乳类食品。

二、食疗选方

1. 黑豆浆

【原料】 黑豆 100g。

【制作用法】 将黑豆淘洗干净，磨成豆浆，徐徐饮服。

【功效】 益肾养血，健脾益胃。

【方解】 黑豆味甘、性平，《本草拾遗》中称久服黑豆能够“好颜色，变白不老”；《本草纲目》言其入肾经，可“治肾病”。古人以黑豆为肾之谷，可补肾益精，是抗衰老常用的食物。故每日晨起喝黑豆浆，可以抗衰延年。

2. 核桃仁卷

【原料】 熟核桃 50g，熟黄豆 20g，熟花生 50g，熟黑芝麻 10g，炼乳 10g，蛋黄酱 200g，糯米纸 30 张，面粉 30g，面包糠 500g，植物油适量。

【制作用法】 将核桃仁、黄豆、花生、芝麻碾碎，拌入炼乳、蛋黄酱，拌和成馅心。用面粉加水调成稀糊状，糯米纸包入馅心，裹一层面粉糊，再裹一层面包糠，即成半成品。锅中倒入油，烧至四成热时放入半成品，炸至淡黄色，捞出沥油装盘即成。

【功效】 补肾温肺，健脑益智，补气增力，润肠通便。

【方解】 核桃仁具有健脑益智、促进生长发育、增加体重与体力等作用，与黄豆、花生、黑芝麻、炼乳配合制成核桃仁卷之后，温补健脑增力作用倍增。

3. 神仙粥

【原料】 山药 100g，芡实 50g，粳米 100g。

【制作用法】 将山药蒸熟，去皮捣泥；芡实煮熟，捣为末；将二者与粳米同入锅中，文火慢煮成粥。空腹食用，每日 2 次。

【功效】 益气健脾，补虚止泄。

【方解】 山药味甘、性平，入肺、脾、肾经，气阴双补，《神农本草经》言其可“补虚羸”，久服能使人“耳目聪明，轻身不饥延年”。芡实味甘、性平，可健脾、补肾。二者与粳米同煮为粥，性质平和，可起到健脾益肾、补益虚劳之效，是老年人日常平补之佳品。

4. 金玉羹

【原料】 山药 150g，板栗 150g，羊肉汤、食盐、湿淀粉各适量。

【制作用法】 先将板栗去壳切开，放入沸水锅中煮透，捞出，和山药一同分别切成片状。再放入羊肉汤煮至熟烂，用湿淀粉勾芡，放入适量食盐即可。佐餐食用。

【功效】 健脾益肾，强腰健骨，长肌肉。

【方解】 山药又称薯蓣，其味甘、性平，入肺、脾、肾三经，上、中、下三焦俱补，而且气阴双补，因而列为上品。栗子入脾、肾经，功可益气健脾、补肾强筋健骨。用羊肉汤煮，意在增强温补之效。三者合用，可健脾补肾、强健腰骨。

5. 桂圆山药红枣汤

【原料】 桂圆肉 100g，鲜山药 150g，红枣 6 个，冰糖适量。

【制作用法】 新鲜山药去皮，洗净切小块，红枣洗净。入锅中加水煮沸，放入山药和红枣，待山药熟透、红枣熟软，将桂圆肉加入汤中，煮至桂圆肉香甜味渗入汤中即成，也可加少许冰糖调味。佐餐食用。

【功效】 补益心脾、养血安神。

【方解】 桂圆性温、味甘，归心、脾经，具有补心脾，益气血，安心神的功效。山药味甘、性平，入肺、脾、肾经，气阴双补，《神农本草经》言其可“补虚羸”，久服能使人“耳目聪明，轻身不饥延年”。红枣具有补脾胃、益气血、安心神、调营卫、和药性的功效。桂圆肉与红枣、山药同炖，为我国民间喜用的汤饮，对老年人尤为适宜。

6. 菊花萝卜盅 *

【原料】 银耳 50g，白萝卜 500g，陈皮 5g，精盐、味精、胡椒粉、高汤、料酒、葱姜适量，花椒 10 粒。

【制作用法】 白萝卜洗净后，切成段，去掉萝卜皮。将萝卜段切成菊花形，先切片，再换方向切丝。锅内放入葱姜和花椒，放入切好的菊花萝卜，炖制 15 分钟。鸭汤中放入陈皮，加食盐、黄酒、胡椒粉、鸡精、味精调味。将焯过的银耳放入炖盅，再放入菊花萝卜和调好味的鸭汤，入锅蒸半小时，即可食用。

【功效】 滋补清肺、健脾化痰。

【方解】 银耳味甘、淡，性平，无毒，既有补脾开胃的功效，又有益气清肠、滋阴润肺的作用。白萝卜具有促进消化，增强食欲，加快胃肠蠕动和止咳化痰的作用。陈皮味苦辛而温，气香质燥。具有理气和中消胀，燥湿健脾化痰之功，善治脾胃不和、胀满呕吐之证。三者共奏滋阴润燥，健脾化痰之功，是较好的清补佳品。

第十章 不同体质人的食疗养生

中医体质的概念是指人体生命过程中，在先天禀赋和后天获得的基础上所形成的形态结构、生理功能和心理状态方面综合的、相对稳定的固有特质，是人类在生长、发育过程中所形成的与自然、社会环境相适应的人体个性特征。中医根据不同的体质类型，施以食疗或药膳，进行针对性防范积累了丰富的经验。常见的中医体质类型主要分为平和体质、气（血）虚体质、阳虚体质、阴虚体质、痰湿体质、瘀血体质、湿热体质、气郁体质、特禀体质九种，将在下面的章节分类辨析。

第一节　平和质食养

平和体质是指人体阴阳气血调和，以体态适中、面色红润、精力充沛，体形匀称健壮，性格随和开朗，平素患病较少，对自然环境和社会环境适应能力较强为主要特征的体质状态。

平和体质先天禀赋良好，后天调养得当，故神、色、形、态、局部特征等方面表现良好，同时，心理上也健康，社会适应能力较强，是最理想的体质状态。

一、食养原则

平和体质的饮食调养首先是膳食平衡，要求食物多样化。《素问·脏气法时论》指出："五谷为养，五果为助，五畜为益，五菜为充，气味和而服之，以补益精气。"这是中国传统膳食杂食平衡观。建议多吃五谷杂粮、蔬菜瓜果，少食过于油腻及辛辣之物。在平衡膳食的基础上，还应注意气味调和，因时施膳。寒温适中，不过于偏食，一般以选择平性食物为宜。五味不得偏嗜，否则过酸伤脾、过咸伤心、过甜伤肾、过辛伤肝、过苦伤肺。

二、食物选择

1. 主食的选择

中国传统的主食是"五谷杂粮"，所有谷类均有健脾益胃的功效，适于四季食用。

2. 肉食的选择

猪肉和牛肉为平补之物，适宜长期食用，鸭肉为清补之物，夏冬两季均适宜，羊肉和鹿肉性温能补阳，适宜冬季食用，鸡肉性温能补气，也适于冬季食用。

3. 蔬菜的选择

蔬菜的种类很多，并有其对应的四时五味。如韭菜、蒜苗、香菜为味辛散之物，与春天阳气上升相对应，故适合春季食用；菠菜、黄瓜、丝瓜和冬瓜为凉性之品，适合夏季食用；银耳、百合性润，有润肺滋阴之功，适合秋季食用。

4. **水果的选择**

“五果为助”，五果为杏、李、枣、桃和栗。桃、李能生津，适宜夏季食用；梨、枇杷能润肺，适合秋季食用；大枣为温补之品，适于春、秋、冬三季食用；栗子、桂圆能补肾健脾，尤适宜冬季食用。

三、食养选方

1. **残灯豆腐**

【原料】豆腐 300g，猪肉馅 100g，鸡蛋 1 个，葱姜、冬笋、木耳、青椒、海米、胡萝卜适量，盐、味精、料酒、淀粉、糖、辣酱、高汤适量。

【制作用法】将豆腐切片压成泥，加入肉馅。加入料酒、盐、味精调味，加淀粉和鸡蛋搅拌均匀。用手将搅拌均匀的豆腐泥抓成猫爪丸子，入锅炸至色泽金黄即可出锅。用葱姜炝锅，加入切好的冬笋、青椒和木耳，再加辣椒酱、料酒、高汤、白糖、味精调味，用水淀粉勾芡。炸好的豆腐丸子放入锅中，翻炒均匀即可出锅，最后将胡萝卜切成火苗形做点缀。

【功效】调理肠胃，有降血脂的作用。

【方解】豆腐，素菜中的佳品，富含钙和蛋白质。肉馅搭配豆腐，可促进优质蛋白的吸收。冬笋降脂减肥，清理肠道。海米促进阳气生发。此方是日常调理肠胃，降血脂的佳方。高血压、动脉硬化、高脂血症患者可以适当选用此款药膳。

2. **凤尾虾卷** *

【原料】青虾 10 只，葱白、生姜、香菜各 10g，鸡蛋 2 个，面包糠 30g，胡萝卜、白菜、面粉、食盐、味精、料酒、香油、胡椒粉、沙拉酱适量。

【制作用法】将虾洗净，去皮、去头，保留尾部。将葱姜切成细丝，香菜切段，然后用盐、味精、黄酒、香油煨口；将虾从虾背片开，取出虾线，然后向左右再片一刀，形成虾排，然后用刀斩成虾排；用虾排包裹上煨好的葱姜丝香菜形成虾卷；将卷好的虾卷蘸上面粉，再蘸鸡蛋，再蘸面包糠，放入 170℃油锅内炸成金黄色即出锅，摆在盘子四周；中间放上煨好的白菜丝和胡萝卜丝，挤上沙拉酱即可。

【功效】补肾壮阳，滋阴息风。

【方解】虾有补肾壮阳之功，能增强人体的抵抗能力，促进阳气生发。白菜丝、胡萝卜丝、虾卷是男性增加活力，补肾壮阳的佳品，也是女士美容养颜，抗衰老的佳方。本方具有促进阳气生发，防病抗病，提高人体免疫力的功效。

【使用注意】阴虚火旺、疮肿及皮肤病患者忌食。

第二节　气虚质食养

气虚多表现为全身或某一脏腑功能衰退的表现，而以心、脾、肺、肾气虚较为多见，总体特征是元气不足，以倦怠乏力，少气懒言，声音低微，平素语音低弱，多汗自汗，心悸怔忡，头晕耳鸣，食欲不振，腹胀便溏，舌淡红，舌边有齿痕，脉弱为主要特征。

一、食养原则

(1)气虚质需遵循的食养原则是健脾益气，脾胃为后天之本，气血生化之源，五脏六腑之气赖之以化生，故气虚者宜健脾益气。同时气虚者脾胃的运化能力减弱，忌食肥甘厚味、生冷苦寒之品，以免损伤脾胃。

(2)食性平和，宜为平补。气虚多表现为脏腑功能减退，尚未出现寒象，宜用营养丰富易于消化的食物。

(3)气血两虚宜益气生血、益气活血及益气摄血。

(4)忌破气耗气之品；忌寒湿、油腻、厚味食物。

二、食物选择

1. 主食的选择

常用补气主食如糯米、粳米、小米、粟米、大麦、荞麦等，谷类食物一般能起到强壮益气的功效。

2. 肉食的选择

肉类食品中具有补气作用的有猪肚、牛肉、牛肚、鸡肉、鸡蛋、兔肉、鹅肉、鹌鹑、鹌鹑蛋、雉鸡、鲫鱼、鳜鱼、泥鳅、银鱼、青鱼、鲈鱼、鲥鱼、鲢鱼等。

畜肉性味多甘咸温，其中甘能补，助阳益气，适用于先天、后天不足或诸虚百损之人的补益。部分水产有助阳益气的作用。

3. 蔬菜的选择

蔬菜类食品虽大多性味寒凉，但亦有不少可用于调养气虚体质的食物，如山药、土豆、胡萝卜、南瓜、甘薯、猴头菇、蘑菇、香菇、萝卜、芡实、蚕豆、豇豆、扁豆等。

4. 水果的选择

水果性味偏于甘凉或甘酸，偏于滋阴生津，其中可以用于补气的食物有樱桃、荔枝、椰子、葡萄、大枣、菱角、花生、栗子等。

三、食疗选方

1. 黄芪炖牛肉

【原料】 黄芪片 20g，净牛肉 200g，西红柿 300g，胡萝卜 50g，生菜 10g，生姜片、葱段、八角、桂皮、香叶、小茴香、料酒、白糖、精盐、鸡精、植物油各适量。

【制作用法】 将净牛肉入沸水锅中煮 5 分钟，取出改切成小块。铁锅烧热，放入植物油，倒入牛肉块爆炒片刻，烹料酒，放入黄芪片、生姜片、葱段、八角、桂皮、香叶、小茴香、白糖，改放入炖盅中，用小火煨炖至牛肉熟烂，加入鸡精再炖一沸即成。佐餐食用。

【功效】 补气升阳，补肺固表，益气养血。

【方解】黄芪味甘、性微温，具有补气升阳、益卫固表、托毒生肌、利水退肿的功效。牛肉食性平，味甘，具有健脾益肾、补气养血、强筋健骨的功能。本方适宜健康与亚健康人群用作补气药膳食用。

2. 枸杞子炖乌鸡

【原料】枸杞子 15g，净乌骨鸡 1 只，精盐、味精、料酒、白胡椒粉、生姜片、葱段各适量。

【制作用法】先将净乌骨鸡入沸水锅中煮 5 分钟，捞出放入砂锅内。再放入枸杞子、生姜片、葱段、料酒，炖 1.5 小时，加入精盐、味精，再炖 10 分钟，加入白胡椒粉即成，佐餐食用。

【功效】滋补肝肾，益精明目。

【方解】乌骨鸡为补血佳品，也为调经止带良药。与养血益精的枸杞子配伍制成药膳，色、香、味、形、养俱佳。适宜健康与亚健康人群用作补血药膳食用。

【使用注意】阳虚畏寒怕冷、脾虚便溏者忌食。

3. 香椿头炒鸡蛋

【原料】香椿头 30g，中等大小的鸡蛋 4 个，精盐、白糖、生抽、植物油各适量。

【制作用法】香椿头摘取嫩芽，洗净备用。鸡蛋取蛋液放入容器内，加少许生抽，顺一个方向搅拌，打上劲。锅内放少许植物油，放入蛋液，炒制成块，改大火放入香椿头，加入精盐、白糖，翻炒片刻即成。

【功效】补气养血，滋阴润肺，清热解毒，促进食欲。

【方解】香椿药食两用，又称香椿头、春芽树。农历三月正是香椿应市之时，为野菜中之佼佼者。适合春季食用，属于北方菜系炒菜，味道香辣鲜美，具有滋补的功效。

4. 秋白戏红娘＊

【原料】秋白菜半棵，五花肉 250g，大枣 50g，人参 1 棵，枸杞 25g，白糖 50g，陈醋、淀粉、黄酒、盐、味精、色拉油适量，葱、姜少许。

【制作用法】将白菜去菜笋部分，横切一刀、竖切三刀。用两根筷子插入白菜的叶部，根部用温油炸透，备用。勺内加水把五花肉飞水后再煮 10 分钟捞出切成两块条状。另起大勺放底油用大块葱姜炝锅倒入黄酒，点少许醋，放入高汤，把炸好的白菜和泡好的大枣、枸杞、人参放入汤中，用盐、味精、糖调口后把两条五花肉放入两边，收汁后用水淀粉勾芡，大翻勺出锅后装盘即可。放入盘中用小刀把白菜做成大树形，把大枣摆入边上，枸杞和人参摆入白菜根部。

【功效】补气养血，通利肠胃，补虚损。

【方解】白菜通利肠胃，补虚损。五花肉滋阴养血。人参大补元气，补脾益肺，生津止渴，安神益智。枸杞有补肾强身之力，有养血明目之功。大枣增加了人参的滋补之力。此方是气血虚弱、脾胃不和之人的进补良方。

第三节　阳虚质食养

阳虚体质是由于阳气不足，失于温煦，以形寒肢冷等虚寒表象为主要特征的体质状态。

形成的原因多为先天不足，后天失养，如孕育时父母体弱、年长受孕早产，或年老阳衰等。阳虚体质，可分为心阳虚、脾阳虚、肾阳虚等。如在心气虚的基础上出现寒症，多为心阳虚；脾阳虚者，兼见久泻不止，四肢发冷，肢体浮肿，小便不利等；肾阳虚者兼见腰膝酸软而痛，畏寒怕冷，尤以下肢为甚，头目眩晕，精神萎靡，舌淡苔白，脉沉弱。

一、食养原则

(1)阳虚质需遵循温补阳气，多食温热，忌食生冷的食养原则。食生冷食物或性寒凉的食物可进一步损伤阳气，使寒邪益盛，往往积“寒”成疾，脏腑功能更为低下。

(2)阳虚质的人平素多注意温补阳气，多食用温热性的食物。心阳虚者应用温补心阳法；脾阳虚者应用温运脾阳、温胃祛寒法，消除中焦之虚寒；肾阳虚者应用温肾助阳法。

二、食物选择

1. 主食的选择

主食主要有粳米、小麦、高粱、糯米、紫米、黑米等。

2. 肉食的选择

肉食中，狗肉、羊肉、牛肉、鹿肉、猪腰、鸽肉、鳝鱼、鳗鱼、泥鳅、青虾、海虾、黄花鱼(石首鱼)等食物，性味甘温或咸，具有温中散寒、补肾壮阳的作用，可以在阳虚体质的膳食调养中选用。

3. 蔬菜的选择

蔬菜选性味温暖可以温中散寒，温补肾阳之品，如香菜、刀豆、枸杞头、豇豆、韭菜、小茴香等。

4. 水果的选择

许多水果具有健脾补肾的作用，如菠萝、荔枝、橘子、桂圆等食物。

三、食疗选方

1. 核桃仁炒韭菜

【原料】核桃仁 50g，韭菜 20g，麻油、盐各适量。

【制作用法】将核桃仁用麻油炸黄，将韭菜洗净，切段后，放入核桃仁内翻炒，加入食盐即可，佐餐食用。

【功效】补肾助阳。

【方解】核桃仁味甘、涩，性温，归肾、肝、肺经，具有补肾益精，温肺定喘，润肠通便的功效。韭菜味辛、性温，补肾壮阳，有壮阳草之称。

2. 参粉凤尾虾

【原料】白参粉 2g，活凤尾虾 10 只，土豆 500g，蛋黄酱 100g，精盐、味精、蛋清、生粉各适量。

【制作用法】将凤尾虾去头、去壳、留尾，用精盐、蛋清拌匀，腌制 10 分钟。土豆去皮，切成薄片，再切成丝，入五成热油锅内炸成金黄色，捞出备用。将虾仁裹上参粉糊，入四成热油锅中炸到金黄色捞出，将蛋黄酱涂抹于凤尾虾表面，裹上炸过的土豆丝，装盘即成。

【功效】 温肾补阳，益气增力。

【方解】 土豆味甘、辛，具有和中调胃、健脾益气、消炎、解药毒等功效。虾与白参粉配制成药膳，补肾温阳的同时，又增添补气功效。适宜健康与亚健康人群用作补阳药膳食用。适宜性功能障碍、四肢痿软无力、疲劳综合征、习惯性便秘患者食用。

3. **海参炖鲍鱼**

【原料】 水发海参 70g，小鲜鲍 50g，虾仁 20g，浓骨头汤 200ml，精盐、浓缩鸡汁、白胡椒粉各适量。

【制作用法】 用刀将新鲜小鲍鱼的壳与肉分离，洗净备用。将水发海参与虾仁洗净备用。把海参、鲍鱼、虾仁入清水锅中，中热 2 分钟(勿烧沸)，去浮沫，捞出清洗干净备用。锅中放浓骨头汤，放入海参、鲍鱼、虾仁、精盐、鸡汁，调好口味，倒入碗内，加保鲜膜密封，上笼蒸 8 分钟即成。

【功效】 温阳补肾，养血益精。

【方解】 海参为药食两用之品，古人认为其性温补，形似人参，故名海参。鲍鱼味道鲜美，有“海味之王”的美誉，具有补血养胃、抗癌、抗病毒等功效，与海参配伍制成佳肴，滋补作用倍增，味道更加鲜美。可防治性功能减退、精神萎靡、体弱乏力、肠燥便秘等病症。也适宜高血压、动脉粥样硬化、冠心病、肝炎、病后体虚、便秘、哮喘、贫血等患者食用。

4. **生薯药酒**

【原料】 薯蓣 500g，酒 20ml，酥适量。

【制作用法】 将薯蓣放入容器中研磨成极细的泥，放入锅中，加入酥一同熬熟，再加酒边熬边搅，搅拌均匀，即成，清晨空腹饮用。

【功效】 温补肝肾，健脾益肺。

【方解】 薯蓣即山药，有健脾补肺、益胃滋肾、固肾益精、聪耳目明、强筋骨、长志安神、延年益寿之效；酥，即牛、羊乳制成的食物，有补益虚劳、润泽脏腑之效，牛酥味甘、性平，羊酥味甘、性温，《本草纲目》记载“羊酥不离温，病之兼寒者宜之”，故阳虚质者可在此方中选用羊酥。酒能温脉活血、温阳散寒。三者相配，共奏温补肝肾、健脾益肺之功。

第四节 阴虚质食养

阴虚体质是由于体内津液精血等阴液亏少，以阴虚内热等表现为主要特征的体质状态。其形成原因多为先天不足，如受孕时父母体弱，或年长受孕、早产等，或后天失养，纵欲耗精，积劳阴亏，或曾患出血性疾病等。阴虚可分为心阴虚、肺阴虚、肝阴虚、肾阴虚。心阴虚以心悸健忘、惊悸不安、失眠多梦、脉细为主，兼见低热心烦，潮热盗汗，口干，舌红苔干，脉细数；肝阴虚可见头晕眼花，两目干涩，视力减退，面部烘热颧红，口咽干燥，五心烦热，潮热盗汗，或见手足蠕动，或胁肋隐隐灼痛，舌红少津，脉弦细而数；脾阴不足可见便秘，口干，呃逆，恶心，食少乏力，舌干苔薄，脉弱而数等；肾阴虚可见头昏耳鸣，口干咽痛，腰酸乏力，遗精早泄，手足心热，潮热，脉细而数。

一、食养原则

阴虚体质的食疗调养原则是滋阴潜阳。

(1)平素多食用一些滋阴的食物，以保养阴精。滋阴与清热兼顾，宜用清补之品。

(2)脏腑阴虚常以某一脏腑亏虚为主，阴阳是对立制约的，偏于阴虚者，由于阴不制阳而阳气易亢。应辨明阴虚病位以补之。心阴虚者应养心阴，滋肝肾；肝阴虚者宜滋阴潜阳，平肝息风；脾阴虚者应滋养脾阴，益胃生津；肺阴虚者可滋阴润肺，润燥生津；肾阴是一身阴气的根本，阴虚体质者应多吃一些滋补肾阴的食物，以滋阴潜阳为法。食物性味甘寒性凉的，皆有滋补机体阴气的功效，也可适当配合补阴食疗方法有针对性地调养。

(3)滋阴食物多性柔而腻，久服易伤脾阳，引起胃纳呆滞、腹胀腹泻等，故可在滋阴方中加一些陈皮之类的理气健脾之品。

(4)少食辛辣刺激性食物，以免损耗津液。忌油腻厚味、辛辣、温热食物，戒烟酒，以防燥热损伤阴液。

二、食物选择

1. 主食的选择

选择性平或偏凉的食物，如小米、大麦、黄豆、绿豆、黑芝麻等。

2. 肉食的选择

可选择猪肉、猪皮、鸭肉、甲鱼、龟肉、蛏子、螃蟹、鲍鱼、乌贼鱼、泥鳅、海参、兔肉等。

3. 蔬菜的选择

可选择银耳、黑木耳、白菜、菠菜、芹菜、苋菜、荠菜、萝卜、茄子、竹笋、番茄、蘑菇、紫菜、海带、苦瓜、丝瓜、冬瓜等富含有机酸和微量元素的食物。

4. 水果的选择

可选择梨、葡萄、桑椹、荔枝、枇杷、芒果、罗汉果、香蕉、菠萝、椰子、莲子、藕、黑芝麻、甘蔗、桃、松子等富含维生素和矿物质的食物。

三、食疗选方

1. 木瓜汁炖燕窝

【原料】 木瓜1个(约450g)，水发燕窝20g，冰糖粉、湿淀粉各适量。

【制作用法】 将燕窝用温开水浸泡30分钟，清洗，拣去杂质，挤干水分。木瓜去皮、籽，打成汁备用。将木瓜汁、冰糖粉、燕窝同入砂锅中，中火烧开，加湿淀粉勾芡即成，佐餐食用。

【功效】 滋阴生津，养阴润肺。

【方解】 木瓜可滋阴养容、健胸丰乳，中医常将木瓜当作通经活络、舒筋活血的药食两用之品。燕窝具有滋阴润燥、益气补中、治虚损的功效。本品适宜干燥综合征、疲劳综合征、更年期综合征、乳房发育不良、慢性支气管炎患者食用。

2. 一品山药饼

【原料】山药 500g，面粉 150g，核桃仁、什锦果料、蜂蜜、猪油、水生粉各适量。

【制作用法】将山药洗净去皮蒸熟，放在大碗内，加面粉揉成面团，放在盘中，拼成圆饼状，饼上摆核桃仁、什锦果料，然后放入蒸锅内，置武火上蒸 20 分钟。将蜂蜜、猪油、水生粉放入另一锅内熬成糖汁，浇在圆饼上。作点心食用，连用 3～4 周。

【功效】滋阴益肾、润燥止渴。

【方解】山药性味甘平，归脾、肺、肾经，有补脾养胃，益肺生津，补肾涩精的功效；核桃益肾润燥涩精；加上蜂蜜、猪油等滋润之品合而为膳，共奏滋阴益肾、润燥止渴之功。

3. 芦笋炒百合

【原料】芦荟 250g，净百合 100g，净白果肉 10g，精盐、味精、白糖、植物油、湿淀粉各适量。

【制作用法】先将芦荟去老茎，洗净，切成 3cm 长的段，净百合剥瓣，洗净。锅内烧沸水，下白果、芦荟，加精盐，煮 30 秒，捞出。净锅加油，烧至四成热时，下入百合、芦荟、白果，再加精盐、味精、白糖，煸炒 1 分钟，用湿淀粉勾芡即成。

【功效】滋阴润肺，养心安神，止咳祛痰。

【方解】芦笋被人们视为珍贵的保健食品和高级营养蔬菜。芦笋味苦，润肺镇咳，祛痰杀虫。芦笋与百合配伍制成药膳清爽可口，具有滋阴润肺，降脂降压，养心安神，止咳祛痰之功效。

4. 芝麻茶

【原料】芝麻 30g，红茶 10g，食盐适量。

【制作用法】先将芝麻炒香、打碎放入碗中，加食盐少许，拌匀；将红茶煎煮 20 分钟，取汁倒入装有芝麻的碗中。代茶饮。

【功效】滋阴养血，生津止渴。

【方解】方中芝麻味甘、性平，入肝、肾、肺、脾经，可补血明目、祛风润肠、生津通乳、养发乌发、强身体、抗衰老；红茶味苦、性温，入胃、心、膀胱经，可提神清脑、生津利水、顺气消食。二者相配，共奏滋阴养血、生津止渴之功。

第五节　痰湿质食养

痰湿体质是指体内痰湿较盛的体质，由于水液内停而痰湿凝聚，以重浊黏滞为主要特征的体质状态。饮食不节，以致脾胃受损，脾失健运，而致痰湿内生。其形成的原因多是先天遗传，或后天过食肥甘。患病倾向多眩晕、胸痹、痰饮等，易患冠心病、高血压、高脂血症、糖尿病等疾病。清·吴澄《不居集》：“盖肺主气，肺金受伤则气滞而为痰；脾主湿，脾土不运则湿动而为痰；肾主水，肾水不足则水泛而为痰。”故调治肺脾肾为“统痰之要”。主要表现为面部皮肤油脂较多，多汗且黏腻，胸闷，痰多。

一、食养原则

(1)痰湿体质者多属阳虚，即肺、脾、肾三脏阳气不足，所以在食疗调养上以温暖肺、脾、肾为主。

(2)需遵循健脾化湿、多食清淡的原则,忌用肥甘油腻煎炸等不易消化的食物。戒烟酒,酒性热而质湿,饮酒无度,必助热生。

(3)痰湿体质之人,在饮食上不宜贪凉饮冷,过食生冷瓜果,或燥热的食品。适当通利,消脂利湿。

二、食物选择

1. 主食的选择

多选用具有健脾作用的主食,如薏苡仁、粳米、糯米、高粱、玉米、粟米、赤小豆、绿豆、豇豆、豌豆、蚕豆、扁豆等,以健脾化湿,祛痰。

2. 肉食的选择

应多选择猪肚、兔肉、鸡肉、海蜇、银鱼、鲫鱼、黑鱼、青鱼、白鱼等具有健脾、利水、化痰作用的肉食。

3. 蔬菜的选择

饮食宜清淡,所以可供选择的蔬菜较多,如山药、砂仁、生姜、茼蒿、黄花菜、竹笋、茭白、黄瓜、葫芦、海带、蘑菇、紫菜、莴笋、冬瓜等都可以用于痰湿体质的调养。

4. 水果的选择

可多用梅子、葡萄、杨桃、桑椹等,但不宜过于寒凉。

三、食疗选方

1. 茯苓黄鳝汤

【原料】 黄鳝 100g,蘑菇 100g,茯苓 20g,赤芍 12g,盐、料酒适量。

【制作用法】 将黄鳝洗净,切小段;蘑菇洗净,撕成小片;茯苓、赤芍洗净。将黄鳝、蘑菇、茯苓、赤芍放入锅中与清水同煮,以大火煮沸后转小火续煮 20 分钟,加入盐、料酒拌匀即可。佐餐食用。

【功效】 清热利尿,降脂降压。

【方解】 茯苓,具有利水渗湿、益脾和胃、宁心安神的功效。黄鳝具有益气血,补肝肾,强筋骨,祛风湿的功效。赤芍具有清热凉血,散瘀止痛的功效。此方用于脾虚湿盛所致之体倦乏力,食少纳呆,腹胀便溏,肢体浮肿,舌淡胖,苔白腻,脉缓或滑等。

2. 焖海带

【原料】 海带 500g,赤小豆 100g,胡萝卜 150g,山楂、食盐各适量。

【制作用法】 海带用水泡 24 小时,洗净,切成丝,晾干备用;将赤小豆、胡萝卜、山楂放进锅内,加水适量煮沸 30 分钟,捞去赤小豆、萝卜、山楂不用,放入海带焖至汁尽、酥烂时,起锅晾干食用,佐餐食用。

【功效】 化痰利湿,软坚散结。

【方解】 海带可消痰软坚、泻热利水;赤小豆可利水除湿、和血排脓、消肿解毒;胡萝卜健脾消食、补肝明目；山楂消食开胃、祛瘀散结。四者相配，共奏化痰利湿，软坚散结之功。

3. **玉米须荷叶粥**

【原料】 玉米须、鲜荷叶各适量，大米 80g，葱 5g，盐适量。

【制作用法】 大米入清水浸泡，捞出沥干；荷叶洗净，加水熬汁，再拣出荷叶待用；玉米须洗净，捞出沥干水分。锅置火上，加入适量清水，放入大米煮至浓稠。加入玉米须、荷叶同煮片刻，调入盐拌匀，撒上葱即可。晨起服用。

【功效】 利水消肿，清热解毒。

【方解】 荷叶，性平、味苦，归心、肝、脾经，具有消暑利湿，健脾升阳，散瘀止血的功效。玉米须，具有利尿、泻热、平肝、利胆、降压的功效。

第六节 湿热质食养

湿热体质是指湿热合邪，热处湿中，湿居热外，以湿热内蕴为主要特征的体质状态。形成的原因多由于先天禀赋，或久居湿地，喜食肥甘，或长期饮酒，湿热内蕴。临床上常见体形偏胖，以面垢油光、口苦、苔黄腻等湿热表现为主要特征。常见表现为易生痤疮，口苦口干，身重困倦，大便黏滞不畅或燥结，小便短黄，男性易阴囊潮湿，女性易带下增多，舌质偏红，苔黄腻，脉滑数。

一、食养原则

(1)湿热质需遵循清热祛湿的原则，食疗调养可选用具有清热利湿的食物食用。食物宜清淡，易于消化，常食解毒、健脾、利湿、清火之品，忌食肥甘厚味、生冷之品。

(2)忌食辛辣、厚味、甜腻、烟酒等。烟草为辛热秽浊之物，易于生热助湿。酒性热而质湿，堪称湿热之最。嗜烟好酒，易积热生湿，是导致湿热质的重要原因。膳食烹制少用烧烤、煎炸、辛辣火锅等方法。

二、食物选择

1. **主食的选择**

宜选用大麦、荞麦、粟米、薏苡仁、小米、绿豆、赤小豆等谷类食物，其性味大多偏凉，可清热、除湿健脾。如常食绿豆粥、薏苡仁粥等。

2. **肉食的选择**

宜选用既可清热又可健脾、利湿而不燥的食物，如猪瘦肉、鸭肉、兔肉、田螺、蛏子、泥鳅、海带等。

3. **蔬菜的选择**

宜选用一些具有清热祛湿作用的蔬菜，如绿豆芽、空心菜、苦瓜、莴苣、丝瓜、芹菜、马齿苋、小白菜、芹菜、冬瓜等。

4. **水果的选择**

宜食用性质偏寒凉，具有清热利湿作用的水果，如荸荠、哈密瓜、梨、枇杷、西瓜等。

三、食疗选方

1. **紫苏芦根粥**

【原料】 绿豆、芦根各100g，生姜10g，紫苏叶15g。

【制作用法】 芦根、姜、紫苏叶一同放入锅中，加适量水煎汤，去渣取汁。绿豆洗净，与做好的药汁一同放入锅中煮成粥即可。

【功效】 和胃止呕，利尿解毒。

【方解】 芦根具有清热、生津止渴、止呕除烦、利小便之功效。紫苏降气消痰、解表散寒、行气和理气宽中。绿豆可清热解毒。此方可帮助人体排出毒素，还能和胃止呕、利尿解毒，同时也适用于湿热呕吐、烦渴及小便赤涩等。

2. **丝瓜叶粥**

【原料】 丝瓜叶100g，粳米100g。

【制作用法】 丝瓜叶擦去细毛，用姜汁洗净；将粳米放入锅中，加水适量，武火烧沸，入丝瓜叶，用文火煮至米熟即成。空腹食用，每日2次。

【功效】 凉血解毒，清热除烦。

【方解】 丝瓜叶味甘、性寒，入胃、大肠经，可除热利肠、凉血解毒。《随息居饮食谱》中言丝瓜叶能“消暑解毒”。粳米味甘、性平，入脾、胃经，可健脾益胃、除烦止渴。二者相配，共奏凉血解毒、清热除烦之功。

3. **玉米须蚌肉汤**

【原料】 玉米须50g，蚌肉120g。

【制作用法】 先将蚌肉放入瓦罐文火煮熟，再放玉米须一起煮烂。佐餐食用。

【功效】 利尿泻热，平肝利胆。

【方解】 玉米须具有利尿、泻热、平肝、利胆的功效。蚌肉清热，滋阴，解毒。此方用于湿热蕴结肝胆所致之阳黄。亦可用治肾炎水肿、高血压、脚气病等病证。

【使用注意】 脾胃虚寒者慎用。

第七节　瘀血质食养

瘀血体质源于先天禀赋或后天损伤，跌扑闪挫，当时不觉，恶血在内而不去；或七情内伤，忧郁气滞，气滞血瘀，或久病入络，体质气馁，气阻血瘀。瘀血体质分为气滞血瘀型、寒凝血瘀型和热毒血瘀型。气滞血瘀型多表现为胸胁胀闷，胃腹胀痛，嗳气，大便不爽或便秘，性情急躁，胁下出现痞块，刺痛拒按，痛有定处，入夜更剧，舌质暗或见紫斑、瘀点，脉涩等。

寒凝血瘀型多表现在女性，常见痛经、闭经，或经血中多凝血块或经色紫黑有块，小腹冷痛，胸闷恶心，四肢不温，面色发青，带下色白量多。舌暗淡，边有瘀斑，苔薄白，脉细数。

热毒血瘀型多表现为面色红黄，心烦不寐，皮肤瘀斑，尿赤身热，胁肋刺痛，不得侧卧，舌黄干起刺，脉弦数有力。

瘀血体质人群由于体内血液运行不畅，往往易患出血、中风、冠心病等病。

一、食养原则

（1）血瘀质需遵循活血祛瘀，行气散结，忌食寒凉、收涩之品的食养原则。

（2）血瘀质宜多食用活血祛瘀的食材，气郁与血瘀常常互为因果，宜多配伍一些具有行气功能的食材。

（3）平日饮食宜清淡，少食肥甘厚味，故肉类的摄入量应相应减少。同时忌食寒凉、收涩之品，以免影响血液流通。

二、食物选择

1. 主食的选择

多选用性味甘平之物，如玉米、粳米、黑豆、黄豆较适宜。

2. 肉食的选择

适宜的肉食以甘平甘温为主，如牛肉、鸡肉、羊血等可补血，养五脏，强筋骨，润肌肤，填精髓。

3. 蔬菜的选择

选用理气活血作用的蔬菜，如荠菜、香菜、胡萝卜、佛手、生姜、洋葱、大蒜、黑木耳、茄子等。

4. 水果的选择

可选用活血化瘀的水果，如山楂、桃、桃仁、桂圆等。

三、食疗选方

1. 菊花白菜 *

【原料】 白菜 300 克、猪肉 150 克、红花 1 克，食盐、料酒、味精、淀粉、香油。

【制作用法】 首先把白菜扒帮去，叶片成大片，下锅焯熟后，淋干水分捞出备用。猪肉剁成馅，放入料酒、葱姜末、鸡蛋清，用食盐、味精调好味道。用白菜包裹肉馅装盘。将鸡蛋打入容器内，加盐、味精，按照 1∶1.5 的比例加入 60℃温水。将泡好的红花水一起倒入鸡蛋内打匀，加入 1g 红花。然后倒入码好白菜的汤盘中间。最后将菜品入锅蒸 5 分钟即可。

【功效】 美容养颜，补益气血，活血调经。

【方解】 白菜具有养胃生津、除烦解渴、利尿通便、清热解毒。猪肉有润肠胃、生津液、补肾气、解热毒的功效。菊花清肝明目、解毒消炎。红花为活血通经药，活血行瘀，利气止痛，养血，活血。本方补益气血，活血调经。适用于久病体弱等兼有瘀血者食用。

2. 黑豆益母草瘦肉汤

【原料】 瘦肉 250g，黑豆 50g，薏苡仁 30g，益母草、枸杞子各 10g，盐适量。

【制作用法】 瘦肉洗净，切件，汆水；黑豆、薏苡仁均洗净，浸泡；益母草、枸杞子均洗净。

将瘦肉、黑豆、薏苡仁放入锅中，加入清水，大火煮开，转小火慢炖2小时。放入益母草、枸杞子稍炖，最后放盐调味，佐餐食用。

【功效】滋补肝肾，活血化瘀。

【方解】黑豆具有活血利水，祛风解毒，健脾益肾的功效。益母草具有活血化瘀、调经、利水消肿的功效。薏苡仁利湿健脾，舒筋除痹，清热排脓。本方活血补血，适用于贫血、面色萎黄、久病体弱等兼有瘀血者。

3. 月季花杏仁粥

【原料】大米30g，杏仁3g，月季花适量，白糖适量。

【制作用法】大米、杏仁分别洗净；锅内加水煮沸，放大米、杏仁搅匀；把一部分月季花倒入锅中，上盖小火煮40分钟。在锅中倒入白糖，轻搅片刻，煮至白糖完全溶化。把剩余的月季花撒入锅中，将煮好的甜粥盛出即可，佐餐食用。

【功效】活血调经，理气开胸。

【方解】月季花，性温，味甘，归肝经，具有活血调经、消肿解毒的功效。杏仁味辛、性温，可润肺、美白、润肠通便。此方可活血调经，理气开胸，亦是瘀血质人调理身体之佳品。

4. 蒸茄子

【原料】茄子500g，米醋、香油、食盐各适量。

【制作用法】将茄子洗净，去皮切丁，入沸水中焯一下，入蒸笼蒸20分钟左右；将蒸熟的茄子取出，趁热放食盐，淋上香油、米错，拌匀即成。佐餐食用。

【功效】凉血解毒，活血消痈。

【方解】茄子味甘、性寒，有清热凉血、活血止痛的功效，据《本草纲目》记载其可"散血止痛，消肿宽肠"。米醋性温，可以佐制茄子的寒凉之性。本品具有凉血解毒，活血消痈之功。适用于瘀血质人食用。

第八节　气郁质食养

气郁体质多与情志刺激，气血失调有关。气机郁滞，以神情抑郁，忧虑脆弱等气郁表现为主要特征。形成的原因多为先天遗传，或因精神刺激，惊恐，所欲不遂，忧郁思虑等。常表现为神情抑郁，情感脆弱，烦闷不乐，舌淡红，苔薄白，脉弦。气郁体质人群易患失眠、抑郁症、梅核气、神经官能症等。

一、食养原则

(1)气郁质需遵循行气解郁、芳香开郁，少食肥甘黏腻、收敛酸涩之品的食养原则。多食行气解郁的食材，有助于气机调达，心情舒畅。

(2)食用芳香开郁的食材有助于疏肝解郁，调节情绪，舒缓压力。睡前避免饮茶、咖啡等提神醒脑的饮料。

二、食物选择

1. 主食的选择

宜选择小麦、荞麦、高粱、粳米、糯米、粟米、绿豆等。

2. 肉食的选择

宜选择火腿、猪肝、瘦肉、鸡肉、蛋类、牛奶等。

3. 蔬菜的选择

宜选择气味芳香，清淡疏利作用的蔬菜，如芹菜、白菜、金针菜、莴苣、茴香菜、白萝卜、百合、冬瓜、苦瓜、荠菜等。

4. 水果的选择

佛手、橙子等果品可以疏理气机，开胃消食，尤其对女性的乳房胀痛、梅核气、偏头痛、痛经等症有效。

三、食疗选方

1. 佛手茶

【原料】 鲜佛手 15～30g(干 6～10g)。

【制作用法】 将佛手切薄片，沸水冲泡。代茶频饮。

【功效】 理气化痰，消食止痛。

【方解】 佛手，性温，味辛、苦，归肝、脾、胃、肺经，具有芳香理气、化痰止咳、和胃止呕、疏肝健脾的功效。适用于脘腹胀满，消化不良，食欲不振，恶心呕吐等。

2. 水萝卜蘑菇汤

【原料】 水萝卜 200g，白玉菇、蟹味菇各 50g，熏里脊肉 150g，洋葱半个，盐适量，味精少许，奶油高汤 8 碗。

【制作用法】 水萝卜去根，缨洗净，切厚片；洋葱洗净，切块；熏里脊肉切片；蟹味菇、白玉菇洗净待用。把洋葱片放入锅中，炒软后倒入奶油高汤，放入所有材料，大火煮沸后，放入盐、味精，煮至入味即可。佐餐食用。

【功效】 清热除火，消食理气，祛脂降压，抑癌抗瘤。

【方解】 萝卜顺气，养胃，配以白玉菇、蟹味菇等食材增加了消食理气，祛脂降压，抑癌抗瘤之功，适用于因消化不良、食积内停导致的食欲不振、大便不畅、便秘等。

3. 茉莉茶

【原料】 鲜茉莉花瓣 50g，蜂蜜适量。

【制作用法】 将茉莉花瓣、蜂蜜放入茶杯中，以沸水冲泡，温浸 10～15 分钟即可。不拘时饮服。

【功效】 芳香辟秽，行气解郁。

【方解】 茉莉味辛、甘，性凉，入心、肝经，可理气和中、开郁辟秽、清热解毒。蜂蜜味甘、性平，入脾胃经，可补气润肺、健脑益智、和胃通便。

4. **青萝卜陈皮鸭汤**

【原料】 鸭肉200g，青萝卜100g，陈皮、姜片各10g，盐适量。

【制作用法】 鸭肉洗净斩块，入沸水汆烫；青萝卜去皮切块；陈皮洗净浸软，切丝。将鸭肉、青萝卜、姜片、陈皮放入锅中，加入清水煮沸，转小火炖2小时，加盐调味即可佐餐食用。

【功效】 理气化痰，润肺止咳。

【方解】 鸭肉，味甘、性凉，具有健脾、益胃、滋阴、利水的功效。萝卜，味辛、甘，性凉，归脾、胃经，可消食、下气、化痰、止血、解渴、利尿。陈皮，性温，味苦、辛，归脾、胃、肺经，具有理气健脾、燥湿化痰的功效。本品可理气化痰，润肺止咳，是气郁质人的食疗佳品。

第九节　特禀质食养

特禀体质是指由于先天禀赋不足和禀赋遗传等因素造成的一种特殊体质，包括先天性、遗传性的生理缺陷与疾病，过敏反应等。其形成的原因多为先天禀赋不足、遗传等，或环境因素、药物因素等。常见表现：过敏体质者常见哮喘、风团、咽痒、鼻塞、喷嚏等；患遗传性疾病者有垂直遗传、先天性、家族性特征；患胎传性疾病者具有母体影响胎儿个体生长发育及相关疾病特征。

一、食养原则

(1)特禀质食疗原则为益气固表，调养先天，培补肾精肾气。

(2)平时宜多食五谷杂粮，均衡清淡，粗细搭配适当，荤素搭配合理。

(3)忌生冷、辛辣、肥甘厚味以及各种"发"物，以免引起宿疾。对通常容易发生过敏反应的食物比如蚕豆、白扁豆、牛肉、鹅肉、鲤鱼、虾、蟹、茄子、酒、辣椒、浓茶、咖啡等食物要尽量避免。

二、食疗选方

1. **松子饼**

【原料】 松子50g，面粉500g，白糖、酥油各适量。

【制作用法】 先将酥油放入容器内加热溶化，倒入白糖加水搅拌；用酥油糖水将面粉和成面团，用面烙饼，将松子撒在饼上，即成，作主食，适量服用。

【功效】 滋阴补肾，养血润燥。

【方解】 方中松子可补肾养血、润肠通便、润肺止咳；酥油味甘、性平，入脾、胃、肺经，可补五脏、益气血、止消渴、润肌肤。本品具有滋阴补肾，养血润燥之功，特禀质者可经常食用。

2. **糯米藕丸**

【原料】 莲藕300g，糯米50g，香菜、红椒各少许，盐、淀粉、香油各适量。

【制作用法】 莲藕去皮洗净，剁蓉；糯米洗净；红椒去蒂洗净，切圈；香菜洗净备用。将剁好的莲藕与淀粉，加适量清水、盐，搅拌成泥状，做成丸子，然后蘸上糯米，入蒸锅蒸熟取出摆盘，淋上香油，用香菜、红椒点缀即可，佐餐食用。

【功效】益气固表，健脾益胃。

【方解】莲藕具有健脾开胃的功效。糯米具有补中益气，健脾止泻，缩尿敛汗的功效。本品具有益气固表、健脾益胃之功，可作为病后虚弱、身体羸瘦保健之品。

第十一章 亚健康的食疗食养

第一节 肥 胖

肥胖是由于多种原因导致体内膏脂堆积过多，体重异常增加，并伴有头晕乏力、神疲懒言、痰多、汗多、胃纳亢进等症状。肥胖的发生与过食肥甘、先天禀赋、气虚、痰湿、七情及地理环境等因素有关。

现代医学中的单纯性肥胖病、某些继发性肥胖病（如继发于下丘脑和垂体病、胰岛病及甲状腺功能低下等的肥胖病），可参照本节内容进行治疗。

一、膳食原则

(1)以祛湿化痰、理气活血化瘀、清热泻实为肥胖的基本治则，尤其是祛湿化痰贯穿于本病治疗过程的始终。

(2)控制饮食总热量，多吃蔬菜、水果，限制糖类、蛋白质、脂肪及高嘌呤食物的摄入。如山楂、海带、话梅、杨梅、赤小豆、薏苡仁、茶叶、荷叶等。

(3)一日三餐定时定量，进食时应细嚼慢咽。晚餐宜少食，忌零食及夜宵。

(4)饮食以清淡为主，不宜食甜、咸、辛、酸等刺激食欲之品。

二、辨证施膳

(一)脾胃湿热

临床表现 形体肥胖，面赤，多食易饥，脘腹胀满，心烦头晕，渴喜冷饮，口苦咽干或痰黄黏稠，胃脘灼热，嘈杂，得食则缓；舌红苔黄腻，脉滑数。

食治原则 清热祛湿。

药膳配方

1. 竹叶粥(《普济方》)

【配料】淡竹叶 30g，石膏 15g，粳米 100g，砂糖 30g。

【制作用法】先将石膏捣碎，与竹叶一起用水煎煮，去渣取汁约 1000ml，入粳米煮成粥，放砂糖调味。空腹食用，每日 1 次，7 日为 1 个疗程。

【功效主治】健脾益气、清热祛湿。适用于脾胃湿热之形体肥胖、多食易饥等症。

2. 鲜拌三皮

【配料】西瓜皮 200g，黄瓜皮 200g，冬瓜皮 200g。

【制作用法】将西瓜皮刮去蜡质外皮，冬瓜皮刮去绒毛外皮，与黄瓜皮一起在开水锅内焯一下，待冷却后切成条状，放入少许盐、味精，装盘食用。日常佐食，当菜食用。

【功效主治】清热利湿，减肥。适用于脾胃湿热之形体肥胖，可经常食用。

3. 薏苡仁赤豆粥

【配料】薏苡仁 50g，赤小豆 50g，泽泻 10g。

【制作用法】泽泻先煎取汁，与赤小豆、薏苡仁同煮为粥。每日 2 次，15 日为 1 个疗程。

【功效主治】健脾利湿、消肿减肥。适用于脾胃湿热之形体肥胖、渴喜冷饮、口苦等症。

4. 减肥酒酿

【配料】糯米 1000g，薏苡仁 150g，莲子粉 50g，山药粉 100g，芡实 50g，茯苓粉 50g，酒酿曲适量。

【制作用法】将拌匀的原料放入搪瓷盆中，加水适量，在笼屉中蒸 1 小时，取出放冷，拌入酒酿曲，放在约 25℃的环境中 36～48 小时，原料即发酵成为酒酿。每日 2 次，早、晚服用。

【功效主治】补虚强身、利湿减肥。本品有轻身、美容双重效果。

5. 番茄山楂羹

【配料】成熟番茄 200g，山楂 30g，陈皮 10g。

【制作用法】将山楂、陈皮分别洗干净，山楂切片去籽，陈皮切碎，放大碗中备用；再将番茄放入温水中浸泡片刻，洗干净，切碎，剁成番茄糊，待用；锅内加清水适量，调入山楂、陈皮，中火煮 20 分钟，加入番茄糊，搅拌均匀，改用小火煮 10 分钟，以湿淀粉勾兑成羹即成。上、下午分食。

【功效主治】活血化瘀、消食降压。适用于气血瘀滞型肥胖症。

6. 三七茶

【配料】三七 3g，绿茶 3g。

【制作用法】将三七洗净，晒干或烘干，切成片或研成末，与绿茶同放入杯中，用沸水冲泡，加盖焖 15 分钟即可饮用。当茶频频饮服，一般可连续冲泡 3～5 次，当日吃完。当茶饮至最后，三七饮片还可放入口中嚼服。

【功效主治】活血化瘀，清热降脂。适用于脾胃湿热型肥胖症。

（二）痰湿内盛

临床表现　体质肥胖，肢体困倦，痰多而黏稠，胸脘痞闷，气短，头晕目眩，纳呆，神疲乏力；舌胖大，苔白腻或白滑，脉滑或濡缓。

食治原则　健脾行气，燥湿化痰。

药膳配方

1. 健美茶

【配料】普洱茶、乌龙茶、莱菔子、茯苓。

【制作用法】普洱茶、乌龙茶、莱菔子、茯苓，放入茶杯中用开水冲泡，2～3 分钟后即可饮用。

【功效主治】利水化痰，祛脂减肥。适用于痰浊壅盛所致的胃脘痞闷、肥胖。

【使用注意】不宜过多饮用，不宜冷饮，不宜空腹饮用。

2. 茼蒿炒萝卜

【配料】白萝卜200g，茼蒿100g，菜油100g，花椒、盐适量。

【制作用法】白萝卜洗净切条，茼蒿洗净切段。先将菜油入锅烧热，放入花椒，待花椒炸黑后捞出，加入白萝卜条，煸炒至七成熟，加入茼蒿及适量的味精和盐，熟透后淋上淀粉汁，汤汁明亮后，再加点香油出锅即可。可供佐餐，30日为1个疗程。

【功效主治】理气宽中、化痰消积。适用于痰湿内盛之肥胖者。

3. 荷叶莲藕炒豆芽

【配料】鲜荷叶200g，水发莲子50g，鲜藕100g，绿豆芽100g，精盐适量。

【制作用法】将藕切成丝，将水发莲子与荷叶加水煎汤备用，油烧热，放入藕丝煸炒至七成熟，再加入莲子、绿豆芽，加入荷叶、莲子汤适量，调加精盐即成。当菜佐食。

【功效主治】健脾利胃，淡渗利湿。适用于下肢肿胀、小便不利的肥胖者。

（三）脾虚不运

临床表现　形体臃肿，困倦无力，脘腹胀满，四肢轻度浮肿，劳累后明显，纳差食少，小便不利，便溏或便秘；舌淡胖，边有齿痕，苔薄腻，脉濡细或缓。

食治原则　健脾利湿。

药膳配方

1. 双瓜菜窝头

【配料】冬瓜300g，红薯200g，玉米粉100g，食盐5g，葱10g，姜10g。

【制作用法】冬瓜去皮后斩成细末。红薯斩成细泥，加葱、姜、盐、玉米粉调匀。将菜窝头捏好后，上笼用旺火蒸20分钟即成。

【功效主治】清热生津，利水减肥。适用于气津两虚所致的肥胖、口渴欲饮、大便不畅、脉细数等。

【使用注意】大便溏泄者忌用。

2. 茯苓饼子（《儒门事亲》）

【配料】白茯苓120g，精白面60g，黄蜡适量。

【制作用法】将茯苓粉碎成极细末，与白面混合均匀，加水调成稀糊状，以黄蜡代油，制成煎饼，当主食食用。每周食用1～2次。

【功效主治】健脾抑胃，减食减肥。适用于胃强脾弱所致的单纯性肥胖、多食难化、体倦怠、脉细等。

3. 清爽茶

【配料】荷叶干3g（鲜品10g），生山楂5g，普洱茶2g。

【制作用法】将荷叶洗净，切成细丝；生山楂洗净切丝备用。将荷叶丝、生山楂丝、普洱茶放入茶壶中，少量沸水冲入，摇晃数次迅速倒掉沸水，以洗茶。将90～100℃沸水冲入壶中，盖上盖子，浸泡10分钟后即可饮用。待茶水将尽，再冲入沸水浸泡续饮。

【功效主治】清热，活血，降浊，消脂。适用于气虚脾失健运，以食少、腹胀、大便溏薄、神疲、肢体倦怠、舌淡脉弱等为常见症的证候。

【使用注意】脾胃虚而无积滞者，便溏者不宜饮用，孕妇慎用。

4. **茯苓赤豆粥**

【配料】茯苓 30g，赤小豆 100g，小米 50g。

【制作用法】将茯苓研为细末，赤小豆用水浸泡 10 小时以上，再将以上三味加水适量，共煮成粥。每日早晨空腹温食 1 次，15 日为 1 个疗程。

【功效主治】健脾利湿。适用于脾虚之肥胖。

5. **党参鸡丝冬瓜汤**

【配料】鸡脯肉 200g，冬瓜 200g，党参 3g。

【制作用法】将鸡肉洗净切丝，冬瓜洗净切片。先将鸡丝与党参放入锅内，加水适量，小火炖至八成熟，入冬瓜片，加适量盐、黄酒、味精调味，至冬瓜熟透即可。每日 2 次，15 日为 1 个疗程。

【功效主治】健脾益气、利水祛湿。适用于脾虚之肥胖。

6. **珊瑚白菜** *

【配料】白菜心 500g，青红椒 10g，冬笋 50g，水发香菇 25g，葱、姜、精盐、白糖、料酒、醋、植物油各适量。

【制作用法】将青椒、红椒、冬笋、香菇洗净，切丝。将以上各丝放在油锅中煸炒，放入糖、醋、精盐，料酒盛盘待用。白菜心洗净，用沸水焯透，过凉，控干水，切断，放入精盐、糖、醋，拌匀，再浇上红油，将炒好的五丝放到白菜上即可。

【功效主治】清热解毒，行气通便，去脂降压，美容瘦身。

（四）脾肾阳虚

临床表现　形体肥胖，颜面虚浮，神疲嗜卧，气短乏力，少气懒言，动则喘息，腹胀纳差，畏寒肢冷，下肢浮肿，便溏或五更泄泻；舌淡胖，苔薄白，脉沉细。

食治原则　温补脾肾，化气利水。

药膳配方

1. **鲤鱼汤**

【配料】鲜鲤鱼 1000g，荜茇 5g，川椒 15g，生姜、香菜、料酒、葱、味精、醋适量。

【制作用法】将鲤鱼去鳞及内脏，洗净，切成小块，姜、葱洗净备用。荜茇、鲤鱼、葱、姜放入锅内，加水适量，火烧沸，再用文火炖约 40 分钟，加入适量香菜、料酒、味精、醋即可。吃鱼肉喝汤，可单吃，也可佐餐。

【功效主治】温脾肾之阳、利水祛湿。适用于脾肾阳虚之肥胖。

2. **核桃仁拌芹菜**

【配料】核桃仁 50g，芹菜 300g，精盐、味精、麻油各适量。

【制作用法】将芹菜摘去老茎和叶，洗净切丝，放沸水中烫 2 分钟，入冷水中冲一下，沥干后加精盐、味精、麻油入盘。将核桃仁用开水泡软后去皮，再用开水泡 5 分钟后取出放在芹菜上，拌匀后食用。日常佐食，当菜食用。

【功效主治】补肝益肾，平降血压。适用于肾精亏损而导致的肝阴虚、脾胃阴虚的肥胖患者。

3. **降脂汤**

【配料】猪瘦肉 100g，枸杞子 15g，何首乌 20g，决明子 15g，山楂 15g，丹参 10g。

【制作用法】猪瘦肉洗净，切成小块，与诸料同入锅中，加清水适量，旺火煮开后文火煲 2 小时，调味后食用。当菜佐食。

【功效主治】活血降脂，减肥降压，适用于有头晕目眩、胸闷心烦症状的肥胖症患者。

4. **麻辣羊肉炒葱头**

【配料】瘦羊肉 200g，葱头 100g，生姜 10g，食用油 50g，川椒、辣椒各适量，食盐、味精、黄酒、醋各少许。

【制作用法】先将瘦羊肉洗净，切成肉丝。生姜洗净，刮去皮，切成姜丝。葱头洗净，切片。以上配料加工好备用。将炒锅置火上，放入素油烧热，投入适量川椒、辣椒(因人耐辣口味而定用量)，炸焦后捞出。再在锅中放入羊肉丝、姜丝、葱头煸炒，加入精盐、味精、黄酒、醋等调味，熟透后收汁，出锅即成，佐餐食用。

【功效主治】温阳化湿，利水减肥。适用于阳虚水停所致肥胖，症见畏寒肢冷、怠动嗜卧、尿清便溏、肢腹虚浮等。

【使用注意】本膳为热性食品，阴虚火旺者不宜。

5. **八宝豆腐羹** *

【配料】嫩豆腐 250g，虾仁、鸡肉、火腿、莼菜、香菇、瓜子、松子各 40g，食用香葱、味精、酱油、盐、浓鸡汤等各适量。

【制作用法】把豆腐、火腿、虾仁、鸡肉等切成小丁；炒锅上火，待油热后，把食材炒熟后放入鸡汤，再加各种调料烩成羹状即成。

【功效主治】益气补虚，减肥美容。

第二节　失　眠

失眠是以经常不能获得正常睡眠，或入睡困难，或睡眠时间不足，或睡眠不深，严重者彻夜不眠为特征的病证，通常称为“失眠”“不得卧”等。

神经官能症、更年期综合征等以失眠为主要临床表现时可以参考本节食疗方用之。

一、药膳原则

(1)当以补虚泻实、调整阴阳为原则，同时佐以安神之品。

(2)宜清淡饮食，宜多食营养，安神之品；心悸、失眠者宜食养血补心之品，如猪心、龙眼等。神疲乏力、纳少、多梦者宜食健脾养心之品，如小米、小麦、葵花籽等。头昏、健忘者宜食益精养脑之品，如猪脑、核桃等。腰膝酸软者宜食壮筋健骨之品，如猪脊髓、蹄筋等。

(3)不宜食辛辣刺激、油腻、胀气之品，睡前忌用兴奋之品。以不耗气，不动火，平和的食品为主。

二、辨证施膳

(一)心脾两虚型

临床表现 多梦易醒,心悸健忘,头晕目眩,肢倦神疲,饮食无味,面色少华,或胸闷纳呆,舌质淡,苔薄白滑腻,脉细弱或濡滑。

食治原则 补养心脾,安神益智。

药膳配方

1. 百合龙眼粥

【配料】 百合 15g,龙眼肉 15g,小米 100g,红糖适量。

【制作用法】 将百合、龙眼肉洗净,加入淘干净的小米,水适量;共同煮粥,粥熟后调入适量红糖即成。每天空腹服 2～3 次。

【功效主治】 补心益脾,清心安神。适用于心脾亏虚之失眠、多梦、健忘等症。

2. 莲子茯苓糕

【配料】 莲子肉、茯苓各 30g,白糖适量,桂花适量。

【制作用法】 先将莲肉、茯苓研成细末,加入白糖、桂花搅拌均匀,加水和面蒸成糕即可。

【功效主治】 宁心健脾。此糕对心脾不足,多梦难寐者有效。每晚食之。

3. 藕丝羹

【配料】 鲜嫩藕 500g,鸡蛋清 3 个,山楂糕 100g,蜜枣 100g,青梅 100g,白糖 200g,玉米粉适量。

【制作用法】 将藕洗净切成细丝,入沸水锅内略烫后捞出;山楂糕、蜜枣、青梅切成细丝;鸡蛋清打在碗内,加入半量的清水调匀,倒入盘内,放在笼中蒸 5 分钟,成为白色固体蛋羹。再将以上 4 种细丝均匀摆在蛋羹上,白糖放在炒锅内,加入适量的清水,熬成糖汁,再加入适量的湿玉米粉,勾成芡汁,浇在蛋羹上即成。当点心食用。

【功效主治】 补心益脾、止血安神。此方适用于心脾两虚型失眠症患者经常食用。

4. 黑豆圆肉芡枣汤

【配料】 黑豆 45g,桂圆肉 15g,大枣 10 个,芡实 15g。

【制作用法】 将黑豆以清水浸泡半日,捞出,同桂圆肉、芡实、大枣入锅中,加水适量,炖至烂熟,离火。每日分为 2 次食,连用 7～10 日。

【功效主治】 健脾补肾、养心安神。适用于心脾气血亏虚而致心悸、不寐、健忘者。

5. 金凤卧雪莲 *

【配料】 白条鸡 1 只,鲜虾仁 30g,熟火腿 30g,熟鸡蛋黄 1 个,鸡蛋清液,青豌豆苗 30g,猪排骨 50g,冬虫夏草、陈皮、花椒、香草叶、葱姜、油适量。

【制作用法】 将鸡放入开水锅中烫透,取出沥干,入油锅略炸,加冬虫夏草、陈皮、花椒、香草叶、葱姜等调料用大火烧开后,再用小火焖 1

小时，加入用油炒过的蛋黄粉和面粉，再焖半小时左右，青豌豆苗、虾仁、蛋清分别炒熟，自里向外依次装入大平盘里，再取出收汤汁后的鸡放在豌豆苗上，勾少许芡汁在其上即成。佐餐食用。

【功效主治】补肾壮阳，滋阴养血。

6. 参龙炖猪心

【配料】丹参15g，龙眼肉12g，猪心1个。

【制作用法】将猪心洗净切片，与丹参、龙眼肉同放炖盅中，加水适量，隔水炖熟，适当加入油、盐等调味之品即成。每日一次，可经常服用。

【功效主治】补养心脾，安神益智。适用于心脾不足的不寐、心悸、怔忡之症。

（二）阴虚火旺型

临床表现　心烦不寐，心悸不安，头晕耳鸣，健忘，腰酸梦遗，五心烦热，口干津少，舌质红，少苔或无苔，脉细数。

食治原则　滋阴降火，养心安神。

药膳配方

1. 桑椹百合膏

【配料】桑椹500g，百合100g，蜂蜜300g。

【制作用法】将桑椹、百合加水适量煎煮30分钟取液，再加水煮30分钟取液，两次药液合并以小火煎熬浓缩至稠黏时，加蜜至沸停火，待凉装瓶备用。每次1～2汤匙，沸水冲化饮用，经常服用。

【功效主治】滋阴降火，清心安神。适用于阴虚火旺的心烦不眠之症。

2. 安神梨甑

【配料】雪梨2个，炒枣仁10g，冰糖15g。

【制作用法】将雪梨洗净，在靠近蒂把处用刀切下，去核，拓展四周，成梨甑，把枣仁、冰糖装入梨甑中，将切下的梨蒂盖合，平放在盘中，上锅蒸熟，佐餐食用。

【功效主治】滋阴养液，养心安神。适用于阴虚火旺型不寐。

3. 莲子心茶

【配料】莲子心2g，生甘草3g，绿茶2g。

【制作用法】将莲子心、甘草、绿茶放入保温瓶中，开水冲泡15分钟即成。频频饮用，每日数次。

【功效主治】滋阴降火，清心安神。适用于心火内炽所致的烦躁不眠。

4. 蜜饯百合(《太平圣惠方》)

【配料】百合100g，蜂蜜150g。

【制作用法】将百合洗净，与蜂蜜一起放入大碗内，再装入蒸锅内蒸约1小时，趁热调匀，待冷装入瓶罐中即成。每次1～2汤匙，沸水冲化饮用，经常服用。

【功效主治】清心安神，润肺止咳。对热病后期，心阴受损，余邪未清，而虚烦惊悸，失眠多梦，精神恍惚者，最为适宜。

5. **桑椹茶**

【配料】桑椹 15g。

【制作用法】将桑椹放入砂锅中，加水煎汤，去渣取汁，代茶饮。频频饮用，每日数次。

【功效主治】滋补肾阴，清心降火。

（三）肝郁化火

临床表现 不寐，急躁易怒，严重者彻夜不眠，胸闷胁痛，口渴喜饮，不思饮食，口苦而干，耳鸣目赤，小便黄赤，大便秘结，头晕头痛，舌质红，苔黄或黄燥，脉弦数或弦滑数。

食治原则 疏肝解郁，宁心安神。

药膳配方

1. **梅花粥(《本草纲目拾遗》)**

【配料】绿萼梅 3g，粳米 100g。

【制作用法】将粳米淘净，加水煮成稀粥，加入绿萼梅，再煮几沸即成，分次食完。

【功效主治】疏肝解郁，宁心安神。

2. **柴胡决明粥**

【配料】柴胡 15g，菊花 15g，决明子 20g，冰糖 15g，大米 100g。

【制作用法】将柴胡、决明子、菊花放砂锅内加水适量，煎煮去渣取汁，与大米煮粥，粥熟加入冰糖至溶化。每日 1 剂，分 2～3 次服用。

【功效主治】疏肝解郁，清热宁神。适用于肝郁化火所致之心烦失眠、急躁易怒之症。

3. **栀子仁粥(《寿亲养老新书》)**

【配料】栀子仁 30g，粳米 100g。

【制作用法】将栀子仁研成粉末，分作 4 等份备用。将粳米洗净，入锅内加水适量，煮粥，待粥熟汁稠时，下栀子仁粉末 1 份，搅匀食之，每日 2 次。

【功效主治】泻火解毒。适用于虚烦不得眠因热所致者。

4. **百合炒芹菜**

【配料】芹菜 500g，鲜百合 200g，干红辣椒 2 个，精盐 2g，味精 2g，白糖 10g，黄酒 5g，植物油 10g，葱花、生姜末各适量。

【制作用法】将芹菜摘去根和老叶，洗净放入开水锅中烫透捞出，沥净水。大棵根部(连同部分茎)竖刀批成 2～3 瓣，再横刀切成约 3cm 长的段。百合去杂质后洗净，剥成片状。干红辣椒去蒂、去籽洗净切成细丝备用。炒锅上火，放油烧热，下葱花、生姜末、红干椒丝炝锅。随即倒入百合、芹菜继续煸炒透，烹入黄酒，加入少量白糖、精盐、味精和清水，翻炒几下，出锅装盘即成。佐餐食用。

【功效主治】清热平肝，宁心安神。适用于胸闷烦躁失眠者。

（四）心胆气虚

临床表现 心胆气虚，不寐多梦，易于惊醒，胆怯恐惧，遇事易惊，心悸气短，头晕目眩，虚烦不安，舌质淡，苔薄白，脉弦细。

食治原则 益气镇惊，安神定志。

药膳配方

1. **枸杞淮山药炖猪脑**

【配料】 枸杞 10g,山药 30g,猪脑 1 具。

【制作用法】 将原料入锅加水炖 1 小时,放盐调味即可食。每周服 1～2 次,喝汤吃肉,连服数周。

【功效主治】 补肾健脾,养血安神。久服则可补肾健脾益脑,增强记忆力。

2. **安神酒(《寿世保元》)**

【配料】 龙眼肉 500g,桂花 120g,白糖 100g,白酒 1500ml。

【制作用法】 将龙眼肉、桂花、白糖浸入白酒中,半个月即可饮用。每次服 20ml。每晚服 1 次。

【功效主治】 补心健脾,安神定志。本方适用于心神不宁所致的不寐,头晕,健忘等。

3. **山药奶肉羹**

【配料】 羊肉 500g,山药 100g,生姜 25g,牛奶 200g,精盐少许。

【制作用法】 将羊肉洗净,与生姜一同入锅,用小火清炖 4～5 小时,取羊肉汤 400g,与去皮洗净切成片的山药一同煮烂,再加入牛奶和精盐,待沸后即成,佐餐食用。

【功效主治】 温中补虚,益精补气。适用于不寐多梦,遇事易惊,心悸气短者。

4. **竹叶莲桂羹**

【配料】 新鲜苦竹叶 50g,莲子 20g,肉桂 2g,鸡蛋 1 个。

【制作用法】 将苦竹叶、莲子熬水,以莲子煮熟化粉为度;肉桂细研成粉;鸡蛋去壳打散;将竹叶、莲子水(沸水)倒入打散的鸡蛋内,立即加入肉桂粉,不停搅拌,使之调匀即可。根据个人的口味,可加白糖和食盐经常食用。

【功效主治】 安神,交通心肾。适用于虚烦不安,难以入眠者。

5. **安神代茶饮(《慈禧光绪医方选议》)**

【配料】 龙齿(煅)10g,石菖蒲 3g,绿茶 1g。

【制作用法】 将龙齿入锅内,加水适量。先煎 20 分钟,再入石菖蒲、茶叶同煎 10～15 分钟。去渣,取汁。代茶经常饮用。

【功效主治】 镇惊定志安神。可治心胆气虚不足所致失眠、多梦、惊悸之症。

第三节　黄褐斑

黄褐斑是发生于颜面部的色素沉着性皮肤病,中医称之为“面尘”“黧黑斑”等。表现为黄褐色、淡褐色或深咖啡色斑片,以皮损对称分布,形态大小不定,无自觉症状为临床特征。多发生于孕妇或经血不调的妇女,部分妇女月经前症状加重。

一、药膳原则

(1)宜多食能减少黑色素沉着的食物,如粮谷类、坚果类、海产品、家禽类、蘑菇、竹笋等。

摄入足量富含维生素 C 的食物，宜多食新鲜的水果和蔬菜。多食富含维生素 E 的食物。

(2)不宜食用刺激性食品，如酒、浓茶、咖啡等。少食油炸、腌制食品，如咸鱼、火腿、香肠、虾米等。

二、辨证施膳

(一)肝郁气滞证

临床表现 面部黄褐色，兼有情志抑郁，胸胁胀满，月经不调，纳差腹胀，舌胖质淡苔白，脉沉弦。

食治原则 疏肝解郁。

药膳配方

1. 祛斑液(《外台秘药》)

【配料】羊胆、猪胰、细辛各等份。

【制作用法】用竹签将猪胰的血丝、筋膜挑去，羊胆划破，倒入锅内加入适量水，加入猪胰、细辛。煎三沸后，滤渣取液，储瓶备用。每晚涂搽面部，次日清晨用浆水洗面。

【功效主治】祛风清火，润肤除皱，治疗黄褐斑、雀斑等。

2. 桃花酒

【配料】鲜桃花 200g，米酒 250ml。

【制作用法】将桃花浸泡于米酒中半月。每日 1 次，每次 20ml。

【功效主治】疏肝理气，活血养颜。

3. 祛斑美肤汁

【配料】胡萝卜 80g，芹菜 80g，苹果 1 只，雪梨 1 只，柠檬 1/4 只。

【制作用法】将胡萝卜、芹菜、苹果、雪梨、柠檬洗净，榨成汁。每周饮用 2～3 次。

【功效主治】养血润肺，清热和胃，祛斑美肤。

4. 柴胡扁豆山药猪肉汤

【配料】猪瘦肉 300g，柴胡 15g，扁豆 100g，山药 50g，精盐适量。

【制作用法】猪瘦肉切块，用沸水煮后过凉水备用。锅内加适量清水，煮沸，放入柴胡(用纱布包好)、扁豆、山药、猪瘦肉，小火炖 3 小时，加入精盐调味即可。当菜佐餐，每日1～2次。

【功效主治】疏肝健脾，养血美颜。

5. 厚香附爆猪肘

【配料】厚朴 15g，香附 15g，枳壳 5g，白芷 15g，猪肘 500g。

【制作用法】将以上四味中药压碎，装入纱布袋，与猪肘共入砂锅，加适量水，武火煮沸，撇去浮沫；再用文火煮至熟烂，去除药包，加入适量酒、盐、味精、酱油、糖等调味，再煨片刻。隔日 1 次，4 次为 1 个疗程。

【功效主治】疏肝理气，宽中健脾，美容淡斑。

6. 当归净面条

【配料】当归、焦山楂各12g，白藜芦、白鲜皮各6g。

【制作用法】将以上4味药洗净，放入一大茶杯中，用沸水冲泡，加盖，30分钟后即可饮用。可反复冲泡3～4次。当茶频饮，每日1剂，15剂为1个疗程。间隔5日后再饮下1个疗程。

【功效主治】养血调肝、散郁祛斑。尤其适用于产后或服避孕药引起的面部黄褐斑。

7. 鸡髓笋

【配料】竹笋12根(约250g)，乌鸡腿1500g，鸡脯肉150g，香菜50g，鸡蛋2个，鸡油、葱油适量，盐2g，绍兴黄酒、糖、鸡精、姜汁适量，清汤100ml，水淀粉30g。

【制作用法】竹笋用冷水漂洗一下，用餐刀将竹笋竖着一剖两开剔去笋心不用，将竹笋放到开水锅中滚透，再放到汤锅中加入清汤、鸡精、糖煨入味晾冷备用。香菜去梗选嫩叶洗净备用。将鸡脯肉去皮、去筋，用刀背捶成鸡茸，加入清汤、蛋清、盐、鸡精、葱油顺一个方向搅拌上劲儿，待均匀后备用。取乌鸡腿，用刀剔除腿肉，用刀背将鸡腿骨敲散，用竹签取出骨髓，放至汤锅中加入黄酒、姜汁、糖滚透，去掉腥味，再换清汤煨透，用餐刀将骨髓切成大小均匀的条状。用刀在竹笋的笋心内逐个抹平鸡茸，在笋尖上将鸡骨髓点缀上，在笋底部点缀上香菜叶。取一瓷盘抹少许油，将笋逐个放入，加清汤入笼蒸2分钟取出，在盘中拼成花色图案。原汤汁入锅，加入清汤、鸡精调好口味，用水淀粉勾薄芡，淋上鸡油均匀地浇在竹笋上即成。

【功效主治】清热化痰，解郁消斑。适用于肝郁气滞引起的黄褐斑。

(二)气滞血瘀证

临床表现　面部皮肤呈深褐色斑片日久，边缘清楚。经前两乳房胀痛，结块明显，月经不调、痛经。舌质紫暗，或有瘀血点，苔薄白，脉弦或细涩。

食治原则　理气解郁，活血化瘀。

药膳配方

1. 玫瑰五花糕(《赵炳南临床经验集》)*

【配料】干玫瑰花25g，红花、鸡冠花、凌霄花、野菊花各15g，大米粉、糯米粉各250g，白糖100g。

【制作用法】将玫瑰花、红花、鸡冠花、凌霄花、野菊花诸干花粉碎备用。大米粉与糯米粉拌匀，糖用水化开。再拌入诸花，迅速搅拌，徐徐加糖开水，使粉均匀受潮，并泛出半透明色，成糕粉。糕粉筛后放入糕模内，用武火蒸12～15分钟。当点心吃，每次30～50g，每日1次。

【功效主治】行气解郁，凉血活血，疏风解毒。适用于肝气郁结所致的情志不舒、胸中郁闷、面上雀斑、黄褐斑、脉弦等。

【使用注意】气虚、血虚、经期、孕期、哺乳期等患者忌用。

2. 桃花白芷酒

【配料】桃花250g，白芷30g，白酒1000ml。

【制作用法】将桃花、白芷与白酒同置入容器中，密封浸泡30日后便可饮用。早、晚各1

次，每次饮服 15～30ml；同时倒少许酒于手掌中，两手掌对搓，待手掌热后揉擦脸部患处。

【功效主治】活血通络、润肤祛斑。

3. 益母草寄生鸡蛋汤

【配料】鸡蛋 4 个，益母草 20g，桑寄生 40g，冰糖适量。

【制作用法】鸡蛋煮熟去壳。益母草、桑寄生洗净，把熟鸡蛋、益母草、桑寄生放入锅内，加清水适量，小火煮沸半小时，放入冰糖再煮至冰糖溶化，取出益母草和桑寄生。喝汤吃蛋。每日 1～2 次。

【功效主治】补肝益肾，活血祛瘀。

4. 三花鸡蛋汤

【配料】玫瑰花、绿萼梅、代代花、川芎各 5g，茯苓 10g，鸡蛋 2 个。

【制作用法】将玫瑰花、绿萼梅、代代花、川芎、茯苓、鸡蛋共入锅中，加适量水同煎，蛋熟后去壳再煮片刻，喝汤吃蛋。

【功效主治】补脾行气，活血祛瘀。

（三）冲任不调证

临床表现 两面颊部对称分布黑褐色斑片，月经前颜色加深，经后减轻。伴有头晕耳鸣，腰膝酸软，失眠多梦，月经不调，舌红苔少脉细。

食治原则 滋肾养肝，调和冲任。

药膳配方

1. 地黄蒸鸭

【配料】生地黄 100g，淮山药 200g，枸杞子 30g，女贞子 15g，白鸭 1 只（约 500g），葱、姜、胡椒粉、黄酒、清汤、盐、味精等调味品适量。

【制作用法】洗净鸭，去净骨头，用盐、胡椒粉、黄酒涂抹在鸭体内外，加入葱、姜腌 1 小时左右。生地黄切片与女贞子放入纱布袋中，垫在碗底，把腌好的鸭肉切成 1cm 左右的丁。山药去皮切片，与枸杞子、鸭肉丁一同放在生地、女贞子布袋上，加入清汤，上笼蒸约 2 小时，至肉熟烂去除药袋即可食用。隔日 1 次，3 次为 1 个疗程。

【功效主治】滋补肾阴，调理冲任。

2. 孙仙少女膏（《鲁府禁方》）

【配料】黄柏皮 9g，土瓜根 9g，大枣 21 个。

【制作用法】将黄柏皮、土瓜根、大枣共研细为膏，每日早起化汤洗面。

【功效主治】调理冲任，滋润肌肤、延缓皮肤衰老、防治皮肤病。本方不仅可以洗面，保持容颜不老，还可以用来洗澡，同样有保健护肤效果。

3. 小龙团圆汤

【配料】活甲鱼 1 只（约 250g），活泥鳅 5～6 条。

【制作用法】泥鳅放入清水中，滴入少量菜油，使泥鳅吐出肚内泥沙，水浑即换。再滴油，至水清为止。甲鱼去硬壳，取肉。砂锅内加足水，滴入适量植物油，放入活泥鳅和鳖肉，加盖，用小火慢煮。待泥鳅死后加入少许生姜片、龙眼肉，煮至半熟时滴入少量米酒及少许醋、盐,再慢火煮熬 3 小时以上,至色白似乳汁时撤火。趁热连汤服食。1 日之内连汤带肉分 2 次趁热食完。每日 1 次,连用 10 日。

【功效主治】滋阴补肾,润肤养颜。适用于肾阴虚所致的皮肤粗糙、腰膝酸软、脉细等。亦适用于日常皮肤美容保健。

【使用注意】本药膳方脾胃虚寒者不宜服用。

4. 胡椒海参汤

【配料】水发海参 750g,鸡汤 750g,香菜 20g,酱油、食盐、味精、胡椒粉、香油各少许,黄酒 15g,葱 20g,姜末 6g,食用油 25g。

【制作用法】将已发好的海参放入清水中,轻轻刮去腹内黑膜,洗净,用刀将海参片裁成大抹刀片,放入沸水锅中氽透,捞出沥干水分。葱洗净切碎,生姜洗净切成末,香菜洗净切为寸段。猪油放锅中,上火烧热,入葱段、胡椒粉稍加煸炒,再放入料酒,加入鸡汤、精盐、酱油、味精和毛姜水。然后把海参片放入汤内,煮沸后撇去浮沫,调好口味,淋入香油,盛入大汤碗内,撒上葱花和香菜即成。作佐餐食用。

【功效主治】补肾益精,养血和血,润燥美颜。适用于肝肾亏损,精血不足所致的皮肤干燥、皱纹过多、弹性减弱等。

【使用注意】肾气不足,阳虚内寒所致的面色黧黑者不宜食用。

5. 黄精煨肘

【配料】猪肘 500g,黄精 10g,桑椹 10g,玉竹 10g,调料适量。

【制作用法】先将黄精、桑椹、玉竹包于纱袋内备用。猪肘洗净,入沸水内焯去血水捞出,与纱袋内药物同煮,加入调料,武火烧沸,去浮沫,文火煨至汁浓、猪肘熟烂时,取出纱布药包。将肘、汤、大枣同时装入碗内即成。佐餐食用。

【功效主治】滋阴润燥,健肤养血。适用于津气不足所致的肌肤不荣,血虚生风者,症见皮肤干燥粗涩、瘙痒、易生黄褐斑等。

【使用注意】脾胃虚弱,食不消化者,不宜食用。

第四节　阳　痿

阳痿是指成年男子性交时,由于阴茎痿软不举,或举而不坚,或坚而不久,无法进行正常性生活的病症。

各种功能及器质性疾病造成的阳痿,可参考本节内容治疗。

一、药膳原则

(1)虚者补之,实者泻之,有火者宜清,无火者宜温,命门火衰者宜温补,宜多吃栗子、牛鞭、干贝、桑椹、芋头、枸杞、山药等。心脾血虚当调养气血、温补开郁,宜吃银耳、燕窝、大枣、龙眼肉、蜂王浆、牛肉等。湿热下注者宜吃清淡利湿的冬瓜、丝瓜、薏苡仁、西瓜、赤小豆等。

(2)饮食宜清淡、富于营养,忌烟、酒、辛辣、油腻和腥膻之品。

二、辨证施膳

（一）命门火衰

临床表现　性交时阴茎不举，或举而不坚，精薄稀冷；神疲倦息，畏寒肢冷，头晕耳鸣，腰膝酸软，小便清长；舌淡胖，苔薄白，脉沉细。

食治原则　温肾壮阳。

药膳配方

1. **鹿角粥（《癯仙活人方》）**

【配料】鹿角粉 10g，粳米 60g。

【制作用法】先将粳米入锅，加水 500ml，煮 20 分钟后入鹿角粉，另加少许食盐，同煮为粥即成。每日 2 次，7 日为 1 个疗程。

【功效主治】温补强阳。适用于命门火衰的阳事不举、腰膝酸软症。

2. **参茸炖双鞭**

【配料】鹿鞭 1 条，黄狗鞭 1 条，红参 12g，鹿茸 6g，红枣 4 枚，生姜少许。

【制作用法】双鞭用温水泡软洗净，切断，用生姜下锅略煮出水。将红参、鹿茸切片，红枣去核洗净。全部放入锅内，加开水适量，文火炖至双鞭烂熟，调味即可，佐餐食用。

【功效主治】温肾壮阳。适用于命门火衰的阳事不举、腰膝酸软症。

3. **韭子龙虾汤**

【配料】龙虾 200g，韭子 12g，黄酒 60g，生姜 4 片，红枣 5 个。

【制作用法】选鲜活的龙虾，将其用黄酒浸过，使虾醉死，用姜炒熟备用。韭子洗净，红枣去核洗净，放入锅内加清水武火煮沸，用文火炖 1 小时，加入龙虾再炖半小时，调味即可。佐餐食用。

【功效主治】温肾壮阳，益气和血。

4. **核桃炒羊腰**

【配料】核桃 100g，羊肾 1 对，香菇 50g，玉米片 30g，姜片 3g，葱节 5g，料酒 10g，酱油 10g，味精 1g，盐 2g，鸡汤 50g，水淀粉适量。

【制作用法】先将羊肾去筋膜切腰花，加料酒、酱油、盐、水淀粉，拌匀放置片刻；核桃洗净入油炸至微黄捞出，香菇洗净切片，玉米片洗净备用。鸡汤放入酱油、味精、盐炖成汁备用。锅至火上烧至六成熟下姜片、葱节炒出香味后去姜、葱，下入腰花加核桃、玉米片、香菇翻炒后，把配好的汁浇入锅内煮沸即可。佐餐食用。

【功效主治】补肾壮阳。

5. **游龙绣金钱** *

【配料】鳝鱼 300g，鲜虾仁 150g，肥猪膘 50g，熟瘦火腿 30g，水发香菇 2 个，冬瓜 100g，鸡蛋 1 个，香醋 15g，白糖 15g，干淀粉 20g，胡椒粉、盐、生抽、花椒油、香油、料酒、味精、葱姜、蒜末、香菜各适量。

【制作用法】将鳝鱼放在开水锅里烫熟，捞出后用刀把鳝鱼肉顺着划一下，再把划好的鳝鱼肉用手撕成细条，用水洗净备用。虾肉，洗净，剁成细茸；肥猪膘剁成细泥；火腿切小菱形片；香菇切细丝；冬瓜去皮瓤，切成长条。将虾茸和猪肥膘泥一起放入盆中，加入盐、料酒、味精、胡椒粉、淀粉、鸡蛋搅打上劲，然后用手挤成丸子，放在抹有底油的盘中，再把丸子压平，用火腿和香菇点缀成金钱形状，入六成热油中浸炸至金黄色，捞出沥油，围在盘周。锅仍置火上，下入冬瓜条、鳝鱼条入油中冲炸一下，倒出沥油。锅留底油，下入葱姜蒜末爆香，放入冬瓜条、鳝鱼条，调入生抽、味精、白糖、香醋翻匀，勾芡，淋花椒油、香油，起锅装在盘子中间，点缀香菜即可。

【功效主治】 补脑健身，益肾壮阳。

6. 虫草全鸭

【配料】 虫草 10g，老雄鸭 1 只，绍酒 15g，生姜 5g，葱白 10g，胡椒粉 3g，食盐适量。

【制作用法】 虫草、老雄鸭，加水煮至肉熟，最后加入绍酒、生姜、葱白、胡椒粉、食盐调味。空腹喝汤，鸭肉佐餐。

【功效主治】 补肾壮阳。

（二）肝气郁结

临床表现 阳事不起，或起而不坚，精神抑郁，善太息或见少腹胀痛、牵引睾丸或见口苦、尿赤，舌红苔黄，脉弦等。

食治原则 舒肝开郁。

药膳配方

1. 橘饼粥

【配料】 橘饼 30g，粳米 50g。

【制作用法】 将橘饼切碎，加水 500ml，与粳米同煮成粥即可，每日 2 次，5 日为 1 个疗程。

【功效主治】 疏肝理气解郁。适用于肝气郁结的阳事不起、胁肋胀痛。

2. 桃仁佛手煲鸡蛋

【配料】 桃仁 12g，佛手柑 6g，鸡蛋 2 个。

【制作用法】 加水同煮，蛋熟后去壳，蛋再煮 15 分钟。吃蛋饮汤。

【功效主治】 舒肝开郁，行气活血。

（三）心脾两虚

临床表现 阳痿不举，伴有心悸，失眠多梦，神疲乏力，头晕健忘，纳呆食少，面色萎黄，舌淡苔薄，脉细无力等。

食治原则 补益心脾。

药膳配方

1. 龙眼肉粥（《老老恒言》）

【配料】 龙眼肉 15g，大枣 5 枚，粳米 50g。

【制作用法】 将龙眼肉、大枣、粳米同入锅，加水 500ml，煮粥即可。每日 2 次，7 日为 1 个疗程。

【功效主治】 补益心脾。适用于心脾两虚的阳痿不举、心悸失眠等症。

2. 参芪炖羊肉

【配料】 鲜羊肉 250g，黄芪 35g，枸杞子 30g，桂圆肉 20g，红枣 10g。

【制作用法】 将鲜羊肉洗净切块，黄芪、枸杞子、桂圆肉洗净，红枣去核。将鲜羊肉放入凉水内煮沸，小火炖1小时，加黄芪、枸杞子、桂圆肉及红枣炖至肉烂即可。佐餐食用。

【功效主治】 补肝益肾，健脾宁心。

3. 党参红枣茶

【配料】 党参15g，大枣10个，陈皮6g。

【制作用法】 将党参、大枣、陈皮三味药，浸泡后，加水煎汤。代茶饮，每日1剂。

【功效主治】 补气血，益心脾。

4. 雪中送炭 *

【配料】 鸡蛋清100g，鳝鱼脊背肉200g，樱桃12颗，姜末5g，葱末5g，蒜泥、白酒、酱油、白糖、淀粉、胡椒粉、麻油、豆油适量。

【制作用法】 将鳝鱼肉用斜刀切成片，每片3cm。蛋清放入大盘内，蛋清抽打上劲，以筷子不倒为度。将蛋清放到蒸锅内小火蒸2分钟。取出，放盘中，中间挖一小坑。用小碗加蒜泥、酱油、白糖、淀粉、胡椒粉、麻油及清水，调匀成芡汁。炒锅加油至七成热时，鳝肉拍上干淀粉，放入油锅炸至表面发脆，浮上油面后捞出沥油。锅内留底油，倒入鳝肉，再放上调好的芡汁，出锅放入发蛋坑内，在鳝背上点缀樱桃，浇上白酒，点火后即可上桌。

【功效主治】 补气养血，温阳健脾，祛风通络。

（四）湿热下注

临床表现　阴茎痿软，阴囊潮湿，瘙痒腥臭，睾丸坠胀，水便赤涩灼痛，胁胀腹满，肢体困倦，泛恶口苦，舌红苔黄腻，脉滑数。

食治原则　清利湿热。

药膳配方

1. 扁豆花茶

【配料】 扁豆花60g，茶叶12g。

【制作用法】 将扁豆花炒焦后加水500ml，与茶叶一起煎煮15分钟，取汁代茶饮。每日3次，5日为1个疗程。

【功效主治】 清利湿热。适用于湿热下注型阳痿的小便赤涩灼痛、胁胀腹满等症。

2. 海参鱼丸

【配料】 水发海参1根(约800g)，鱼丸2只，枸杞子2粒，菜心1棵，高汤、精盐、浓缩鸡汁各适量(以上为1人量)。

【制作用法】 将水发海参洗净，入沸水锅中掉1分钟，捞出备用。把鱼丸、枸杞子、海参、高汤、精盐、鸡汁放入小碗中，上笼蒸10分钟。将菜心入沸水锅中焯1分钟，取出放入小碗中，再蒸2分钟即成。

【功效主治】 温肾壮阳，双补气血，健脾消肿。适宜肾精亏损所引起的阳痿、早泄，脾虚引起的浮肿、小便不利，肝肾阴虚所致糖尿病等病症。

【使用注意】 海参性滑，脾虚便溏不成形及痰多者忌食。

第五节　经断前后诸证

妇女在绝经前后，出现烘热面赤，进而汗出，精神倦怠，烦躁易怒，头晕目眩，耳鸣心悸，失眠健忘，腰背酸痛，手足心热，或伴有月经紊乱等与绝经有关的症状，称“经断前后诸证”，又称“绝经前后诸证”。

西医学更年期综合征，或双侧卵巢切除或放射治疗后，或早发绝经卵巢功能衰竭而致诸证，可参考本节有关内容调治。对男性更年期综合征，中医无相应病名记载，但有与其相似的描述。

一、药膳原则

(1)本病当以调节阴阳和脏腑气血平衡为原则，食疗以补肾为主，佐以宁心安神、养阴舒肝之品。

(2)少食油腻之品，少盐饮食。忌辣椒、咖啡、烟、酒、浓茶等刺激性、兴奋性食物。

(3)多吃各类蔬菜和水果，常用药食为山药、益智仁、山萸肉、黑芝麻、何首乌、核桃仁、桑椹、银耳、甲鱼、枸杞子、红枣、枣仁、莲子、龙眼肉、牛奶、百合等。

二、辨证施膳

(一)肾阴虚证

临床表现　经断前后，头晕耳鸣，腰酸腿软，烘热汗出，五心烦热，失眠多梦，口燥咽干，或皮肤瘙痒，月经周期紊乱，量少或多，经色鲜红，舌红，苔少，脉细数。

食治原则　滋肾益阴，育阴潜阳。

药膳配方

1. 甘麦大枣汤(《金匮要略》)

【配料】淮小麦(去外壳)30～60g，大枣(去核)6～10个，生甘草6g。

【制作用法】将淮小麦、大枣、甘草同放入沙罐，加水煎煮1小时，拣去甘草即成。每日1剂，分2次饮汤。

【功效主治】益气养血，清心安神，以治疗妇女更年期肾阴虚之证。

2. 枸杞炒肉丝

【配料】枸杞子30g，猪瘦肉100g，青笋30g，猪油、食盐、酱油、淀粉各适量。

【制作用法】将猪瘦肉、青笋切成丝，枸杞子洗净，锅内放入猪油烧热，投入肉丝和青笋爆炒至熟，放入其他佐料即可，佐餐食用。

【功效主治】滋补肝肾。凡肝肾阴虚，头晕耳鸣，五心烦热者，皆可作辅助食疗。

3. 百合鸡子黄汤(《金匮要略》)

【配料】百合50g，鸡子黄1个。

【制作用法】将百合洗净，浸泡1晚，洗去白沫，加清水400ml，煎煮至200ml；将蛋黄搅匀调入即成。分2次温服。

【功效主治】 滋阴养血，清心安神。

4. 荷包里脊 *

【配料】 鸡蛋 4 个，猪里脊肉 100g，小葱 1 根，绍酒、盐、味精、芝麻油、淀粉、料酒适量，肥猪肉 50g，香菇、玉兰片各 50g，香菜 100g，熟猪油 1000g(耗约 70g)。

【制作用法】 鸡蛋磕开，搅打成蛋液；里脊肉、小葱、香菇、玉兰片切成末，放绍酒、精盐和味精，拌匀成馅，分成 24 份。香菜去黄叶、老梗，洗净用冷开水泡过。锅子烘热，用膘油将锅润滑，然后倒入一小汤匙的鸡蛋液，在锅中呈半凝结时，放入 1 份里脊馅，用筷将蛋皮对折拢(如家庭做荷包蛋那样)，并用筷在馅的上方轻轻一夹，共做 24 只。锅内放入猪油，七成油温时，把做好的荷包里脊全部投入炸约 10 秒钟，捞出淋上芝麻油即成。装盘后边围香菜，佐餐食用。

【功效主治】 滋阴养血，清心安神。

5. 海参粥(《老老恒言》)

【配料】 海参适量，粳米或糯米适量。

【制作用法】 先将海参浸透，剖洗干净，切片煮烂后，同米煮成稀粥。每日 2 次服食。

【功效主治】 补肾，益精，养血，为养阴益血补虚佳品。

6. 脊肉粥(《养生食鉴》)

【配料】 猪脊肉 60g，粳米 100g，食盐、川椒粉、香油各适量。

【制作用法】 先将猪脊肉洗净切小块，用香油烹炒一下，加入粳米煮粥，入食盐、川椒粉，再煮 1～2 沸即成。可随时服食，亦可佐餐。

【功效主治】 养脏腑，补气血，润肌肤，抗衰老。此方养脏腑、润肌肤，未衰可防，有衰可治。

7. 淡菜墨鱼汤

【配料】 淡菜 60g，干墨鱼 100g，猪肉 100g。

【制作用法】 将墨鱼浸软，洗净，连其内壳切成 4～5 段；淡菜浸软后，先去泥沙及杂物；猪肉洗净。把全部用料一齐放入砂锅内，加水适量，大火煮沸后，文火煮 3 小时，调味即可。随量饮用。

【功效主治】 滋阴清热，调经止血。本品能治赤白漏下，经泻血闭。

8. 生地黄精粥

【配料】 生地 30g，黄精(炙)30g，粳米 30g。

【制作用法】 将生地、黄精加水泡 30 分钟后。锅内放水适量，加入生地、黄精水煎 2 次，去渣取汁，用药汁加入米里煮粥，早、晚服。

【功效主治】 滋阴清热，补气养血。凡诸因所致的阴阳气血不足者，都可服食。

(二)肾阳虚证

临床表现　经断前后，头晕耳鸣，腰膝酸软，腹冷阴坠，形寒肢冷，小便频数或失禁，带下量多，月经不调，量多或少，色淡质稀，精神萎靡，面色晦暗，舌淡，苔白滑，脉沉细而迟。

食治原则 温肾壮阳,填精养血。

药膳配方

1. **枸杞羊肾粥**

【配料】枸杞子30g,羊肾1只,羊肉100g,葱白2段,粳米50g,盐少许。

【制作用法】羊肾剖洗干净,去内膜,细切;羊肉洗净切碎;枸杞同羊肾、羊肉、葱白、粳米一起煮粥,粥成加盐少许,稍煮即可。每日分2次服食。

【功效主治】补肾助阳,填精益髓。本方适用于大病、久病、五劳七伤而引起的腰膝酸软、神疲乏力者。妇女在绝经前后可常食此粥。

2. **附片鲤鱼汤**

【配料】炙附片10g,鲤鱼1条(500g)。

【制作用法】将鲤鱼去鳞及内脏,洗净待用。用清水煎煮附子1～2小时,取汁去渣,用药汁炖鱼,待鱼熟后,放入姜、葱、盐等调味即可。每日分2次服食。

【功效主治】温肾扶阳,利水消肿。本方适用于肾阳虚弱,腰膝酸软,面目浮肿者。

3. **枸杞冰糖蛤士蟆**

【配料】泡发蛤士蟆120g,枸杞子3粒,冰糖10g,纯净水150ml。

【制作用法】将蛤士蟆入冷水浸泡4小时,拣去杂质,清水洗干净,挤干水分,放入容器中,再放入纯净水、冰糖及洗净的枸杞子,用保鲜膜密封后,上笼蒸20分钟即成。每日1剂,分次于空腹时食之。

【功效主治】温阳补肾,养阴润肺。食欲不振及大便稀溏不成形者慎食。

4. **胡桃莲肉猪骨粥**

【配料】猪骨200g,胡桃肉50g,莲肉50g,大米100g。

【制作用法】将胡桃肉、莲肉、大米洗净,猪骨洗净,斩小块。把全部用料一齐放入锅内,加入清水适量,大火煮沸后,小火煮30分钟,加入大米煮至粥成,调味即可。早晚趁热服用。

【功效主治】补肾健脾,温肺敛气。凡下焦虚寒者均可食用。

5. **仙茅仙灵脾羊肉汤**

【配料】羊肉250g,仙灵脾15g,仙茅10g,龙眼肉10g。

【制作用法】将仙茅、仙灵脾洗净,用纱布包裹备用,羊肉洗净切小块。把全部用料一起放入砂锅内,加清水适量,大火煮沸后,小火煮3小时。去药包,调味即可。早晚服用,1日服完。

【功效主治】温肾壮阳。此汤适用于肾阳虚症。本汤辛温燥热,感冒或阴虚者不宜饮用。

6. **雀儿药粥(《太平圣惠方》)**

【配料】麻雀5只,菟丝子30g,覆盆子10g,枸杞子20g,粳米100g,葱白2段,生姜3片。

【制作用法】先把菟丝子、覆盆子、枸杞子一同放入砂锅内煎取药汁,去掉药渣,再将麻雀去毛及肠杂,洗净用酒炒,然后与粳米、药汁加适量水一并煮粥,待熟时,加入葱白、生姜即可。分顿服用,此为1日剂量。

【功效主治】 补精壮阳，益肝肾，暖腰膝。本方尤宜中老年人阳气虚损体质较差者服食。发热患者和性功能亢进者忌服。

（三）肾阴阳两虚证

临床表现　经断前后，月经紊乱，量少或多；乍寒乍热，烘热汗出，头晕耳鸣，健忘，腰背冷痛；舌质淡，苔白，脉沉弱。

食治原则　阴阳双补，安神宁志。

药膳配方

1. **大枣茯神粥（《太平圣惠方》）**

【配料】 大枣（去核）14 个，茯神 15g，粟米 100g。

【制作用法】 先将大枣、茯神放入砂锅，加清水适量，煎煮后，留汁去渣，再下粟米，熬煮成粥即可。每日 1 剂，分 2 次温食之，服食时可加白糖调味。

【功效主治】 益气养血，和胃安神。适用于经断前后，月经紊乱，睡眠欠佳者。

2. **玉灵膏（《随息居饮食谱》）**

【配料】 龙眼肉 30g，西洋参 3g，白糖 3g。

【制作用法】 龙眼肉、西洋参、白糖共放碗内，每日在饭锅上蒸透，可蒸多次。每次用开水冲服 1 匙。

【功效主治】 益气养血，安神宁志。本方为阴虚体质补益之方。痰火内盛或湿热蕴阻者，不宜食用。

3. **仙灵脾糖浆**

【配料】 仙灵脾 300g，女贞子 100g，五味子 10g，砂糖 100g。

【制作用法】 将仙灵脾、女贞子、五味子加水煎取汁，再加入砂糖熬成糖浆状。每次服 15ml，早晚空腹服，10 日为 1 个疗程。

【功效主治】 补肾壮阳，益肝养阴。适用于经断前后阴阳两虚之证。

4. **虫草蒸老鸭（《本草纲目拾遗》）**

【配料】 冬虫夏草 5 个，老雄鸭 1 只，黄酒、生姜、葱白、食盐各适量。

【制作用法】 老鸭去毛、内脏，冲洗干净，放入水锅中煮开至水中起沫捞出，将鸭头顺颈劈开，放入冬虫夏草，用线扎好，放入大钵中，加黄酒、生姜、葱白、食盐、清水适量，再将大钵放入锅中，隔水蒸约 2 小时鸭熟即可。佐餐食用。

【功效主治】 补虚益精，滋阴助阳。本方适用于肾阳不足，又兼肺气不足，症见腰膝酸软，神疲乏力，月经紊乱者。

第十二章 中医常见内科疾病食疗

第一节 感 冒

感冒是感受风邪或时行病毒,引起肺卫功能失调,出现发热恶寒、咳嗽、鼻塞流涕、喷嚏、头痛、舌苔薄、脉浮等主要症状的一种最常见的外感病。因感受六淫或时行疫毒,导致肺失和。本病四季均可发病,尤以春冬季为多见。

西医学的上呼吸道感染、流行性感冒可参考本节有关内容治疗。

一、药膳原则

(1)一般感冒多为实证,治疗以解表祛邪为主。风寒治以辛温解表,忌食用生冷、性寒凉的食物,如冷饮、柿子、柿饼、豆腐、绿豆芽等;风热治以辛凉解表,忌辛辣刺激、香燥、温热性的食物,如辣椒、葱、韭菜、炒花生、炒瓜子、烟、酒、狗肉、羊肉等;夹有暑湿当清暑去湿,忌过咸食物,如火腿、腌肉、咸菜、咸鱼等;体虚感冒应标本兼顾。

(2)饮食清淡,容易消化,慎食油腻、黏滞、辛辣的食物。

二、辨证施膳

(一)风寒感冒

临床表现 鼻塞,流清涕,咳嗽声重,咯痰稀薄,恶寒,发热,肢体酸痛;苔薄白,脉浮紧或浮缓。

食治原则 辛温解表,宣肺散寒。

药膳选方

1. **葱豉汤(《补缺肘后方》)**

【配料】 葱白 10g,豆豉 10g。

【制作用法】 用温水泡发豆豉,洗净备用。将清水放入锅中,大火烧开后,放入葱白、豆豉煮 10~15 分钟即可。每日 1 剂,每日 2 次。

【功效主治】 发表散寒,可用于风寒感冒。

2. **麻黄豆豉粥**

【配料】 麻黄、荆芥、栀子各 3g,葛根、生石膏各 10g,淡豆豉 15g,生姜(切片)10g,葱白 2 茎,粳米 100g。

【制作用法】 取生石膏打碎,先煎 30 分钟,再加入栀子、淡豆豉、荆芥、葛根共煎 20 分钟，最后加入麻黄、葱白、生姜同煎10分钟，去渣留汁；取粳米于锅内加水适量，用武火烧沸，再用文火保持微沸，熬至八成熟时，加入上述药汁，继续煮至熟烂即成。趁热服用，每日2次，2～3日为1疗程。

【功效主治】解表散寒，内清郁热。适用于外感风寒表实证。

3. 青椒炒豆豉

【配料】青椒、豆豉各250g，食油、盐适量。

【制作用法】先分别炒青椒及豆豉，再将青椒与豆豉拌匀略炒，佐餐食用。

【功效主治】辛温解表。适用于风寒感冒。

【使用注意】青椒不可过炒。

4. 防风粥(《千金月令》)

【配料】防风10～15g，葱白2根，粳米100g。

【制作用法】先将防风、葱白煎煮取汁，去渣。粳米按常法煮粥。待粥将熟时加入药汁，煮成稀粥服食。每日早、晚食用。

【功效主治】祛风解表，散寒止痛。适用于外感风寒表证或夹湿。可用于春季风寒感冒，对老幼体弱患者也较适宜。

5. 葱爆肉

【配料】猪瘦肉200g，葱100g，食用油24g，酱油、白糖、黄酒、味精、香菜段、花椒油各适量。

【制作用法】先将猪肉切成薄片，葱、香菜各切成段；锅内加底油，烧热，下入肉片翻炒，待肉片变色时，加入黄酒、葱段、白糖、酱油，继续翻炒；熟时，加入香菜段，淋入香油即可；佐餐食用。

【功效主治】发汗透表，温中和胃。适用于感受风寒，症见恶寒发热而汗少；或有慢性胃炎，遇寒则脘腹隐痛，食则腹胀等病症。

(二)风热感冒

临床表现 发热重，恶寒轻，咳嗽，咽疼，头痛；舌边尖红，苔薄黄，脉浮数。

食治原则 辛凉解表，清肺透邪。

药膳选方

1. 银花茶

【配料】金银花20g，茶叶6g，白糖适量。

【制作用法】将金银花、茶叶放入锅内，加清水适量，用武火烧沸3分钟。加入白糖，搅拌溶解即可。代茶饮，连服2～3日。

【功效主治】辛凉解表。适用于风热感冒，症见发热，微恶风寒，咽干口渴等。夏季热盛时亦可饮用。

2. 薄荷粥

【配料】鲜薄荷30g，粳米100g。

【制作用法】将薄荷洗净，放入砂锅内，加水适量，煎煮5分钟，去渣，留汁待用；将粳米淘洗干净，置砂锅中加入清水适量，武火上烧沸，用文火煮至九成熟时，加入薄荷汁，继续煮至粥成即可。温服，每日2次。

【功效主治】 疏散风热，清利头目。适用于风热感冒，症见发热恶风，头痛目赤，咽喉肿痛等。

3. 桑菊浙贝茶

【配料】 桑叶100g，菊花、浙贝母各50g。

【制作用法】 桑叶、菊花、浙贝母三药共研为粗末，用纱布袋分装，每袋15g。沸水冲泡，温服，每次1袋。

【功效主治】 疏散风热，化痰止咳。适用于外感风热所致的发热头痛，鼻塞流涕，咳嗽痰多等症。

4. 萝卜汤

【配料】 白萝卜200g，金银花10g，甘草3g。

【制作用法】 将白萝卜切片加水3杯，煮沸后加入金银花、甘草，煎取汁2杯，加白糖适量。趁热服下1杯，半小时后再服1杯，每日2次。

【功效主治】 辛凉解表，宣肺清热。

（三）暑湿感冒

临床表现 身热，微恶风，汗少，肢体酸重或疼痛；头晕头痛，咳嗽痰黏，鼻流浊涕，心烦口渴，小便短赤；舌苔薄黄腻，脉濡数。

食治原则 清暑祛湿解表。

药膳选方

1. 白扁豆汤

【配料】 白扁豆60g，粳米100g，食糖适量。

【制作用法】 先将白扁豆洗净，用温水浸泡1小时，再与粳米同煮为粥，食糖调味。每日1次，分早晚服食。

【功效主治】 健脾化湿，是外感暑湿之邪的较好治疗食品。

2. 清络饮(《温病条辨》)

【配料】 西瓜翠衣6g，扁豆花6g，银花6g，丝瓜皮6g，荷叶6g，竹叶6g。

【制作用法】 将上述六味原料放入锅中，加清水，大火烧开后改用小火继续煮15分钟即可停火。去渣取汁，代茶饮。每日1剂，每日2次。

【功效主治】 清热解暑，化湿升阳。本方适用于夏天的暑热感冒。

3. 香薷扁豆粥

【配料】 香薷10g(纱布包)，白扁豆60g(鲜扁豆120g)，粳米100g，红糖适量。

【制作用法】 先将白扁豆用温水浸泡过夜，再与粳米同煮至豆熟未开花时加入纱布包，再煮至粥稠，去纱布包，用红糖调味即可。早晚餐服用。

【功效主治】 祛风解表，清暑利湿。

（四）体虚感冒

临床表现　恶寒发热，头痛鼻塞，倦怠乏力，气短懒言，反复发作；年老或多病，恶风，易汗出；舌质淡，苔薄白，脉浮无力。

食治原则　扶正解表。

药膳选方

1. **五果茶（《济众新编》）**

【配料】胡桃 10 个，银杏 15 个，大枣 7 个，生栗（留外皮）7 个，生姜 5g。

【制作用法】将上述各物洗净，生姜切丝。先将胡桃、银杏、生栗（带皮）置砂锅内，沸水煮 20 分钟；然后放入大枣、生姜于沸水砂锅内浸泡 10 分钟，即得。取上述制品，滤取汁液代茶频饮。

【功效主治】扶正解表，宣肺止咳。适用于年老体虚之人外感风邪所致的咳嗽，气喘等症。

2. **生姜红枣粥**

【配料】生姜 10g，红枣 3 个，粳米 100g。

【制作用法】将生姜切片，红枣掰开，粳米淘洗干净，放入锅中，加清水，上锅煮粥。每日 1 次，分早晚服。

【功效主治】益气养血，扶正解表，适用于平素气血虚弱复感风寒的患者。

3. **葱豉煲豆腐**

【配料】淡豆豉 10g，葱白 10g，豆腐 100g。

【制作用法】锅内放入豆腐、清水煮开后，加入食盐、葱白、豆豉，煮 5～10 分钟后即可停火。趁热服食，服后盖被取微汗。

【功效主治】健脾益气，扶正解表。本方可用于年老体虚外感证。

4. **淮山葱白糊**

【配料】生山药 100～150g，小麦面粉 60～90g，葱白 5～7 根，姜 3～5g。

【制作用法】将生山药洗净，刮去外皮，捣烂。倒入冷水中煮成粥，将熟时加入葱白、姜及面粉搅拌成糊即成。趁热食之。

【功效主治】健脾益气，发散外邪。

第二节　咳　嗽

咳嗽是指肺失宣降，肺气上逆，发出咳声，或咳吐痰液的一种肺系病症。咳嗽的发病原因很多，可有外邪侵袭，肺卫受邪而发病；也可因其他脏腑功能失常，传至肺脏而致病。中医医著一般分为外感咳嗽和内伤咳嗽两大类。外感咳嗽主要是由于风、寒、湿、燥之邪犯肺所致。肺脏虚弱或其他脏腑有病而涉及于肺引起的咳嗽均属内伤咳嗽。它们可与西医学的呼吸道感染、急性支气管炎、支气管扩张和支气管肺炎等疾病互参。

一、药膳原则

（1）咳嗽属实属热者，宜以清淡为原则，忌厚味油腻，可用白菜、茼蒿、萝卜、胡萝卜、竹笋、柿子等；咳嗽属虚者，宜清补，不宜峻补，宜选用具有益肺或养阴润肺作用的食物，如枇杷、橘子、梨、百合、蜂蜜；咳嗽属寒者，宜温肺止咳化痰，可用生姜、芥菜、白萝卜、杏子、佛手柑。忌烟酒，忌甜食、忌过酸、油煎炙烤食品。

（2）咳嗽发病期间应忌食鱼腥发物，以免咳嗽加重。忌生冷。生冷饮食，郁遏脾阳，损伤阳气，会加重痰饮。宜多饮水。充足的水分可稀释痰液，使痰液易于咳出。

二、辨证施膳

（一）外感咳嗽

※风寒袭肺

临床表现 咳嗽声重，气急咽痒，咳痰痰稀、色白，鼻塞流清涕，或兼头痛，恶寒，发热，无汗，舌质淡红，苔薄白，脉浮。

食治原则 疏风散寒、宣肺止咳。

药膳配方

1. 生姜粥（《饮食辨录》）

【配料】 生姜10g，粳米100g，葱白10g。

【制作用法】 生姜切片，葱白切碎，备用。将粳米煮粥，待米熟后，加入生姜、葱花，粥成时将生姜片取出。每日1～2次趁热顿服。

【功效主治】 辛温发散，解表散寒。适用于脾胃虚弱之人外感风寒所致的头痛鼻塞，反胃，呕吐清水等症。风热咳嗽及内伤咳嗽忌用本方。

2. 葱白粥（《饮食辨录》）

【配料】 肥大葱白3段，粳米30g。

【制作用法】 先将粳米入锅中煮粥，粥熟后加入葱白再煮片刻。趁热顿服，温覆取汗。

【功效主治】 发汗解表。适用于外感风寒表证初起，症见恶寒发热，无汗头痛、鼻塞等。

3. 姜糖苏叶饮（《本草汇言》）

【配料】 生姜6g，紫苏叶3g，红糖适量。

【制作用法】 生姜切丝，紫苏叶碾碎，与红糖一起放入瓷杯中，用开水冲泡，温浸10分钟，即可饮用，代茶饮。

【功效主治】 解表散寒，行气宽中，调和肠胃，尤其适合风寒咳嗽兼胃肠症状者。

4. 葱豉汤（《太平圣惠方》）

【配料】 葱白5～10段，淡豆豉10g，苏梗或陈皮3g，红糖适量。

【制作用法】 将葱洗净，取葱白与淡豆豉、陈皮等入砂锅共煎取汁，再调入红糖。日分数次，酌量饮用。

【功效主治】 发汗解表，通阳解毒。适用于伤风感冒或伤寒初起，邪在卫分者。

※风热犯肺

临床表现　咳嗽频剧，气粗或咳嗽声沙哑，喉燥咽痛，咳痰不爽，痰黏稠或稠黄，咳时汗出，常伴鼻流黄涕，口渴，头痛，肢体酸楚，恶风，身热等表证，舌苔薄黄，脉浮数或浮滑。

食治原则　疏风清热，宣肺止咳。

药膳选方

1. **桑菊杏仁饮**

【配料】桑叶 10g，菊花 10g，杏仁 10g，白砂糖适量。

【制作用法】桑叶等三味共煎取汁，再调入白砂糖。酌量代茶饮。

【功效主治】疏风清热，化痰止咳。

2. **橄榄粥**

【配料】橄榄肉 20g，大米 100g，白萝卜 50g，冰糖适量。

【制作用法】将橄榄、白萝卜洗净，剁碎，大米淘洗干净备用，锅内加水适量，加入橄榄、白萝卜大米煮粥，熟后调入冰糖即成。每日 1～2 次，连服 3～5 日。

【功效主治】清热宣肺，止咳利咽。可用于风热咳嗽、喉燥咽痛，预防感冒及流行性感冒等。

3. **加味蜜糖银花露(《经验方》)**

【配料】蜜糖 30g，金银花 10g，薄荷 5～6g。

【制作用法】先煮金银花，取汁约 2 小碗。药成前，下薄荷约煎 3 分钟。贮瓶内，分次与蜜糖冲匀饮用。

【功效主治】疏风清热，宣肺止咳。

4. **清热止嗽茶(《慈禧光绪医方选议》)**

【配料】桑叶、菊花、炙枇杷叶(包)各 6g，酒黄芩 3g，鲜芦根 10g，陈皮 3g，焦枳壳 4.5g。

【制作用法】将枇杷叶用纱包，其余共制粗末，水煎取汁即可。代茶不拘时频频温饮。

【功效主治】疏散风热，清泄肺热，化痰止咳。适用于外感肺热所致发热咳嗽、咳痰色黄黏稠，口渴咽痛，大便干结，舌尖红、苔薄白、脉浮数等症。

5. **雪羹汤(《古方选注》)**

【配料】海蜇 50g，荸荠 4 个，食盐适量。

【制作用法】海蜇用温水洗净，切成丝备用；荸荠去皮洗净，切成片备用。海蜇、荸荠放入锅中加清水以大火烧开，再改用小火，继续煮 10 分钟，以食盐调味即成。每日 1 次。

【功效主治】清热化痰，润肠通便。适于痰热郁肺证，也适于大便秘结症。

6. **二花茶** *

【配料】金银花 5g，绿茶 3g。

【制作用法】将金银花洗净，放入锅中，加水适量，煮开 5 分钟后，去渣取汁，倒入装有茶叶的杯子中，加盖焖 5 分钟即可。代茶饮。

【功效主治】清热解毒，润肺止咳。适用于外感风热或温病初起的咽痛、咳嗽等症。

（二）内伤咳嗽

※痰热郁肺

临床表现 咳嗽多痰，痰色黄稠，气促胸闷，身热口渴，小便黄，舌红苔黄，或黄白相兼而腻，脉滑数。

食治原则 清热肃肺，化痰止咳。

药膳选方

1. 鱼腥草猪肺汤

【配料】新鲜鱼腥草60g，猪肺250g，食盐少许。

【制作用法】先将猪肺洗干净，切成小块，漂去泡沫，放入锅中，加水适量煲汤，加盐少许。猪肺熟烂后放入洗净的鱼腥草，再煮3分钟，即成。饮汤，食猪肺。

【功效主治】清热解毒，润肺止咳。

2. 杏仁饼（《丹溪纂要》）

【配料】杏仁10g，柿饼10个，青黛10g。

【制作用法】将杏仁炒黄研为泥状，与青黛搅拌均匀，放入掰开柿饼中摊开，用湿黄泥巴包裹，煨干后取柿饼食用。每次1个，每日2次。

【功效主治】清肺泻热，化痰定喘。

3. 生芦根粥

【配料】新鲜芦根100～150g，竹茹15～20g，粳米100g，生姜2片，油、盐少许。

【制作用法】取新鲜芦根（活芦根），洗净后，切成小段。与竹茹同煎取汁，去渣，再与粳米同煮为稀粥。粥欲熟时，入生姜，油盐调味，稍煮即可。每日2次，以3～5日为1疗程。

【功效主治】清肺化痰.

4. 丝瓜花饮（《滇南本草》）

【配料】干丝瓜花10g，冰糖适量。

【制作用法】每次取干丝瓜花10g，冰糖适量，放入茶杯中，用开水冲泡，温浸10分钟后，即可饮用，代茶饮。

【功效主治】清热化痰，止咳平喘。

※肺阴亏虚证

临床表现 干咳，咳声短促，少痰或痰中带血丝，低热，午后颧红，五心烦热，潮热盗汗，口干咽燥，舌红少苔，脉细数。

食治原则 滋阴润燥，化痰止咳。

药膳选方

1. 白果桑椹饮

【配料】白果10g，人参3g，桑椹20g，冰糖适量。

【制作用法】白果放入锅内炒，去壳，与洗净的桑椹一起煎煮，20分钟后调入蜂蜜，翻滚片刻，即可停火。每日1剂。

【功效主治】补肾纳气，敛肺平喘。适用于咳嗽、头昏眼花、耳鸣、遗精、便秘等病症。

2. 杏仁茶

【配料】 甜杏仁 120g，大米 30g，白糖 240g。

【制作用法】 甜杏仁用开水略泡片刻，剥去外面红衣，洗净，剁成粒，泡于冷水中。大米淘洗干净，泡于冷水中。把杏仁和大米捞在一起，加入 650g 清水，磨成细浆，过滤去渣。锅洗净上火，注入 500g 清水，加入白糖，待糖溶化后，将杏仁浆慢慢倒入锅内，随倒随搅（以防煳锅），搅成浓汁，熟后（不要大开锅，以免起沫），盛入碗内即成。

【功效主治】 止咳定喘，润肠通便。适用于感冒咳嗽、气喘、老年慢性气管炎及产妇、老人大便秘结等症。

3. 银耳粥

【配料】 干银耳 10g，糯米 100g，白冰糖 150g，清水 1250g。

【制作用法】 将干银耳用清水浸泡发胀，拣洗干净。糯米淘洗干净，入锅加清水上火烧开，放入银耳，转用小火熬煮，并不断搅动，以免糊锅。待米粒开花时，调入白冰糖熬至成粥即可。

【功效主治】 滋阴生津，润肺养胃，益气和血，补脑强心。适用于虚劳咳嗽，痰中带血，阴虚口渴。

第三节　眩　晕

因清窍失养，临床上以头晕、眼花为主症的一类病症称为眩晕。眩是眼花，晕是头晕。眩晕是头晕眼花并见，重者眩晕不能站立，伴有恶心、呕吐、出汗等症状，甚则昏倒的一种病症。

西医学中的内耳性眩晕、脑动脉硬化、高血压、贫血、神经衰弱以及某些脑部疾患以眩晕为主症者，可以互参。

一、药膳原则

（1）眩晕辨证食疗的基本要求是注意辨析火、风、虚、痰的病因，掌握肝、脾、肾脏的病变。

（2）肝阳上亢，风、火、痰盛者，除米、面、豆类外，宜食新鲜蔬菜、水果，可少进新鲜瘦肉，切忌麻辣，腥腻等厚味及烟酒刺激之品，避免一切助火、酿湿、生痰之物。

（3）气血亏虚，肾精耗损者，须在辨证基础上，有针对性地视气血及肝、脾、肾等脏腑亏损程度，选用滋补的食剂和配合富于营养的滋补食品。

二、辨证施膳

（一）肝阳上亢

临床表现　眩晕耳鸣，头胀痛，常因恼怒或烦劳而加重，心烦，口苦，面潮红，急躁易怒，少寐多梦，舌红，苔黄，脉弦。

食治原则　平肝潜阳，清火息风。

药膳配方

1. 菊槐绿茶

【配料】 菊花、槐花、绿茶各 3g。

【制作用法】 将菊花、槐花、绿茶同放入保温杯中，用沸水冲泡，加盖焖 10 分钟即成。可连续冲泡 3～5 次，代茶频频饮用。

【功效主治】 清热泻火，平肝潜阳。适用于肝阳上亢、肝火上炎引起的眩晕、目胀。

2. 决明子粥

【配料】 炒决明子 10～15g，粳米 50g，冰糖适量。

【制作用法】 将炒决明子入锅中，加适量水煎取汁。用汁与粳米共煮粥，粥成加入冰糖调味即可，佐餐食用，早、晚温服。

【功效主治】 清肝明目，止眩晕。适用于肝阳上亢引起的眩晕。

3. 降压茶

【配料】 野菊花 1000g，夏枯草 1500g，荠菜花 1500g，决明子 2000g。

【制作用法】 先取荠菜花、夏枯草、决明子各 2 份之量，与野菊花共研粗末，其余加水煎煮 2 次，合并滤液，浓缩至 2500ml，加入面粉 1000g（面粉以开水打成糊状，可加入糖精适量以调味）充分搅和后，与药粉混合揉匀，用模压成茶块，烘干备用。每块重 20g。每次 3g，沸水冲泡，代茶频饮。

【功效主治】 清热祛风，降压。可治疗痰热内聚、肝阳上亢、风阳上扰清窍的眩晕。

4. 芹菜汁蜂蜜方

【配料】 芹菜、蜂蜜。

【制作用法】 把新鲜芹菜榨成汁，然后加入等量的蜂蜜。日服 3 次，每次 40ml。

【功效主治】 平肝，降压。用于实证的眩晕。

5. 昆布苡仁蛋汤

【配料】 海带（昆布）30g，薏苡仁 30g，鸡蛋 3 个，盐、猪油、味精、胡椒粉适量。

【制作用法】 将海带洗净，切成条状，薏苡仁洗净，加水，共放入高压锅将海带、薏苡仁炖至极烂，连汤备用。锅置旺火上，放猪油适量，将打匀的鸡蛋炒熟，随即将海带、薏苡仁连汤倒入，加盐、胡椒粉适量，临起锅时加入味精，即可上桌服食。

【功效主治】 强心，利湿，活血，软坚。可治疗痰热内聚、肝阳上亢的眩晕。

6. 猪脑天麻粥

【配料】 猪脑 1 个，天麻 10g，粳米 250g。

【制作用法】 猪脑、天麻放入砂锅内，加入淘洗干净的粳米、清水适量煮成稀粥，以猪脑熟为度。早、晚分食。

【功效主治】 平肝潜阳、补脑定眩。适用于肝肾不足、风阳上扰之眩晕、耳鸣、健忘等症。

（二）气血亏虚

临床表现 头晕目眩，劳累即发或加重，面白唇淡，或失泽，心悸少寐，神疲倦怠，食欲不振，舌质淡，脉细弱。

食治原则 治宜补养气血，健运脾胃。

药膳配方

1. 川芎煲鸡蛋

【配料】川芎6～10g，鸡蛋2个。

【制作用法】先将鸡蛋煮熟去壳后与洗净的川芎同入砂锅中，加水适量，文火煎煮30分钟左右即成。吃蛋喝汤，可经常服用。

【功效主治】养血活血，行气止痛，适用于气血不足，气滞不通之头晕目眩、头痛之症。

2. 枸杞五味子粉

【配料】枸杞子、五味子各250～500g。

【制作用法】将枸杞子、五味子研细。每日服2次，每次3～5g，用开水冲服，代茶饮，可连用7～10日。

【功效主治】益气生津、强心降压。适用于气血不足晕眩，消渴病等。

3. 玉灵膏(《随息居饮食谱》)

【配料】龙眼肉30g，西洋参3g，冰糖适量。

【制作用法】将龙眼干切碎后捣烂，西洋参研磨成粉，将捣碎的龙眼干、西洋参粉和白砂糖混合均匀放入炖盅，隔水蒸3～4个小时制膏。服用时取一小勺，用开水冲服。

【功效主治】补血，益气，安神。适用于年迈体弱，神疲体倦，心悸怔忡，食欲不振。有痰火者和孕妇忌服。

4. 大枣花生粥(《太平圣惠方》)

【配料】大枣10个，花生米15g，粳米50g。

【制作用法】将大枣、花生米洗净，与淘洗的粳米同入锅中，大火煮沸后改小火煮30分钟即成。早、晚分次服用。

【功效主治】健脾益胃、气血双补，适用于气血不足之眩晕。

(三)肾精不足

临床表现 头目眩晕，神疲乏力，记忆力减退，腰膝酸软，遗精耳鸣。偏于阳虚者，四肢不温，舌质淡，脉沉细；偏于阴虚者，五心烦热，舌红少苔，脉弦细。

食治原则 补肾益阴。

药膳配方

1. 桑椹膏(《本草拾遗》)

【配料】鲜桑椹100g，冰糖适量。

【制作用法】将鲜桑椹洗净后放入温开水中浸泡，纱布榨汁，再入锅与冰糖熬成膏。早、晚各服15g。

【功效主治】桑椹子既可补血又可养阴，对肝肾不足之眩晕有较好疗效。

2. 杜仲茶

【配料】杜仲15g，棕榈叶30g，夏枯草5g。

【制作用法】先将杜仲放盐水中拌透吸收，再置锅内，用文火炒至微有焦斑，取出晾干。

然后共制粗末，代茶泡饮。

【功效主治】滋肾，平肝潜阳。适用于肝肾不足之眩晕。

3. 杜仲酒(《外台秘要》)

【配料】杜仲(炒)240g，丹参(炒)240g，川芎 150g，米酒 6000g。

【制作用法】上药共切碎，用米酒 6000g，浸 7 日。成人每次 10～20ml，每日 2 次，小儿酌减。

【功效主治】滋补肝肾，活血行滞，降压。用于年老体弱，腰膝酸痛，或兼有眩晕等高血压症状者。

4. 海蜇粥

【配料】海蜇皮 100g，糯米 100g，荸荠 100g，白糖 150g，清水 1000g。

【制作用法】海蜇皮切成细丝，用清水浸泡，漂去异味，挤干水待用。荸荠洗净削皮，切成小丁。糯米淘净后，与荸荠、海蜇皮一同放入锅内，加清水上火烧开，转用文火熬煮成粥，放上白糖即成。

【功效主治】补肾纳气，清热润燥。用于肾经亏虚引起的眩晕。

5. 清炖蚌肉

【配料】鲜蚌肉 500g，生姜 1 片。

【制作用法】将鲜蚌肉洗净，与姜片一齐放入炖盅内，加开水适量，炖盅加盖，文火隔开水炖 2～3 小时后，调味供食用。

【功效主治】清热滋阴，养肝息风。适用于肝肾阴虚引起的眩晕。

(四)痰浊中阻

临床表现 眩晕，视物旋转，头重如裹；胸闷恶心，呕吐痰涎，脘腹痞满，纳少神疲；舌体胖大，边有齿痕，苔白腻，脉滑。

食治原则 燥湿祛痰，健脾和胃。

药膳配方

1. 茯苓赤小豆粥

【配料】茯苓 15g，赤小豆 30g，粳米 60g。

【制作用法】将茯苓、赤小豆洗净后与淘洗干净的粳米同入锅中，加水适量，大火煮沸，改小火煮成稠粥即成。早晚分次服食。

【功效主治】健脾化湿，祛痰定眩，适用于脾虚而痰湿偏盛的眩晕。

2. 绿豆粥

【配料】绿豆 150g，粳米 150g，橘饼 25g，白糖 100g，清水 2000g。

【制作用法】橘饼用刀切成细碎米粒状。绿豆浸泡、挑拣、淘洗干净。粳米用清水淘洗干净，放入锅内，加上绿豆、清水、橘饼，上火烧开后转用小火慢慢熬煮成粥，最后再加入白糖调匀即成。

【功效主治】清暑热，止烦渴，消水肿，解诸毒。适用于脾虚而痰湿偏盛的眩晕。

3. 薏苡仁杏仁粥

【配料】薏苡仁 50g,杏仁 10g,白糖适量。

【制作用法】将薏苡仁、杏仁淘洗干净,入锅加水适量,大火煮沸,改小火煮半熟时,放入杏仁,再煮 10~15 分钟,粥成后加白糖适量即成。早晚分次服用。

【功效主治】健脾化痰,祛湿升清,适用于痰湿中阻,清阳不升之眩晕。

4. 海瓜降压汤

【配料】昆布 30g,冬瓜 100g,薏苡仁 15g。

【制作用法】昆布洗净,切丝,入锅煮 20 分钟,再放入冬瓜、薏苡仁煮熟后调味。每日 1 剂,连用 5~7 日。

【功效主治】平肝潜阳、利尿降压。适用于痰湿中阻,清阳不升之眩晕。

第四节 心 悸

心悸是指自觉心中悸动,惊惕不安,甚则不能自主的一种病症,多因气血阴阳亏虚,痰饮瘀血阻滞或情志失调,心失所养,心脉不畅,心神不宁所致。

心律失常,如心动过速、心动过缓、期前收缩、心房颤动或扑动,心功能不全,神经官能症等疾病所引起的心悸,可参考本节有关食疗方用之。

一、药膳原则

(1)气血阴阳亏虚宜调补阴阳气血;痰瘀阻滞应化痰祛瘀;情志不畅,心神不宁者宜养心安神。

(2)宜清淡易消化的饮食;多吃水产海味食物如鱼肉、虾、海带、海蜇、海米、紫菜等。烹调时宜用豆油、香油、花生油等植物油,尽量少用动物油,特别是猪油、黄油、猪骨髓油和牛骨髓油。

(3)忌烟酒、浓茶、油腻、辛辣、过咸之品。

二、辨证施膳

(一)心血瘀阻型

临床表现 心悸,心胸憋闷,甚则心痛时作;兼有两胁胀痛,形寒肢冷,面唇紫暗,唇甲青紫;舌质紫暗,或有瘀点、瘀斑、脉涩,或结,或代。

食治原则 活血化瘀,行气通络。

药膳配方

1. 山楂丹参粥

【配料】山楂、丹参各 30g,当归、红花各 10g,粳米 100g,红糖适量。

【制作用法】将丹参、山楂、当归、红花煎水取汁,去渣,放入粳米、红糖,加适量清水,如常法煮成稠粥即可。每日 2 次,温热服食。10 日为 1 个疗程,隔 3 日再服。

【功效主治】活血化瘀,通络止痛。适用于血瘀气滞,心悸,失眠之症。

2. 桃仁红花羹(《痧胀玉衡》)

【配料】桃仁10g,红花10g,藕粉100g。

【制作用法】将桃仁、红花加水500ml,煎取浓汁200ml,再加入藕粉搅拌即成,经常食用。

【功效主治】活血化瘀、理气通络。适用于血瘀气滞心悸。

3. 薤白葛丹猪心汁

【配料】新鲜薤白250g,丹参250g,葛根250g,新鲜猪心1个,黄酒2匙,蜂蜜250g。

【制作用法】薤白去衣,洗净后滤干,丹参、葛根水泡1个小时。将薤白、丹参、葛根放入锅内煎煮40分钟滤出头汁,再加水后煎煮40分钟滤出二汁,将两次药汁倒入大砂锅内烧开后,放入洗净的猪心、黄酒,再改用小火烧约30分钟,捞出猪心,然后把蜂蜜倒入砂锅,盖紧。每日2次,每次1匙,饭后用开水送服。猪心切片,蘸酱油佐餐食用。

【功效主治】活血化瘀,祛痰通络。适用于心胸憋闷、气短、心烦等。

4. 三仁粥

【配料】桃仁、甜杏仁、枣仁各5g,粳米60g。

【制作用法】将桃仁、甜杏仁、枣仁共入锅中,加适量水煎取汁,加入粳米煮成粥。早、晚分食。5～6日为1个疗程。

【功效主治】活血化瘀,润肠通便。可用于瘀血引起的心悸、怔忡之症。

5. 三七鲫鱼汤

【配料】三七10g,鲫鱼1条,陈皮5g,食盐、香油适量。

【制作用法】鲫鱼剖杀洗净,三七切片,与陈皮、鲫鱼同入锅中,加水适量,煮约30分钟,待鱼熟时加入食盐适量,再煮二沸,淋入香油即成。佐餐食用。

【功效主治】活血化瘀,养血和胃。可用于瘀血引起的心悸、怔忡之症。

(二)气阴两虚型

临床表现 心痛气短,心悸,自汗,口干少津,舌红少苔,脉弦细无力或结代。

食治原则 益气强心,滋阴润燥。

药膳配方

1. 茯苓奶饮

【配料】茯苓粉10g,牛奶200g。

【制作用法】将茯苓粉用少量凉开水化开,再将煮沸的牛奶冲入即成。

【功效主治】健脾养心安神。主治心脾两虚,心神不宁之证。

2. 芪杞当归鸭

【配料】黄芪、枸杞子各20g,当归10g,鸭1只,调料少许。

【制作用法】将鸭宰杀,去毛及内脏,洗净,与黄芪、枸杞子、当归共入锅中,加适量水,煮至肉熟,加调料调味。佐餐食用。

【功效主治】益气滋阴,补血活血,强心利尿。

3. **龙眼肉粥**

【配料】龙眼肉10g，粳米50g，红糖适量。

【制作用法】将龙眼肉用温水浸泡片刻，再将粳米放入砂锅内，加水400ml，用小火煮熟后，加入适量的红糖，焖5分钟即成，分次服之。

【功效主治】补心养血，开胃益脾。用治心脾虚损，心悸失眠，贫血，健忘等症。不宜与茶同饮。

（三）肝肾阴亏型

临床表现　心悸失眠，头晕耳鸣；形体消瘦，五心烦热，潮热盗汗，腰膝酸软，视物昏花，目涩，筋脉拘急，咽干口燥，急躁易怒；舌红少津，苔少或无，脉细数。

食治原则　滋补肝肾，养心安神。

药膳配方

1. **桑椹红枣粥**

【配料】鲜桑椹30g，红枣10个，百合30g，粳米100g，冰糖适量。

【制作用法】将桑椹、红枣、百合放入砂锅中，加水煎取汁液，去渣后与粳米一同小火煮熟，加入少量冰糖即成。早晚分服，连服数日。

【功效主治】滋养肝肾，清心安神。用治肝肾阴亏，心悸失眠，心神不宁等症，气虚阳微者不宜服之。

2. **杞黄炖鸭**

【配料】黄芪、枸杞子各20g，当归10g，鸭肉250g。

【制作用法】共入盆蒸煮，至肉熟调味，弃黄芪、枸杞子、当归。佐餐，每周1次。

【功效主治】益气滋阴，补血活血，强心利尿。

3. **核桃仁五味子糊**

【配料】核桃仁10g，五味子3g，蜂蜜适量。

【制作用法】将核桃仁、五味子研粉，放入杯中与蜂蜜一起搅成糊状即成，上下午分食。

【功效主治】补肝肾、宁心神、润燥。应用于肝肾不足所致的心悸、失眠、健忘等症。大便溏薄者不宜食用本品。

（四）痰火扰心型

临床表现　心悸气短，胸闷胀满；恶心呕吐，食少腹胀，失眠多梦，烦躁，口干口苦，小便黄，大便秘结；舌苔白腻或黄腻，脉弦滑。

食治原则　清热化痰，宁心安神。

药膳配方

1. **绞股蓝茶**

【配料】绞股蓝叶2g，白糖适量。

【制作用法】将绞股蓝洗净，放入茶杯中，用开水冲泡，盖好杯盖，焖10分钟，加上适量白糖即成。代茶，频频饮服。

【功效主治】泻火解毒，化痰宁心。经常饮用绞股蓝茶，可使痰火扰心引起的心悸怔忡、失眠多梦等症得以改善。

2. **蒜头拌海带**

【配料】 大蒜、海带适量。

【制作用法】 按个人喜好，添加佐料，凉拌成菜，佐餐食用。

【功效主治】 化痰泄浊，行气散积。

3. **莲心远志茶**

【配料】 莲心 3g，远志 6g，绿茶 2g。

【制作用法】 将莲心、远志、绿茶一同放入茶杯中，用开水冲泡后，加盖焖 10 分钟即成。代茶，频频饮服。

【功效主治】 清心，化痰，安神。适用于痰热内扰引起的心悸、烦躁、神志不宁等症。

(五)心阳不足证

临床表现 心悸不安，气短或气促，胸闷或心痛时作，畏寒肢冷，面色苍白，唇甲淡，舌青紫或紫暗，或舌淡苔白，脉沉细或结代。

食治原则 补气温阳，祛寒通脉。

药膳配方

1. **淫羊藿红茶**

【配料】 淫羊藿 20g，红茶 4g。

【制作用法】 将两者研成粗末，加水煎煮 15 分钟。代茶频饮，次数不限。

【功效主治】 温补心肾，行气散积，扩张冠状动脉，对合并心功能不足者尤为适宜。

2. **薤白姜葱粥**

【配料】 薤白 20g(鲜品 40g)，葱白 5 根，生姜 5 片，粳米 100g，精盐适量。

【制作用法】 将薤白、葱白洗净，切成细段。粳米洗净入锅加料共煮成粥，煮沸即成，每日早餐服用。

【功效主治】 温阳化浊，宣痹止痛。适用于冠心病、心绞痛、老年人慢性肠炎、细菌性痢疾等散结症。

3. **鳅荷散**

【配料】 泥鳅若干条，荷叶适量。

【制作用法】 将泥鳅去头尾，烘干研末，干荷叶亦研末，各等量拌匀。每服 10g，凉开水调下，1 日 3 次。

【功效主治】 补中益气，升发清阳。适用于心痛气短，心悸，自汗，口干少津等。

第五节 胸 痹

胸痹是指以胸部疼痛，甚者胸痛彻背、喘息不得卧为主症的一种病症，多因正气亏虚、痰浊、瘀血、气滞、寒凝引起心脉痹阻不畅所致。

冠心病(心绞痛、心肌梗死)以及合并症不在急性发作期间，可参照本节食疗方用之。

一、药膳原则

(1)气血阴阳亏虚者宜调补阴阳;寒凝痹阻者宜温阳散寒通痹;痰浊阻滞者宜行气化痰;血瘀气滞者宜行气活血化瘀。

(2)宜清淡易消化饮食,不宜饮烈酒、咖啡、浓茶,不宜食油腻高脂、辛辣、过甜、过咸之品。

二、辨证施膳

(一)寒凝心脉

临床表现 猝然心痛,气短,胸中窒闷,多因受寒后发病或加重;伴手足不温,冷汗出,心痛彻背,面色苍白;舌苔薄白,脉沉紧或沉细。

食治原则 温阳散寒,宣通心痹。

药膳配方

1. **薤白粥(《养生粥谱》)**

【配料】薤白 10g,葱白 2 根,香菜适量,粳米 100g。

【制作用法】将薤白、葱白洗净,葱白切成小段,与粳米同放砂锅中,加水小火煮粥,粥熟后加切碎的香菜,即成。每日 2 次,温热服食。

【功效主治】温阳散寒,宣痹。适用于寒凝心脉之胸痹、心痛、心悸之症。

2. **姜葱粥(《临床食疗配方》)**

【配料】干姜 30g,高良姜 30g,葱白 50g,大米 100g。

【制作用法】将干姜、良姜装入纱袋内,与大米同煮作粥,粥熟去药袋子,加入葱白煮沸即成。每日 1 剂,分 2 次服食。

【功效主治】温阳散寒,止痛。适用于寒凝心脉之心痛、胸痹。

(二)心血瘀阻

临床表现 胸闷心痛,如刺如绞,痛有定处,入夜尤甚,甚则心痛彻背;舌质紫暗,有瘀斑,苔薄,脉弦涩。

食治原则 活血化瘀,通脉止痛。

药膳配方

1. **丹参绿茶(《中国药茶》)**

【配料】丹参 9g,绿茶 3g。

【制作用法】将丹参研成粉末,加绿茶,放热水瓶中,冲入半瓶开水,加盖焖 10~15 分钟后即可。

【功效主治】活血化瘀,养心宁神,适用于胸痹心血瘀阻,心神不宁者。

2. **三七红枣鲫鱼汤(《中华养生药膳大典》)**

【配料】三七 10g,去核红枣 15 个,去内脏的鲫鱼 1 条(约 150g),陈皮 5g,精盐、香油各适量。

【制作用法】将切碎的三七与红枣、陈皮、鲫鱼同入锅中，加水适量，煎煮约30分钟，待鱼熟时加入精盐适量，再煮二沸，淋入香油即成。当菜佐餐，随意食用。

【功效主治】活血化瘀，养血和胃，适用于心脉瘀阻之胸痹、心痛症。

(三)气滞胸痛

临床表现 胸闷、胀痛或刺痛，时发时止；或伴有两胁胀痛，善叹息，易激怒，心情不遂时易诱发或加重；舌淡红，苔薄腻，脉弦细。

食治原则 行气，活血，止痛。

药膳配方

佛手柑粥

【配料】佛手柑15g，粳米100g，冰糖适量。

【制作用法】先将佛手柑洗净入锅加水适量，煎煮两分钟，去渣取汁，再入淘洗干净的粳米及冰糖煮粥即成。早晚分次食用。

【功效主治】理气解郁，活血宣痹，适用于肝郁气滞胸痹者。

(四)痰浊痹阻

临床表现 胸闷重而心微痛，痰多气短，形体肥胖，肢体沉重，纳呆，便溏，舌体胖大而且边有齿痕，苔浊腻，脉滑。

食治原则 化痰祛瘀，通阳宣痹。

药膳配方

1. **茯苓米粉糊**

【配料】茯苓细粉、米粉、山楂细末、槟榔细末、白糖各20g。

【制作用法】将以上五种粉末入盆中，加水适量，调成糊状，蒸熟即成。上午、下午分次食用。

【功效主治】化痰利湿，行气化郁。适用于痰浊痹阻之胸痹症。

2. **薏陈茶**

【配料】薏苡仁30g，炒陈皮10g，绿茶3g。

【制作用法】取洗净的薏苡仁置锅内用小火炒到微黄色，取出放凉备用；晒干的陈皮亦当放入锅内炒至微黄色。将药、茶再入锅，加水适量，大火煮沸，改文火煎煮30分钟，去渣取汁即成。代茶饮用。

【功效主治】健脾化湿，理气化痰。适用于胸痹痰阻之胸闷、气短痰多症。

(五)气阴两虚

临床表现 心胸隐痛，时作时休，心悸气短，动则益甚；伴倦怠乏力，声音低微，易汗出；舌质淡红，苔干少津，脉弦细无力或结代。

食治原则 益气养阴，活血通脉。

药膳配方

1. **人参银耳汤**

【配料】人参5g，银耳10g，冰糖10g。

【制作用法】 先将银耳温水发胀，人参切片，与冰糖同放入锅，加水适量，小火煎煮2小时以上即成。早晚分2次空服。

【功效主治】 益气养阴通脉，适用于气阴两虚之胸痹。

2. 人参粳米粥

【配料】 白参末3g(或党参末10g)，冰糖10g，粳米60g。

【制作用法】 将粳米淘洗干净，入锅加水适量，大火煮熟，改小火煮成稠粥，加入白参末，再煮2～3分钟即成。早晚服用。

【功效主治】 益气养阴、健脾和胃，适用于气阴不足胸痹而脾肺虚者。

(六)心肾阳虚

临床表现　心痛憋闷，心悸气短，面色苍白，精神萎靡；形寒肢冷，自汗，纳少，四肢无力，一身浮肿，小便不利；舌质淡，胖大边有齿痕，苔薄白，脉沉细无力或结代。

食治原则　益气温阳，温通止痛。

药膳配方

1. 紫河车炖鸡

【配料】 紫河车30g，仔鸡1只(约500g)，生姜、葱白、盐各适量。

【制作用法】 将紫河车洗净，烘干，研成细粉，仔鸡宰杀后洗净，把盐抹在鸡身上，放入锅内加水适量，置大火上烧沸，用小火炖煮鸡熟，再加入紫河车粉、姜、葱，炖煮40分钟即成。当菜佐餐，随意食用。

【功效主治】 补肾填精，延缓衰老。长期服用，具有良好的保健功效，适用于心肾不足之胸痹症。

2. 人参薤白粥(《圣济总录》)

【配料】 人参10g，薤白6g，鸡蛋1个，粳米100g。

【制作用法】 先将人参单煮，取汁备用；鸡蛋放入碗中，搅拌均匀，备用。粳米如常法煮粥，米熟时，放入鸡蛋、薤白，再煮候熟。每日1次。

【功效主治】 大补元气，通阳除痹。

第六节　头　痛

头痛是指头部经脉绌急或失养，清窍不利所引起的头部疼痛为特征的一种病症。

西医学常见头痛多属感染性发热性疾病、高血压、颅内疾病、神经官能症、偏头痛等疾病，同时还可见于外科、神经、精神、五官等各种疾病中，这些皆可与中医内科杂病的头痛互参。

一、药膳原则

(1)头痛辨证食治，首先要求在区分外感与内伤头痛的基础上，着重于具体分析疼痛的新久、性质、部位、特点，从而进一步审证求因，明辨寒热虚实。

(2)以调神利窍、缓急止痛为基本原则。外感头痛以驱邪治疗为主，内伤头痛以扶正为主，虚实夹杂者则补虚祛邪兼施。

(3)要注意清淡，慎用补剂补品，少食肥腻厚味、麻辣酒醴之物。配合针对病情需要的富于营养的食物，诸如肉类、蛋类、海味类，以及山药、龙眼、木耳、胡桃、芝麻、莲子等。

二、辨证施膳

(一)风寒头痛

临床表现 全头痛，痛势较剧烈，痛连项背，常喜裹头，恶风畏寒，口不渴，舌淡红，苔薄白，脉浮。

食治原则 疏风散寒。

药膳选方

1. 川芎白芷鱼头汤

【配料】 川芎6g，白芷60g，草鱼头250g，生姜6g。

【制作用法】 将川芎、白芷洗净放入砂锅内，加水适量煎煮25分钟，去渣取汁，与鱼头同煮，鱼熟后加入生姜再煮5分钟即成。每日1次，连服1周。

【功效主治】 疏风散寒止痛，适用于风寒之头痛。

2. 酒制摩膏

【配料】 牛蒡茎叶500～1000g(或牛蒡根)，黄酒1000g，食盐适量。

【制作用法】 取牛蒡茎叶，洗净细切，捣取浓汁约2000ml，加入黄酒1000g，盐花(食盐)一匙头，文火煎熬，令稠成膏，收贮备用。每取少许，用力按摩痛处，摩擦至患处感觉热烫乃速效。

【功效主治】 活血、通窍、止痛。治头风及头掣痛不可忍者。亦主时行头痛(流感)。

3. 紫苏粥

【配料】 紫苏10g，粳米100g。

【制作用法】 粳米洗净，如常法煮粥，临熟时加入紫苏，继续煮10～15分钟即可停火。

【功效主治】 解表散寒，行气宽中，调和肠胃。适合风寒感冒兼胃肠症状者。

(二)风热头痛

临床表现 头痛而胀，甚则痛如裂，面红目赤，发热恶风，口渴，便秘，溲黄，舌质红，苔黄，脉浮数。

食治原则 疏风清热。

药膳选方

1. 菊花粥(《老老恒言》)

【配料】 菊花15～30g，粳米100g。

【制作用法】 将菊花洗净，备用；粳米洗净，放入锅内，加水适量，武火煮开后，放入洗净的菊花，改用文火煮至米熟烂即可。空腹食用，每日2次。

【功效主治】 疏风清热、清利明目。本品是治疗外感风热头痛的上品。

2. 川菊蜜饮

【配料】川芎 20g，白菊花 15g，蜂蜜 20g。

【制作用法】将川芎、白菊花分别洗干净，川芎切成薄片，与白菊花同入砂锅，加水适量煎煮 20 分钟，滤汁去渣，趁温调入蜂蜜，搅匀即成。上、下午分次服用。

【功效主治】清热止痛，适用于风热头痛。

3. 荆芥粥(《养老奉亲书》)

【配料】荆芥 10g，薄荷 5g，淡豆豉 10g，粳米 100g。

【制作用法】先将荆芥、薄荷、淡豆豉另煎，煮开后继续煎煮 10 分钟即可，去渣取汁，备用。粳米煮粥，米烂时兑入药汁，同煮为粥。每日 1 剂，每日 2 次，趁热服食。

【功效主治】疏风散热，辛凉解表。本方适用于风热感冒之头痛。

(三)肝阳头痛

临床表现　头痛而眩，常偏重一侧，心烦易怒，失眠或梦多不宁，面红口苦，或见胁痛，舌红苔薄黄，脉弦有力。

食治原则　平肝潜阳。

药膳选方

1. 天麻猪脑汤

【配料】猪脑 1 个，天麻 10g，石决明 15g。

【制作用法】将配料一同放砂锅中加水适量，以小火炖煮 1 小时成稠厚羹汤。捞出药渣。分 2～3 顿日服，吃猪脑喝汤，可常服。

【功效主治】平肝阳，补脑髓，止头痛。适用于肝阳头痛之症。

2. 决明子粥

【配料】决明子 10～15g，白菊花 10g，粳米 100g，冰糖适量。

【制作用法】将决明子炒成微有香气取出，每次 10～15g，与白菊花同入砂锅内，加水 200ml，煎至 100ml，去渣留汁，入粳米再加水 400ml，冰糖适量，煮成稀粥。每日 1 次，稍温服食。5～7 日为 1 疗程。

【功效主治】平肝潜阳，止头痛。

3. 芹菜粥(《本草纲目》)

【配料】新鲜芹菜 100g，粳米 100g。

【制作用法】将芹菜洗净切碎与淘洗干净的粳米同放入锅内，加水适量，武火煮开后，改文火煮米熟烂即可。空腹食用，日 2 次。

【功效主治】平肝潜阳，清利头目。适用于肝阳上亢头痛。

4. 菊楂决明饮

【配料】菊花 10g，生山楂片 15g，决明子 15g(捣破)，冰糖适量。

【制作用法】将菊花、山楂、决明子三味放入保温瓶中，以沸水冲泡 30 分钟后加冰糖适量即成。可冲泡 2～3 次，代茶频频饮用，每日数次，可长期服用。

【功效主治】平肝明目、消食降脂。适用于肝阳上亢之头痛、目赤。

(四)气血亏虚头痛

临床表现 头痛头晕,耳鸣,心悸气短,神疲乏力,遇劳加重,食欲不振,面色苍白,舌淡苔白,脉细弱。

食治原则 开胃健脾,益气养血。

药膳选方

1. **杞菊地黄粥**

【配料】熟地 15～30g,枸杞 20～30g,菊花 5～10g,粳米 100g,冰糖适量。

【制作用法】先将熟地、枸杞煎取浓汁,分 2 份与粳米煮粥。另将白菊花用开水沏茶,在粥欲熟时加入粥中,稍煮即可。或另将白菊花饭后当茶饮。日服粥 2 次。

【功效主治】开胃健脾,益气养血。适于肝阳上亢引起的头痛目眩、心烦易怒等症。

2. **枸杞蒸蛋**

【配料】鸡蛋 2 个,枸杞 15g,熟猪油 40g,精盐 1g,味精 1g,湿淀粉 10g,鲜汤 120g。

【制作用法】取新鲜鸡蛋,破壳入碗中搅散,加精盐、味精、湿淀粉,用冷鲜汤调散成蛋糊。枸杞用温开水去泥沙,沸水浸胀。蛋糊碗入笼,旺火沸水蒸约 10 分钟,撒上枸杞再蒸 5 分钟。熟猪油与酱油一起蒸化,淋在蛋面上即成,佐餐食。

【功效主治】益气养血,补肾填精。适用于血虚头痛,头晕心悸,神疲乏力,遇劳加重,或血虚发热,热势或高或低,劳则加剧,肌热烦渴,面色不华等症。

(五)痰浊头痛

临床表现 头痛昏蒙,平素多痰,胸脘满闷,时有恶心或呕吐痰涎,舌苔白腻,脉滑或弦滑。

食治原则 化痰健脾降逆。

药膳选方

1. **半夏肉**

【配料】制半夏 10g,川芎 10g,炒扁豆 20g,猪瘦肉 60g,油、盐适量。

【制作用法】将半夏、川芎、扁豆放入砂锅内,加水煎煮 40 分钟,去渣取汁,加入瘦肉炖熟,再放入盐、油调味即成。食肉饮汤,每日 1 次,可经常食用。

【功效主治】燥湿健脾化痰,适用于痰浊上扰的头痛、呕逆。

2. **半夏山药粥**

【配料】山药 30g,清半夏 6g。

【制作用法】将山药研末,先煮半夏取汁一大碗,去渣,调入山药末,再煮数沸,酌加白糖和匀即成。分 2 次空腹食用。可连服 1 周。

【功效主治】健脾燥湿化痰,降逆止呕。适用于脾肺不足,痰浊上扰之头痛,呕恶,吐痰之症。

(六)瘀血头痛

临床表现 头痛剧烈或刺痛,痛处固定不移,经久不愈;或头部有外伤史,面色晦滞,日轻夜重,唇色紫黯;舌质紫黯或有瘀斑、斑点,苔薄白,脉细涩。

食治原则 活血化瘀,行气止痛。

药膳选方

1. **陈醋木耳**

【配料】 干木耳10g，陈醋适量。

【制作用法】 干木耳洗净，放入陈醋中泡发好，即可食用。

【功效主治】 活血化瘀，行气止痛。适用于血瘀头痛。

2. **黄酒核桃泥汤(《本草纲目》)**

【配料】 核桃仁5个，白糖50g，黄酒50g。

【制作用法】 将核桃仁加白糖捣成泥状，放入锅中，再加黄酒，用小火煎煮10分钟即成。每日2剂，连服3～5日。

【功效主治】 活血通脑，适用于瘀血头痛、神经衰弱、失眠健忘者。

3. **川芎红花茶**

【配料】 川芎6g，红花3g，茶叶3g。

【制作用法】 将川芎切成薄片，与红花、茶叶同入保温杯中，以沸水冲泡，加盖焖15～20分钟即成。可连续冲泡2～3次，代茶频频饮用。

【功效主治】 活血行气止痛，适用于瘀血阻滞之头痛经久不愈者。

第七节　呕　吐

呕吐是胃中之物从口中吐出的一种病证，多因外邪犯胃，情志失调、脾胃虚弱、饮食不节所致。

急慢性胃炎、肠梗阻、肠炎、胰腺炎、胆囊炎和一些急性传染性疾病表现为呕吐为主症时，可参考本节食疗方用之。

一、药膳原则

(1)以和胃降逆止呕为基本原则。实者重在祛邪，佐以和胃降逆；虚者重在扶正，辅以降逆止呕。

(2)宜清淡稀软食物，注意节制饮食，少食多餐；忌刺激性食物，如辣椒、酒等，忌滋腻厚味难以消化食物。

二、辨证施膳

(一)外邪犯胃

临床表现　突然呕吐，脘腹胀闷，伴有恶寒发热、头痛、四肢酸楚，不思饮食，舌苔薄白，脉濡缓。

食治原则　解表疏邪，降逆止呕。

药膳选方

1. **生姜粥**

【配料】 鲜生姜10g，糯米60g，葱白6g。

【制作用法】将糯米淘洗干净加水适量先煮，米熟加入生姜片、葱白丝，再煮10分钟成稀粥即可，顿服之。

【功效主治】解表散寒，降逆止呕。适用于寒邪犯胃引起的呕吐，恶寒发热等症。

2. 防风粥(《千金方》)

【配料】粳米60g，防风5g，葱白适量。

【制作用法】先以防风、葱白水煎取汁，粳米煮粥，粥成加入药汁，再煮几分钟即可。每日2次，3日为1个疗程。

【功效主治】疏解表邪、降逆止呕。适用于外邪犯胃之呕吐。

3. 藿香粥(《医馀录》)

【配料】鲜藿香30g(干品15g)，粳米100g。

【制作用法】将藿香煎汁，用粳米煮粥，粥成后加入藿香汁调匀煮沸即成。可分次服用。

【功效主治】化湿和胃止呕。适用于外感暑湿引起的呕吐，心腹痛；对暑热引起的呕吐也有良效。

(二)脾胃虚寒

临床表现　胃脘冷或呕吐时作，呕吐清水或饮食不化；四肢不温，面色苍白，倦怠乏力，口不渴；舌淡，苔薄白，脉细迟。

食治原则　温中健脾，和胃止呕。

药膳选方

1. 姜汁砂仁粥(《老老恒言》)

【配料】生姜10g，砂仁3g，粳米60g。

【制作用法】先将砂仁研末，生姜榨汁，粳米淘净加水适量煮粥，米熟后加入砂仁末煮5分钟，再入姜汁调匀即成。

【功效主治】温中健脾，降逆止呕。适用于脾胃虚寒之呕吐、腹胀、腹痛等症。

2. 半夏棋子粥(《神巧万金方》)

【配料】半夏6g，炮干姜3g，鸡子白1个，白面90g。

【制作用法】将半夏、干姜炒微黄研成细末，与白面、鸡子白加水适量调匀，成软硬适宜，切成棋子大小，煮熟即成。每日空腹食之，连续3～5日。

【功效主治】温中降逆，益气补虚。适用于脾气虚弱，痰饮呕吐，饮食不下之症。

3. 参姜饼(《卫生简方》)

【配料】人参15g，半夏15g，干姜5g，生姜汁10ml，鲜生地汁30ml，面粉适量。

【制作用法】先将半夏用温水淘洗干净，与人参、干姜一起焙干共为细末，加入面粉、生姜汁、鲜生地汁调匀，做成小圆饼，放入蒸锅内蒸熟即可。每日饭前当佐餐食用。

【功效主治】补脾益胃，降逆止呕。适用于脾胃虚弱所致的呕吐之症。

4. 佛手姜汤

【配料】佛手10g，生姜6g，白糖适量。

【制作用法】先煮佛手、生姜，去渣取汁，加入白糖即可。每日3～5次，3日为1个疗程。

【功效主治】 疏肝解郁、理气止呕。适用于肝胃不和所致的嗳气呕吐、胸胁胀痛等症。

（三）饮食积滞

临床表现　嗳腐吞酸，呕吐物为未消化的食物，食后即呕吐，其味酸臭；脘腹胀满，厌食；舌苔厚腻，脉滑实。

食治原则　消食化积。

药膳选方

1. 麦芽山楂饮

【配料】 炒麦芽 10g，炒山楂 3g，红糖适量。

【制作用法】 将麦芽山楂放入砂锅内，加水适量，煎煮 30 分钟，去渣取汁，加入红糖即成。分 2 次服用。

【功效主治】 消食和中导滞。适用于食积之呕吐，厌食等症。

2. 萝卜饼（《清宫食谱》）

【配料】 白萝卜 250g，面粉 250g，猪瘦肉 100g，油、葱、姜、盐适量。

【制作用法】 白萝卜洗净切细丝，猪肉剁细，放入油、葱、姜、盐少许，共调为馅，面粉加水制成皮，制成小饼，油锅烙熟。空腹食用，每日 2 次，3 日为 1 个疗程。

【功效主治】 消食化痰，下气宽中。适用于外邪犯胃之呕吐。

3. 山楂散

【配料】 山楂 300g，白糖适量。

【制作用法】 将山楂炒焦研成细末，每次 6～10g，用白糖开水适量送服，每日 3 次。

【功效主治】 消食导滞。适用于食积之呕吐，不欲饮食等症。

（四）肝胃不和

临床表现　胃脘胀满疼痛，呕吐吞酸，嗳气频繁，胸胁胀痛，遇情志不舒则加剧兼见恶心呕吐，头晕口苦；舌红，苔白或薄黄，脉弦。

食治原则　疏肝和胃，降逆止呕。

药膳选方

1. 茉莉鸡片

【配料】 鲜茉莉花 10g，鸡脯肉 200g，精盐 2g，味精 2.5g，红酒 20g，蛋清 50g，鲜汤 50g，姜、葱各 5g。

【制作用法】 将鸡脯肉切成薄片，放入碗内，加精盐、味精、红酒少许，腌制片刻，加入淀粉、蛋清浆好；炒勺加油适量，烧五成熟时，将浆好的鸡片下油滑透，起锅倒入漏勺控油。留底油，放姜、葱炸锅，入红酒，加入鲜汤、精盐、味精，倒入滑好的鸡片和茉莉花翻炒几下即可。当菜佐餐，随意食用。

【功效主治】 疏肝解郁、和胃理气。本药膳对肝郁气滞体质弱者尤为适宜。

2. 橘皮粥（《饮食辨录》）

【配料】 橘皮 10～20g，粳米 30～60g。

【制作用法】 将橘皮煎取药汁去渣，加入粳米煮粥；或先以粳米煮粥，待粥快熟时加入橘皮 3g，再煮至粥成。空腹食用，每日 2 次。

【功效主治】 理气健脾，和胃降逆。适用于脾胃气滞，食欲不振，恶心呕吐，或咳嗽痰多苔白等。

(五)胃阴不足

临床表现 嗳气干呕，纳少消瘦，兼见手足心热，口燥咽干，心中嘈杂，饥不欲食；舌红少津，脉细数。

食治原则 滋养胃阴，降逆止呕。

药膳选方

1. **百合蛋羹**

【配料】 百合 75g，鸡蛋 1 个，冰糖适量。

【制作用法】 将百合用清水浸泡一夜，然后洗净放入锅内，加水适量煮熟；再将鸡蛋打入碗内去清留黄，搅匀，倒入百合汤中作羹，加少许冰糖即成。分次温服。

【功效主治】 滋阴养胃。适用于胃阴不足之干呕，或恶心、呕逆不食、咽干口燥等。

2. **杞麦什锦饭**

【配料】 枸杞子 10g，麦冬 20g，粳米 1000g，鸡肉 100g，红萝卜 50g，豆腐 50g，莲藕 50g，酱油、黄酒各适量。

【制作用法】 将枸杞子、麦冬加水煎 1 小时，取浓汁 1 杯；鸡肉切碎，红萝卜切成细长条，莲藕切成圆片，与豆腐一起加入洗干净的粳米中，再加酱油、黄酒及水适量，按照常规方法煮熟即可。当主食，随意食用。

【功效主治】 补气养阴，开胃健脾。适用于气阴两虚型萎缩性胃炎患者。

3. **生地黄粥(《饮膳正要》)**

【配料】 生地黄 20g，粳米 100g。

【制作用法】 将生地黄洗净捣碎榨取汁液，粳米入锅内加水适量煮粥，粥熟后加入地黄汁，搅匀煮沸即可。分 2 次服用。

【功效主治】 滋阴养胃，和胃止呕。适用于胃阴不足之干呕、口渴等症。

4. **麦冬石斛茶**

【配料】 麦冬 10g，石斛 6g，绿茶 3g。

【制作用法】 将麦冬、石斛共研成粗末，与绿茶一同放入大杯中用沸水冲泡，加盖焖 10 分钟即成。当茶频频饮用，一般可冲泡 3～5 次。

【功效主治】 养胃阴、调胃气。

第八节　胃脘痛

胃脘痛又称胃痛，是以胃脘痛为主的病证。古代中医文献所称心痛或心下痛，多指胃脘痛。

急慢性胃炎、消化性溃疡、胃痉挛、胃下垂、胃黏膜脱垂症、胃神经官能症等疾病出现胃脘痛者可参考本节有关内容。

一、药膳原则

（1）胃痛的辨证食治，首先注意分辨其病因是病邪阻滞还是脏腑失调；其证型是实证，还是虚证。然后有针对性地选用食疗方剂。以理气、和胃、止痛为基本原则。邪实者以驱邪为急，正虚者以扶正为先，虚实夹杂者则当驱邪与扶正并举。

（2）吃容易消化的食物，忌刺激性食物（如酒、浓茶、咖啡），辛辣、坚硬、过于冷热、过酸、粗糙的食物。

二、辨证施膳

（一）饮食伤胃

临床表现 胃脘胀满疼痛，嗳腐吞酸，厌食纳呆，或呕吐不消化食物，吐后痛减，或大便不爽，舌苔厚腻，脉滑实。

食治原则 消食导滞。

药膳配方

1. 神曲山楂粥

【配料】 神曲 15g，山楂 20g，大米 100g。

【制作用法】 将神曲、山楂水煎，去渣取汁，与大米煮成稀粥。每日上、下午空腹服食。可连服 3～5 日。

【功效主治】 消积导滞，适用于偏于肉食积滞之脘腹疼痛，恶心，厌油者。

2. 山楂粥

【配料】 山楂 30～40g（或鲜山楂 60g），粳米 100g，砂糖 10g。

【制作用法】 先用山楂入砂锅煎取浓汁，去渣，然后加入粳米煮粥，再调入砂糖。早晚分两次服用。

【功效主治】 消食导滞，和胃止痛。本方适用于乳食、肉食所致的脘腹胀满。

3. 莱菔陈皮粥

【配料】 炒莱菔子 10g，陈皮 60g，大米 100g。

【制作用法】 将莱菔子、陈皮炒黄研成细末，与大米加水同煮成稀粥。每日早晚空腹食用。

【功效主治】 消食导滞，行气止痛。适用于胃肠积滞引起的胃痛、腹胀等症。

4. 佛手茶

【配料】 鲜佛手 15～30g（干 6～10g）。

【制作用法】 将佛手切薄片，沸水冲泡，代茶频饮。

【功效主治】 理气化痰，消食止痛。适用于脘腹胀满，消化不良，食欲不振，恶心呕吐等。

5. 白萝卜粥（《本草纲目》）

【配料】 白萝卜 150g，粳米 100g，食盐适量。

【制作用法】将米淘洗干净加水适量熬成稀粥。将白萝卜洗净切碎成萝卜泥倒入粥中，继续煮5分钟后，加入少许盐调味即可。

【功效主治】下气消食，和中止痛。适用于食积之脘腹疼痛轻症。

（二）肝气犯胃

临床表现 胃脘胀满，脘痛连及胁痛，嗳气吐酸，大便不畅，常因情志不舒而作痛，嗳气或矢气后疼痛稍减，苔多薄白，脉弦。

食治原则 疏肝理气，和胃止痛。

药膳配方

1. 生姜橘皮饮

【配料】生姜、橘皮、橘络、橘叶各20g。

【制作用法】将生姜、橘皮、橘络、橘叶洗净，入锅，加水适量，煎煮30分钟，去渣取汁即成。每日一剂，上、下午分服。

【功效主治】温胃散寒止痛。对慢性浅表性胃炎气郁兼寒者尤为适宜。

2. 玫瑰花茶

【配料】玫瑰花，白糖适量。

【制作用法】将玫瑰花采摘阴干备用，每次1g，白糖适量，同入保温杯中，沸水冲泡，加盖焖10～15分钟。代茶，频频饮用。

【功效主治】舒肝解郁，和胃补虚。适用于肝胃不和，气滞之胃痛。

3. 茉莉鸡片

【配料】鲜茉莉花10g，鸡脯肉200g，精盐2g，味精2.5g，红酒20g，蛋清50g，鲜汤50g，姜、葱各5g。

【制作用法】将鸡脯肉切成3.3cm长、1cm宽、0.7cm厚的柳叶形薄片，放入碗内，加精盐、味精、红酒少许，腌制片刻，加入淀粉、蛋清浆好；炒勺加油适量，烧五成熟时，将浆好的鸡片下油滑透，起锅倒入漏勺控油。原热勺留油少许，放姜、葱炸锅，等姜、葱出味后姜葱弃去，入红酒，加入鲜汤、精盐、味精，倒入滑好的鸡片和茉莉花翻炒几下即可，佐餐食用。

【功效主治】疏肝解郁、和胃理气。本药膳对肝郁气滞体质弱者尤为适宜。

4. 橘皮粥

【配料】橘皮15～20g(鲜者30g)，粳米50～100g。

【制作用法】先将橘皮煎取汁，去渣，然后与粳米煮粥。或将橘皮晒干研为细末，每次用3～5g调入已煮沸的稀粥中，再煮成粥食。佐餐食用。

【功效主治】疏肝和胃，理气止痛。可用于肝胃气滞型胃痛。

5. 佛手酒

【配料】佛手30g，白酒1000g。

【制作用法】将佛手洗净，用清水润透后切片，再切成1cm正方形小块，待风吹略收水气后，放入坛或瓶内，然后注入白酒，封口浸泡。隔5日，将坛搅拌或摇动1次，10日后即可开坛，滤去药渣即成。每日酌量饮用3～5g。

【功效主治】温胃散寒,疏肝理气。

6. 胃痛药酒

【配料】地榆 64g,青木香 64g,白酒 1000ml。

【制作用法】取药材切碎,加白酒按浸渍法制备。每次 10ml,早晚各 1 次。

【功效主治】行气消胀缓痛,用于慢性胃炎。

(三)胃中蕴热

临床表现　胃脘灼热疼痛,痛势急迫,烦躁易怒,泛酸嘈杂,口干口苦,舌质红苔黄,脉弦或数。

食治原则　清胃泻热,养胃止痛。

药膳配方

1. 生芦根粥

【配料】新鲜芦根 100～150g,青皮 5～10g,粳米 100g,生姜 2 片。

【制作用法】取鲜芦根洗净后,切成小段,与青皮同煎取汁,去渣,入粳米煮粥。粥欲熟时加生姜,稍煮即可。日分 2 次服。

【功效主治】清热除烦,生津止痛。适用于胃热灼痛者,妇女妊娠恶阻,及一切高热引起的口渴心烦、呕吐,或呃逆不止。

2. 公英豆腐汤

【配料】蒲公英 60g,豆腐 50g,红糖 15g。

【制作用法】将鲜蒲公英洗净,切碎,与豆腐同煮 20～30 分钟,去渣取汁,加入红糖即成。每日 1 剂,分 2 次饮用。

【功效主治】清热和中止痛。适用于胃热灼痛者。

3. 白菜绿豆芽汤

【配料】白菜根茎 1 个,绿豆芽 30g。

【制作用法】将白菜根茎洗净,切片;绿豆芽洗净,一同放入铝锅中,加水适量,以武火烧沸,文火煮熬 15 分钟,滤去渣即成。

【功效主治】清热解毒,生津止渴。适用于胃火亢盛之胃痛及感冒恶寒发热、头痛、口干咽痛等。

(四)寒邪犯胃

临床表现　胃脘疼痛暴作,畏寒喜暖,得温熨则痛减,口不渴,喜热饮,或兼恶寒发热,头身疼痛,舌苔白,脉弦紧。

食治原则　温胃散寒,行气止痛。

药膳配方

1. 加味神仙粥

【配料】生姜 3～5g,连须葱白 5～7 段,陈皮 1～2g,鸡内金 5～10g,粳米 50～100g,米醋 10～15ml。

【制作用法】先煎陈皮、鸡内金,取汁与粳米、生姜煮粥。煮一沸后,再放进葱白,待粥将成时，加入米醋，稍煮即可。

【功效主治】 温胃散寒，行气止痛。

2. **干姜良姜粥(《寿世青编》)**

【配料】 干姜5g，高良姜5g，大米100g，红糖15g。

【制作用法】 将干姜、高良姜切片与大米同煮粥，粥熟后去干姜、高良姜，再加入红糖至溶化。每日1剂，分2次服用。

【功效主治】 温中散寒止痛，适用于胃寒之胃脘痛、呕恶等症。

3. **胡椒粥**

【配料】 胡椒粉5g，籼米100g，葱白15g，精盐5g，味精5g，清水1000g。

【制作用法】 将葱白、生姜洗净，分别切成米粒大小。籼米淘洗干净，入锅加清水、葱、姜，上火烧开，熬煮成粥。撒入胡椒粉，趁热食。

【功效主治】 温中下气，暖胃止痛。

4. **椒面羹(《饮膳正要》)**

【配料】 川花椒10g(炒研末)，白面120g，盐，豆豉适量。

【制作用法】 将川花椒炒黄研成细末，加入白面和匀，揉拉成面条、面片。放入沸水中煮熟，加入油盐、豆豉适量而成。经常服用。

【功效主治】 温中散寒止痛，适用于胃寒冷痛症。

(五)阴虚胃痛

临床表现 胃痛日久，隐隐作痛，口燥咽干，舌红少津，或舌质嫩红，苔剥脱或无苔，脉细弦。

食治原则 养阴益胃，和胃止痛。

药膳配方

1. **人参乌梅汤(《温病条辨》)**

【配料】 乌梅15g，白沙参10g，淮山药30g，冰糖适量。

【制作用法】 将乌梅、白沙参、淮山药共入砂锅煎汁，去渣，调入冰糖，再煎片刻令其溶化后即可服用。

【功效主治】 养阴益胃，和胃止痛。适用于久痢伤阴，口渴舌干，微热微咳者。

2. **麦冬石斛茶**

【配料】 麦冬10g，石斛6g，绿茶3g。

【制作用法】 将麦冬、石斛共研成粗末，与绿茶一同放入大杯中用沸水冲泡，加盖焖10分钟即成。当茶频频饮用，一般可冲泡3～5次。

【功效主治】 养阴和胃，理气解郁。适宜于慢性胃炎阴虚患者食用，胃燥者尤其适宜。

3. **杞麦什锦饭**

【配料】 枸杞子10g，麦冬20g，粳米1000g，鸡肉100g，红萝卜50g，豆腐50g，莲藕50g，酱油、黄酒各适量。

【制作用法】 将枸杞子、麦冬加水煎1小时，取浓汁1杯；鸡肉切碎，红萝卜切成细长条，莲藕切成圆片，与豆腐一起加入洗干净的粳米中，再加酱油、黄酒及水适量，按照常规方法煮熟即可。当主食，随意食用。

【功效主治】补气养阴，开胃健脾。适用于气阴两虚型萎缩性胃炎患者。

（六）脾胃虚寒

临床表现　胃痛隐隐缠绵，或觉冷痛，喜暖喜按纳食欠佳。泛吐清水，神疲乏力，甚则手足不温，大便溏，舌质淡，脉细弱。

食治原则　健脾益气，和胃温中。

药膳配方

1. 四和汤(《饮膳正要》)

【配料】白面粉 500g，芝麻 500g，茴香 60g，盐 30g。

【制作用法】将白面粉、芝麻、茴香、盐炒后，共为细末，和匀。每日酌量，空腹，开水调服。盐改为白糖亦可。

【功效主治】祛寒止痛，调和脾胃。本方适用于脾胃虚寒之胃脘痛。

2. 姜韭牛奶羹

【配料】韭菜 250g，生姜 25g，鲜牛奶 250g。

【制作用法】将韭菜、生姜洗净切碎，捣碎，绞取汁液，放入锅内，再把牛奶倒入，加热煮沸即可。每日 2 次，早晚各 1 次。

【功效主治】温胃散寒健脾。适用于脾胃虚寒所致的胃脘疼痛、恶心、呕吐。

3. 豆蔻粥

【配料】肉豆蔻 5～10g，生姜 2 片，粳米 60g。

【制作用法】先将肉豆蔻捣碎研为细末，用粳米煮粥，待煮沸后加入豆蔻末及生姜，同煮为粥。

【功效主治】开胃消食，温中下气。适合虚寒患者，对实热病症或阴虚火旺体质者不宜选用。一般以 3～5 日为 1 疗程，早晚温热服食。肉豆蔻的用量不宜过大，量大则对胃肠有抑制作用。

4. 牛肚粥

【配料】熟牛百叶肚 150g，葱姜末 15g，白萝卜 100g，料酒 10g，胡椒粉 5g，味精、麻油适量，牛肉汤 1000g。

【制作用法】将牛肚切成细丝，白萝卜也切成细丝。粳米淘净入锅，加入牛肉汤、牛肚、萝卜丝、料酒慢慢熬煮成粥，调入姜末、精盐、味精、胡椒粉、麻油稍煮入味即可。

【功效主治】补五脏，养脾胃，补中益气。用以治小儿病后虚弱、食欲不振、气血不足等症。

5. 附子粥(《太平圣惠方》)

【配料】制附子 3～5g，干姜 1～3g，粳米 50～100g，葱白 2 段，红糖少许。

【制作用法】将附子、干姜研为极细粉末，先用粳米煮粥，待粥煮沸后，加入药末、葱白及红糖同煮为稀粥。或用附子、干姜煎汁，去渣后，下米、葱、糖一并煮粥。

【功效主治】温中，补阳，散寒，止痛。适用于脾胃虚寒、呕吐泄泻、脘腹冷痛、四肢厥逆、脉象微弱的病证。

第九节 消 渴

消渴是由于阴亏燥热，五脏虚弱所导致的以多饮、多食、多尿、形体消瘦、尿有甜味为特征的病症。

糖尿病、尿崩症饮食均可参考本节内容。

一、药膳原则

(1)消渴病，认为其发病均由内热化燥、伤津耗液、阴虚火旺所致。治疗以养阴生津，清热润燥为基本原则。着重区别肾虚、肺燥、胃热的标本虚实。

(2)宜少食多餐，低脂、少油、少盐，以清淡饮食为主；针对病情，一般可选用人参、黄芪、山药、枸杞、银耳、猪肺等配制的药膳，并配合蔬菜、豆类、瘦肉、鸡蛋等食品。

(3)忌辛辣厚味、甜腻、酒醴之品，以及其他刺激、耗气、伤阴之属。由于消渴患者的情志因素对于病情的产生发展影响较大，所以饮食与情志调养相结合很重要。

二、辨证施膳

(一)上消

临床表现 口干舌燥，烦渴多饮，尿频量多，舌红而干，苔薄黄或少苔，脉滑数或细数。

食治原则 清热润肺，生津止渴。

药膳选方

1. 天花粉粥(《备急千金要方》)

【配料】瓜蒌根 15～20g(鲜品用 30～60g，瓜蒌根粉用 10～15g)，粳米 60g。

【制作用法】瓜蒌根洗净切片煎汁，同粳米煮粥，或以粳米加水煮粥，将熟时加入瓜蒌根粉，再稍煮至粥熟，候温食用。

【功效主治】清热润燥，生津止渴。脾胃虚寒，大便溏薄者忌用。

2. 五汁饮(《温病条辨》)

【配料】鲜芦根 30g，荸荠 30g，麦门冬 30g，梨 30g，藕 30g。

【制作用法】将鲜芦根和麦门冬洗净，压汁去渣；荸荠、梨、藕洗净，分别去皮，榨汁。再将五味汁液混合均匀，不拘量，冷饮或温饮，每日数次。

【功效主治】清肺止渴，生津润燥。为治疗消渴肺热津伤之佳品。脾虚便溏者忌服。

3. 竹叶汤粥

【配料】竹叶 50g，冰糖 10g，粳米 50g，清水适量。

【制作用法】将竹叶清洗干净，下锅加清水上火煮出汁，捞去竹叶后加入淘洗干净的粳米及冰糖熬煮成粥。每日 1～2 次。

【功效主治】清热除烦，生津利尿。

4. **苦瓜汤**

【配料】 苦瓜 250g，蚌肉 100g。

【制作用法】 将活蚌用清水养 2 天，清除泥味后取出蚌肉，同苦瓜煮汤，用油盐调味。喝汤吃苦瓜和蚌肉，佐餐食用，食用时数量酌情而定。

【功效主治】 清热解毒、滋阴明目、解酒毒。

（二）中消

临床表现　多食易饥，形体消瘦，大便秘结，烦渴，小便频数，舌红苔黄燥，脉滑实有力。

食治原则　清胃泻火，养阴保津。

药膳选方

1. **猪胰汤**

【配料】 猪胰子 1～2 条，薏苡仁 30g，黄芪 30g，淮山药 120g。

【制作用法】 将黄芪、淮山药煎取汁，与猪胰子、薏苡仁共煮汤服。

【功效主治】 养阴润燥，清热止渴。

2. **玉竹乌梅茶**

【配料】 玉竹、北沙参、石斛、麦冬各 9g，大乌梅 5 个。

【制作用法】 上药共制粗末，冰糖适量，煎水代茶饮。

【功效主治】 养阴润燥，生津止渴。

3. **竹茹饮（《圣济总录》）**

【配料】 竹茹 30g，乌梅 6g，甘草 3g。

【制作用法】 上三味洗净，加适量水，煎煮取汁，代茶频饮，乌梅可食。

【功效主治】 清胃泻火，生津止渴。

4. **葛根粉粥（《太平圣惠方》）**

【配料】 葛根粉 30g，粳米 100g。

【制作用法】 先将粳米淘洗干净，浸泡一夜，与葛根粉同入砂锅内，加水适量，用文火煮至米化粥稠，不计时，温服。

【功效主治】 清胃泻火，护胃生津。

5. **香蕉粥**

【配料】 香蕉 3 个，冰糖 20g，糯米 100g，清水 1000g。

【制作用法】 将糯米淘洗干净，下锅加清水上火烧开，加入去皮切成小丁块的香蕉、冰糖熬煮成粥。

【功效主治】 润肺止渴，清热解毒，润肠，平肝。

6. **荞麦粥**

【配料】 苦荞麦粉 100g，黄芽白 100g，水发香菇 50g，精盐 5g，味精 1g，麻油 25g，清水 1000g。

【制作用法】 荞麦面放入碗内用沸水调成稀糊。黄芽白与香菇分别用清水洗净，切成细丝。炒锅上火，下麻油、黄芽白及香菇略炒，加入清水、精盐、味精烧开，将荞麦面糊用竹筷拨入锅内，煮至透熟即可。

【功效主治】开胃宽肠，下气消积，清热止渴。

（三）下消

※阴精亏虚

临床表现 小便频数量多，混浊如脂膏，或尿甜，口干舌燥，舌红少津，脉细数。

食治原则 滋阴固肾。

药膳选方

1. **猪胰海参蛋**

【配料】海参 50g，猪胰 2 个，鸡蛋 2 个，酱油少许。

【制作用法】海参泡发切片与猪胰同炖，熟烂后加入鸡蛋，加酱油调味，每日 1 次，佐餐食用。

【功效主治】补肾益精、养血润燥。对肾阴不足之消渴病效果佳。

2. **一品山药饼**

【配料】山药 500g，面粉 150g，核桃仁、什锦果料、蜂蜜、猪油、水生粉各适量。

【制作用法】将山药洗净去皮蒸熟，放在大碗内，加面粉揉成面团，放在盘中，拼成圆饼状，饼上摆核桃仁、什锦果料，然后放入蒸锅内，置武火上蒸 20 分钟。将蜂蜜、猪油、水生粉放入另一锅内熬成糖汁，浇在圆饼上，作点心食用，连用 3～4 周。

【功效主治】滋阴益肾、润燥止渴。

3. **清蒸人参甲鱼**

【配料】活甲鱼 1 只、人参 3g，鸡翅 250g，火腿 100g，姜片 10g，熟猪油、冬笋、香菇、料酒、葱各 15g，清汤 750g，调料适量。

【制作用法】人参洗净，切片，用白酒浸泡，制成人参白酒液约 6ml，拣出人参片备用。甲鱼宰杀后去壳及内脏，洗净，剔下裙边备用，甲鱼肉剁成 4～6 块；沸水锅内加少量葱、姜及料酒，放入甲鱼块烫去腥味，捞出用清水冲洗干净，沥干水。火腿、冬笋切片；香菇洗净，切成两半，与冬笋用沸水焯一下；葱切段，姜洗净拍破。将火腿片、香菇片、冬笋片分别铺于蒸碗底部，平铺一层甲鱼肉放在中央，甲鱼裙边排于周围，再放上剩余的火腿、冬笋、香菇、鸡翅及葱、姜、蒜、料酒、盐、清汤、人参白酒液，上屉武火蒸 1.5 小时，至肉熟烂时取出。将汤倒入另一锅内拣去葱、姜、蒜，甲鱼肉翻扣于大汤碗中。再将原汤置火上加味精、姜水、料酒、精盐调好味，烧沸，打去浮沫，滤去渣，再淋入少许明油，浇入甲鱼肉碗内，人参片撒于其面上即成。单食或佐餐均可。

【功效主治】补气养阴，生津止渴。阴虚火旺，阴虚阳亢者本方力有未及，不甚相宜；湿热内盛阳虚内寒之体勿用。

4. **黑豆粥**

【配料】黑豆 50g，红枣 50g，糯米 100g，红糖 10g，清水 1500g。

【制作用法】将红枣洗干净，去核，糯米和黑豆浸泡过夜，再用清水淘洗干净，放入锅内加清水，上火烧开后转用小火慢慢熬煮，待米粒开花时，加入红枣继续煮至米、豆烂熟粥稠，再加入红糖即成。

【功效主治】 补脾益肾，养血润燥，滋阴敛汗。对肾阴虚的消渴效佳。

5. **鸽肉粥**

【配料】 鸽肉 150g，粳米 100g，猪肉末 50g，葱姜末 15g，料酒 10g，麻油、胡椒粉、精盐适量。

【制作用法】 将鸽子宰杀，去毛与内脏，洗净放碗内，加猪肉、葱姜、料酒、盐，上笼蒸至能拆除骨刺(不用)为度。粳米淘洗干净，下锅加水，上火烧开，加入鸽肉等共煮成粥，再调入麻油、味精、胡椒等即成。

【功效主治】 滋肾益气，祛风解毒。

6. **鳝鱼粥**

【配料】 活鳝鱼 2 条(500g)，粳米 100g，香醋 15g，葱姜蒜末各 5g，料酒 10g，精盐 15g，胡椒粉、味精、麻油适量。

【制作用法】 将活鳝鱼放入锅内，加清水、精盐、香醋，盖上盖，上火烧开，鱼即死加一点凉水，待水再开时，鳝鱼张开嘴，即将其捞入凉水内，用小竹刀由鱼背刺入，从头划到尾、取下鳝鱼两侧净肉。鱼肉切成丝待用。粳米淘洗干净，放入锅内加清水上火烧开，待米粒将要煮烂时，加入葱姜、料酒、香醋、精盐、鱼肉丝煮成粥，加入味精、胡椒粉、麻油、蒜末拌匀即好。

【功效主治】 补虚损，益五脏。

7. **消渴救治丸(《普济方》)**

【配料】 黑豆、天花粉各等份。

【制作用法】 将黑豆炒香，研为细末；天花粉研末，用面糊为丸。每次 15g，每日 2 次。服食时，加用黑豆 15g，煎汤送服。

【功效主治】 滋阴补肾，清热止渴。

※阴阳两虚

临床表现 小便频数量多，混浊如脂膏，甚则饮一溲一，面色黧黑，耳轮干瘪，舌淡苔白，脉沉细无力。

食治原则 温阳，补肾，固涩。

药膳选方

1. **杞子炖兔肉**

【配料】 枸杞子 15g，兔肉 250g，食盐少许。

【制作用法】 枸杞子、兔肉分别洗净，兔肉切块，入锅加水炖熟，加盐调味即可。饮汤吃肉，每 1～2 日服 1 次。

【功效主治】 滋肝肾、补脾胃，阴阳双补。

2. **海参粥(《老老恒言》)**

【配料】 海参 30g，粳米 100g，姜、葱、盐适量。

【制作用法】 先将海参浸透发好，剖洗干净，入沸水锅焯一下，捞出切成海参片。粳米轻轻淘洗净加水适量，与海参片同煮为粥，待熟时放入适量姜、葱、盐调味。

【功效主治】 清热润燥、平补肾之阴阳。

3. 雀儿药粥

【配料】 麻雀5只，菟丝子30～45g，覆盆子10～15g，枸杞子20～30g，粳米100g，细盐少许，葱白2段，生姜3片。

【制作用法】 先将菟丝子、覆盆子、枸杞子一并入砂锅内煎取药汁，去渣，再将麻雀去毛及肠杂，洗净用酒炒，然后与粳米、药汁加适量清水共煮粥。欲熟时，加入细盐、葱白、生姜，煮成稀粥服。

【功效主治】 滋阴温阳，补肾固摄。

4. 牛骨髓粥

【配料】 牛骨髓25g，黑芝麻25g，糯米100g，桂花卤10g，白糖10g，清水1000g。

【制作用法】 将糯米、黑芝麻分别淘洗干净，放入锅内，加清水上火烧开，熬煮成粥，加入牛骨髓油、白糖稍煮，撒上桂花卤即成。

【功效主治】 补肾润肺，壮阳助胃，补精填髓，泽肌悦面。

5. 滋膵饮（《医学衷中参西录》）

【配料】 黄芪、山药各30g，生地、山茱萸各15g，猪胰子500g。

【制作用法】 将黄芪、山药、生地、山茱萸水煎去渣留汁，入猪胰子，煮熟，调盐少许，分次食肉饮汤。

【功效主治】 滋阴补肾，益气壮阳。

6. 降糖羹

【配料】 生山药粉30g，天花粉、知母各15g，生鸡内金粉、五味子、葛粉各10g，黄芪20g。

【制作用法】 先将黄芪、知母、五味子加水500ml，煎至300ml，去渣。再将山药粉、葛粉、天花粉、鸡内金粉用冷水调糊，趁药液沸滚时，倒入搅拌为羹。每服100ml，每日3次。

【功效主治】 清热润燥、平补肾之阴阳。

第十节　泄　泻

泄泻是以排便次数增多、粪便稀溏，甚至泻出如水样为主症的病症，多由脾胃运化功能失职、湿邪内盛所致。

西医学中消化系统的某些腹泻疾病，如急性肠炎、慢性肠炎、肠结核、胃肠功能紊乱、结肠过敏、肠神经官能症等，均可参照本证治疗。

一、药膳原则

（1）泄泻的辨证要点，首先要注意分清寒、热、虚、实。脾虚湿盛是本病发病关键，故膳食应以运脾化湿为原则。在药膳方剂中分别选用淡渗、升提、清凉、疏利、甘缓、酸收、燥脾、温肾、固涩等诸法。

（2）饮食宜清淡，细软、少渣、少油腻饮食，待泄泻缓解后再给予软食。

(3)不饮生水,不食生冷瓜果,慎食辛辣、油腻、腥膻饮食。

二、辨证施膳

(一)寒湿泄泻

临床表现 大便清稀,甚则如水样,肠鸣腹痛,脘闷食少,或恶寒发热,鼻塞头痛,或兼呕吐,舌苔薄白或白腻,脉濡缓。

食治原则 解表散寒,芳香化浊。

药膳配方

1. 益脾饼(《医学衷中参西录》)

【配料】 白术30g,红枣250g,鸡内金15g,干姜6g,面粉500g,食盐适量。

【制作用法】 将白术、干姜入纱布袋内,扎紧,放入锅内,加红枣,加水1000ml,武火煮沸,改用文火熬1小时,去药袋,红枣去核,捣泥。鸡内金研成细粉,与面粉混均,倒入枣泥,加面粉与食盐,和成面团,将面团再分成若干个小面儿,制成薄饼。平锅内倒少量油,放入面饼烙熟即可。佐餐食用。

【功效主治】 温化寒湿,健脾益胃。

2. 加味防风粥

【配料】 防风10g,藿香5g,葱白3茎,白蔻3g,粳米100g。

【制作用法】 先将防风、藿香、葱白、白蔻共煎,沸后约10分钟,取汁去渣。另用粳米煮粥,待粥将熟时,加入药汁,煮成稀粥服食。或可加生姜3片同诸药煎。趁热服食,微汗出佳。

【功效主治】 解表散寒,芳香化浊。

3. 花椒粥

【配料】 粳米100g,花椒粉5g,葱白1茎,姜米10g,细盐、味精适量。

【制作用法】 将粳米淘洗干净,入锅加清水上火烧开,熬煮成粥,再入葱、姜米、细盐、味精、麻油,稍煮片刻入味,撒上花椒可食。

【功效主治】 温中上气、散寒燥湿、止痛。

4. 干姜粥(《寿世新编》)

【配料】 干姜1～3g,高良姜3～5g,粳米50～100g。

【制作用法】 将干姜、高良姜洗净切片,粳米淘洗净。用水适量,先煮姜片,去渣取汁,再入粳米于药汁中,文火煮烂成粥。调味后早、晚趁温热服,随量食用。

【功效主治】 健脾胃,祛寒湿,止泄泻。

5. 豆蔻饼(《圣济总录》)

【配料】 肉豆蔻30g,面粉250g,生姜、红糖各适量。

【制作用法】 将肉豆蔻去壳后研成细末。生姜去皮洗净捣烂,加水成姜汁,将肉豆蔻粉、姜汁加入面里,加水和面成饼,平锅内倒少量油,放入面饼烙熟即可,佐餐食用。

【功效主治】 散寒除湿止泻。可用于寒湿泄泻的治疗。

(二)湿热泄泻

临床表现 腹痛泄泻,病势急迫,或泻而不爽,粪色黄褐气秽,肛门灼热,心烦口渴,小便短赤,舌苔黄或厚腻,脉濡数。

食治原则 清热利湿,解毒止泻。

药膳配方

1. 马齿苋绿豆粥

【配料】鲜马齿苋 120g,绿豆 60g。

【制作用法】上 2 味同煮成粥,每日分 2 次食用。

【功效主治】清热利湿止泻。

2. 加味竹叶粥(《老老恒言》)

【配料】竹叶鲜品 30～50g(干品 15～30g 或淡竹叶 30～50g),生石膏 45～60g,扁豆 1.5g,荷蒂 1 个,粳米 100g,砂糖少许。

【制作用法】先将竹叶、扁豆、荷蒂洗净,同石膏加水煎汁,去渣与粳米同煮成稀粥。日分 2～3 次,顿服。

【功效主治】清热利湿,健脾止泻。

3. 鱼楂饮(《岭南草药志》)

【配料】鱼腥草 60g,山楂炭 6g。

【制作用法】鱼腥草、山楂炭洗净,先将山楂炭煮沸,加入鱼腥草,再煮沸后,去渣取汁,频饮服。

【功效主治】解毒健脾、止泄。

4. 珠玉二宝粥

【配料】生山药 60g,生薏苡仁 60g,柿饼 20g,扁豆 15g。

【制作用法】先把薏苡仁煮至烂熟,后将山药捣碎,柿饼、扁豆切成小块,同煮成糊粥。每日分 2 次食用。

【功效主治】清热利湿,健脾止泻。

5. 藿香正气粥(《和剂局方》)

【配料】藿香 10g,苏叶、茯苓、白芷、大腹皮各 3g,白术、半夏曲、陈皮、姜厚朴、桔梗、炙甘草各 6g,粳米 100g,红糖适量。

【制作用法】将上药研细末,每次 10g,用布包煎,取汁去渣;再用粳米煮粥,待粥将熟时,加入药汁再煮 1～2 沸即可。每日 2～3 次,温服。

【功效主治】解表化湿,益气健脾,止泻。

6. 青蒿绿豆粥

【配料】青蒿 5g,西瓜翠衣 60g,鲜荷叶适量,绿豆 30g,赤茯苓 12g。

【制作用法】将青蒿(或绞汁)、西瓜翠衣、赤茯苓入锅内煮沸取汁,绿豆、荷叶共煮为稀粥,粥成后去荷叶,加入药汁,再沸即成。日服 2 次,连续服 1 周。

【功效主治】清热解毒,利湿止泻。

（三）食滞肠胃

临床表现 腹痛肠鸣，泻下臭秽，泻后痛减，伴有不消化之物，脘腹痞满，嗳气不思食，舌苔浊腻，脉滑数或滑实。

食治原则 消食导滞，健脾止泻。

药膳配方

1. 扁豆粥

【配料】 扁豆 100g，山药 100g，红枣 25g，粳米 100g，白糖 100g，清水 1500g。

【制作用法】 红枣洗净去核，山药洗净蒸熟去皮，都分别切成小丁块。扁豆浸泡发胀后与粳米分别淘洗干净，放入锅内加清水，上火烧开后转用小火熬煮至米、豆将熟时，加入山药、红枣继续熬煮，不时搅动锅底防止糊锅，待烂熟成粥时，加入白糖拌匀即成。

【功效主治】 健脾和胃，化湿止泻。

2. 曲末粥（《多能鄙事》）

【配料】 神曲 10～15g，粳米 30～60g。

【制作用法】 先将神曲捣碎，放入锅内，加水 2000ml，煎至 1000ml 取汁，再加入粳米煮成稀粥，分早晚 2 次温服。

【功效主治】 健脾和胃，消食止泻。适于各种食积不消之症。脾阴虚、胃火盛者不宜用；能落胎，孕妇宜少食。

3. 焦三仙粥

【配料】 神曲、麦芽、山楂各 10～15g，粳米 50g，砂糖适量。

【制作用法】 先将神曲、麦芽、山楂入砂锅煎取浓汁，去渣，加入粳米、砂糖煮粥。两餐间当点心服食。

【功效主治】 健脾胃，消食积、止泻。不宜空腹服。胃火盛者不宜用，孕妇宜少食。

（四）脾胃虚弱

临床表现 大便时溏时泻，水谷不化，食欲不振，食后脘闷不舒，稍进或稍多油腻之物，则大便次数增多，面色萎黄，肢倦乏力，舌质淡，苔白，脉缓弱。

食治原则 补脾健胃。

药膳配方

1. 八珍糕 *

【配料】 薏苡仁、芡实、扁豆、莲子、山药各 90g，党参、茯苓各 60g，白术 30g，白糖 240g，白米粉适量。

【制作用法】 共研细末，同白米粉适量混匀，加水和匀，蒸熟为糕。可随意食之。若切块、烘干后可贮存，平素常食。

【功效主治】 益气、健脾、渗湿。凡慢性肠炎属脾虚泄泻者服之最宜。

2. 扁豆山药粥（《本草纲目》）

【配料】 扁豆、山药各 60g，大米 50g。

【制作用法】 将白扁豆、山药、大米等三味淘洗干净，然后同煮成粥。可经常服食。

【功效主治】健脾益胃、止泻。本品多食有壅滞作胀感，脾虚湿盛、外感热盛者忌食。

3. 山药粥

【配料】羊肉300g，山药500g，粳米150g。

【制作用法】将羊肉煮熟研成泥状，山药捣碎。取羊肉汤与羊肉泥、山药、粳米同煮成粥。加适量精盐、生姜、味精等调味，酌量缓缓分次温热食。

【功效主治】健脾益胃、止泻。适用于有消化不良性腹泻、大便溏泄、全身无力、心悸气短等症状者食用。

4. 党参藕粉粥

【配料】藕粉50g，小米50g，白糖100g，党参10g。

【制作用法】取少许清水，将藕粉调成糊浆，加入党参药汁。将小米淘洗干净下锅，加入清水上火烧开熬煮，待米煮至烂熟时，加入白糖，冲入藕粉浆，再调入桂花糖即成。酌量缓缓分次温热食。

【功效主治】健脾止泻，调中开胃。

5. 红枣鸽肉饭

【配料】肥鸽肉250g，糯米500g，淮山药60g，水发冬菇30g，黄芪30g，党参30g，红枣10个，绍酒15g，酱油、白糖、生姜、花生油、味精适量。

【制作用法】将党参、黄芪、淮山药洗净，切成薄片。红枣洗净去核，冬菇洗净切成薄片，生姜切成片。鸽肉片放在碗内，加入绍酒、姜片、酱油，腌渍15分钟。将糯米淘净，入锅加适量清水，煮沸后加入药汁、鸽肉片、冬菇片、红枣，盖上盖用小火焖熟。将味精、酱油、花生油调成汁，分成5份或10份，淋在糯米饭上，即可食用。

【功效主治】补脾健胃，补中止泻。

6. 桃花粥(《温病条辨》)

【配料】人参(研末)10g，炙甘草10g，赤石脂(研末)10g，粳米50g。

【制作用法】先煎炙甘草，去渣，人参、米煮粥，后下赤石脂末。每日分2次服食。

【功效主治】益气健脾、涩肠止泻。用于脾虚气弱、泄泻不止、完谷不化者。

7. 火腿竹笋汤 *

【配料】火腿50g，竹笋100g，红枣、枸杞、姜片、料酒、盐少许。

【制作用法】火腿切片，与姜丝一起放进砂锅，加足量清水，大火烧开，倒入料酒，再转小火炖半个小时。加入竹笋和红枣，盖上盖子，小火炖10分钟，放进枸杞，加少量盐调味即可。

【功效主治】养胃生津、益气和胃。适宜气血不足脾虚久泻、胃口不开者与体质虚弱、虚劳怔忡、腰脚无力者食用。

(五)肾阳虚衰

临床表现　黎明之前，腹部疼痛，肠鸣即泻，泻后则安，腹部畏寒，有时作胀，腰膝酸软，形寒肢冷，舌淡苔白，脉沉细。

食治原则　温肾健脾，固涩止泻。

药膳配方

1. **猪肾粥(《饮膳正要》)**

【配料】猪肾(去脂膜)1对,粳米100g,苹果10g,陈皮10g,缩砂仁10g。

【制作用法】将肾切细,先煎诸药,去渣后入肾及米,煮粥。空腹服食,每日分2～3次服食。

【功效主治】补肾健脾,固涩止泻。可用来治疗老年人肾气不足引起的腰膝软弱疼痛、耳聋等症,亦用治肾气虚弱、阳痿、早泄、遗精等。

2. **金樱韭菜粥**

【配料】金樱子10g,新鲜韭菜30～60g(或用韭菜籽5～10g),粳米100g,细盐少许。

【制作用法】取新鲜韭菜,洗净切细(或取韭菜籽研为细末),先煮粳米为粥,待粥沸后加入金樱子药汁及韭菜(或韭菜籽细末)、精盐,同煮成稀粥。服食。

【功效主治】补肾壮阳,固精止遗,健脾暖胃。

3. **干姜饼(《圣济总录》)**

【配料】干姜粉20g,面粉250g,盐适量。

【制作用法】将面粉放入盆中,加入干姜粉、盐、适量水和面,烙饼,佐餐食用。

【功效主治】温中补肾,散寒止泻。

第十一节　便　秘

便秘指大肠传导功能失常,导致大便秘结,排便周期延长;或周期不长,但粪质干结,排出困难;或粪质不硬,虽有便意,但便出不畅的病症。

西医中习惯性便秘、功能性便秘、药物性便秘、肠炎恢复期便秘、肠道易激综合征、直肠及肛门疾病、内分泌及代谢疾病以及肌力减退所致的排便困难等均可参考本节有关内容治疗。

一、药膳原则

(1)本病分虚实两大类,燥热内结、气滞不行的热秘和气秘属于实证,治宜通泻;气血虚弱、阴寒凝结属于虚证,治宜滋润补益。

(2)饮食宜清淡,多食新鲜叶茎类蔬菜,禁止饮用烈酒、浓茶、辣椒、咖啡等刺激性食品以及香燥的炒货。

(3)少食甘腻之品,以防滞中腻膈、助热伤津,加重病情。

二、辨证施膳

(一)肠胃积热

临床表现　大便干结,口干口臭,面赤身热,小便短赤,心烦,腹部胀满或疼痛,舌红苔黄或黄燥,脉滑数。

食治原则　泻热导滞,润肠通便。

药膳配方

1. 芹菜粥(《本草纲目》)

【配料】新鲜芹菜60g,粳米50～100g。

【制作用法】将芹菜洗净切碎,与洗净的粳米同入砂锅内,加水600ml左右,同煮为菜粥。每天早晚餐食,温服。此粥作用较慢,需要频服久食,方可有效,应现煮现吃,不宜久放。

【功效主治】清热邪、除烦渴、通便。

2. 芦荟汁

【配料】新鲜芦荟叶适量。

【制作用法】取鲜芦荟叶3～4cm,去刺,洗净,切细,加凉开水80ml绞汁。每日饮用2～3次。

【功效主治】清热通便。

3. 鲜笋拌芹菜

【配料】鲜嫩竹笋100g,芹菜100g,麻油、食盐、味精适量。

【制作用法】竹笋煮熟切片,芹菜洗净切段,用开水略焯,控尽水与竹笋片相合,加入适量食盐、味精、麻油拌匀即可,佐餐食用。

【功效主治】泻热导滞,润肠通便。

4. 冰糖香蕉饮

【配料】香蕉1～2个,冰糖适量。

【制作用法】每次香蕉1～2个,去皮,加冰糖适量,隔水炖服。每日1～2次,连服数日。

【功效主治】清热生津,润肠通便。适用于热盛津伤之大便秘结之症。

5. 番泻叶茶

【配料】番泻叶5～10g,白糖适量。

【制作用法】将番泻叶放入茶杯中,加入沸水浸泡5分钟即可,代茶频饮。

【功效主治】泻热导滞,行水消胀。

6. 麻仁粥

【配料】麻仁50g,粳米100g,葱白5g,姜末5g,细盐、味精适量。

【制作用法】将麻仁、粳米分别用清水淘洗干净,沥干,放入锅内加清水上火烧开,待米粒煮至开花时,加入葱白、姜末、细盐、味精一同熬煮成粥。

【功效主治】润燥滑肠,滋养补虚,祛风除痹,活血,通淋。

(二)气机郁滞

临床表现　大便秘结,欲便不得,嗳气食少,胸腹痞满,甚则腹中胀痛,苔薄脉弦。

食治原则　顺气行滞。

药膳配方

1. 决明子萝卜子茶(《食物本草》)

【配料】决明子15g,萝卜子10g,蜂蜜适量。

【制作用法】将决明子、萝卜子捣烂，放入锅中，加清水，上火煎煮，大火烧开后，改用小火，煎煮15分钟后，兑入适量的蜂蜜，搅匀后即可停火。倒入茶杯中，代茶饮，每日1次。

【功效主治】可清热润燥，理气通便，尤其适合食积便秘者。

2.加味槟榔粥(《圣济总录》)

【配料】槟榔10～15g，粳米100g，蜂蜜15～20g。

【制作用法】先将槟榔片煎汁去渣，与粳米煮粥，熟后调入蜂蜜食。每日分2次服。

【功效主治】顺气行滞。适用于食积气滞，脘腹胀痛，大便不爽。

3.紫苏麻仁粥(《普济本事方》)

【配料】苏子10g，火麻仁15g，粳米100g。

【制作用法】先将苏子、火麻仁捣烂，加水研磨，过滤取汁，与粳米同煮成粥。任意服用。

【功效主治】行气滋阴通便。适用于老人、产妇体虚肠燥、大便干结难解者。

4.梅橘汤

【配料】梅花6g，橘饼1个。

【制作用法】梅花洗净，橘饼切薄片，一同放入锅内，加水适量，武火煮开，改文火继续煮5分钟即可。每日2次，温热服。

【功效主治】疏肝理气，理脾和胃。适用于气机不畅便秘，或兼梅核气，或痰湿咳嗽。

(三)气虚便秘

临床表现　大便或干或不干，虽有便意，临厕努挣乏力，挣则汗出短气，面色无华，神疲肢倦，舌淡苔白，脉虚。

食治原则　益气补虚，润肠通便。

药膳配方

1.麻仁酒

【配料】大麻仁300g。

【制作用法】将大麻仁300g研碎，入瓶中，加米酒1000ml，渍3日开取。每日2次，每次温饮1小杯，约30ml。

【功效主治】润肠通便。

2.黄芪人参粥

【配料】炙黄芪30～60g，人参3～5g(或党参15～30g)，大米100g，白糖适量。

【制作用法】先将黄芪、人参切成薄片，用冷水浸泡半小时，入砂锅内煎沸，后改用小火煎成浓液，取液后再加冷水，如上法煎取二液，去渣；将两次煎液合并，分成两份，每日早晚同大米煮成稀粥，加白糖稍煮即可服食。每日分2次服，3～5日为1疗程。

【功效主治】益气补中、健脾通便。

3.甘枣肉

【配料】净猪肋条肉500g，红枣180g，净炙草6g。绍酒60g，酱油60g，冰糖50g，绵白糖30g，葱结15g，姜块10g，鲜汤100g，熟猪油60g。

【制作用法】将猪肋条肉刮洗净，入沸水锅中煮至五成熟时捞起。用刀在肉皮上割成X

状裂口数处,便于入味。砂锅置中火上,锅底放竹篦垫一个,下猪肉,并加入肉汤、绍酒、酱油、冰糖、葱结、生姜、炙甘草,盖上锅盖烧沸后几分钟,移至小火上,焖煮约1小时后,将肉取出,皮朝下放入碗内,将锅内原汤约100ml,注入碗内。红枣洗净,煮烂,去掉皮和核,用刀面压成枣茸。砂锅置旺火上,放入熟猪油、枣茸、绵白糖炒匀炒香。将枣茸铺在肉面上,用玻璃纸封住口,入笼蒸约1小时取出,揭去玻璃纸,拣去姜、葱、甘草,把肉翻扣入盘即成。

【功效主治】 益气补虚,润肠通便。

4. 牛髓膏(《医方类聚》)

【配料】 人参、牛髓、桃仁、杏仁、山药各60g,蜂蜜240g,核桃肉90g(去皮另研)。

【制作用法】 将人参、牛髓、桃仁、杏仁、山药、核桃肉研为细末备用。将牛髓放入铁锅内,加热溶化,再加入蜂蜜熬炼,煮沸后滤去滓,加入诸药末,用竹片不断搅拌,至黄色为度,候冷,瓷器盛之。每服5~10g,空腹时细嚼。

【功效主治】 扶正气,补虚损,润肠通便。但肠虚肠滑而泄泻者忌用。

5. 杏酥粥(《齐民要术》)

【配料】 杏仁10g,鲜牛乳50ml,粳米100g,白糖适量。

【制作用法】 将杏仁洗净,研成粉末,粳米淘洗干净,放入锅内,加水适量,武火煮开后,改用文火煮米熟烂,调入白糖,拌匀即可。空腹食用,每日2次。

【功效主治】 补气健脾,润肠通便。适用于气虚便秘。

(四)血虚

临床表现 大便秘结,面色无华,心悸,头晕目眩,唇舌色淡,脉细。

食治原则 养血润燥。

药膳配方

1. 桃仁酒

【配料】 桃仁60g,吴茱萸60g,葱白3段。

【制作用法】 取桃仁与吴茱萸和炒,茱萸焦黑,后去茱萸,取桃仁去皮尖,研细,加葱白3段(煨熟),入米酒1000ml浸5~7日备用。每服30ml左右,日服2次。

【功效主治】 活血润肠通便。治脾虚气痛、痛不可忍,并可用治产妇血虚津伤便秘、跌打损伤肿痛等。

2. 蜂蜜决明膏(《食物本草》)

【配料】 生决明子10~30g,蜂蜜适量。

【制作用法】 将决明子捣碎,加水200~300ml,煎煮5分钟,冲入蜂蜜,搅匀后当茶饮。

【功效主治】 润燥清热,泻热通便。用于老人、产妇津液不足所致大肠干燥,无力润滑大便所致的便秘。

3. 仙人粥(《遵生八笺》)

【配料】 制首乌30g,粳米60g,大枣5个,红糖适量。

【制作用法】 用刀刮去首乌皮,切片,放入锅中,加入适量清水浓煎40分钟,去渣取汁。再放入粳米、大枣煮粥,粥成时加入红糖,再沸时即成。空腹温热食用,每日2次。煎煮时忌用铁锅。

【功效主治】补气血、益肝肾、润肠通便。可用于阴血不足引起的须发早白，面色不华，便秘等症。

4. **芝麻粥(《海上集验方》)**

【配料】芝麻 10g，粳米 100g，白糖适量。

【制作用法】将芝麻炒熟炒香备用；粳米淘洗干净放入锅内，加水适量，武火煮开改文火煮熟，放入芝麻和白糖即可。空腹食用，每日 2 次。

【功效主治】补肾填精，润肠通便。

(五)阳虚

临床表现　大便艰涩，排出困难，小便清长，四肢不温，畏寒喜热，腹中冷痛。或腰脊酸冷，舌淡苔白润，脉沉迟。

食治原则　温阳通便。

药膳配方

1. **松子仁粥(《本草纲目》)**

【配料】松子仁 50g，猪肉末 50g，葱姜末 10g，荸荠 50g，小麻油 25g，精盐 10g，水发香菇 50g，糯米 100g。

【制作用法】荸荠清洗干净，削去皮，切成小丁。香菇也切成小丁。糯米淘洗干净，加入清水上火烧开，待米粒开花时，加入松子仁、猪肉末、荸荠丁、香菇丁、精盐、葱姜末、味精、麻油，继续熬煮成粥即成。

【功效主治】润心肺，调大肠。适用于老年气血不足大便秘结者。

2. **红薯糖水**

【配料】红薯 300～500g，生姜 2 片，红糖(或白糖)适量。

【制作用法】红薯洗净、削皮、切块，加清水适量煮，待熟变软后加入红糖或白糖适量，生姜 2 片，再煮片刻即可食用。

【功效主治】温阳通便。

3. **肉苁蓉粥(《药性论》)**

【配料】肉苁蓉 15g，精羊肉 100g，粳米 50g。

【制作用法】肉苁蓉加水 100ml，煮烂去渣；精羊肉切片入砂锅内加水 200ml，煎数沸，待肉烂后，再加水 300ml；将粳米煮至米开汤稠时加入肉苁蓉汁及羊肉再同煮片刻停火，盖紧盖焖 5 分钟即可。每日早晚温热服。

【功效主治】补肾壮阳、润肠通便。适用于老年便秘、习惯性便秘等。大便泄泻、相火偏旺者忌服。

第十二节　胁　痛

胁痛是以胁肋部疼痛为主要特征。其痛或发于一侧，或同时发于两胁。疼痛性质可表现为胀痛、窜痛、刺痛、隐痛，多为拒按，间有喜按者。常反复发作，一般初起疼痛较重，久之则胁肋部隐痛时发。临床多由于肝气郁结、饮食不节、湿热蕴结、瘀血阻滞、肝阴不足导致气机升降失常。

西医学中的急慢性肝炎、胆囊炎、胆结石、肋间神经痛等出现胁肋疼痛者，可参考本病进行治疗。

一、药膳原则

(1)实证宜理气、活血通络、清热祛湿；虚证宜滋阴养血柔肝。

(2)饮食宜清淡、易消化，少食易致胀气之品，忌生冷、肥甘油腻之品。

二、辨证施膳

(一)肝气郁结

临床表现 胁肋胀痛，走窜不定，连及肩背，且情志不舒则痛增，胸闷，善太息，得嗳气则舒，饮食减少，不思饮食，脘腹胀满，舌苔薄白，脉弦。

食治原则 疏肝解郁止痛。

药膳配方

1. 茉莉花糖水

【配料】茉莉花 5g，白砂糖 10g。

【制作用法】将茉莉花洗净入砂锅内，加水适量，煮 15 分钟左右，去渣取汁，加入白砂糖即成。每日 1 剂，分 2～3 次饮用。

【功效主治】理气解郁止痛，治肝气郁结之胁肋疼痛。

2. 玫瑰茶(《本草纲目拾遗》)

【配料】玫瑰花 1～3g。

【制作用法】玫瑰花用沸水冲泡，代茶饮。每日 3 次，5 日为 1 个疗程。

【功效主治】疏肝解郁，理气止痛。适用于肝气郁结的胁痛、嗳气等症。

3. 佛手内金山药粥

【配料】佛手 15g，鸡内金 12g，山药 30g，粳米 60g，盐少许。

【制作用法】将佛手、鸡内金入锅加水，煎取汁，入粳米、山药共煮成粥，盐调味，佐餐食用。

【功效主治】健脾疏肝利胆。

4. 大麦米粥(《饮食辨录》)

【配料】大麦米 50g，红糖适量。

【制作用法】先将大麦米碾碎，加水 500ml 煮粥。粥熟后加入红糖，晨起做早餐服。每日 1 次，5 日为 1 个疗程。

【功效主治】宽中下气，和胃健脾，行气活血止痛。适用于肝气郁结的胁痛、呃逆等症。

5. 佛手青皮蜜饮

【配料】佛手 20g，青皮 15g，郁金 10g，蜂蜜适量。

【制作用法】 将佛手、青皮、郁金入锅，加水适量煎煮2次，取汁，待汁转温后调入蜂蜜即成。上、下午分服。

【功效主治】 疏肝理气，活血止痛。

6. **萝卜鸡内金粥**

【配料】 白萝卜50g，佛手、鸡内金各10g，生姜5片，粳米100g。

【制作用法】 将白萝卜、佛手分别洗净切碎，与粳米同煮为粥。把鸡内金研成末，与生姜片一同加入粥内，搅匀后再煮一二沸即可。每日2次。

【功效主治】 疏肝利胆，利气止痛。

（二）瘀血阻滞

临床表现　胁肋刺痛，痛处固定而拒按，疼痛持续不已，入夜尤甚，或胁下有积块，或面色晦暗，舌质紫暗，脉沉弦。

食治原则　活血化瘀，通络止痛。

药膳配方

1. **山楂糖茶**

【配料】 红茶20g，山楂粉20g，白糖20g。

【制作用法】 将红茶、山楂粉，白糖以上3种原料放入砂锅内。用沸水500ml焗泡15分钟。每日1剂，分3次服完，连服10日。

【功效主治】 清热消积，活血化瘀。适用于湿热瘀阻之胁痛，黄疸等症。

2. **合欢花茶饮**

【配料】 合欢花30g，蜂蜜适量。

【制作用法】 沸水泡茶。每日3次，5日为1个疗程。

【功效主治】 活血化瘀、通络止痛。适用于瘀血阻滞的胁痛。

3. **核桃膏**

【配料】 核桃仁500g，冰糖500g。

【制作用法】 将核桃仁、冰糖捣成碎末，同放于大瓷碗中，拌匀，盖好，隔水蒸至冰糖溶化。每日服3次，每次2匙。

【功效主治】 利胆通便，化瘀通络。

4. **藕粉粥**

【配料】 藕粉10g，丹参10g，白糖适量。

【制作用法】 将藕粉用凉开水调匀，丹参水煎取汁，趁滚热冲藕粉为糊状，加入白糖即可。适量食用。

【功效主治】 活血化瘀，利胆止痛。

（三）湿热蕴结

临床表现　胁肋胀痛，触痛明显而拒按，或引及肩背，伴有脘闷纳呆，恶心呕吐，口苦口干，不思饮食，厌油腻，腹胀尿少，或有黄疸，舌苔黄腻，脉弦滑。

食治原则　疏肝解郁，利湿清热。

药膳配方

1. 消炎利胆茶

【配料】玉米须、蒲公英、茵陈各30g。

【制作用法】将玉米须、蒲公英、茵陈放入砂锅内，浸泡30分钟后再煎煮30分钟，去渣取汁，加白糖适量。温服，代茶饮，每日3次，每次150～200ml。

【功效主治】清热利湿。适用于湿热之胁痛，黄疸等症。

2. 茵陈粥

【配料】茵陈30～60g，粳米30～60g，白糖适量。

【制作用法】茵陈洗净，加水700ml煎取汁，去渣，以汁入粳米煮粥，将熟时加白糖，稍煮即可。每日3次，5日为1个疗程。

【功效主治】疏肝解郁、利湿清热。适用于湿热蕴结的胁痛。

3. 蚌肉玉米须汤

【配料】鲜蚌肉150g，玉米须50g。

【制作用法】鲜蚌肉、玉米须洗净入锅中，加水，小火煮至熟透，取汁，不加油盐。分2～3次服。

【功效主治】疏肝利胆，清利湿热。

4. 冬瓜粥

【配料】冬瓜60g，粳米30～60g。

【制作用法】将冬瓜洗净，切成小块，加水500ml，与粳米同煮粥。每日2次，5日为1个疗程。

【功效主治】利湿、清热、消肿。适用于湿热蕴结的胁痛。

5. 螺蚌汤

【配料】田螺300g，蚌肉300g。

【制作用法】将田螺、蚌用清水养1～2日，除去泥污后，挑取田螺肉、蚌肉，将其放入锅内加水煮汤，熟后放入油、盐调味之品即成。饮汤食肉。

【功效主治】清热利水，滋阴养肝。适用于肝热所致的胁痛，小便不利等症。

(四)肝阴不足

临床表现 胁肋隐痛，遇劳加重，咽干口燥，急躁易怒，两目干涩，心中烦热，头晕目眩，舌红少苔，脉弦细数。

食治原则 养阴柔肝，佐以理气通络。

药膳配方

1. 芹菜粳米粥(《食物本草》)

【配料】芹菜400g，红枣10个，粳米100g。

【制作用法】将芹菜洗净，加水500ml，与粳米、红枣同煮粥。每日2次，5日为1个疗程。

【功效主治】清热滋阴、利胆。适用于肝阴亏虚的胁痛。

2. 茭白炒肉片

【配料】茭白250g,瘦猪肉150g。

【制作用法】茭白洗净切丝,肉切片。豆油烧熟,分别煸炒茭白丝、肉片,加酒、盐,最后入鲜汤少许,翻炒片刻起锅。佐餐食用。

【功效主治】滋阴清热利胆。

3. 扁豆莲肉粥

【配料】白扁豆30g,莲肉20g,薏苡仁40g,粳米50g,红枣10个,陈皮10g。

【制作用法】将白扁豆、莲肉、薏苡仁、粳米、红枣、陈皮六味食材共入锅内,加入适量水,煮成稀粥。任意食用。

【功效主治】清热利湿,健脾消食。

第十三节 水 肿

水肿是由于肺失通调、脾失转输、肾失开合、膀胱气化不利,导致体内水湿潴留,泛滥肌肤,表现以头面、眼睑、四肢、腹背甚至全身浮肿的一种疾病。

西医学中急、慢性肾小球肾炎,肾病综合征,充血性心力衰竭,内分泌失调以及营养障碍等疾病所出现的水肿均可参考本节有关内容治疗。

一、药膳原则

(1)水肿的辨证食疗,基本要求是以阴阳为纲,辨别阳水与阴水,分别酌情选取发汗、利尿、逐水以及健脾益气、温肾降浊等治法,并与药疗、摄生、调养等多种方法有机地相结合。

(2)饮食宜清淡,低盐饮食、不可过咸,忌食辛辣、烟酒、腥膻等刺激性食物。

二、辨证施膳

(一)风水泛滥

临床表现 眼睑浮肿,继则四肢及全身皆肿,来势急骤,往往伴有外感风热症或风寒症,多有恶寒发热等表证。偏于风寒者,舌苔薄白,脉浮滑或紧。偏于风热者,多见咽喉红肿疼痛,舌质红,苔厚黄,脉浮数。如肿势较重,可见沉脉。

食治原则 散风清热,宣肺行水。

药膳配方

1. 生姜粥(《寿世青编》)

【配料】鲜生姜9g,桂枝6g,大枣6个,粳米60g。

【制作用法】将上述诸物共入锅中,加适量水煮粥。早、晚餐服食。

【功效主治】发汗利水、健脾和胃。

2. 车前叶粥(《圣济总录》)

【配料】鲜车前叶30g,葱白15g,淡豆豉12g,粳米50g,盐、味精、香油、姜末、陈醋各适量。

【制作用法】 车前草及葱白切碎与淡豆豉同入煲中，加水500ml，煎煮30分钟后倒出药液滤过、去渣。粳米洗净放入锅中，加入车前草药液及适量水，先武火烧沸，再改文火熬煮。粥成后，调入盐、味精、香油、姜末、陈醋，即可食用。每日早、晚两次。

【功效主治】 利水退肿，祛痰止咳，清热明目。

3. 五神汤(《惠直堂方》)

【配料】 荆芥6～10g，苏叶6～10g，生姜6～10g，红糖20～30g，茶叶3～6g。

【制作用法】 将荆芥、苏叶洗净，与茶叶、生姜一并放入锅内，加水500ml，置于文火上煎沸。另将红糖加水适量，置另一锅内煮沸，然后将煎好之药汁加红糖溶液即成。随量饮用。

【功效主治】 疏风解表，宣肺利水。本方适用于偏风寒型水肿。

(二)水湿浸渍

临床表现 全身水肿，按之深陷，小便少，身体重倦，胸闷，纳呆，恶心，舌苔白腻，脉沉缓。起病缓慢，病程较长。

食治原则 健脾化湿，通阳利水。

药膳配方

1. 鲤鱼赤小豆汤(《外台秘要》)

【配料】 鲤鱼1条(250g左右)，赤小豆100g，生姜1片，味精、黄酒、植物油各适量。

【制作用法】 先将鲤鱼留鳞去鳃、去内脏，洗净。赤小豆洗净，加水浸泡半小时；生姜洗净；起油锅，煎鲤鱼，加水适量，放入赤小豆、生姜、黄酒少许。先用武火煮沸，改文火焖至赤小豆熟，调入少许盐、味精即可，佐餐食用。

【功效主治】 理气和血，利尿消肿。

2. 鲤鱼冬瓜羹(《太平圣惠方》)*

【配料】 鲤鱼500g，冬瓜200g，葱白适量。

【制作用法】 将冬瓜去皮、去瓤，洗净，切成片；葱、姜洗净，葱切段，姜切片；将鲤鱼去鳞、去鳃、去鳍、去内脏，洗净；洗净的鲤鱼下油锅煎至金黄色；锅中注入适量清水，加入冬瓜、料酒、精盐、白糖、葱、姜，同煮；煮至鱼熟瓜烂，拣去葱、姜，用胡椒粉调味即成，佐餐食用。

【功效主治】 发表通阳，利尿消肿。用于水湿浸渍之水肿。

3. 茯苓鲤鱼汤

【配料】 茯苓15g，荜茇5g，鲜鲤鱼300～500g，生姜、香菜、料酒、葱、味精、醋各适量。

【制作用法】 将鲜鲤鱼去鳞、腮，剖腹去内脏，洗净，切成3cm左右的小块；将葱、生姜洗净，拍破。将荜茇、茯苓、鲤鱼、葱、生姜置砂锅内，加水适量，放在武火上烧开，移文火上炖熬约40分钟。加入香菜、料酒、味精、醋即成。酌量食鱼、喝汤，单食或佐膳均可。

【功效主治】 健脾益气、利水消肿。可对慢性肾炎所引起的肢体水肿进行辅助调理。

4. 豇豆粥

【配料】 豇豆100g，粳米100g，清水1000g。

【制作用法】 将豇豆浸泡发胀与粳米分别淘洗干净，放入锅内，加清水，上火烧开后转用小火熬煮，直至米、豆烂熟成粥即可。

【功效主治】补肾健脾，生津止渴，渗湿利尿。

5. **鲫鱼羹(《圣济总录》)**

【配料】大鲫鱼 500g，大蒜 1 头，胡椒 3g，陈皮 3g，缩砂仁 3g，荜茇 3g。

【制作用法】将鲫鱼去鳞，剖腹去内脏，洗净。将蒜、胡椒、陈皮、砂仁、荜茇等放入鱼肚，入锅中加适量水，武火煮开后，移文火上煨熟成羹，以适量葱酱调味食。

【功效主治】健脾利湿，温中下气。对脾胃虚弱、水肿、溃疡、气管炎、哮喘、糖尿病有很好的滋补食疗作用。

6. **丝瓜花鲫鱼汤**

【配料】鲜丝瓜花 25g，鲫鱼 75g，香菜 3g，樱桃 10g，葱白 3g，姜 2g，盐少许，味精、料酒、胡椒粉适量，鸡汤 1 大碗。

【制作用法】将鲫鱼刮鳞、去腮、去内脏，洗净，加盐、料酒、胡椒粉、味精腌制片刻。起锅放食油，烧至八成熟时，把鱼下入煎炸。把炸好的鱼置砂锅内，加上葱白、姜片、料酒、盐、鸡汤，用武火煮沸，后改文火慢煨，拣去葱白、姜片，再加入味精、丝瓜花、樱桃、香菜，煮滚 2 分钟，起锅后撒上胡椒粉即成，佐餐食用。

【功效主治】运脾利水，利尿消肿。

(三)脾阳虚衰

临床表现　身肿，以腰以下为甚，按之陷不易恢复，脘闷腹胀，食少便稀，面色萎黄，神疲肢倦，小便短少，舌质淡，苔白滑，脉沉缓。

食治原则　温健脾阳，以利水湿。

药膳配方

1. **薏苡仁粥(《本草纲目》)**

【配料】薏苡仁 50g，粳米 100g。

【制作用法】将薏苡仁捣碎，粳米淘洗同入煲内，加水适量，共煮为粥。每日 1～2 次。

【功效主治】健脾益气，利水退肿。

2. **蚕豆煮牛肉**

【配料】蚕豆 150g，牛肉 150g，盐 3g，料酒 10g。

【制作用法】将牛肉洗净，切成小块。将牛肉放入砂锅中，加水适量，煮沸，打去浮沫，加入蚕豆、精盐、料酒。砂锅改中火煨炖，至牛肉熟烂即可，食肉喝汤，佐膳食。

【功效主治】健脾养血，利水消肿。

(四)肾阳衰微

临床表现　面浮身肿，腰以下为甚，按之凹陷不易恢复，腰部冷痛酸重，尿量减少，四肢厥冷，畏寒神倦，面色㿠白或灰暗，舌质淡胖，苔白，脉沉细或沉迟。

食治原则　温肾助阳，化气行水。

药膳配方

1. **乌豆圆肉大枣汤**

【配料】乌豆(黑豆)50g,桂圆肉 15g,红枣 50g。

【制作用法】上述 3 味,用清水 3 碗,煎至 2 碗,分早晚 2 次服用。

【功效主治】健脾补肾,养血利水,是老人冬季进补的佳品。用以治疗血虚心悸,阴虚盗汗,肾虚足肿等症。

2. **黑豆鲤鱼汤**

【配料】黑豆 60g,鲜鲤鱼 1 条。

【制作用法】将鲤鱼去鳞、腮及肠脏,洗净,黑豆淘洗干净,把全部用料入锅,加清水适量,武火煮沸后,文火煮至黑豆烂。随量饮汤食肉。

【功效主治】补肾利水。

3. **芪烧活鱼**

【配料】黄芪 10g,党参 6g,活鲤鱼 1 条(约 750g),水发香菇 15g,冬笋片 15g,白糖、料酒、食盐、酱油、葱、蒜、味精、水豆粉、姜汁、花生油、猪油、清汤各适量。

【制作用法】将活鲤鱼除去鳞、腮和内脏,洗净,在鱼身上斜刀切成十字花刀;黄芪、党参切成厚片,香菇切成对开;姜、葱、蒜洗净后备用。将炒锅置武火上,放入花生油,烧六成熟,下鲤鱼,炸成金黄色,捞出去油。将炒锅置火上,放入猪油、白糖,炒成枣红色时,下炸好的鲤鱼,同时下黄芪、党参,经烧开后,移文火上煨,待汤汁已浓,鱼已熟透,将鱼捞出,放在盆内,除去黄芪片、党参,再把笋片、香菇放入汤勺内,调入味精,烧开后,撇去油沫,用水豆粉勾芡,淋上猪油,浇在鲤鱼上面即成。

【功效主治】温补肾阳,利水清肿。

第十四节　血　证

凡由多种原因引起火热熏灼或气虚不摄,致使血液不循常道,或上溢于口鼻诸窍,或下泄于前后二阴,或渗出肌肤之外的病症统称为血证。

各种急、慢性疾病引起的出血,包括某些系统的疾病(如消化、呼吸、泌尿系统疾病等)有出血症状者,以及血液系统的原发性血小板减少性紫癜、过敏性紫癜和其他出血性疾病,可参考本节有关内容治疗。

一、药膳原则

(1)血证的治疗多以治火、治气和治血为基本原则。治疗中要辨清失血证的发病原因和出血部位,选择恰当的方药。

(2)本病宜食用有养血止血、凉血清热之功的食品,如花生、红枣、桂圆、核桃仁、扁豆、茄子等。

(3)忌食辛辣动火的食物,以免加重出血。

二、辨证施膳

(一)咳血

咳血为肺络受伤，血经气道咳嗽而出的病症。

※燥热伤肺

临床表现　喉痒咳嗽，痰中带血；鼻燥口干，或有身热；舌质红，少津，苔薄黄，脉数。

食治原则　清热润肺，宁络止血。

药膳配方

1. 百合粥(《本草纲目》)

【配料】干百合30g(鲜者加倍)，粳米100g。

【制作用法】干百合研粉和粳米煮粥，加冰糖适量，早晚服食。

【功效主治】百合清热润肺，宁心安神。适用于肺热咳血。

2. 银耳粥(《鬼遗方》)

【配料】银耳10g，粳米100g，大枣5个。

【制作用法】将银耳洗净泡4小时，粳米、大枣先下锅，水沸后加银耳及适量冰糖同煮成粥，早晚食用。

【功效主治】滋阴润肺，养胃生津。可治肺热干咳痰中带血。

※阴虚肺热

临床表现　时时咳嗽，咳痰带血；面热心烦，口干咽燥，潮热盗汗；舌红，少苔，脉细数。

食治原则　滋阴润肺，降火止血。

药膳配方

1. 白及肺(《喉科心法》)

【配料】猪肺250g，白及30g。

【制作用法】将猪肺挑去筋膜，洗净，与白及同入锅内加酒少许煮熟。食肺饮汤，或稍加盐调味，佐餐食用。

【功效主治】补肺止血。本方长于补虚收敛，肺部咳血之证不宜早用。

2. 黍米阿胶粥(《寿亲养老新书》)

【配料】黍米(净淘)100g，阿胶30g。

【制作用法】黍米淘洗干净，入煲内，加水煮粥，临熟时下阿胶末，使烊化后，搅拌均匀即得。每日1剂，分2次于空腹时食之，可服至病愈。

【功效主治】益气养阴，润肺止血。适用于阴虚肺热咳血。

(二)吐血

吐血即血从口而出，其血多来源于胃及食道，属胃之疾患。

※胃中积热

临床表现　胃脘灼热作痛，吐血色红或紫黯，常夹有黏液或食物残渣；口臭，便秘，大便色黑；舌红，苔黄，脉滑数。

食治原则 清胃泻火，凉血止血。

药膳配方

1. 血余藕片饮

【配料】 血余炭 75g，干藕片 150g。

【制作用法】 将血余炭、干藕片加水适量，煎煮 2 次，每次约 1 小时，将 2 次煎液合并过滤，文火浓缩至 100ml。每次服 10ml，每日 2 次，重证可加量，必要时每 4 小时服 1 次，直至出血停止。

【功效主治】 收涩止血，可以广泛用于各种失血证。

2. 桑耳粥（《养老奉亲书》）

【配料】 桑耳（水发）60g，粳米 100g。

【制作用法】 先将桑耳放入沙罐，加清水适量，煎煮至熟烂，捞去桑耳，下米煮至粥稠即可。每日 1 剂，分 2 次于空腹时食用。

【功效主治】 清热、止血凉血。

※气虚血溢

临床表现 吐血缠绵不止，时轻时重，血色暗淡；神疲乏力，心悸气短，面色苍白；舌质淡，脉细弱。

食治原则 益气摄血，健脾养心。

药膳配方

1. 鲫鱼当归散（《本草纲目》）

【配料】 活鲫鱼 1 尾，当归身 10g，血竭、乳香各 3g，黄酒适量。

【制作用法】 活鲫鱼去内脏留鱼鳞，以当归、血竭、乳香纳鱼腹中；以净水和泥包裹鱼身，烧黄，去泥，研粉。每服 3g，温黄酒送服。

【功效主治】 止血、祛瘀生新。适用于脾虚血症。

2. 归脾麦片粥

【配料】 党参、黄芪各 15g，当归、枣仁、甘草各 10g，丹参 12g，桂枝 5g，麦片 60g，桂圆肉 20g，大枣 5 个。

【制作用法】 党参、黄芪、当归、枣仁、甘草、丹参、桂枝上述七味，先以清水浸泡 1 小时。捞出加水 1000ml，煎汁去渣，入麦片、桂圆肉、大枣，共煮为粥，每日 2 次。

【功效主治】 健脾养心，益气补血。适用于脾虚血症。

（三）便血

便血是因脉络受损，血随大便而下的病症。

※肠道湿热

临床表现 便血色红，大便不畅或稀溏，或有腹痛，口苦；舌质红，苔黄腻，脉濡数。

食治原则 清化湿热，凉血止血。

药膳配方

1. 槐叶茶（《食医心镜》）

【配料】 嫩槐叶 15g（鲜品 30g）。

【制作用法】嫩槐叶开水煮熟，晒干。适量开水浸泡，代茶饮。

【功效主治】泻火清肠，凉血止血。

2. **鲜藕柏叶汁**

【配料】鲜藕 250g，生侧柏叶 60g。

【制作用法】将鲜藕洗净，去皮，切成 2mm 厚的片，生侧柏叶捣汁，放入砂锅内，加水适量。将放藕片的砂锅置武火上烧沸，用文火熬煮 20～30 分钟，滤去渣，将侧柏汁倒入藕汁内，搅匀，装入罐内即成。每日 1 剂，1 日 4 次，3～5 日为 1 疗程。

【功效主治】清热散瘀、凉血止血。

※脾胃虚寒

临床表现　便血紫黯，甚则黑色，腹部隐痛，喜热饮；面色不华，神倦懒言，便溏；舌质淡，脉细。

食治原则　健脾温中，养血止血。

药膳配方

1. **大枣阿胶粥(《寿世青编》)**

【配料】阿胶 15g，大枣 10 个，糯米 100g。

【制作用法】大枣去核与糯米煮粥，待熟时加入捣碎的阿胶，稍煮，搅拌烊化即成。每日早晚餐温热服食。

【功效主治】养血止血，补中益气。感受外邪或体内有热时不宜服用。

2. **木耳粥(《鬼遗方》)**

【配料】黑木耳 30g，粳米 100g，大枣 5 个。

【制作用法】黑木耳用温水浸泡约 1 小时。取粳米，大枣，加木耳、冰糖适量，同煮为粥。早晚服食。

【功效主治】益气健脾，养血止血。风寒感冒咳嗽者忌服。

(四)尿血

血尿为小便中混有血液，甚或伴有血块的病症。

※下焦热盛

临床表现　小便黄赤灼热，尿血鲜红；心烦口渴，面赤口疮，夜寐不安；舌质红，脉数。

食治原则　清热泻火，凉血止血。

药膳配方

1. **灯心草柿饼汤(《本草纲目》)**

【配料】灯心草 6g，柿饼 2 个。

【制作用法】灯心草和柿饼加水 300ml 煎煮，煎剩 100ml 时，加白砂糖适量，温服，柿饼也可食，每日 2 次。

【功效主治】清热利尿，止血消炎，治疗血尿有显效。糖尿病患者不宜用。

2. **加味滑石粥(《食疗百味》)**

【配料】滑石 20～30g，小蓟 10g，粳米 100g。

【制作用法】先将滑石用布包，与小蓟同入砂锅内煎煮。留汁去渣，煎液与粳米同煮为粥。即成。分早、晚2次服食。

【功效主治】利尿通淋，凉血止血。长于清膀胱湿热而通利水道。对血热妄行所致的尿血、血淋最为适宜。

※气血亏虚

临床表现　久病尿血，食少，体倦乏力，气短声低；血色淡红，面色不华，腰酸耳鸣；舌淡，脉弱。

食治原则　益气摄血，益肾固精。

药膳配方

1. 苎麻粥(《寿亲养老新书》)

【配料】生苎麻根30g，白糯米100g，大麦面50g，陈皮5g。

【制作用法】生苎麻根、白糯米、大麦面、陈皮同煮为稀稠粥，熟后入盐少许，空腹热食。

【功效主治】凉血止血，补肾固冲。本方适宜脾肾不足之各种失血证。

2. 芡实海蛎粥

【配料】海蛎250g，芡实120g。

【制作用法】将海蛎壳加水放陶瓷罐内，炖3小时取汁，入海蛎肉与芡实，再加适量水煮成粥即可，佐餐食用。

【功效主治】健脾益气，固肾止血。

3. 羊蜜膏(《饮膳正要》)

【配料】生地黄汁200g，熟羊脂、熟羊髓、白蜂蜜各250g，生姜汁25g。

【制作用法】将锅置武火上，倒入熟羊脂熬开，先后分别下熟羊髓、白蜂蜜、地黄汁、生姜汁，依次逐个烧开，并不断搅拌。改用文火煎熬，至膏呈黏状时停火，稍晾后，盛入瓷罐中备用。每日空腹温酒冲服1汤匙，也可作成粥食。

【功效主治】补髓填精。主治肾精亏损之脊痛、足酸软无力，以及再生障碍性贫血等。

【使用注意】本膳不仅能治肾搞亏损、贫血，还能治肺痞咳嗽，骨蒸劳热。

(五)紫斑

紫斑为血液溢出肌肤之间，皮肤表现青紫斑点或斑块的病症。

※血热妄行

临床表现　皮肤出现青紫斑点或斑块，或伴有鼻衄、齿衄、便血、尿血，或有发热，口渴，便秘，舌红，苔黄，脉弦数。

食治原则　清热解毒，凉血止血。

药膳配方

1. 豆腐石膏汤

【配料】生石膏50g，豆腐200g，食盐。

【制作用法】生石膏、豆腐，加水500ml，煮1小时，用少许食盐调味，饮汤食豆腐。

【功效主治】清肺热而降胃火。无实热者忌用。

2. 藕柏饮

【配料】生藕节 500g，侧柏叶 100g。

【制作用法】生藕节、侧柏叶共捣烂如泥，绞榨取汁，用温开水兑服，每日 1 剂，分 3～4 次服。

【功效主治】凉血止血，消瘀化斑。

※阴虚火旺

临床表现　皮肤出现青紫斑点或斑块，时发时止，常伴鼻衄、齿衄或月经过多，颧红，心烦，口渴，手足心热，或有潮热，舌质红，苔少，脉细数。

食治原则　滋阴降火，宁络止血。

药膳配方

1. 二鲜饮（《医学衷中参西录》）

【配料】鲜茅根 150g，鲜藕 200g。

【制作用法】鲜茅根切碎，鲜藕切片煮汁常饮，每日 2～3 次。

【功效主治】滋阴降火，化瘀止血。

2. 龟肉百合红枣汤

【配料】龟肉 250g，百合 50g，红枣 30g。

【制作用法】将龟肉、百合、红枣一起放入砂锅中，加水适量，先用武火煮沸，后用文火炖至龟肉熟烂即可。分 2～3 次服食。

【功效主治】滋阴润燥，养血安神。

3. 五鲜汁

【配料】鲜生地、鲜茅根、鲜藕节、鲜西瓜皮、鲜梨各 30g。

【制作用法】鲜生地、鲜茅根、鲜藕节、鲜西瓜皮、鲜梨加多量水煎汤取汁代茶，频频饮服，每日 1 剂。

【功效主治】清热凉血止血，消瘀化斑。可用于紫癜。

※气不摄血

临床表现　反复发生肌衄，久病不愈；神疲乏力，头晕目眩，面色苍白或萎黄，食欲不振；舌质淡，脉细弱。

食治原则　补气摄血。

药膳配方

1. 三七蒸蛋（《同寿录》）

【配料】三七末 3g，藕汁 1 小杯，鸡蛋 1 个。

【制作用法】将蛋打开，与三七末、藕汁混匀。隔水炖熟食，每日 1～2 次。

【功效主治】止血化瘀，益气养血。本方主治气血不足，失血而兼瘀滞之证。

2. 鱼鳔膏

【配料】黄花鱼鳔 120g。

【制作用法】黄花鱼鳔加水后用文火钝 12 小时，炖时经常搅拌，直至鱼鳔全部溶化即成，待凉后分为8份，每日服2次，每次服1份（服时需再加热）。

【功效主治】和胃止血益肾补虚，用于气不摄血之紫癜有一定疗效。

第十五节　虚　劳

虚劳是以神疲体倦，心悸气短，面容憔悴，自汗盗汗，或五心烦热，或畏寒肢冷，脉虚无力等慢性虚弱性证侯为特征的病证，是人体由于多种因素逐渐积累，形体亏损，功能虚衰而致。

西医中各个系统的多种慢性或消耗性疾病，如内分泌功能紊乱、造血功能障碍、营养缺乏、代谢紊乱、恶性肿瘤后期、自身免疫功能低下以及各系统器官功能衰退等为主要临床表现的病症，均可参考本节有关内容治疗。

一、药膳原则

（1）虚劳以补虚为基本原则，根据气血阴阳亏虚及病损脏腑不同，分别采用益气、养血、滋阴、温阳治疗方药进行补益。气虚宜选补气之品，如山药、大枣、牛肉；血虚宜选补血之品，如菠菜、猪肉、龙眼；阴虚宜选滋阴之品，如梨、银耳、甲鱼等；阳虚宜选助阳之品，如羊肉、韭菜、海虾等。

（2）虚劳患者常脾胃虚弱，食欲不振，饮食不可过于滋腻，忌油腻黏滞之物、辛辣燥热之品。

（3）虚劳患者，易感外邪，平素可选用补气药膳预防。在患外感疾病时，应停用补益膳食，以免闭门留寇。不宜服食萝卜、莱菔子等散气之品。

二、辨证施膳

（一）肺肾气虚

临床表现　呼吸浅短难续，呼多吸少，动则尤甚；神疲乏力，腰膝酸软，小便频数而清，白带清稀，声低气怯，畏风自汗，易于感冒；舌质淡，脉沉弱。

食治原则　补肺益肾，培元纳气。

药膳配方

1. 羊肺羊肉汤（《食医心鉴》）

【配料】羊肉200g，羊肺150g，食盐、味精适量。

【制作用法】将羊肺、羊肉洗净切块，水适量，煮汤。加食盐、味精调味服食。

【功效主治】补中益气，温肾壮阳。

2. 白果莲肉粥

【配料】白果10g，莲肉15g，乌骨鸡肉50g，糯米100g。

【制作用法】乌鸡宰杀去毛及内脏，洗净，白果、莲肉研末，放入鸡腹内，与淘洗干净的糯米一起放入锅内，加水适量煮粥，至米熟肉烂即可。空腹食用，每日2次。

【功效主治】温补脾肾。为补益肺肾之方。

3. **冬虫夏草炖老鸭**

【配料】 雄鸭1只，冬虫夏草15g，食盐、味精适量。

【制作用法】 每次用雄鸭1只，去毛和内脏，将冬虫草放入鸭腹内，加水适量，放锅内隔水炖熟，调味服食。

【功效主治】 补虚损，益精气。有表邪者忌用。阴虚阳亢者慎用。

（二）心脾气血虚

临床表现　心悸气短，劳则尤甚；彻夜难眠，食少腹胀，神疲倦怠乏力，大便溏薄，面色萎黄，健忘；舌淡苔薄，脉细弱。

食治原则　健脾养心，益气补血。

药膳配方

1. **益脾饼(《医学衷中参西录》)**

【配料】 白术30g，干姜6g，红枣250g，鸡内金15g，面粉500g，菜油、食盐各适量。

【制作用法】 将白术、干姜用纱布包成药包，放入锅内，下红枣，加1000ml水，先用武火烧沸，后用文火熬煮1小时左右。除去药包和枣核，并将枣肉捣为泥状。将鸡内金碎成细粉，与面粉枣泥和匀，加适量水，和成面团。将面团分成若干小团，做成薄饼，用文火烙熟即成。

【功效主治】 养心健脾，补益气血。

2. **煨藕汤(《随息居饮食谱》)**

【配料】 莲藕500g。

【制作用法】 将莲藕洗净切块，加水适量，放入锅内，先武火煮开后改文火炖熟烂即可。佐餐食用。

【功效主治】 健脾养心，益气补血。可用于心脾气血亏虚之虚劳。

3. **薯蓣拨粥(《神巧万全方》)**

【配料】 生薯蓣(或用干淮山药磨粉)150g，白面粉80g，葱、生姜、红糖各适量。

【制作用法】 将生薯蓣洗净、去皮、捣烂，加小麦面，调入冷水，煮做粥糊；将熟时加入葱、生姜、红糖，稍煮一二沸即可。以粥代餐，空腹时随量食用。

【功效主治】 补脾健运，养心安神。

4. **包罗万象什锦包子** *

【配料】 面粉500g，面肥25g，碱面5g，枣泥50g，百合50g，橘饼50g，龙眼肉50g，葡萄干50g，荔枝肉50g，红果肉25g，青梅15g。

【制作用法】 将面加面肥、水、碱面，和成面团，待面发好备用，然后把所有的馅料搅拌均匀，即可开始制作成什锦包子，佐餐食用。

【功效主治】 健脾养胃，益气补血，宁心安神。可用于心脾气血亏虚之虚劳。

(三)肝血虚

临床表现 头晕,目眩,胁痛,肢体麻木,筋脉拘急;或惊惕,肉瞤,妇女月经不调甚至闭经,面色不华;舌质淡,脉弦细。

食治原则 养血补肝。

药膳配方

1. **归参炖母鸡(《乾坤生意》)**

【配料】 当归15g,党参15g,母鸡1只,葱、生姜、料酒、食盐各适量。

【制作用法】 将母鸡宰杀后,去毛和内脏,洗净。将当归、党参放入鸡腹内,置砂锅中加入葱、生姜、料酒、食盐、清水各适量。将砂锅置武火上烧沸,改用文火煨炖,至鸡肉熟软。酌量食用。

【功效主治】 益气补血、调经补虚。

2. **菠菜猪肝汤**

【配料】 菠菜30g,猪肝100g,生姜、葱白、熟猪油、食盐、豆粉等各适量。

【制作用法】 将菠菜洗净,在沸水中烫片刻,去掉涩味,切段;鲜猪肝切成薄片,与食盐、水豆粉拌匀;将清汤(肉汤、鸡汤均可)烧沸,加入生姜丝、葱白、猪油等,煮沸数分钟后,再放入备用的猪肝片及菠菜,至猪肝片、菠菜煮熟即可,佐餐食用。

【功效主治】 补血养肝。

(四)肺阴虚

临床表现 干咳,咽燥,甚或失音,咯血;潮热盗汗,面色潮红;舌红少津,脉细数。

食治原则 养阴润肺。

药膳配方

1. **川贝梨子猪肺汤**

【配料】 川贝母10g,雪梨2个,猪肺250g,冰糖少许。

【制作用法】 先将雪梨削去外皮,切成块。猪肺切成片状,用手挤去泡沫、洗净,与川贝母一并放入砂锅内。加冰糖少许,清水适量,慢火熬煮3小时后即成。

【功效主治】 祛痰,润肺,补肺。

2. **玉竹沙参焖老鸭**

【配料】 玉竹50g,沙参50g,老鸭1只,葱、生姜、料酒、食盐各适量。

【制作用法】 将老鸭宰杀后,去毛和内脏,洗净,与玉竹、沙参同置砂锅(或瓷锅)内,加水适量;将锅置于武火上烧沸,再用文火焖煮1小时以上,使鸭肉熟烂,放入调料即可。佐餐食用,食鸭饮汤。

【功效主治】 补虚损、滋阴液、润肺燥、止咳嗽。本方用药偏于寒凉柔润,故肺寒痰湿咳嗽、舌苔厚腻或脾虚腹胀便溏者忌用。

（五）肝肾阴虚

临床表现　头痛，眩晕，耳鸣，目干畏光，视物不明；急躁易怒，或肢体麻木，筋惕肉瞤；腰酸，遗精，面潮红；舌干红，脉沉细数。

食治原则　滋补肝肾，养阴清热。

药膳配方

1. **干贝猪肉汤**

【配料】干贝 50g，猪瘦肉 200g，食盐适量。

【制作用法】将干贝洗净，猪肉切片，一同放入锅内，加水适量，先武火烧开，改用文火炖烂，加盐调味即可。佐餐食用。

【功效主治】滋补肝肾，滋阴清热。

2. **何首乌爆鸡**

【配料】何首乌 30g，母鸡 1 只，精盐、姜、黄酒各适量。

【制作用法】将何首乌研成细末备用。母鸡宰杀后去毛去内脏，洗净，何首乌粉用白布包裹后纳入鸡腹内，放锅内，加适量水炖熟。取出鸡腹内何首乌袋。加精盐、生姜、料酒适量即成。食肉喝汤，每日 2 次。

【功效主治】补肝养血，滋肾益精。

3. **仙人养肝羹(《养老奉亲书》)**

【配料】羊肝 1 具，羊脊肉 100g，枸杞根 50g，淀粉、葱白、食盐、味精各适量。

【制作用法】将枸杞根放入砂锅，加水适量，煎取汁液 3 次，共约 2000ml，去渣；将羊肝、羊肉洗净，去筋膜，剁细茸，倒入砂锅，煮沸，去浮沫，煮至肝熟肉烂，下水淀粉调匀成羹，其后再下葱白、盐、味精调味至鲜。食肝喝汤。

【功效主治】滋阴补血，养肝补肾。

（六）脾肾阳虚

临床表现　畏寒肢冷，腰膝酸冷，脘腹冷痛，五更泄泻；小便不利，神倦嗜卧，面浮肢肿；舌质淡或紫暗，脉细弱或沉迟。

食治原则　温补脾肾，化饮利水。

药膳配方

1. **羊脊骨汤(《太平圣惠方》)**

【配料】羊脊骨(连尾)1 条，肉苁蓉 15g，菟丝子 15g，葱、姜、盐适量。

【制作用法】将羊脊骨砍成块；肉苁蓉酒浸 1 宿，刮去皮；菟丝子酒浸 3 日，晒干捣末。用水适量，放入羊脊与苁蓉同炖至熟透，调入菟丝子末及调味品，空腹食之。

【功效主治】温肾补虚，固精止泻。本方用于脾肾阳虚型虚劳。用治脾虚久泻，宜减去润肠之苁蓉。

2. **鹿头蹄汤(《饮膳正要》)**

【配料】鹿头 1 只，鹿蹄 2 只，生姜、八角、茴香、胡椒、食盐各适量。

【制作用法】鹿头、鹿蹄去毛，洗净备用，锅内加水烧开，放鹿头、鹿蹄焯一下。再加清水放入鹿头、鹿蹄、生姜、八角、茴香等，用武火烧沸后，捞去浮沫，用文火熬至鹿头、鹿蹄熟烂，取出鹿头、鹿蹄拆肉后切成条，放入汤中，烧沸后加盐、胡椒粉调味即可。

【功效主治】 滋补脾肾，温中壮阳。适用于脾肾阳虚型虚劳证。

3. **阳春白雪糕(《寿世保元》)**

【配料】 白茯苓(去皮)、芡实仁、莲子肉(去心、皮)、淮山药各120g，陈仓米、糯米各500g，白砂糖100g。

【制作用法】 白茯苓、芡实仁、莲子肉、淮山药共为细末，与淘洗干净的陈仓米、糯米拌和，并用纱布袋盛甑内；蒸至极熟取出，加入白砂糖搅匀，揉作一块，用小木印印制成饼，晒干收贮。随餐食用。

【功效主治】 健脾益气，补肾固精。

第十六节　腰　痛

腰痛是指以腰部一侧或两侧或正中出现疼痛为主要症状的一类疾病，因外感、内伤或挫闪导致腰部气血运行不畅，或失于濡养所致。

西医学的骨质疏松症、腰肌纤维炎、强直性脊柱炎、腰椎间盘病变、腰肌劳损、腰椎骨质增生等以腰痛为主要症状者，可参考本节内容治疗。

一、药膳原则

(1)实证以泻实为主，有活血化瘀，散寒除湿，清泻湿热等法；虚者以补肝肾、强腰脊、健脾气为主，兼调气血。

(2)饮食宜清淡，少盐；忌烟酒，辛辣、腥膻之品。

二、辨证施膳

(一)寒湿腰痛

临床表现　腰部冷痛重着，转侧不利，遇阴雨天或腰部感寒后加重，得热则舒，体倦乏力，食少腹胀，舌淡，苔白腻，脉沉紧或沉而迟缓。

食治原则　祛风散寒，除湿通络。

药膳配方

1. **桂浆粥**

【配料】 肉桂3g，粳米50g，红糖适量。

【制作用法】 将肉桂研成细末，备用。粳米煮粥，待粥熟时，放入肉桂末、红糖，再煮1～2沸即成。趁热空腹服下，以3～5日为1个疗程。有效则再服1～2疗程。早晚温热服食。

【功效主治】 温阳暖胃，散寒止痛。热证及阴虚火旺者禁用。

2. **川乌粥(《普济本事方》)**

【配料】 制川乌10g，姜汁15滴，粳米50g，蜂蜜30g。

【制作用法】 先将制川乌与蜂蜜入砂锅中，加冷水足量(一次宜多，以后若水熬干了，则不宜加冷水，宜加沸水），先用武火煮沸，再用文火煎煮 2 小时以上，取药汁约 200ml，备用。粳米煮粥，待粥刚熟，即加入药汁、姜汁，再煮 1～2 沸即可。宜多次分服。

【功效主治】 散寒除湿，通利关节，温经止痛。热证疼痛及孕妇忌服。

3. 蛇肉汤（《民间验方》）

【配料】 乌梢蛇肉 100g，胡椒粉 2g。

【制作用法】 将乌梢蛇剖去肚腹，去鳞皮，去头尾，用净肉（可带骨刺），加水适量，放入沙罐内，先武火煮沸，再文火煨炖，直至烂熟。熟后，吃时在汤内加入胡椒粉少许。可间日或 3～5 日服食 1 次。10 次为 1 个疗程。

【功效主治】 祛风除湿，活络止痛。治疗风湿关节炎有良好的效果。

4. 五加皮糯米酒

【配料】 五加皮 50～100g，糯米 500～1000g。

【制作用法】 将五加皮洗净，加水泡透煎煮，每 30 分钟煮液 1 次，共煮取 2 次；再将煎液与糯米煮饭，待冷加酒适量，发酵成为酒醇，每天随意佐餐饮用。

【功效主治】 温阳益气。

（二）肾虚腰痛

临床表现 　腰痛以酸软为主，喜按喜揉，腰膝无力，遇劳更甚，卧则减轻，常反复发作。偏阳虚者，腰部绵绵作痛，酸软无力，缠绵不愈，局部发凉，喜温喜按，息轻劳甚，面色㿠白，手足不温；舌淡，脉沉细无力。偏阴虚者，则心烦，失眠，口燥咽干，面色潮红，手足心热，舌红少苔，脉弦细数。

食治原则 　偏阳虚者则温补肾阳，偏阴虚者宜滋补肾阴。

药膳配方

1. 枸杞羊肾粥（《饮膳正要》）

【配料】 枸杞子 30g，羊肉 60g，羊肾 1 个，粳米 60g，葱白 2 茎，盐适量。

【制作用法】 将新鲜羊肾剖开，去内筋膜，洗净，切细；羊肉洗净切碎；羊肾、羊肉、粳米、枸杞子、葱白一起煮粥。待粥成后，入盐少许，稍煮即可。

【功效主治】 益肾补虚，温中暖下。为肾虚食养之要方，亦可去粳米炖汤，注意外感发热，阴虚内热、痰火壅盛者忌食。

2. 羊脊骨羹（《饮膳正要》）

【配料】 羊脊骨 1 具，肉苁蓉 30g，草果 3 个，荜拔 6g，葱白适量。

【制作用法】 先将羊脊骨洗净、剁成小块，煮熟捞去羊骨，与肉苁蓉、草果、荜拔共熬成汁，加入适量葱白、调料，制成羹汤，佐餐食用。

【功效主治】 温补肾阳，通经止痛。

3. 甲鱼补肾汤

【配料】 甲鱼 1 只，枸杞子 30g，淮山药 30g，女贞子 15g，熟地 15g。

【制作用法】 将甲鱼去肠杂及夹爪，洗净，与诸药共煮至肉熟，弃药调味，食肉饮汤。

【功效主治】 滋补肝肾。脾胃虚寒，便溏食少者忌服。

4. 枸杞粥(《本草纲目》)

【配料】枸杞叶30g,枸杞子20g,糯米50g,白糖适量。

【制作用法】枸杞叶洗净后用水稍泡,枸杞子去杂质后泡发。先以糯米和枸杞叶加水如常法煮粥,待粥半熟时加入枸杞子,煮熟后加入适量白糖调匀。早晚服食。

【功效主治】补肾益精,养肝明目。可用于肝肾不足的腰膝酸痛。

(三)瘀血腰痛

临床表现 腰部如刺,痛处固定,或胀痛,日轻夜重,或持续不解,甚则不能转侧,痛处拒按,面晦唇暗,舌质暗紫,脉多弦涩或细数。

食治原则 活血化瘀,行气止痛。

药膳配方

1. 当归牛尾汤

【配料】当归30g,牛尾1条。

【制作用法】当归用布包好,备用。牛尾洗净,切成段,放入锅内,加清水,武火煮开,加入当归,改用文火,煮至牛尾烂熟后,以食盐调味。

【功效主治】活血壮腰健骨。

2. 山楂糯米粥(《济众新编》)

【配料】山楂30g,桂皮3g,糯米100g。

【制作用法】将山楂去核与桂皮一起研末,糯米淘净,一起放入锅内,加水适量,武火煮开,改用文火米煮烂即可。每日2次,早晚服。

【功效主治】活血化瘀,止痛。适用于血瘀腰痛的治疗。

(四)湿热腰痛

临床表现 腰部重着而热痛,暑湿阴雨天气症状加重,活动后或可减轻;或见口苦烦热,不多饮,小便短赤;苔黄腻,脉濡数或弦数。

食治原则 清热利湿,舒筋止痛。

药膳配方

1. 丝瓜粥

【配料】丝瓜50g,粳米100g。

【制作用法】丝瓜50g,粳米100g。先用米煮粥,粥将熟时加入丝瓜小段,煮熟后,稍凉食用。每日2次。

【功效主治】清热利湿,通络止痛。可作为腰痛患者的辅助治疗食品。

2. 薏苡仁酒(《本草纲目》)

【配料】薏苡仁2500g,曲、米适量。

【制作用法】将薏苡仁研粉,同适量曲、米按常法酿酒。放入洁净玻璃器皿里贮藏,每晚临睡前饮1小盅。

【功效主治】清热利湿,舒筋止痛。

3. 竹叶苡仁粥

【配料】淡竹叶 10g，薏苡仁 5g，滑石 15g，山药粉 8g，白糖适量。

【制作用法】将淡竹叶、薏苡仁、滑石加水煮 30 分钟后去渣取汁，然后将山药粉冷水浸泡，放入锅内与药汁同煮烂成糊，加入白糖适量即可。日 2 次温服。

【功效主治】清热利湿，通络止痛。

第十三章 常见妇科疾病的食疗

第一节 痛 经

痛经是以在经期或经行前后小腹疼痛，或痛引腰骶，甚至剧痛晕厥，并随着月经周期发作为特征的一种病证。发生本病的原因主要是肾气亏虚、气血虚弱而致精亏血少，血虚不足以载气，气虚不足以行血，胞宫失于濡养，所致的虚证；或因气滞血瘀、寒凝血瘀、湿热蕴结而致胞宫气血瘀滞，经血运行不畅，形成的实证。

西医学的子宫发育不良、子宫颈管狭窄、膜样痛经、盆腔炎、子宫内膜异位症等疾病所引起的痛经，可参考本节有关内容治疗。

一、药膳原则

(1)痛经多因气血运行不畅所致，食疗当以调理冲任气血为其基本原则。

(2)饮食宜温热性食物。痛经者在月经来潮 3～5 日内饮食以清淡、宜消化为主，可食用补血活血的食物。月经期应少食多餐，保持大便通畅。

(3)本病补虚应滋养适宜，过食滋腻则滞中伤脾，阻遏气机；泻实不可过于辛热、寒凉，以防伤阴、损阳之弊。行经期忌生冷，不宜酸性食物及调味品，以免敛滞血行。

二、辨证施膳

(一)气滞血瘀型

临床表现 经前或经期，小腹胀痛拒按，胸胁、乳房胀痛，经行不畅，经色紫黯有块，块下痛减，舌紫黯，或有瘀点，脉弦或弦涩有力。

食治原则 活血化瘀，调气通经。

药膳配方

1. 玫瑰花茶(《本草纲目拾遗》)

【配料】 干玫瑰花瓣 6～10g。

【制作用法】 将花瓣放入茶盅内，用温水冲泡 1～2 分钟，将水倒掉，然后将沸水冲入玫瑰花内，加盖泡片刻即可。每日 1 剂，代茶饮，病愈后停用。

【功效主治】 疏肝解郁，通经止痛。主治湿阻气滞，脘闷恶呕，或腹痛泻痢；月经不调，瘀血肿痛。玫瑰花质轻而脆，气芳香浓郁。含有玫瑰油约 0.03%，肝胃气郁者，玫瑰花泡饮最佳。

2.月季胡核饮(《泉州本草》)

【配料】月季花 9g,胡桃仁 30g,红糖 60g,甜酒 60g。

【制作用法】月季花布包,与胡桃仁、红糖同入锅内,加水适量,煎煮 30 分钟。去月季花包,调入甜酒即可。上为 1 日量,经前 1 周炖服,连服 7 日。

【功效主治】疏肝理气,活血化瘀。主治月经不调,痛经,闭经,跌打损伤,瘰疬,痈肿疮疡。胡桃为滋补肝肾、强健筋骨的佳品,可治女子崩带诸症。本方加入红糖、甜酒活血化瘀,对气滞血瘀型痛经患者有防治作用。

3.桃仁汤(《多能鄙事》)

【配料】桃仁 10～15g,粳米 100g。

【制作用法】将桃仁捣烂如泥,加水研汁去渣,以汁煮粳米为稀粥。每日 1 剂,分 2 次空腹温食。

【功效主治】行气活血,去瘀止痛。

【使用注意】桃仁通经且兼滑肠,大便溏泻者不宜服。方中桃仁用量不可过大,否则容易中毒。

4.山楂粥

【配料】山楂 30～40g(或用鲜山楂 60g),粳米 100g,砂糖 10g。

【制作用法】先将山楂放入砂锅,煎煮 1 小时,滤渣留汁,然后加入粳米、砂糖,煮至粥成即可。每日 1 剂,分作上、下午服用。

【功效主治】健脾胃,消食积,散瘀血止痛。适用于妇女产后瘀血痛,恶露不尽,月经过期不通,痛经。

【使用注意】山楂粥酸甜,可作为上下午点心服用,不宜空腹食,以 7～10 日为 1 疗程。脾胃虚弱的患者不宜选用。

5.三七炖乳鸽(《百病食疗》)

【配料】三七 15g,黑木耳 30g,乳鸽 2 只。

【制作用法】先将三七洗净,晒干或烘干,切成片,放入纱布袋中,扎紧袋口,备用。将木耳用冷水泡发,洗净。乳鸽宰杀,洗净,控干,用精盐及酱油适量揉抹匀鸽身。锅加油烧至六成热,放入葱花、姜末爆炒出香,逐个放入乳鸽,急火爆香乳鸽,烹入料酒,加鸡汤适量,并放三七药袋及黑木耳,武火煮沸,改用小火煨炖 40 分钟,取出药袋,加精盐、红糖,拌和均匀,继续用小火煨炖至乳鸽酥烂,黑木耳稠熟,淋入麻油。佐餐食用。

【功效主治】散瘀定痛,益气养血,是治疗气滞血瘀型痛经的良方。

【使用注意】孕妇忌服。

(二)寒凝血瘀型

临床表现　经前或行经期少腹冷痛,拒按,痛剧如绞,得热痛减,经行量少,色黯夹有瘀块,恶寒肢冷,大便溏泻,舌紫黯,或有瘀点,脉弦或弦涩有力。

食治原则　温经散寒,活血止痛。

药膳配方

1. 艾叶生姜煮鸡蛋

【配料】 艾叶10g,生姜15g,鸡蛋2个,红糖适量。

【制作用法】 将艾叶、生姜与带壳鸡蛋放入适量水中煮熟后,去壳取蛋,放入水中再煮。煮好后饮汁吃蛋。

【功效主治】 温经散寒,化瘀止痛。适用于下焦虚寒所致的腹中冷痛,月经失调,胎漏下血等。

【使用注意】 凡属阴虚血热,或湿热内蕴者不宜食用。

2. 桂浆粥

【配料】 肉桂2～3g,粳米50～100g,红糖适量。

【制作用法】 将肉桂煎取浓汁去渣,再用粳米煮粥,待粥煮沸后,调入肉桂汁及红糖,同煮为粥。或用肉桂末1～2g调入粥内同煮服食。一般以3～5日为1疗程,分早晚温热服食。

【功效主治】 补阳气、暖脾胃,散寒止痛。该粥不仅具有补元阳、暖脾胃、止冷痛、通血脉之功效,而且色味俱佳,是温阳祛寒的良药。

3. 红花酒(《金匮要略》)

【配料】 红花100g,60度白酒400ml。

【制作用法】 红花放入细口瓶中,加入白酒,浸泡1周,每日振摇1次。必需时服用10ml,也可兑凉白开水10ml和加红糖适量。

【功效主治】 活血化瘀,通经散寒。治疗妇女血虚、血瘀性痛经的常用方。

【使用注意】 孕妇忌用。

4. 猪油酒蜜膏(《备急千金要方》)

【配料】 猪油100g,蜂蜜、生姜汁各100g,黄酒50ml。

【制作用法】 猪油、蜂蜜、生姜汁、黄酒,同煮沸,凉温。油混合调匀即可。每次服1汤匙,用温开水冲服,每日2次。

【功效主治】 除湿散寒,活血止痛。治疗妇女血瘀性痛经的常用方。

【使用注意】 孕妇忌服。

(三)气血两虚型

临床表现 经期或经后小腹隐痛,空坠感,月经量稀少,色淡,面色不华,神疲乏力,纳少便溏,舌质淡,脉细弱。

食治原则 益气补血,活血止痛。

药膳配方

1. 当归生姜羊肉汤(《金匮要略》)

【配料】 当归30g,生姜60g,羊肉500g。

【制作用法】 将当归、生姜洗净、切片;羊肉剔去筋膜,置沸水锅内去血水,捞出晒凉,横切成长短适度的条块。然后将羊肉条块及生姜、当归放入洗净砂锅内,掺入清水适量,用大火烧沸，打去浮沫，改用小火炖至羊肉熟烂即可，趁热服用。

【功效主治】 温经散寒、养血补虚、通经止痛。用于寒邪凝滞脘腹，经脉阻滞，气滞不通而致腹寒痛。

【使用注意】 本方为温补散寒之剂，凡阳热证、阴虚证、湿热证等不宜服用。

2. 乌鸡良姜汤(《备急千金要方》)

【配料】 雄乌鸡 1 只，陈皮、高良姜各 3g，胡椒 6g，草果 2 个，食盐少许。

【制作用法】 将乌鸡宰杀后，去毛及内脏，洗净，与陈皮、高良姜、胡椒、草果共入锅中，加水适量，用文火炖至鸡肉熟烂，加食盐调味。吃肉喝汤，每日早、晚各 1 次。

【功效主治】 益气健脾，温经散寒。

【使用注意】 本品宜空腹进食，湿热泄泻者不宜食用。

3. 乌贼桃仁汤(《陆川本草》)

【配料】 鲜乌贼鱼肉 250g，桃仁 15gg，黄酒、酱油、白糖各适量。

【制作用法】 乌贼肉冲洗干净，切条备用；桃仁洗净，去皮备用；乌贼鱼肉放入锅中，加桃仁、清水，旺火烧沸后加黄酒、酱油、白糖，再用小火煮至熟烂即成。早晚 2 次，佐餐食用。

【功效主治】 补血活血，补益精血。本方适用于气血虚弱型痛经患者。

【使用注意】 癌症、糖尿病和高血压患者忌食，消化能力弱的老人和幼儿也不要食用。

4. 乌鸡汤(《备急千金要方》)

【配料】 雄乌骨鸡 500g，陈皮 3g，生姜 3g，胡椒 6g，草果 2 个，面酱 50g，葱、醋适量。

【制作用法】 将鸡宰杀后去毛、内脏，洗净，切成块状备用；将鸡块与以上诸药、姜末、葱、醋、酱等调拌均匀，放入瓷罐内封口，隔水煮熟即可。佐餐食用。

【功效主治】 滋阴补血，养肝益肾。用于妇女气血双亏之痛经偏于虚寒者。

【使用注意】 本方阴虚血热，月经先期者不宜服用。

（四）湿热瘀结型

临床表现　经行腹痛，拒按，经色深红，质稠有块，腰骶胀痛，或有低热，小便短黄，大便不畅，舌红苔黄腻，脉滑数。

食治原则　清热利湿，化瘀止痛。

药膳配方

1. 薏苡仁粥(《本草纲目》)

【配料】 薏苡仁 60g，粳米 60g。

【制作用法】 将薏苡仁洗净捣碎，粳米淘洗，用水适量，共煮为粥。温热食之，日服 2 次。

【功效主治】 健脾除湿。

【使用注意】 本方大便秘结及孕妇慎用。

2. 赤小豆桑皮汤(《圣济总录》)

【配料】 赤小豆 30g，桑白皮 15g，紫苏 10g，生姜 3g。

【制作用法】 将方中 4 味同放入沙罐，加水适量，煮至豆烂汤成，滤渣取汁备用。每日 1 剂，分 3～4 次于空腹时喝汤，1 周为 1 疗程，可连续服用 2 个疗程。

【功效主治】 清热除湿，理气止痛。

3. **丝瓜叶粥(《慈山参入》)**

【配料】 丝瓜叶15g，粳米100g。

【制作用法】 将丝瓜叶洗净，切丝，于沙罐内加水适量，先煎丝瓜叶，去渣，留汁，下粳米煮粥即可。每日1剂，分早、晚空腹食用，连服2周。

【功效主治】 清热祛湿，化瘀止痛。主治痈疽，疔肿，疮癣，蛇咬，烫火伤。

4. **田螺藏肉(《中医食疗学》)**

【配料】 田螺500g，净猪肉150g，净虾仁150g，菜心60g，生姜、葱、料酒、白糖、白胡椒粉、精盐、鸡精、香醋、料酒、麻油各适量。

【制作用法】 先将锅中水烧开，加香醋，放入田螺煮3分钟，去黏液、去沙，捞出用竹签取出田螺肉，去内脏后剁成茸，猪肉、虾仁切茸。肉茸、虾茸同入碗中，加白胡椒粉、料酒、白糖，拌匀上劲，装入洗净的田螺壳中。锅内放水烧开，放入田螺及菜心，烧30分钟，加精盐、鸡精、料酒、麻油，再烧1沸，连同汤汁装盘即成。趁热服用。

【功效主治】 清热利湿，通便解毒。此方具有清热利湿，通便解毒之功。

【使用注意】 脾虚久泄、大便稀溏、胃寒疼痛者忌食。

第二节　月经过少

月经周期正常，经量明显少于既往，不足2天，甚或点滴即净者，称“月经过少”。本病的特点是虚证多而实证少，月经过少可发展为闭经。本病的主要机理是精亏血少，冲任气血不足，或寒凝瘀阻，冲任气血不畅而致。

西医学中子宫发育不良、卵巢功能早衰等出现的月经过少，可参照本节辨证论治。

一、药膳原则

(1)忌食寒凉、辛辣的食物，以免血行进一步凝滞。

(2)本病虚者较多，应多食滋补类的食物，如乌骨鸡、母鸡、羊肉、牛肉、鸡蛋、牛奶、鱼类等食物。

二、辨证施膳

(一)血虚型

临床症状　经来量少，不日即净，或点滴即止，经色淡红，质稀，头晕眼花，心悸失眠，皮肤不润，面色萎黄，舌淡，苔薄，脉细无力.

食治原则　补血养血，调经固冲。

药膳配方

1. **樱桃龙眼饮(《名医别录》)**

【配料】 龙眼肉10g(或鲜龙眼50g)，枸杞子10g，樱桃30g。

【制作用法】 将龙眼肉、枸杞子放入砂锅，加水适量，煮至充分鼓胀后，放入鲜樱桃，煮沸，加白糖调味即成。每日1剂，吃物饮汤。

【功效主治】 补血养血，养心安神。

2. **糯米阿胶粥(《食医心鉴》)**

【配料】 阿胶30g，糯米100g，红糖少许。

【制作用法】 先用糯米煮粥，待粥将熟时放入捣碎的阿胶，边煮边搅匀，稍煮二三沸即可。早晚服用。

【功效主治】 滋阴补虚，养血止血。适用于一切血虚，出血，虚劳咳嗽之症。

(二)肾虚型

临床表现　经来量少，不日即净，或点滴即止，血色淡黯，质稀，腰酸腿软，头晕耳鸣，小便频数，舌淡，苔薄，脉沉细。

食治原则　补肾益精，养血调经。

药膳配方

1. **斗门散(《烟霞圣效方》)**

【配料】 大胡桃2000g，黄酒适量。

【制作用法】 胡桃烧炭，烟尽为度，研末备用。每服3g，热黄酒调下，日服2次，连服7日为1疗程。

【功效主治】 补肾益精，养血调经。

2. **晚沙肉(《随园食单》)**

【配料】 猪肉300g，鸡蛋3个，猪网油1张，菜油250g，好甜酒1杯，冬笋或春笋少许，香菇、韭菜不拘量。

【制作用法】 将冬笋或春笋剥皮，洗净，切小丁，入开水锅稍煮片刻，捞出，撒少许盐拌匀备用；将肉洗净，去皮，剁茸，倒入盆中，打入鸡蛋，调和拌肉，并兑清油半酒杯，葱末少许拌匀成馅，用网油裹之，下入烧至七成热的油锅内，煎至两面全黄为度，起锅沥油；取炒锅烧油至六成热时，下肉卷、韭菜、香菇、笋丁，并兑入清酱，甜酒焖烧至透，起锅滤汁，切片，置于盘中即成，佐餐食用。

【功效主治】 滋阴养血，温肾调经。

3. **羊脊骨汤(《太平圣惠方》)**

【配料】 羊脊骨(连尾)1条，肉苁蓉5g，菟丝子15g，葱、姜、盐适量。

【制作用法】 将羊脊骨剁成块；肉苁蓉用酒浸1宿，刮去粗皮；菟丝子用酒浸3日，晒干，捣末；锅中倒水适量，放入羊脊骨与肉苁蓉，同炖至熟透，调入菟丝子末及调味品即可。空腹食之，每剂分2次于早晚餐服用。

【功效主治】 健脾胃，益精血，强筋骨。

4. **蒸乌鸡(《本草纲目》)**

【配料】 乌鸡1只，艾叶20g，黄酒30ml。

【制作用法】 乌鸡，放血，去毛及内脏，洗净；入艾叶、黄酒，水1杯，隔水蒸烂熟，加盐少许，佐餐食用。

【功效主治】温经益气，补益脾胃。

【使用注意】血热妄行者不宜。

5. 银耳鸽子蛋*

【配料】银耳 150g，鸽子蛋 10 个。

【制作用法】把银耳放在冷水里浸泡 40 分钟左右，掉蒂和杂质，放在一边备用。取出和鸽子蛋数量相等的勺子，把每一个勺子都在香油里蘸一下。把蘸好香油的勺子放进一个大盘子里，接下来将鸽子蛋打碎，装进勺子里，一个勺子装一个。鸽子蛋打碎装好以后，把盘子放进蒸锅，用中火蒸 3 分钟左右。将鸽子蛋均匀地摆在盘子的四周；锅里加入高汤，烧开以后把银耳放进去，焯一下捞出，锅里留一点汤，加入料酒、味精、盐，把银耳再放进去，煮 1 分钟左右，最后加入水淀粉，翻炒一下就可以装盘。佐餐食用。

【功效主治】补肾益精，养血调经。

(三)血寒型

临床表现 经行量少，色黯红，小腹冷痛，得热痛减，畏寒肢冷，面色青白，舌黯，苔白，脉沉紧。

食治原则 温经散寒，调经止痛。

药膳配方

1. 艾叶鸡蛋生姜煎

【配料】艾叶 10g，生姜 15g，鸡蛋 2 个。

【制作用法】将上 3 味置砂锅内共煮，煮沸 10 分钟后，鸡蛋去壳，放入锅内继续煮半小时。食蛋饮汤，每日 1 剂，连服 1 周。

【功效主治】温经散寒，温中补虚。

2. 生姜羊肉豆腐汤

【配料】生姜 25g，羊肉 50g，豆腐 250g。

【制作用法】将生姜、羊肉洗净切片，豆腐切块，备用。将炒锅烧热，倒入少许食油，待油温六成热时，放入生姜煎至有香味时，放入羊肉片翻炒几下，再加入适量清水煮沸，放入豆腐煮沸，加入盐调好口味即可。喝汤吃羊肉、豆腐，分 2 次服完。

【功效主治】补脾益气，温中调经。

第三节　月经过多

月经周期、经期正常，经量明显多于既往者，称为“月经过多”，亦称“经水过多”或“月水过多”。

西医学排卵型功能失调性子宫出血引起的月经过多，或子宫肌瘤、盆腔炎症、子宫内膜异位症等疾病，或宫内节育器引起的月经过多，可参考本节有关内容治疗。

一、药膳原则

(1)食疗当以凉血、补肾、健脾、祛瘀为主。实证血瘀出血者可选用莲房、桃仁、红花等品。恢复期可多食动物肝脏、黑木耳、乌骨鸡、黑芝麻等含铁量多的食物;实证血热者可选用鲜藕、芹菜、黄花菜等食物;虚证者可选用墨鱼、黑木耳、山药、红枣、莲子、扁豆、黄鳝、黄鱼、鸡肉等食物。

(2)忌食辛辣刺激、滋腻的食物;忌蛮补。若体质虚弱,需要用滋补食品的时候,要以逐渐滋补为佳,以免补之过急,造成“虚不受补”的副作用。

二、辨证施膳

(一)气虚型

临床表现 行经量多,色淡红,质清稀,神疲体倦,气短懒言,小腹空坠,面色㿠白,舌淡,苔薄,脉缓弱。

食治原则 补气升提,固冲止血。

药膳配方

1. 乌雌鸡粥(《太平圣惠方》)

【配料】 乌雌鸡1只,糯米100g,葱白3茎,花椒、食盐适量。

【制作用法】 将鸡宰杀,去毛及内脏,洗净,切块,加适量水煮熟,再入糯米及葱、花椒、食盐,煮至粥成。空腹分顿食用。

【功效主治】 益气养血,止崩调经。

2. 芡实海蛎粥(《民间食谱》)

【配料】 海蛎250g,芡实120g。

【制作用法】 将海蛎壳加水放陶瓷罐内,炖3小时取汁,入海蛎肉与芡实,再加适量水煮成粥即可,佐餐食用。

【功效主治】 健脾益气,固肾止血。

3. 木耳甜汤

【配料】 木耳30g,冰糖15g。

【制作用法】 将木耳水发,洗净后加适量水煮至酥烂,再加冰糖调味。喝汤吃木耳。

【功效主治】 凉血止血,和血养荣。

4. 归地烧羊肉(《千金方》)

【配料】 当归、生地各15g,生姜10g,肥羊肉500g,酱油、食盐、糖、黄酒适量。

【制作用法】 将羊肉洗净切块,置于砂锅中,加水适量,并将当归、生地、生姜及佐料放入,以文火红烧,熟烂即可,佐餐食用。

【功效主治】 补气养血,摄血调经。

5. 鲫鱼当归散(《本草纲目》)

【配料】 活鲫鱼1尾,当归身10g,血竭、乳香各3g,黄酒适量。

【制作用法】 活鲫鱼去内脏留鱼鳞,以当归、血竭、乳香纳鱼腹中;以净水和泥,包裹鱼身,烧黄,去泥,研粉。每服3g,温黄酒送服。

【功效主治】 补虚温中,祛瘀生新。

6. **白果莲子炖乌鸡(《濒湖集简方》)**

【配料】 白果 100g,莲子 100g,糯米 50g,乌骨鸡 1 只,食盐、黄酒、葱白、生姜各适量。

【制作用法】 乌骨鸡去毛及内脏,放入开水锅中略烫后捞出备用。白果去壳,莲子去心,糯米淘洗干净,共装入鸡腹内。乌鸡放入锅中,加清水、葱、姜、黄酒,旺火烧沸,改用小火炖至熟烂,再加食盐,略炖即成。空腹服用,早晚各 1 次。

【功效主治】 补肾固精,止带。宜治肾气虚型子宫出血。

7. **猪皮炖红枣(《妇科食疗》)**

【配料】 猪皮 60g,红枣 15g。

【制作用法】 将猪皮切成块,红枣洗净一起装入陶瓷罐中,隔水炖熟。趁热服用。

【功效主治】 补中益脾,固冲止血。此方可治妇女血枯,经血不调,崩中漏下。

(二)血热型

临床表现 经量增多,或经期延长,经色深红或紫红,质稠,或面红口干,心烦,大便干结,小便短赤,舌红苔黄,脉数。

食治原则 清热凉血,固冲止血。

药膳配方

1. **芹菜藕片汤**

【配料】 鲜芹菜 120g,鲜藕片(或藕节)120g,生油 15g,精盐少许。

【制作用法】 将芹菜、藕片洗净,芹菜切成一寸长短。将炒锅放在旺火上,下生油烧热,放入芹菜、藕片调入精盐适量炒 5 分钟,即可。随意服用。

【功效主治】 清热凉血,调经止血。本方对血热型月经不调,血热型漏下,常服有效。

2. **马齿粥(《太平圣惠方》)**

【配料】 马齿菜 250g,粳米 60g。

【制作用法】 鲜马齿菜洗净,切碎,用水适量,与粳米共煮为粥。空腹食之,日服 2 次。

【功效主治】 清热解毒,活血调经。特别宜于老人、小儿、产妇服用。

3. **白头翁饮**

【配料】 白头翁 60g,地榆 30g,白糖适量。

【制作用法】 前二味共煎汤,取汁入白糖搅匀,即可。1 日分 2 次服,连服 1 周。

【功效主治】 清热解毒,凉血止血。

4. **桑耳粥(《养老奉亲书》)**

【配料】 桑耳(水发)60g,粳米 100g。

【制作用法】 先将桑耳放入沙罐,加清水适量,煎煮至熟烂,捞去桑耳,下米煮至粥稠即可。每日 1 剂,分 2 次于空腹时食用。

【功效主治】 清热凉血,止血调经。

5. **黍米阿胶粥(《寿亲养老新书》)**

【配料】 黍米(净淘)100g,阿胶 30g。

【制作用法】黍米淘洗干净,入煲内,加水煮粥,临熟时下阿胶末,使烊化后,搅拌均匀即得。每日1剂,分2次于空腹时食之,可服至病愈。

【功效主治】益气养阴,润肺止血。可治虚热型月经不调。

(三)血瘀型

临床表现 经行量多,色紫黯,质稠有血块,经行腹痛,或平时小腹胀痛,舌紫黯或有瘀点,脉涩有力。

食治原则 活血化瘀,固冲止血。

药膳配方

1. **三七藕蛋羹(《同寿录》)**

【配料】鲜藕200g,三七粉3g,生鸡蛋1个。

【制作用法】取鲜藕洗净、去节、切碎、捣烂,用洁净纱布绞取汁液;将藕汁加适量水入锅煮沸。鸡蛋去壳与三七粉调匀,放入藕汁沸汤中,可酌加食盐少许。上为1日量,趁热佐餐食用。经前3天食用,3日为1疗程。

【功效主治】凉血清热,活血调经。

2. **四汁粥《太平圣惠方》**

【配料】鲜益母草汁10g,鲜生地汁40g,鲜藕汁40g,生姜汁2g,蜂蜜10g,粳米100g。

【制作用法】先将粳米煮粥,再加上述诸汁及蜂蜜,煮成稀粥即成。温服,长期服用为佳。

【功效主治】清热凉血,养阴生津,化瘀通经。

3. **木耳汤**

【配料】黑木耳15g,红糖适量。

【制作用法】木耳泡发、洗净,放入锅内,加水煮烂,红糖调味。佐餐食用。

【功效主治】活血化瘀,固冲止血。

4. **益母草煲鸡蛋**

【配料】鸡蛋2个,益母草30g。

【制作用法】将益母草、鸡蛋加水同煮。鸡蛋煮熟后去壳取蛋再煮1~3分钟。吃蛋饮汤。

【功效主治】化瘀理气,调冲止血。可治疗产前产后诸疾,行血养血。

第四节 闭 经

闭经即月经停闭。通常将闭经分为原发性和继发性两类,前者系指年龄超过16岁,第二性征已发育,月经尚未来潮,或年龄超过14岁,第二性征尚未发育,且无月经来潮者;后者则指以往曾建立正常月经,因某种病理性原因,月经停止6个月以上,或按自身原来月经周期计算停经3个周期以上者。青春期前、妊娠期、哺乳期以及绝经期后月经不来潮均属生理现象,不属本节讨论范畴。本病病因有虚实两个方面。虚者多因精血不足,冲任不充,血海空虚,无血可下;实者多为邪气阻隔,冲任受阻,脉道不通,经血不得下行。

西医的原发性闭经、继发性闭经可参考本节有关内容治疗。

一、药膳原则

(1)食疗当以虚者补而通之，实者泻补而通之为其基本原则。虚者可以适当服用补益肝肾，健脾养血的食物和药物。同时在补益之中要配用疏利之品，以免碍胃滞气血，可选用猪肉、羊肉、牛肉、鸡肉、鸡蛋、龙眼肉、红枣、莲子、枸杞子、牛奶、羊奶、核桃等。实者，可适当服用活血、祛湿、散寒的食物和药物，可选用月季花、凌霄花、桃仁等。

(2)饮食忌食寒凉生冷食物，以免凝滞血脉，加重病情；痰湿阻滞者，还应忌肥甘厚味之品。

(3)因闭经患者常有消化不良、食欲不振等现象，因此饮食方面应选择容易消化吸收的食物。

二、辨证施膳

闭经的辨证分肾虚型、脾虚型、血虚型、气滞血瘀型、痰湿阻滞型五种类型。

(一)肾虚型

临床表现 月经初潮来迟，或月经后期量少，渐至闭经，头晕耳鸣，腰膝酸软。肾阳虚者伴见畏寒肢冷，小便清长，夜尿多，大便溏薄，面色晦暗，或目眶暗黑，舌淡，苔白，脉沉弱。肾阴虚者伴见头晕耳鸣，腰膝酸软，或足跟痛，手足心热，甚则潮热盗汗，心烦少寐，颧赤唇红，舌红，苔少或无苔，脉细数。肾气虚者伴见小便频数，性欲淡漠，舌淡红，苔薄白，脉沉细。

食治原则 补肾滋肾，养血调经。

药膳配方

1.羊脊骨汤(《太平圣惠方》)

【配料】羊脊骨(连尾)1条，肉苁蓉5g，菟丝子15g，葱、姜、盐适量。

【制作用法】将羊脊骨剁成块；肉苁蓉用酒浸1宿，刮去粗皮；菟丝子用酒浸3日，晒干，捣末；锅中倒水适量，放入羊脊骨与肉苁蓉，同炖至熟透，调入菟丝子末及调味品即可。空腹食之，每剂分2次于早晚餐服用。

【功效主治】补肾益精，治疗肾阳亏虚之闭经。

2.乌鸡补血汤

【配料】乌鸡肉500g，当归9g，黄芪18g。

【制作用法】乌鸡活宰，去毛及内脏，洗净，切成小块。当归、黄芪洗净，连同乌鸡放入砂锅内，加入水适量，武火煮沸后改文火煮2小时，加食盐调味即成，佐餐食用。

【功效主治】调补气血、补肾调经。本方为虚证月经稀少，闭经、痛经者之食疗佳品。

3.晚沙肉(《随园食单》)

【配料】猪肉300g，鸡蛋3个，网油1张，菜油250g，好甜酒1杯，冬笋或春笋少许，香菇、韭菜不拘量。

【制作用法】将冬笋或春笋剥皮，洗净，切小丁，入开水锅稍煮片刻，捞出，撒少许盐拌匀备用；将肉洗净，去皮，剁茸，倒入盆中，打入鸡蛋，清黄俱用，调和拌肉，并兑清油半酒杯，葱末少许拌匀成馅，用网油裹之，下入烧至七成热的油锅内，煎至两面全黄为度，起锅沥油；取炒锅烧油至六成热时，下肉卷，并兑入清酱，甜酒焖烧至透，起锅滤汁，切片，置于盘中，撒上韭菜、香菇和笋丁等即成。每日1剂，可分次佐餐食用。

【功效主治】滋阴养血，润燥滑肠。治疗肾阴亏虚之闭经。

4. **鳖甲炖鸽子**

【配料】鳖甲30g，鸽子1只，黄酒、食盐、胡椒粉适量。

【制作用法】将鸽子去毛和内脏，洗净。将鳖甲打碎放入鸽子腹内，加清水适量、黄酒、胡椒粉、盐，放瓦盅内炖熟，装汤碗即成。佐餐食用。

【功效主治】滋肾益气、散结通络。

【使用注意】久患虚羸者，食之有益；脾胃阳衰，食减便溏及孕妇忌食。

5. **陈皮鹿排**

【配料】鹿排肉100g，陈皮丝5g，生姜片、葱段、生抽、老抽、精盐、味精、白糖、八角、小茴香、香叶、豆蔻、草果、植物油各适量。

【制作用法】将锅内放少量植物油，放入生姜片、葱段煸香，加入各种香料及陈皮丝，煸炒1分钟，加入清水，放入生抽、老抽、白糖、味精、料酒，烧开改小火，放入鹿排肉，改小火烧20分钟。捞出入200℃烤箱，烘烤8分钟即可装盘，佐餐食用。

【功效主治】补肾益精，温阳散寒，补中益气，养血增力。本方补而不腻，治疗肾阳亏虚之闭经。

【使用注意】阴虚火旺、口干舌燥慎食，夏季忌食。

（二）脾虚型

临床表现　月经停闭数月，肢体倦怠，食欲不振；大便溏薄，脘腹胀闷，面色淡黄；舌淡胖有齿痕，苔白腻，脉缓弱。

食治原则　健脾益气，养血调经。

药膳配方

1. **内金山药糯米粥**

【配料】鸡内金15g，生山药60g，糯米50g。

【制作用法】将鸡内金洗净，煎1小时，去渣取汁，入山药、糯米共煎煮成粥。分早、晚佐餐食用。

【功效主治】健脾活血调经。可用于虚劳之症、女子癥瘕，及脾虚经闭。

2. **扁豆山楂薏苡仁粥**

【配料】薏苡仁60g，炒白扁豆30g，山楂12g，红糖适量。

【制作用法】将薏苡仁、炒白扁豆、山楂放入锅内熬煮成粥，放入红糖拌匀即可。每日1剂，连服1周，空腹食用。

【功效主治】健脾化湿，养血益经。对脾虚有湿的泄泻、带下、闭经等颇具疗效。

3. **十全大补糕(《医学发明》)**

【配料】党参、当归、茯苓、白芍、熟地、黄芪各500g，肉桂100g，川芎、甘草各300g，炒麦芽粉、面粉各500g,白糖1000g。

【制作用法】将党参、当归、茯苓、白芍、熟地、黄芪、肉桂、川芎、甘草九味药洗净烘干,磨成细粉,与炒麦芽粉、面粉、白糖拌匀,做成饼干样糕点,烤箱内烤熟,饭前2小时服30g,每日3次。

【功效主治】健脾益气,调经养血。适用于脾虚有湿闭经等。

4. **党参牛肉**

【配料】鲜牛肉600g,党参500g,桂皮5g,鲜姜5g,葱白5g,酱油3g,绍酒5g,盐3g。

【制作用法】将牛肉切成小块,放入开水锅内,捞出倒在砂锅内,原汤去浮沫,清汤倒入砂锅。将党参洗净切成薄片,和调料一起放入砂锅用旺火烧开,转为小火炖烂,拣去桂皮、葱、姜,即可食用。

【功效主治】补中健脾,益气养血,适合于脾胃虚弱,气血双亏,体倦无力,食少口渴,久泻脱肛病症的人食用。治产后或久病体虚更宜。

(三)血虚型

临床表现 月经停闭数月,头晕目花,心悸怔忡,少寐多梦,皮肤不润,面色萎黄;舌淡,苔少,脉细。

食治原则 补血养血,活血调经。

药膳配方

1. **鸡血藤煲鸡蛋**

【配料】鸡血藤30g,鸡蛋2个,白糖适量。

【制作用法】将鸡血藤、鸡蛋放入锅内,加水适量同煮,蛋熟去壳再煮片刻,加少许白糖调味即成。饮汤食蛋,每日2次。

【功效主治】补血活血、化瘀通经。适用于血虚闭经。

【使用注意】鸡血藤以红色乳汁多者为上品,但其性较滋滞,凡脾胃虚寒、大便泄泻者不宜用本汤。

2. **当归红枣粥**

【配料】当归15g,粳米50g,红枣5个,红糖适量。

【制作用法】先将当归用温水浸泡片刻,加水200ml,煎取浓药汁约100ml,去渣取汁,加入粳米、红枣,再加水300ml左右,煮至米开汤稠为度,再加红糖搅匀。早晚空腹温热服食。10日为1疗程。

【功效主治】补血和血,调经止痛。为血虚诸证长期服用的食疗良方。

【使用注意】阴虚火旺或湿盛中满而且食欲不振、脘腹痞满、泄泻、舌苔厚腻者忌用。

3. **乌贼桃仁汤(《陆川本草》)**

【配料】鲜乌贼鱼肉250g,桃仁15g,黄酒、酱油、白糖各适量。

【制作用法】乌贼肉冲洗干净,切条备用;桃仁洗净,去皮备用;乌贼鱼肉放入锅中,加桃仁、清水,旺火烧沸后加黄酒、酱油、白糖,再用小火煮至熟烂即成。早晚2次,佐餐食用。

【功效主治】养血调经。适用于血虚之闭经。

【使用注意】孕妇忌食。

4. **母鸡木耳红枣汤**

【配料】老母鸡500g，木耳30g，红枣10个。

【制作用法】将老母鸡切成块，与木耳、红枣一起放入锅内，煮烂后，盐调味服食。佐餐食用。

【功效主治】养血调经。适用于血虚闭经。

【使用注意】忌食生冷及寒凉性食品。

5. **鸭血粉丝香菜汤**

【配料】鸭血块60g，熟鸭肝、熟鸭肫、熟鸭肠各30g，香菜15g，粉丝100g，豆腐果20g，鸭汤300g，白胡椒粉、精盐、味精、八角、桂皮、麻油各适量。

【制作用法】将鸭血切成片，豆腐果一切两半，香菜切成段，备用。把鸭汤烧开，加入八角、桂皮、精盐、味精、粉丝，烧开3分钟后拣去八角、桂皮，放入鸭血块、豆腐果、熟鸭肝、熟鸭肠、熟鸭肫，烧沸后撒上香菜段即成。早晚2次，佐餐食用。

【功效主治】补血滋阴，醒脾开胃。可防治面色萎黄、头目昏眩、神疲乏力、精神萎靡等病症。

【使用注意】脾胃虚寒、大便溏泄者忌食。

（四）气滞血瘀

临床表现 月经数月不行，少腹胀痛拒按；精神抑郁，烦躁易怒，或胸胁、乳房胀满，舌有瘀点，脉沉弦。

食治原则 行气活血。

药膳配方

1. **桃仁牛血羹**

【配料】桃仁12g，新鲜牛血（已凝固者）200g。

【制作用法】将桃仁、新鲜牛血（已凝固者）加清水500ml煲汤、加食盐少许调味。每日1～2次，佐餐食用。

【功效主治】理血通经。治经闭、血虚、羸瘦。

【使用注意】气血亏虚而经闭者忌服。

2. **猪蹄鞭草益母汤**

【配料】猪蹄1只，马鞭草30g，益母草30g，黄酒少许。

【制作用法】将猪蹄收拾干净，切块备用。马鞭草、益母草共入砂锅中，水煎去渣取汁。将猪蹄、药汁、黄酒再入锅中，加水适量，旺火烧开后改小火慢顿，至猪蹄熟烂为止。食肉喝汤，每日1剂，连用5～7日。

【功效主治】活血祛瘀止痛。本方用于气滞血瘀经闭。

3. **月季花汤（《本草纲目》）**

【配料】月季花15g，冰糖30g。

【制作用法】将开败的月季花洗净，加水煎汤，加入冰糖，随量饮用。也可用月季花、玫瑰花等量，加冰糖适量泡酒服。

【功效主治】 活血化瘀，通经止痛。可治疗血瘀型闭经。

4. **山楂内金桃仁散(《医学衷中参西录》)**

【配料】 山楂 120g，鸡内金 5g，桃仁 6g。

【制作用法】 将山楂去核，洗净晒干，与干鸡内金共研成细粉，装瓶备用，再将桃仁捣碎，加水适量，煎煮 2 次，滤取药汁，加红糖适量。文火炖至红糖完全溶化为度，取出放凉。每日 3 次，每次服药 15g，用桃仁红糖汁送服。

【功效主治】 行气破瘀，化积通经。可治疗血瘀型闭经。

5. **玫瑰膏(《饲鹤亭集方》)**

【配料】 玫瑰花 300 朵，红糖 500g。

【制作用法】 用新汲水放砂铫内煎取浓汁，滤去滓再煎，红糖 500g 收膏，瓷瓶密收，切勿泄气。早晚用开水冲服。

【功效主治】 活血调经，行气解郁。适用于气滞血瘀型闭经。

(五)痰湿阻滞

临床表现 月经停闭数月，躯体逐渐肥胖。胸脘满闷，呕恶多痰，带下量多，舌淡胖，苔白腻，脉细滑。

食治原则 除湿祛痰，活血通经。

药膳配方

1. **薏苡根煎(《海上集验方》)**

【配料】 薏苡根 30g。

【制作用法】 将薏苡根洗净，切段，水煎。早晚空腹饮用，连服 10 余剂有效。

【功效主治】 利浊祛湿，引血下行。本药膳可用于痰浊水饮阻滞胞络之闭经等证。

2. **山楂扁豆粥(《本草纲目》)**

【配料】 薏苡仁 30g，炒扁豆 15g，山楂 15g，红糖适量。

【制作用法】 薏苡仁、扁豆、山楂一起放入砂锅内加水煮粥，粥成后加红糖调味。每日 1 次，连服 7 日。

【功效主治】 健脾利湿，活血通经。可作为痰湿阻滞型闭经常用食疗方。

3. **瓜蒌饼(《宣明论方》)**

【配料】 瓜蒌瓤 250g，白糖 100g，发酵面团 1000g。

【制作用法】 将瓜蒌瓤去子剁碎，加白糖拌匀为馅，发酵面团擀皮后上馅，制成饼，放锅内烙熟即成。分次食用。

【功效主治】 祛痰化湿，清热通经。适用于痰湿型闭经。

【使用注意】 脾胃虚寒或外感发热者不宜食用。

(六)寒凝血瘀

临床表现 月经停闭数月，小腹冷痛拒按，得热则痛缓；形寒肢冷，面色青白；舌紫黯，苔白，脉沉紧。

食治原则　温经散寒，活血调经。

药膳配方

1. **鳖甲炖鸽子**

【配料】鳖甲30g，鸽子1只，黄酒、精盐、味精、胡椒粉适量。

【制作用法】将鸽子去毛和内脏，洗净，将鳖甲打碎放入鸽子腹内加清水适量，料酒、精盐、胡椒粉放入锅内，炖熟，以味精调味，吃肉喝汤。

【功效主治】温经、滋肾益气，散结通络调经。适用于寒凝血瘀型闭经。

2. **艾叶鸡蛋生姜煎**

【配料】艾叶10g，生姜15g，鸡蛋2个。

【制作用法】将上3味置砂锅内共煮，煮沸10分钟后，鸡蛋去壳，放入锅内继续煮半小时。食蛋饮汤，每日1剂，连服1周。

【功效主治】理气血、逐寒湿、温经、止血、安胎。适宜于寒凝血瘀型闭经。用于习惯性流产者服用。

【使用注意】胎热之胎动不安者不宜。

3. **芥菜子散**

【配料】芥菜子200g。

【制作用法】将芥菜子炒黄后研为细末。每次6g，于饭前用热酒饮下，连服5日为1疗程。

【功效主治】温中散寒，豁痰通经。适用于闭经或月经甚少等，属于经寒痰滞者。

第五节　带下病

带下的量明显增多，色、质、气味发生异常，或伴全身、局部症状者，称“带下病”，又称“下白物”“流秽物”。

西医的慢性宫颈炎、滴虫性阴道炎、霉菌性阴道炎、老年性阴道炎、盆腔炎、宫颈癌、子宫黏膜下肌瘤等病，见上述表现者，可按证候选方。

一、药膳原则

(1)带下病系湿邪为患，脾肾功能失常是内在条件，任脉损伤、带脉失约是其核心机制。

宜食补脾固肾止带的食物，如莲子、芡实、山药、核桃仁、栗子、榛子、粳米等。饮食宜清淡少油，多饮水，多吃蔬菜。

(2)肝经湿热宜食清热利湿的食物，如冬葵、马齿苋、冬瓜、黄豆芽、薏苡仁等。忌辛温刺激性食物，如辣椒、胡椒、葱、羊肉等。

(3)忌酒类、油腻、难以消化之品，如肥肉、奶酪、油炸之品。

二、辨证施膳

(一)脾虚湿盛型

临床表现　白带色白或淡，质黏稠，无臭，绵绵不绝，体胖神倦，面色苍白，痰多，苔白腻，脉濡细。

食治原则　健脾利湿，燥湿止带。

药膳配方

1. **扁豆荞麦粥**

【配料】炒白扁豆60g，荞麦50g，粳米100g。

【制作用法】将白扁豆、荞麦、粳米同放入砂锅中，加清水适量，煮至扁豆、荞麦熟烂粥稠即可。每日1剂，分早、晚2次吃粥。

【功效主治】健脾益气，除湿止带。适用于脾虚湿盛的带下病。

2. **荞麦济生散(《本草纲目》)**

【配料】荞麦适量。

【制作用法】将荞麦炒微焦，研成细末，过100目筛，装瓶备用。每次取6g，用温开水送下，或以荠菜煎汤送服，每日3次。

【功效主治】健脾胃，清湿热。

【使用注意】脾胃虚寒者禁用。

3. **芡实煮老鸭**

【配料】芡实200g，老鸭1只，葱、姜、料酒、食盐、味精等适量。

【制作用法】先将鸭子宰杀，去毛及内脏，洗净；将芡实放入宰杀好的鸭肚中，放入锅内，炖至熟烂，加葱、姜、料酒、食盐、味精等适量，即可，每日佐餐食用。

【功效主治】补益脾胃，除湿止带。

4. **六神粥(《仁寿录》)**

【配料】芡实10g，薏苡仁15g，山药30g，莲肉30g，茯苓10g，糯米50g，小米30g。

【制作用法】先将茯苓、山药焙干，分别研末，混合待用；其余诸味共入锅中，加适量的水，煮至粥熟后，下茯苓、山药粉搅拌均匀，稍煮即成。每日1剂，分次空腹服用。

【功效主治】健脾除湿，涩肠止带。

5. **珠玉二宝粥(《医学中衷参西录》)**

【配料】生山药60g，生薏苡仁60g，柿饼30g。

【制作用法】先把薏苡仁煮至烂熟，而后将山药捣碎，柿饼切成小块，同煮成粥。以5～7日为1疗程，每日分2次服食。

【功效主治】补肺，健脾，养胃。适用于脾虚白带过多症。

(二)肾虚不固型

临床表现　白带量多，绵绵不绝，质稀薄，腰酸腹冷，小便清长，大便溏薄，舌淡苔薄白，脉沉迟。

食治原则　温肾止带。

药膳配方

1. **扁豆莲子粥**

【配料】炒扁豆50g，莲子(去心)40g，粳米100g。

【制作用法】 将白扁豆、莲子、粳米同置于砂锅中，加清水适量，煮至莲子、扁豆熟烂粥稠即可。每日1剂，分早、晚两次吃粥。

【功效主治】 滋肾养心，化湿止带。

2. 枸杞叶炒鸡蛋（《滇南本草》）

【配料】 枸杞叶（鲜嫩者）100g，鸡蛋2个，菜油适量。

【制作用法】 将枸杞叶洗净，切细；鸡蛋去壳打散，加入枸杞叶搅匀，明火用菜油炒熟即可。每日1剂，空腹食之，10日为1疗程。

【功效主治】 滋阴补肾，固肾止带。用于治疗带下病，有一定的补虚、止带的作用。

3. 白果乌骨鸡粥（《濒湖集验方》）

【配料】 白果肉、莲子肉、江米各15g，乌骨鸡1只，胡椒适量。

【制作用法】 将白果、莲子、江米、胡椒装入去肠的鸡腹内，炖至熟烂。空腹食之。

【功效主治】 补脾肾，固带脉。

4. 焦鸡（《随园食单》）

【配料】 肥母鸡1只，猪油20g，茴香4个，香油250g，葱、料酒适量。

【制作用法】 先将肥母鸡宰杀，处理干净，与猪油、茴香同下砂锅，加水适量，煮成八成熟时，捞出；架砂锅烧香油，下鸡翻炒，以鸡皮金黄为度，起锅，切成薄片或整只装盘；取原汤，加香油、葱段、料酒，入锅熬浓，浇于鸡上即可，佐餐食用。

【功效主治】 温中补气，补肾固经，止带。

（三）湿热下注型

临床表现　带下量多，色黄绿如脓，或混浊如豆腐渣，质黏腻，气秽，胸闷纳呆，或小腹痛，小便黄少，苔黄腻，脉濡略数。

食治原则　清热利湿。

药膳配方

1. 马齿汤（《食鉴本草》）

【配料】 马齿苋250g，豆豉15g，生姜、食盐、米醋各适量。

【制作用法】 将马齿苋洗净，切碎，生姜切细丝。先用水将马齿苋煮熟成汤，冷却后与食盐、豆豉、姜丝、米醋拌匀即可。每剂可分次不拘时服食。

【功效主治】 清热解毒，散血固崩。

【使用注意】 马齿苋为寒凉之品，脾胃虚弱、大便泄泻及孕妇忌食；忌与胡椒、该粉、鳖甲同食。

2. 土茯苓粥（《积德堂经验方》）

【配料】 土茯苓30g，粳米100g。

【制作用法】 将土茯苓切片，或研为细末，放入沙罐中，加清水煎煮后，滤渣留汁，加入粳米煮成粥即可。每日1剂，一次顿食，常食。

【功效主治】 清热解毒，利尿祛湿。

3. 鸡冠花瘦肉汤

【配料】 鸡冠花 20g，猪瘦肉 100g，红枣 10 个。

【制作用法】 将鸡冠花、红枣（去核）、猪瘦肉洗净。把全部用料放入砂锅内，加入清水适量，大火煮沸，小火煮 30 分钟，调味即可。此为 1 日剂量，经常服食。

【功效主治】 清热利湿止带。

4. 蒜茸炒苋菜

【配料】 大蒜 10g，苋菜 250g。

【制作用法】 将大蒜剥去外皮，洗净，切碎成糜状。苋菜去根部，洗净，切成小段。起油锅，下蒜茸、适量盐，炒蒜茸至微黄有蒜香味，再下苋菜，翻炒至熟即可。此为 1 次剂量。

【功效主治】 清热利湿止带。

5. 炖冬瓜蚌肉陈皮汤（《本草纲目》）

【配料】 冬瓜 500g，河蚌肉 250g，陈皮 10g。

【制作用法】 将冬瓜刮去皮瓤，洗净切块，同蚌肉、陈皮共入锅中，加水煮沸，放入料酒、精盐、葱姜末，炖至熟烂，以汤汁黏稠为度，出锅加味精调味。每日 2 次，连用 1 周。

【功效主治】 清热祛湿止带。

第六节　妊娠恶阻

妊娠恶阻则是指妇女怀孕以后 1～3 个月期间，出现恶心、呕吐、眩晕、胸闷，甚至恶闻食味，或食入即吐等症状而言。本病又称“子病”“阻病”。发生本病的原因是由于妊娠早期，月经停闭，冲任之血下聚以养胎，而冲脉之气相对有余，上犯阳明之胃，胃失和降所致。

西医学中妊娠呕吐可参考本节有关内容治疗。

一、药膳原则

（1）宜清淡饮食，易消化、质地软。鼓励进食，少食多餐。

（2）饮食营养要丰富，多食蔬菜、牛奶、蜂蜜、鸡蛋、鲫鱼、梨、小米、粳米、猕猴桃、果汁等。

（3）顺应患者的饮食爱好，切忌给患者厌恶的食物。

（4）忌食辛辣、刺激、油煎烧烤之品。严禁妊娠期抽烟。禁食刺激性食物（如浓茶、酒、咖喱、辣椒等），调味宜清淡，不宜过咸。

二、辨证施膳

（一）脾胃虚弱型

临床表现　妊娠后，恶心呕吐，吐出食物，甚则食入即吐，脘腹胀闷，不思饮食，头晕体倦，怠惰思睡，舌淡苔白，脉缓滑无力。

食治原则　健胃和中，降逆止呕。

药膳配方

1. 麦门冬粥(《寿亲养老新书》)

【配料】鲜麦门冬(去心)60g,鲜地黄 90g,生姜 15g,粳米 100g,薏苡仁 30g。

【制作用法】将鲜麦门冬、鲜地黄、生姜洗净,切碎,研烂,绞取汁。将粳米、薏苡仁淘洗,用水适量,先煮二味为粥;再下麦冬汁、生地汁、生姜汁,煮成稀粥。空腹温服,日服 3 次。

【功效主治】清热养阴,益胃健脾,和中止呕。对胃阴不足,虚热内生之证颇为适宜。

2. 生姜煨红枣

【配料】鲜生姜 20g,红枣 6 个。

【制作用法】鲜生姜切开挖孔,嵌入红枣 1 个,放炭火上炙烤,至姜皮焦黑。取枣细细嚼食。每次食 5～6 个,每日 2 次。

【功效主治】补脾和胃止呕。

3. 姜汁砂仁粥(《老老恒言》)

【配料】砂仁(研细末)5g,生姜汁 10ml,粳米 100g。

【制作用法】先用粳米洗净,放入砂锅,加清水,煮至粥将熟时,下入砂仁末,搅拌均匀,煮至粥成后,兑生姜汁搅匀即可。每日 1 剂,分 2 次食粥。

【功效主治】化湿理气,止呕安胎。

4. 丁香雪梨

【配料】大雪梨 1 个,丁香 15 粒。

【制作用法】将雪梨洗净,在雪梨上切一正方形小孔。把丁香洗净,擦干,刺入梨内,碗盛,文火隔开水炖 1 小时。去雪梨皮后,吃雪梨。每日 1 个,分次食入,连服 5 日。

【功效主治】养阴清胃,和中止呕。

(二)肝胃不和型

临床表现　妊娠早期,呕吐酸水或苦水,胸胁满闷,嗳气叹息,头晕目眩,烦渴口苦,便秘溲赤,舌红苔黄,脉弦滑数。

食治原则　清肝和胃,降逆止呕。

药膳配方

1. 乌梅生姜红糖汤

【配料】乌梅 24g,生姜 10g,红糖 30g。

【制作用法】将乌梅、生姜、红糖放入锅中,大火煮沸后,小火煮 30 分钟,去渣。每日 1 剂,随意饮用。

【功效主治】舒肝和胃止呕。

2. 橘皮竹茹饮(《医宗金鉴》)

【配料】橘皮 30g,竹茹 30g,柿饼 30g,白糖 100g,生姜 3g。

【制作用法】将橘皮、竹茹、柿饼、生姜共放入锅内,加水 1000ml,煮沸 20 分钟,滤汁,加入白糖溶化。分次服,连服 3 日。

【功效主治】理气舒肝,和胃止呕。

3. **生芦根粥(《食医心鉴》)**

【配料】鲜芦根 100～150g,竹茹 15～20g,粳米 100g,生姜 2 片。

【制作用法】将鲜芦根洗净,切成小段,与竹茹同煎取汁去渣,入粳米同煮粥,粥欲熟时加入生姜,稍煮即可。每日服食 2 次,3～5 日为 1 疗程。

【功效主治】清热,除烦,生津,止呕。

【使用注意】对胃寒呕吐、肺寒咳嗽的患者不宜选用。

(三)气阴两虚型

临床表现　呕吐剧烈,甚至呕吐带血样物,发热口渴,精神萎靡,尿少便秘,舌红,苔黄,脉细数无力。

食治原则　益气养阴,和胃止呕。

药膳配方

1. **参姜饼(《卫生易简方》)**

【配料】人参 15g,半夏 15g,干姜末 5g,生姜 10ml,生地黄汁 30ml,麦粉适量。

【制作用法】人参粉碎为末,半夏用温水淘洗数次,去矾味,干燥研粉,人参末、半夏末、干姜末、生姜汁、生地黄汁、麦粉适量,调匀蒸小饼 10 个。每次吃 2 个,一日 2～3 次。

【功效主治】补气益阴和胃降逆。

2. **糖渍柠檬(《本草纲目拾遗》)**

【配料】鲜柠檬 500g,白糖 300g。

【制作用法】将鲜柠檬去皮,去核,切块,放在铝锅中加白糖 250g,浸渍 1 日,待柠檬肉浸糖后,再以小火微熬至汁液耗干,停火待冷,再拌入白糖少许,即可装瓶备用。分 2 次服,经常服用。

【功效主治】生津止渴,健胃安胎。

第七节　胎动不安

妊娠期出现腰酸腹痛,胎动下坠,或阴道少量流血者,称为"胎动不安",又称"胎气不安"。本病多由肾气不足或脾胃虚弱,以致胎元不固;或因素体阳旺,阳盛化火,下扰血海,损伤胎气,以致胎漏。

西医学的先兆流产、先兆早产可参考本节有关内容治疗。

一、药膳原则

(1)女子妊娠后,饮食宜清淡,易于消化和吸收的食物。多食富含纤维素的蔬菜水果,使大便通畅。可选用鸡蛋、小米、山药、黑木耳、乌鸡、瘦肉、藕、鱼等。

(2)女子妊娠后一般都有阴血偏虚、阳气偏盛的情况,即所谓"有胎始有火",不建议用温燥性的食物。

(3)忌辛辣、烟、酒之品;不宜食用有滑下作用或助热动血作用的食物,如桃仁、山楂、螃蟹等。

二、辨证施膳

(一)肾虚型

临床表现 妊娠期腰酸腹痛，胎动下坠，或伴阴道少量流血，色黯淡，头晕耳鸣，腰膝酸软，小便频数；舌淡、苔白，脉沉滑无力。

食治原则 补肾益气，固冲安胎。

药膳配方

1. 鲤鱼粥(《寿亲养老书》)

【配料】鲤鱼1尾(约500g)，糯米200g，葱2茎，豆豉10g。

【制作用法】鲤鱼去鳞、肠和鳃，用水适量煮，去鱼骨刺。入糯米煮粥，欲熟时，将豆豉、葱切细放入，稍煮即可。分2次温食。

【功效主治】健脾养胃，利水安胎。

2. 阿胶粳米粥

【配料】阿胶30g，粳米50g。

【制作用法】取阿胶捣碎炒黄为末，粳米煮成稀粥，临熟时加入阿胶搅匀。早晚分食。

【功效主治】养血止血，补肾安胎。用于妊娠因肾虚所致胎动不安或胎漏下血。

3. 菟丝子粥

【配料】菟丝子50g，糯米50g，红枣10个，白糖15g。

【制作用法】将菟丝子洗净，加清水4小碗，小火煮至3小碗，倒出药汁，过滤备用。把糯米、红枣洗净，与菟丝子汁一起放入锅内，大火煮沸后，小火煮至粥成，加入白糖煮沸即可。此为1日剂量，经常服用。

【功效主治】补肾健脾安胎。

4. 菟丝子鸡肝粥(《太平圣惠方》)

【配料】菟丝子末15g，雄鸡肝1具，粟米50g。

【制作用法】先将鸡肝洗净，切丁备用；将菟丝子用纱布包裹，放入沙罐，加水煎煮，去纱包取汁备用；制作时先将粳米放入砂锅内，加清水适量，煮至粥成后，倒入菟丝子汁，同煮至沸，再下鸡肝，待粥再沸片刻，加佐料调至味鲜即可。每日1剂，于早晚空腹时各温服1次。

【功效主治】滋补肝肾，壮阳养血。用于肾虚型先兆性流产。

(二)气虚型

临床表现 妊娠期，腰酸腹痛，小腹空坠，或阴道少量流血，色淡红，质稀薄；精神倦怠，气短懒言，面色㿠白，舌淡，苔薄，脉缓滑。

食治原则 益气养血，补肾安胎。

药膳配方

1. 胎漏方(《太平圣惠方》)

【配料】阿胶18g，龙骨6g，艾叶3g，糯米60g。

【制作用法】阿胶炙黄为末，龙骨、艾叶捣碎为末。用水适量，共煮为粥。温热空腹服食之，日服 2 次。

【功效主治】 补血滋阴，止血安胎，温经止痛。用于气血虚寒，妊娠期胎动下坠，腰酸腹痛，或兼见阴道少量流血患者。

2. **黄芪粥（《太平圣惠方》）**

【配料】 粳米 100g，黄芪 45g。

【制作用法】 黄芪挫细，用水适量，先煎黄芪，去滓，取汁煮米为粥。温热空腹食之，日服 2 次。

【功效主治】 补中益气，升阳固表，利水消肿。适用于气虚脾弱、中气下陷、气不摄血、表虚出汗等。

3. **鸡子粥方（《太平圣惠方》）**

【配料】 鸡蛋 1 个，糯米 60g。

【制作用法】 将糯米淘洗。加水适量，煮米为稀粥，粥熟，破鸡子搅匀入粥，候熟，入白糖、醋少许。空腹温热食之，日服 2 次。

【功效主治】 补中益气，滋养阴血。

4. **饴糖砂仁饮（《本草汇言》）**

【配料】 饴糖 18g，砂仁 6g。

【制作用法】 将砂仁用水泡 1 小时后煮沸，取汁化饴糖。每日 1 次，代茶饮。

【功效主治】 补虚安胎，缓急止痛。用于胎动不安，下坠感等气虚者。

（三）血热型

临床表现 妊娠早、中期，阴道少量下血，色鲜红，质稠；腰酸腹痛，胎动下坠心烦少寐，渴喜冷饮，便秘溲赤，舌红，苔黄，脉滑数。

食治原则 清热凉血、止血安胎。

药膳配方

1. **苎麻粥（《寿亲养老新书》）**

【配料】 生苎麻根 60g，糯米 100g，大麦面 30g，陈皮 6g。

【制作用法】 将生苎麻根洗净，煮取汁 200ml，陈皮浸去白，炒为末。上四味，用水适量同煮为粥，令稀稠适宜。熟后，入盐少许。空腹温热食之，日服 2 次。

【功效主治】 止血安胎，健脾和胃。

2. **鲤鱼阿胶粥（《太平圣惠方》）**

【配料】 鲤鱼（约 500g）1 尾，阿胶（炒）50g，糯米 500g，葱、姜、橘皮、盐各少许。

【制作用法】 将鲤鱼去鳞及内脏，洗净，按常法共煮为粥。每日早晚服食。

【功效主治】 凉血安胎。适用于胎动不安及伤胎下血症。

3. **椿根白皮饮**

【配料】 香椿树皮 30g，白葫芦 1 个，红糖适量。

【制作用法】 将香椿树皮，白葫芦入锅里加水煎汤，去渣取汁，兑入红糖搅匀。每日 1 剂，空腹顿服。

【功效主治】 清热潮湿，止血安胎。用于孕后胎漏下血，血色鲜红血热湿滞者。

（四）血虚

临床表现　妊娠期，腰酸腹痛，胎动下坠，阴道少量流血，头晕眼花，五心烦热，潮热盗汗，心悸失眠，面色萎黄，舌淡，苔少，脉细滑。

食治原则　滋阴清热，养血安胎。

药膳配方

1. **地黄粥方（《食医心鉴》）**

【配料】 生地黄 90g，糯米 100g。

【制作用法】 将生地黄（鲜地黄）洗净，切碎，研烂，绞汁 300ml，用水适量，煮糯米为粥，临熟下生地汁，搅匀。空腹食之，日服 2 次。

【功效主治】 清热凉血，养阴生津。对于气阴两虚，胃阴不足者尤宜。

2. **阿胶龙骨粥（《普剂方》）**

【配料】 阿胶 15g（炙黄，为末），龙骨末 3g，艾叶 3g，糯米 50g。

【制作用法】 将龙骨末用纱布包裹，与艾叶同放入沙罐，加水煎煮 1 小时，滤渣留汁，下糯米煮粥，待粥将成时，下阿胶，煮沸即可。每日 1 剂，于空腹时顿食之，可服至症状消失停药。

【功效主治】 养血滋阴，温经止血，固元安胎。

3. **当归芍药鲤鱼汤（《备急千金要方》）**

【配料】 鲤鱼 1 条（约 1000g），白术 150g，生姜、芍药、当归各 90g，茯苓 120g。

【制作用法】 将鲤鱼去鳞及内脏，洗净；其余各药打碎；于锅内加水 1200ml，煮沸后，放入鲤鱼，大火煮至鱼熟，澄清，取汁 800ml，倒入沙罐，下诸药煎取 300ml 即得。每日 1 剂，分 5 次食鱼喝汤。

【功效主治】 养血安胎，利水消肿。

4. **鸡子羹（《圣济总录》）**

【配料】 鸡子 1 个，阿胶 30g，黄酒、食盐适量。

【制作用法】 阿胶洗净放入碗中，加黄酒，隔水蒸至胶化，打入鸡子，加清水、食盐，再隔水蒸至羹成。早晚 1 次，经常服用。

【功效主治】 滋阴养血，安胎。

第八节　胎萎不长

妊娠腹形小于相应妊娠月份，胎儿存活而生长迟缓者，称为胎萎不长，亦称胎不长、妊娠胎萎燥。其主要病因病机为父母禀赋虚弱，或孕后将养失宜，以致胞脏虚损，胎养不足，而生长迟缓。素体肾虚，或孕后房事不节，损伤肾气，导致精血不足，胎失所养而胎萎不长；素体气虚，或孕后恶阻较重，或胎漏下血日久，导致气血虚弱，冲任气血不足，胎失所养而胎萎不长；孕妇阴虚，或久病失血，或过服辛辣，致使阴虚血热，血热则扰冲任，损伤胎气，阴虚则冲任血少，胎失所养，而致胎萎不长。

西医学的胎盘功能不良综合征、胎儿营养不良综合征可参考本节有关内容治疗。

一、药膳原则

(1)宜食易于消化、吸收的食物;营养要多样化,粗、细粮搭配,荤、素菜夹杂;进食量以进食后有适当的饱腹感为度,从孕妇早期开始,适当补充铁、叶酸和微量元素锌。

(2)宜常服补益气血之品,如红枣、菠菜、桑椹、枸杞子、桂圆肉、核桃仁、鸡蛋、黑芝麻、葡萄等。

(3)勿食有损于胎儿的药物,忌烟酒。

二、辨证施膳

(一)气血虚弱

临床表现 妊娠中晚期,腹部增大及子宫底高度明显小于孕月,胎儿存活,身体羸弱,面色萎黄,头晕心悸,舌淡,苔少,脉细无力。

食治原则 益气补血养胎。

药膳配方

1. 参枣米饭(《醒园录》)

【配料】 党参15g,糯米250g,大枣30g,白糖50g。

【制作用法】 将党参、大枣煎取药汁备用,然后将糯米淘净,置瓷碗中,加水适量,煮熟,扣于盘中,再将煮好的党参、大枣摆在饭上,最后加白糖于药汁中,煎成浓汁,倒在饭上即成。空腹食用。

【功效主治】 益气补中,养血安胎。

2. 黄芪鸡汁粥

【配料】 母鸡1只,黄芪30g,粳米100g。

【制作用法】 将母鸡剖洗干净,浓熬鸡汁,将黄芪煎汁,两汁合与粳米煮粥。早晚趁热服,每只鸡服用3日,经常服。

【功效主治】 益气补血养胎。适用于怀孕后腹形小,胎儿发育迟缓属气血亏虚者。

3. 菠菜猪肝汤

【配料】 猪肝100g,菠菜100g,清汤750g。

【制作用法】 取猪肝洗净,切片,菠菜洗净切成段,清汤入锅烧开后加入猪肝、菠菜,放入食盐等佐料,沸后捞去浮沫,淋香油少许即可。吃肝喝汤,每日1剂,可常服。

【功效主治】 养血生精长胎。

(二)血寒

临床表现 妊娠中晚期,胎儿虽成活,可是腹形明显小于正常月份,胎心音较弱,腰酸冷痛,形寒怕冷,四肢不温,舌淡,苔白,脉沉迟。

食治原则 养血活血养胎。

药膳配方

1. 羊乳黄芪煎

【配料】 羊乳 100ml，芡实 9g，黄芪 30g。

【制作用法】 先水煎芡实、黄芪 30 分钟，取汁入羊乳再煎服即可。每日 1 次，晨起顿饭。

【功效主治】 补肾助阳，益精养胎。

2. 当归粳米粥

【配料】 当归 15g，川芎 10g，红枣 10 个，粳米 60g。

【制作用法】 当归、川芎用温开水浸泡片刻，加水 200ml，煎浓汁 100ml，滤渣取汁，入粳米、枣，砂糖适量，再加水适量，煮至米开汤稠为度。每日早晚空腹温热顿服，10 日为 1 个疗程。

【功效主治】 养血活血，安胎补虚。

3. 白术散粥(《金匮要略》)

【配料】 白术 30g，川芎 12g，牡蛎 15g，蜀花椒 3g，糯米 60g。

【制作用法】 将白术、川芎、牡蛎、蜀花椒入锅中加水煎汤，去渣取汁，入糯米继续熬煮，至米熟为粥。分早晚佐餐食，每日 1 剂，连服 20 日为 1 疗程。

【功效主治】 健脾生血，温胞养胎

4. 羊肉汤(《妇人大全良方》)

【配料】 精羊肉 200g，当归 15g，川芎 15g，生姜 7 片。

【制作用法】 先将羊肉放在小锅中，加入适量水煮约 1 小时，取汁 500ml，加入其他药再煮半小时后取汁，捞去沫，去渣，分 4 服。空腹，热服一日。来日再做，两日渣合为一日煎，当成一剂服。

【功效主治】 温中散寒，养血补虚。

【使用注意】 感冒及发热之人不宜用。

(三)血热

临床表现　妊娠中晚期，子宫增大明显小于孕月，胎动频繁，胎儿存活而生长缓慢，烦躁不安，夜梦多，潮热盗汗，颧赤唇红，手足心热，口干喜饮，舌红而干，脉细数。

食治原则　滋阴清热，养血育胎。

药膳配方

1. 阿胶鸡蛋汤(《圣济总录》)

【配料】 阿胶 10g，鸡蛋 1 个。

【制作用法】 先将阿胶放入锅中，加水一碗煮溶化，然后取鸡蛋去壳搅匀，缓缓倒入阿胶中煮成蛋花汤。加食盐少许趁热服之。

【功效主治】 滋阴润燥，养血安胎，宁心除烦。

2. 滋阴龟肉

【配料】 乌龟 250g，食盐少许。

【制作用法】 乌龟肉洗净后入砂锅，用小火炖至烂熟，食盐调味即可。佐餐食肉饮汤，隔

日一剂，连服 10 日。

【功效主治】 滋阴补血养胎。用于孕妇阴血不足而致阴虚血热的胎萎不长。

（四）肾虚不固

临床表现 妊娠中晚期，腹形增大缓慢，胎动较弱，头晕耳鸣，腰膝酸软，纳少便溏，夜尿频多，面色黯黑，舌淡，苔白，脉滑无力。

食治原则 补肾益气，益精养胎。

药膳配方

1. **胎元饮（《傅青主女科》）**

【配料】 人参 6g，白术 20g，熟地 25g，当归 12g，芍药 15g，杜仲 15g，陈皮 10g。

【制作用法】 诸药入锅，加水煎煮，去渣取汁，可入少许红糖调味。每日 1 剂，频服。

【功效主治】 益气养血，补肾养胎。

2. **覆盆参枣粥**

【配料】 党参 9g，覆盆子 30g，大枣 10 个，粳米 50g。

【制作用法】 党参、覆盆子先煎汤，去渣取汁，加入大枣、粳米煮粥。早晚佐餐食用。

【功效主治】 健脾补肾养胎。

3. **仙茅根母鸡汤**

【配料】 仙茅根 2 两，母鸡 1 只。

【制作用法】 先将母鸡拔毛，去内脏洗净，再与仙茅根一同放入瓦锅内，加水适量，炖 2 个小时左右即成。吃肉喝汤，趁热服用。

【功效主治】 补肾益精，养血安胎。对因肾精虚损，气血不足而引起的胎萎不长有较好的疗效。

4. **补血羊肉**

【配料】 当归 15g，生姜 15g，大茴 6g，桂皮 6g，瘦羊肉 250g。

【制作用法】 前 4 味用纱布包好，羊肉洗净，切小块，同入锅，加水适量，用小火焖煮至肉烂熟，去布包，稍加盐调味。上为 1 日量，分顿吃肉饮汤，1 周为 1 疗程。

【功效主治】 温阳补肾，养血益胎

第九节 不孕症

不孕症是指夫妇同居两年以上，性生活正常，未避孕，而未能妊娠。若曾经有过妊娠，以后两年未孕者，称继发性不孕；若从未有过妊娠者，则为原发性不孕。本病中医亦称“不孕症”，将原发性不孕症称为“全不产”，继发性不孕称为“断续”。

一、药膳原则

（1）食疗当以补肾、理肝、化痰及祛瘀等为治疗大法，予以辨证施膳。

（2）肾虚者可选用鹿肉、鸽肉、鹌鹑肉、黑芝麻、核桃仁、黑大豆等补肾益精的食物；痰湿

者可选用薏苡仁、陈皮、荸荠等化痰祛湿的食品；肝郁者可选用萝卜、莱菔子、橘叶等疏肝理气的药食之品。属于血瘀者选用生山楂、黄酒、玫瑰花、月季花、益母草、桃仁、红花等食物。

(3)忌辛辣刺激、生冷、肥腻的食物及烟酒等。忌多食胡萝卜。

二、辨证施膳

(一)肾气虚证

临床表现　婚久不孕，月经不调，经量或多或少，头晕耳鸣，腰酸腿软，精神疲倦，小便清长，舌淡，苔薄，脉沉细，两尺尤甚。

食治原则　补肾益气，填精益髓。

药膳配方

1. **蒸鸡(《食宪鸿秘》)**

【配料】嫩鸡1只，盐、葱、姜、酱油、茴香等各适量。

【制作用法】将鸡宰杀后，去毛及内脏，洗净，切成小块，放入开水煮2分钟，捞出，装入瓷盆内，放入各种调料，拌匀，腌半日；盆内加水适量，上蒸笼蒸1小时，取出，撕碎去骨，酌量加调料拌匀，再蒸1小时，即可食用。每日1剂。早、晚佐餐。

【功效主治】温中益气，补精添髓。适用于女人崩中漏下，婚久不孕，月经不调。

2. **紫河车韭菜水饺**

【配料】新鲜胎盘(可用猪、羊胎盘代替)1具，韭菜适量，调料少许。

【制作用法】将胎盘洗净，切碎；韭菜洗净控干，切碎，与调料相和拌匀制成陷，包成饺子。作主食，连服10～20日为1疗程。

【功效主治】大补气血，养肾填精。适用于肾气不足婚久不孕。

3. **仙茅仙灵脾炖乳鸽**

【配料】乳鸽1只，仙茅10g，仙灵脾15g，红枣10个。

【制作用法】将乳鸽去毛，宰后去内脏，洗净，切小块；仙茅、仙灵脾、红枣洗净。把全部用料一同放入锅内，加水适量，锅加盖，小火隔开水炖3小时，调味即可。此为1日量，经常食用。

【功效主治】益气温肾。善治肾气虚弱不孕。

4. **核桃仁炒韭菜(《方脉正宗》)**

【配料】核桃仁50g，鲜韭菜150g，香油100g，食盐、味精少许。

【制作用法】鲜韭菜洗净，切成段，核桃仁先以香油炸黄，后入鲜韭菜段翻炒，调以食盐、味精即可。上为1日量，佐餐食用。

【功效主治】补肾益气，温饱通阳。适用于肾虚不孕者。

5. **饴糖鸡(《姚增洹集验方》)**

【配料】生地30g，饴糖100g，母鸡1只，葱、姜、食盐适量。

【制作用法】将母鸡去毛后除内脏，洗净；把生地黄、姜、葱、盐放入鸡腹，再灌入饴糖，缝合切口，鸡脯朝上放入锅，加水适量。将锅置武火上烧沸，后用文火炖熬至鸡肉熟即成。可供佐餐，宜常食。

【功效主治】益气养阴，生精助运。适用于月经不调，肾气血不孕者。

（二）肾阳虚证

临床表现　婚久不孕，月经后期，量少色淡，甚则闭经，平时白带量多，腰痛如折，腹冷肢寒，性欲淡漠，小便频数或不禁，面色晦暗，舌淡，苔白滑，脉沉细而迟或沉迟无力。

食治原则　温肾助阳，化湿固精。

药膳配方

1. 肉煎蓉粥（《太平圣惠方》）

【配料】肉苁蓉 50g，羊肉 200g，粳米 150g，鹿角胶 15g。

【制作用法】肉苁蓉酒浸 1 夜，刮去粗皮，切细。羊肉切细，鹿角胶打碎。用适量水把肉苁蓉、羊肉、粳米煮粥，临熟，下鹿角胶、盐或酱油少许，搅匀。分 2 次温食。

【功效主治】补肾壮阳，益精补髓。善治虚劳羸弱，阳痿，不孕。阳虚之人常服，可达增强体质，祛病延年的目的。

2. 菟丝子粥

【配料】菟丝子 30g，粳米 60g，白糖适量。

【制作用法】将菟丝子洗净后捣碎，加水煎煮取汁，去渣，入米煮粥，粥将熟时加入白糖，稍煮即可。每日 2 次，空腹服之。

【功效主治】补肾固精，益脾安胎。适用于肾阳虚婚久不孕。

3. 芎艾菟丝子炖鹌鹑

【配料】川芎 10g，艾叶 30g，菟丝子 15g，鹌鹑 2 只。

【制作用法】先将川芎、艾叶、菟丝子放入锅内，加入清水 600ml，煎煮 20 分钟后，滤取汁待用。取鹌鹑 2 只，宰杀去毛和内脏，洗净，放碗中加入煮好的药汁，放锅内隔水炖熟，即可。吃肉喝汤。

【功效主治】补肾温经，调理冲任。对虚体有补养作用。

【使用注意】阴虚有热者，见盗汗，手足心热，潮热等症者忌服。

4. 羊肾粥

【配料】羊肾 1 对，粳米 200g。

【制作用法】羊肾洗净，易除筋膜，切块。粳米淘洗干净，与羊肾同放砂锅中，小火煮至米熟粥成，甜食、咸食均可。随意服用。

【功效主治】温肾壮阳。服后可以治疗女子宫寒不孕。老年人冬季服用能保健强身，也可做肾虚患者的调养膳食。

【使用注意】阴虚火旺者忌用。

5. 鹿角胶粥（《本草纲目》）

【配料】鹿角胶 15～20g，粳米 100g，生姜 3 片。

【制作用法】先煮粳米作粥，待沸后，加入鹿角胶、生姜，同煮为稀粥。以 3～5 日为 1 疗程。

【功效主治】补肾阳,益精血。本方是较为理想的补益强壮食品。

【使用注意】阴虚火旺、口舌干燥、尿黄便秘或感冒发热者忌服。

6.虫草羊肉汤

【配料】羊肉750g,冬虫夏草6g,枸杞子5g,淮山10g,生姜4片,蜜枣4个。

【制作用法】羊肉洗净,切大块,用滚水泡去膻味;冬虫夏草、淮山、枸杞子、生姜洗净;蜜枣(去核)略洗。把全部用料放入清水锅内,大火煮滚后,改小火煲,3小时,调味供用。趁热服用。

【功效主治】温补肝肾,益精壮阳。适用于女子宫寒不孕。

【使用注意】外感发热、湿热内盛者不宜用本方。

7.椒粥(《饮食辨录》)

【配料】蜀椒3g,粳米100g。

【制作用法】粳米与蜀椒加水同煮作粥,佐餐温服。

【功效主治】温补脾胃,补肾壮阳。适用于女子肾阳虚婚久不孕,脾胃虚寒的胃痛。

(三)肾阴虚证

临床表现 婚久不孕,月经错后,量少色淡,头晕耳鸣,腰酸腿软,眼花心悸,舌淡苔少,脉细。

食治原则 滋肾养血,调补冲任。

药膳配方

1.鸡肉烧鱼肚

【配料】鱼肚90g,熟鸡肉(切片)、青菜(切段)各60g,猪油500g。

【制作用法】将鱼肚放清水中浸透,再煮去腥味,然后洗白待用;锅内放猪油,下鱼肚,用文火慢慢烧至六成熟,捞出鱼肚,沥油后,切成长2cm、宽1.5cm的小块,待锅内油烧至七成熟时,下鱼肚块炸,然后改用武火,边炸边搅动,使其受热均匀,至炸透,捞出待凉,再放入清水中漂去油质,切片备用;锅内放高汤,用武火烧开,下鱼肚片、鸡肉片、鸡油、盐、料酒等,几分钟后起锅,码在青菜垫底的盆中即可。每剂可供2人佐餐食用,常服。

【功效主治】补肾益精,滋养筋脉。

2.海参粥

【配料】海参15g,大米60g,葱、姜、盐适量。

【制作用法】将海参用温水泡发,洗净切成小块,将大米洗净,入锅内,加入洗好的海参、葱、姜、盐及适量水,煮熬成粥。作主食,每日1剂,常食。

【功效主治】滋阴养血,清泻虚火。适用于不孕症、产后,病后体虚滋补。

3.山药羊肉粥(《饮膳正要》)

【配料】山药200g,羊肉150g,粳米100g,食盐、胡椒粉、葱、姜末等少许。

【制作用法】先将山药去皮,切片晒干,碾成细粉;羊肉去脂膜,绞如泥状;粳米用水淘洗干净,放入锅中,加水适量,置炉子上用大火烧沸,再改用小火慢慢熬煮至米开花、粥将稠时,加入羊肉泥,煮沸片刻,再加山药粉,煮沸片刻,待粥稠时,调入食盐、胡椒粉、葱、姜末及香油等即可。每日1剂,分2次于空腹时食之。

【功效主治】 益气养阴,温脾暖肾。适用于肾阴虚型不孕症。

4. 女贞枸杞羊肉粥

【配料】 女贞子20g,枸杞子15g,羊肉200g,粳米100g,姜丝、花生油、黄酒、盐各适量。

【制作用法】 女贞子、枸杞子分别洗净,同装于纱布袋中,扎紧袋口;羊肉洗净切成小块,放于砂锅中,炒干水分,下姜丝、黄酒、花生油,爆香,加水焖熟。粳米淘净,加水1000ml,大火烧开后,加入药纱袋、熟羊肉,转用小火熬成粥,取出药纱袋,下盐,调匀。分2次早晚趁热服,每周服2～3剂。

【功效主治】 滋肾养阴。适用于肾阴虚型不孕症。

(四)肝郁型

临床表现 婚后多年未孕,月经先后无定期,量时多时少,行而不畅,经前腹痛,乳房胀痛,胸胁不舒,情志抑郁,烦躁易怒,舌质正常或暗红,苔薄白,脉弦。

食治原则 疏肝解郁,理血调经。

药膳配方

1. 暗香汤(《饮撰服食谱》)

【配料】 梅花30g,炒盐30g,蜂蜜适量。

【制作用法】 当梅花将开时,摘取半开花头,连花蒂一起放入瓷瓶中,撒上盐(注意不可用手触摸),密封瓶口,至第二年春天或夏天,方可启开瓶口备用。每次取花2～3朵放在碗中,加蜂蜜少许,用开水冲泡,待花开香溢,即可频频饮之。

【功效主治】 疏肝解郁,益气和胃。

2. 益母当归鸡蛋粥

【配料】 益母草30g,当归15g,鸡蛋2个,粳米100g,红糖适量。

【制作用法】 益母草、当归分别洗净,加水1200ml,煎半小时,去渣留汁于砂锅中;再将粳米淘净放入,小火慢熬成粥,放入鸡蛋,下红糖。分2次早晚趁温空腹服。

【功效主治】 活血通络,补脾和胃。

3. 芸苔蜂蜜饮(《太平圣惠方》)

【配料】 油菜120g,蜂蜜适量。

【制作用法】 先将油菜切碎,放入瓷盆中捣烂,用双层纱布包裹,绞榨取其汁液,装入杯中,兑入蜂蜜,搅匀即可。每次服2～4汤匙,每日2次。

【功效主治】 疏肝理气,调经止痛。

4. 糖糟虾米(《仁寿录》)

【配料】 鲜虾仁30g,白酒100g,酱油10g,白糖15g。

【制作用法】 将虾米洗净备用;将白酒、酱油、白糖装碗和匀,下鲜虾仁浸泡几分钟后,即可食用。可单吃或佐餐食用。

【功效主治】 补肾温中,解郁除烦,通经活血。

5. **玫瑰露(《金氏药帖》)**

【配料】 玫瑰花 30～50g。

【制作用法】 将玫瑰花放入烧瓶内，加清水适量，把瓶塞盖上，接上冷凝管，将加热的电炉或酒精炉置于烧瓶下加热，烧开后，收取蒸馏液，装瓶备用。每次 50～100ml，加热饮用，每日 2～3 次，连用 5～7 日。

【功效主治】 行气解郁，养胃宽胸，调经止痛。

6. **糖糟虾米(《仁寿录》)**

【配料】 鲜虾仁 30g，白酒 100g，酱油 10g，白糖 15g。

【制作用法】 将虾米洗净备用；将白酒、酱油、白糖装碗和匀，下鲜虾仁浸泡几分钟后，即可食用。可单吃或佐餐食用。

【功效主治】 补肾温中，解郁除烦，通经活血。

(五)痰湿型

临床表现　婚后久不受孕，形体肥胖，经行延后不畅，量少或多，色紫黑，夹有血块，甚或闭经，带下量多，质黏稠，头晕心悸，胸闷胀满，纳呆泛恶，舌紫暗，苔白腻，脉滑或弦涩。

食治原则　燥湿化痰，理气调经。

药膳配方

1. **苡仁扁豆粥**

【配料】 薏苡仁 30g，白扁豆 30g，粳米 100g。

【制作用法】 先将薏苡仁、白扁豆分别洗净后同放入砂锅，加水浸泡 30 分钟，用中火煮至薏苡仁、白扁豆熟烂，缓缓加入淘洗干净的粳米，煮沸后改用小火煮至粳米酥烂，即成。早晚 2 次分服。

【功效主治】 健脾渗湿，理气调经。

2. **羊血面(《安老怀幼书》)**

【配料】 鲜羊血 300g，挂面 100g，葱白 1 握。

【制作用法】 将羊血切块备用；将葱洗净，切末，放入油锅内，稍加煸炒，速倒水入锅，烧至沸，下挂面，当面快熟时，下羊血，煮至熟，放入各种调料调至鲜即可。每日 1 剂，于空腹时顿服。

【功效主治】 益气补血，化瘀止血，清心安神。

3. **萝卜子粥(《寿世青编》)**

【配料】 萝卜子 20g，粳米 100g。

【制作用法】 把萝卜子水研滤过取汁约 100ml，加入粳米和水 350ml 左右，同煮为稀薄粥。每日 2 次，温热服食。

【功效主治】 下气化痰，理气调经。

4. **蜜饯山楂(《医钞类编》)**

【配料】 生山楂 500g，蜂蜜 250g。

【制作用法】 将生山楂洗净，去果柄、果核，放在铝锅内，加水适量，煎煮至七成熟，于水将干时，加入蜂蜜，再以文火煎煮熟透，收汁待冷，放瓶罐中备用。饭前或饭后食3～5个，亦可随意服食。

【功效主治】健脾消食，活血祛瘀，收敛止带。

第十节 缺 乳

缺乳是指产后乳汁分泌甚少或全无的一种病症，多由于气血虚弱及肝郁气滞、乳汁生化之源不足或经脉涩滞所致。

西医学中营养不良和慢性疾病等所引起的乳汁分泌过少，可参考本节有关内容治疗。

一、药膳原则

(1)缺乳是由于气血虚弱及肝郁气滞，乳汁生化之源不足或经脉涩滞所致。食疗应注意补虚，选择滋补食品，以补气养血。气血虚弱者可食用大枣、山药等。瘀热者宜食用清热化瘀的食物，如山楂、藕、西瓜、梨等。

(2)不宜食生冷水果及寒性食物，以免损伤脾胃及涩滞经脉，不宜食辛辣刺激性食物，以免耗伤气血。

二、辨证施膳

(一)气血虚弱

临床表现 产后乳少或全无，乳汁清稀，乳房柔软，不胀不痛，面色无华，神疲食少，脉细。

食治原则 补气养血，佐通乳汁。

药膳配方

1. 猪蹄通乳汤(《梅师集验方》)

【配料】猪蹄2只，通草20g。

【制作用法】猪蹄去毛洗净，通草包好，上二味置砂锅内，加水适量，入姜、葱少许，文火炖至烂。入盐适量调味，去通草，每日食肉喝汤数次，连服数日。

【功效主治】宣络通乳，补养气血。适用于妇女血枯，经血不调症。

2. 鹅肉黑芝麻粥

【配料】鹅脯肉125g，黑芝麻50g，粳米100g，葱、姜末各5g，精盐、味精各少许。

【制作用法】将黑芝麻炒熟，碾碎备用；将鹅脯肉切成碎米粒大小，与淘洗干净的粳米、葱、姜末、精盐同放入锅中，兑入清水适量，置武火上煮沸后，改文火继续煮至米开花时，拌入黑芝麻稍炖，调入味精即可。每日1剂，早、晚分次空腹温服。

【功效主治】滋补肝肾，益精生乳。适用于产后气血虚弱，乳少者。

3. 豌豆羊肉(《本草纲目》)

【配料】豌豆200g，羊肉250g，生姜10g，盐适量。

【制作用法】将羊肉洗净，切成小块待用；生姜洗净，切末；将羊肉、豌豆同入砂锅，加水适量，武火煮沸，继续文火煮，临熟时入姜末、盐等调味即可。佐餐食用。

【功效主治】 补肾温中，调理脾胃，通经生乳。适用于产后神疲食少，乳汁缺乏者。

4. **鲤鱼粳米粥(《本草纲目》)**

【配料】 鲤鱼 500g，粳米 50g，味精、精盐、香油、葱、姜末、料酒、胡椒粉各适量。

【制作用法】 将鲤鱼剖洗干净，放入瓷盆中，加精盐、葱、姜末及料酒各适量，上笼屉蒸熟，拆骨、刺，取肉；将粳米淘洗干净，放入锅中，加水适量熬煮，粥成后，加鲤鱼肉及汤汁，稍沸，再调入味精、胡椒粉、香油，即可。每日 1 剂，早、晚温热食用。

【功效主治】 补益脾肾，利水消肿，通经下乳。可治产后气血不足之乳汁缺少。

5. **虾米粥(《本草纲目》)**

【配料】 虾米 30g，粳米 100g，油、盐各少许。

【制作用法】 先将虾米用水浸泡 30 分钟，粳米用水洗净，同倒入砂锅中煮粥，煮至米开为度，加入调料即可。可 1 次服用，亦可分早晚 2 次服用。

【功效主治】 壮阳补肾，通乳。对肾经不足、肾阳虚衰、少腹冷痛者有一定疗效。

【使用注意】 瘦疮宿疾阴虚火旺者忌食。

6. **落花生粥**

【配料】 落花生 30g，粳米 60g。

【制作用法】 将花生捣碎(不去红衣)，米淘洗，用水适量，共煮为粥。温热空腹食之，日服 1 次(加白糖或盐均可)。

【功效主治】 健脾和胃，润肺止咳，补气养血。宜于营养不良及身体虚弱患者常服。

(二)肝郁气滞

临床表现 乳汁缺乏，产后乳汁甚少或全无，胸胁胀闷，情志抑郁，食欲不振，乳房胀硬疼痛；舌苔薄黄，脉弦细。

食治原则 疏肝解郁，通络下乳。

药膳配方

1. **猪蹄粥(《寿亲养老新书》)**

【配料】 猪蹄 2 只，白木通 5g，漏芦 15g，佛手 10g，葱白 2 茎。

【制作用法】 猪蹄洗净，木通、漏芦、佛手用纱布包好，一同炖至猪蹄烂熟，放入食盐调味。分次食肉喝汤。

【功效主治】 疏肝解郁，通络下乳。适用于产后无乳或乳汁不畅者。

【使用注意】 气火内郁以致乳腺不通者不可服。

2. **虾米酒汤(《本草纲目拾遗》)**

【配料】 鲜虾米 100g，米酒适量，食盐少许。

【制作用法】 鲜虾米冲洗干净，放入锅中，加黄酒、清水、食盐，煮熟即成。一日 2 次，经常服用。

【功效主治】 通经下乳。适用于产后乳汁缺乏者。

【使用注意】 本品属于发物，患皮肤疥疮者不宜食用。

3. **凉拌莴苣(《海上方》)**

【配料】鲜莴苣 200g,黄酒、麻油、食盐各适量。

【制作用法】鲜莴苣去叶及皮,切成细丝,加黄酒、麻油、食盐调拌即成。佐餐食用。

【功效主治】通乳汁,利小便。适用于产后乳汁缺乏,情志抑郁者。

【使用注意】目疾患者不宜食用。

4. **豌豆粥(《寿世青编》)**

【配料】豌豆 100g,红糖适量。

【制作用法】将豌豆用温水浸泡,用微火煮做粥至糜烂如泥,加入红糖。日 2～3 次,服食。

【功效主治】祛湿利水,消肿通乳。适用于妇人产后乳汁不通,乳房胀痛者。

第十四章 常见儿科疾病及其他食疗

第一节 疳 证

疳证是以患儿身体干枯羸瘦，肚腹膨胀，饮食异常，毛发稀疏，精神疲倦或烦躁不安，生长发育缓慢为特征的慢性疾病。

西医学小儿营养不良、慢性消化不良、小儿厌食等可参考本节有关内容治疗。

一、药膳原则

(1)疳证属脾胃损伤之疾，食膳调养应注重保护脾胃功能，选择健脾养胃易消化之品，如山药、茯苓、大枣等。

(2)本病常虚实错杂，又多有积滞内停，因此又应当配以消食化积之品，如山楂、谷芽、萝卜等。

(3)纠正小儿贪吃零食、偏食、挑食的不良习惯，养成定时定量进食的习惯。

(4)忌食生冷、油腻、生硬食品，不宜食油炸香燥类食物，以免增加脾胃负担。不宜暴饮暴食以免损伤脾胃。

二、辨证施膳

(一)疳气

临床表现 形体消瘦，面色少华，毛发稀疏，精神不振，心烦气急，不思饮食，脘腹胀满，大便失调；舌苔浊腻，脉滑细。

食治原则 调脾健运。

药膳配方

1. **萝卜饼(《清宫食谱》)**

【配料】 白萝卜 250g，面粉 250g，瘦猪肉 100g，姜、葱、食盐、菜油各适量。

【制作用法】 猪肉剁细，萝卜切细炒成五成熟，加入姜、葱、食盐共调馅；再将面粉和匀，制成薄片；以面粉片为皮，萝卜猪肉为馅，制成夹心小饼，放入油锅中烙熟。空腹食之。

【功效主治】 健脾开胃，行气消食。适宜于小儿脾气不足、运化无力导致的疳气。

2. **消食散**

【配料】 谷芽、山楂、槟榔、枳壳各 50g。

【制作用法】 谷芽、山楂、槟榔、枳壳各等份，共研为细末。每服 1～2g，每日 3 次。

【功效主治】健脾开胃、消食化积。

【使用注意】虚证不宜使用本方。

3. 大麦粥(《本草纲目》)

【配料】大麦米 50g,红糖适量。

【制作用法】大麦米浸泡轧碎,加清水煮熟后调入红糖搅匀即可。每日 2 次,加热服食。

【功效主治】益气调中,消积化食。适用于食积之证。

4. 保元茶(《清宫代茶饮精华》)

【配料】山楂 6g,谷芽 6g,茯苓 6g,神曲 6g。

【制作用法】将山楂,谷芽,茯苓,神曲放入茶杯中,以沸水冲泡 10 分钟即可。代茶饮。

【功效主治】益气健脾,消食化滞。用于小儿不思饮食,或病后调理脾胃。

5. 淮山药鸡内金粥(《食鉴本草》)

【配料】淮山药 20g,鸡内金 6g,粳米 50g。

【制作用法】将淮山药、鸡内金研成细末,与粳米共煮粥,待粥熟烂后,加适量白糖调味即成。温热食之,日服 2 次。

【功效主治】益气健脾,开胃消食。

(二)疳积

临床表现 面色萎黄,形体肌瘦;精神烦躁,目无光彩,睡眠露睛,脘腹膨胀,甚则青筋暴露,毛发稀疏,揉眉挖鼻,吮指磨牙,动作异常,食欲不振或善食易饥,或嗜食异物;舌质淡红,苔腻,脉濡滑。

食治原则 消积理脾。

药膳配方

1. 椒香酸菜(《食宪鸿秘》)

【配料】白菜、茴香、椒末、盐、醋。

【制作用法】将白菜去黄叶,劈开两半,晒软,洒上炒盐,腌 1~2 日,晾干水气;干净坛中一层菜一层茴香、椒末,装满按实,灌醋至满,加盖密封,腌渍 30~40 日,即可开封备用。可佐餐食用。

【功效主治】消积化滞,和中开胃。

2. 锅焦糕(《周益生家宝方》)

【配料】锅焦 1500g,砂仁 62g,神曲(炒)125g,山楂(炒)125g,莲子肉 300g,粳米(炒)1500g,鸡内金(炒)30g,白糖 1500g。

【制作用法】将各药研为细末,加白糖调匀,做成糕,早晚随食。

【功效主治】补中,健脾,消食。对小儿食积具有明显疗效。

3. 食盐炒蚕蛹

【配料】蚕蛹 30~50g,油、食盐适量。

【制作用法】用蚕蛹加油、食盐炒熟服食。

【功效主治】和脾胃,消疳积。

4. **银鱼羹(《食鉴本草》)**

【配料】 银鱼 10g,生姜 10g,葱、食盐各适量。

【制作用法】 将鱼洗净,切成细丁备用。生姜切碎备用。将鱼肉与生姜末一同入锅,加水适量,武火烧开,改文火炖肉熟烂即可,佐餐食用。

【功效主治】 健脾胃,消食积。

5. **糖椒梅(《多能鄙事》)**

【配料】 梅子(半青半黄),盐、砂糖、花椒、姜丝各适量。

【制作用法】 把梅子锤破去核,用盐腌 1 日;于瓦罐中,按铺一层梅子、一层砂糖、一层花椒、一层姜丝的次序铺至八分满,加盖,放在锅内蒸煮 30 分钟,取出瓦罐,用纱布蒙住罐口,晒 10 日后即可食用。随意食之。

【功效主治】 生津止渴,消食开胃。

6. **砂仁粥(《老老恒言》)**

【配料】 砂仁 2g,粳米 50g。

【制作用法】 将砂仁拣去杂质,洗净,晒干或烘干,研成极细末;再将粳米淘洗干净,放入砂锅,加水煮沸后改用小火,煮成稠粥,粥成时调入砂仁细末,拌和均匀,再以小火煨煮 2 分钟即成。早、晚分食。

【功效主治】 化湿醒脾、温中行气。

(三)干疳

临床表现 面色㿠白,唇干口渴,头大颈细,骨瘦如柴,皮肤干枯皱折,呈现老人貌,腹凹陷如舟,发育迟缓,神疲倦困,哭声无力,舌淡苔薄,脉细无力。

食治原则 补气养血健脾。

药膳配方

1. **归参鳝鱼羹(《周益生家宝方》)**

【配料】 鳝鱼 300g,当归 15g,党参 15g,大葱 25g,鲜姜 15g,食盐适量。

【制作用法】 先将鳝鱼剖后洗净切丝;当归、党参用布包扎,共放入锅内,加水适量,煎煮约 1 小时、捞出药包,加入葱、姜、盐调味,稍煮二三沸即成,吃鱼喝汤。

【功效主治】 益气补血,消疳积。

2. **沙参玉竹鹅肉汤(《本草拾遗》)**

【配料】 鹅肉 250g,北沙参、玉竹各 15g,山药 30g。

【制作用法】 将鹅肉洗净,在沸水中氽去血水,切成小块,与纱布包裹的北沙参、玉竹、山药一起放入砂锅内,加水适量,煮至鹅肉熟烂,弃纱布包,加食盐等佐料调味即可。每日 1 剂,佐餐饮汤食肉,10 日为 1 疗程。

【功效主治】 补益脾胃,清热生津,健脾开胃。

3. **十香瓜(《食宪鸿秘》)**

【配料】 生菜瓜 5000g,白糖 1000g,好醋 1000g,姜丝 100g,刀豆 60g,花椒 30g,干紫苏 30g,陈皮 30g。

【制作用法】将生菜瓜洗净，去皮、瓤，切成小块，拌盐晒干；将白糖、好醋加水稀释后，煮滚，待冷，装入瓦罐内，下菜瓜块、姜丝、刀豆、花椒、干紫苏、陈皮等，浸泡 10 日即可备用。每次可食瓜 50g，不拘次数。

【功效主治】益胃生津，健脾止渴，通利肠道。

4. 白术猪肚粥(《圣济总录》)

【配料】白术 30g，生姜 2g，槟榔 10g，猪肚 1 个，粳米 60g，酱油、麻油适量。

【制作用法】将猪肚洗净，切成小块，同白术、槟榔、生姜共煮，至猪肚熟烂，取汁，以汤入粳米煮粥，以麻油、酱油拌猪肚。喝粥，猪肚佐餐，每日 2 次。

【功效主治】健脾益气，消食开胃。

5. 石斛甘蔗饮

【配料】鲜石斛 12g，玉竹 9g，北沙参 15g，麦冬 12g，山药 10g，甘蔗汁 250g。

【制作用法】将前五味水煎取汁，和甘蔗汁搅匀。代茶饮。

【功效主治】益气生津。

第二节 遗 尿

遗尿又称尿床，是指三岁以上的小儿在睡眠时小便自遗醒后方觉的一种病症。本病反复发作，轻者数夜一次，重者可一夜数次。

西医学此病证也称遗尿，可按本节内容治疗。

一、药膳原则

(1)遗尿患儿因自幼肾气不足，故在晚餐应吃干食，晚餐后尽量少饮水。

(2)平时可吃些健脾补肾的食物，如莲子、薏苡仁、山药、大枣、香菇、韭菜、大豆、栗子、核桃、杏仁、龙眼、牛肉、羊奶、鸡肉、黄鳝等。

(3)忌生冷、寒凉性食物，如生冷瓜果及芹菜、荸荠等寒凉性蔬菜和冰冻食品。

二、辨证施膳

(一)肾气不足

临床表现 睡中遗尿，醒后方觉，每晚 1 次以上，小便清长，面白少华，肢凉怕冷，腰膝酸软，神疲乏力，智力较同龄儿稍差，舌淡苔白滑，脉沉无力。

食治原则 温补肾阳，缩尿止遗。

药膳配方

1. 山茱萸粥(《遵生八笺》)

【配料】山茱萸 30g，粳米 100g，蜂蜜 2 汤匙。

【制作用法】将山茱萸去皮核，捣研为泥，与蜂蜜同炒后，兑入煮好的粳米粥中搅匀即可。每日 1 剂，分 2 次温服。

【功效主治】补益肝肾，收敛固涩。用于肾气之小儿遗尿。

2. 苁蓉强身粥(《药性论》)

【配料】肉苁蓉30g,精羊肉100g,大米100g。

【制作用法】先将肉苁蓉放入沙罐中,加水煮熟后,捞出切成薄片备用;将切细的羊肉、洗净的大米与肉苁蓉同放入沙罐,熬煮至粥熟时,加入适量调味,再煮2沸即可。每日1剂,分2次于空腹时食用。

【功效主治】补肾温阳,益气填精。治肾气不足之小儿遗尿。

3. 鸡头粥(《饮膳正要》)

【配料】鸡头实(即芡实米)50g,粳米50g。

【制作用法】先煮芡实米,熟后研如泥,再与粳米同煮做粥。可供早餐食用。

【功效主治】固肾缩尿。适用于肾气不足之小儿遗尿。

4. 猪脬糯米粥(《本草纲目》)

【配料】猪脬(猪膀胱)1个,糯米250g,食盐适量。

【制作用法】将猪膀胱洗净,装入糯米,扎紧口,放入锅内,加水适量,煮米熟烂即可。食用时切丝,加调料温热服食。

【功效主治】清热、缩尿,止遗。本方适用于下元虚寒型遗尿。

5. 金樱子粥(《饮食辨录》)

【配料】金樱子30g,粳米50g。

【制作用法】先煮金樱子,取汁去渣,用汁煮米做粥即可。每日2～3次,温服。

【功效主治】益肾固精,缩尿止泄。用于治疗小儿肾气不足的遗尿。

6. 海参粥(《行厨纪要》)

【配料】海参15g,粳米50g。

【制作用法】先将海参泡发,切碎,与粳米同煮粥即可。每日食1次,服3～5次。

【功效主治】补肾益精,养血润燥。用于肾气不足的小儿遗尿。

7. 蒜茸羊肉(《食医心镜》)

【配料】羊肉250g,大蒜15g。

【制作用法】先将羊肉煮熟,起锅待凉,切片,装盘;取大蒜于碗中捣烂,淋上适量热香油(或熟辣椒)及酱油,撒上精盐拌匀,倾入羊肉盘中即可。每剂可供2～3人佐餐。

【功效主治】温肾壮阳,解毒止尿。

(二)肺脾气虚

临床表现 睡中遗尿,白天尿频量少,经常感冒,咳嗽痰喘屡作,神疲乏力,食欲不振,气短自汗,面色少华,大便溏薄,舌淡,苔薄,脉弱。

食治原则 补益脾肺,固涩小便。

药膳配方

1. 莲子粉粥(《本草纲目》)

【配料】莲子肉(去皮)50g,桂圆肉30g,冰糖适量。

【制作用法】先将去皮之干莲子(带心)磨粉,用水调成糊状,放入沸水中,同时放入桂圆肉煮成粥,加入适量冰糖即可。每晚临睡前服 1 小碗。

【功效主治】健脾胃,安神固精。可用于小儿遗尿。

【使用注意】有郁火者不宜服食。

2. 白果粥

【配料】白果 10g,粳米 100g。

【制作用法】将白果放入沙罐,加水煎煮 1 小时,去渣留汁,下粳米,煮至粥成,即可。每日 1 剂,分 2 次温服之。

【功效主治】敛肺气,止带浊,缩小便。

3. 山药粥(《医学衷中参西录》)

【配料】山药 30g,粳米 50g,红糖 25g。

【制作用法】山药研细末,粳米煮至熟时掺入山药末、红糖,同熬成稀粥。早晨空腹食。

【功效主治】温补脾胃,益气固摄。可用作小儿脾肺气虚的遗尿。

4. 芡实莲肉糕(《士材三书》)

【配料】芡实 50g,莲米 50g(去心),黄芪 30g,粳米 50g,白糖 50g,猪油适量。

【制作用法】芡实、莲米、黄芪、粳米共研磨,加水、白糖调匀,放入抹过猪油的饭盒蒸熟。随意食用,可用作主食。

【功效主治】益肺气,补脾气。可治疗小儿遗尿。

5. 黄芪蒸鸡(《太平圣惠方》)

【配料】黄芪 30g,母鸡 1 只,食盐、生姜少许。

【制作用法】黄芪、鸡生、姜、食盐同放入器皿中,隔水蒸至鸡肉熟透。去黄芪、生姜即成。喝汤吃肉,可佐餐食用。

【功效主治】益气温中,涩精缩尿。可用作治疗脾肺气虚的小儿遗尿。

6. 银杏饮(《串雅内编》)

【配料】银杏 50 个,甘草 30g。

【制作用法】将银杏去壳,和甘草一起置砂锅中,加清水 500ml,煎煮 1 小时,去渣取汁备用。每日晨起时 1 次顿服。

【功效主治】涩尿止遗。本方用于治疗脾肺虚弱的遗尿。

【使用注意】因银杏有小毒,故一次性服用量不宜过多,本方中量虽偏大,但久煎可减其毒性,又甘草可减缓其毒。

7. 薯蓣粉粥(《调疾饮食辨》)

【配料】薯蓣粉 20g,粳米 100g,白糖适量。

【制作用法】将薯蓣粉用凉水调成糊状备用;将洗净的粳米下锅,加水煮粥,待粥熟时,下薯蓣粉糊及白糖,搅匀,煮沸即可。每日 1 剂,分次随意食用,常服食。

【功效主治】补肾健脾,和胃止泻。本方可用于小儿脾肺不足之遗尿。

（三）心肾失交

临床表现 梦中遗尿，寐不安宁，易哭易惊，白天多动少静，难以自抑，记忆力差，或五心烦热，形体消瘦，舌尖红有刺，苔薄，脉沉数。

食治原则 清心补肾，安神固涩。

药膳配方

1. **莲子粥（《济众新编》）**

【配料】 莲肉（去皮心）30g，芡实仁 15g，白茯苓 20g，海松子（细研）10g，粳米 50g。

【制作用法】 先将莲肉、芡实仁、白茯苓等三味焙干，研成碎末，与粳米同放入沙煲，煮至粥将熟时，下海松子，煮至粥稠味香时，加蜂蜜少许调味即可。每日 1 剂，分 2 次于空腹时食粥。

【功效主治】 健脾补肾，益气固肾。可用于治疗心肾不交的小儿遗尿。

2. **益智茯苓粥（《补要袖珍小儿方论》）**

【配料】 益智仁、白茯苓各 5g，大米 50g。

【制作用法】 先将益智仁、白茯苓烘干后，并放入碾槽内，研为细末，过 120 目筛备用；将大米淘洗后，放入搪瓷锅内，加水适量，煮成稀粥，待粥将成时，倒入药粉，搅匀，煮沸即成。每日 1 剂，分早、晚 2 次温服，连服 5～7 日。

【功效主治】 健脾暖肾，宁心安神，缩尿止遗。可以治疗小儿夜间遗尿。

3. **茯苓山药散（《红炉点雪》）**

【配料】 白茯苓、山药各等份。

【制作用法】 先将茯苓、山药用矾水煮过，取出干燥后，研成细末，过 80 目筛，装瓶备用。于空腹时，用温淡盐水送服 6g，每日 2 次。

【功效主治】 健脾宁心，补肾涩精，止遗缩尿。可治疗小儿心肾不交的遗尿。

4. **参归五味猪心汤（《食疗本草》）**

【配料】 党参 20g，当归 10g，五味子 10g，猪心 1 个，食盐少许。

【制作用法】 猪心刨开，将三药为末装入猪心内煮熟，放入食盐即可。食猪心喝汤，每日 2 次，空腹食用。

【功效主治】 益心气，养心血。可用于心肾不交的小儿梦中遗尿，神疲乏力，面色不华的患儿。

5. **红枣莲子粥（《圣济总录》）**

【配料】 红枣 10g，莲子 30g（去心），粳米 50g，红糖 25g。

【制作用法】 莲米捣碎，与红枣、粳米同煮成稀粥，放入红糖即成。早晨服用。

【功效主治】 益心脾，补肾气。可以治疗小儿遗尿。

（四）肝经郁热

临床表现 睡中遗尿，小便黄而量少，味腥臊，平时性情急躁，夜梦纷纭，夜间磨牙，手足心热，面赤唇红，口渴饮水，甚或目睛红赤，舌红，苔黄，脉弦数。

食治原则 清肝泻热，缓急止遗。

药膳配方

1. 鱼肚米仁粥

【配料】 鱼肚 30g，米仁 30g，葱、姜、酱、麻油适量。

【制作用法】 将鱼肚、米仁洗净，葱、姜切丝。将鱼肚、米仁同煮成粥，起锅前加入姜、葱、麻油、酱稍煮 1～2 沸即可。可作主食，每日 1 次，宜常服。

【功效主治】 泄肝清热，缓急止遗。可治疗小儿肝经郁热之遗尿。

2. 附地菜羹(《食医心镜》)

【配料】 鸡肠草(附地菜)500g，豆豉 60g。

【制作用法】 将鸡肠草与豆豉共煮，调和作羹。每日 1 次，每次适量。

【功效主治】 清热缩泉。治疗小儿肝经郁热。

3. 韭菜汁(《本草纲目》)

【配料】 鲜韭菜适量，白糖适量。

【制作用法】 将鲜韭菜洗净，用干净纱布包好，绞取汁，加白糖混匀。每次 5～10ml，每日 2 次。

【功效主治】 清肝泻热。可以治疗肝经湿热型遗尿。

第三节　小儿腹泻

小儿腹泻是由多种外感、内伤因素引起，以大便次数增多，粪质稀薄或如水样为特征的一种小儿常见病。多发于夏秋季，有时也称“秋季腹泻”。多与进食生冷及不洁蔬菜、瓜果，或进食过量的瓜果有关。冬春两季则多因受寒着凉所致。

一、药膳原则

(1)节制饮食，合理喂养，注意饮食卫生。饮食宜清淡、细软、少渣、少油和无刺激性。不宜吃难以消化、膳食纤维多的粗糙食物和过于油腻的食物。

(2)急性水泻初期，禁食 8～12 小时。泄泻次数减少后，胃肠功能尚未恢复可先喂米汤，渐喂母奶或加水稀释的牛奶，然后喂稀粥、面片、菜汤等。饮食应由少到多，由稀到稠，直到恢复正常饮食。

(3)不宜食香蕉、蚕豆、豌豆、番薯等易造成大便次数增多和腹胀的食品。

(4)忌食生冷、油腻、坚硬、燥热之物，宜食健脾和胃的食物，如大枣、芡实、莲子、扁豆、山药等。

二、辨证施膳

(一)伤食证

临床表现　腹胀腹痛，泻前哭闹，泻后痛减，大便臭气很重，矢气较多，口臭纳呆，常伴呕吐。舌苔厚腻，脉滑。

食治原则　消食化滞，运脾止泻。

药膳配方

1. 消食方

【配料】莱菔子 9g,鸡内金 6g,淮山药、白糖各适量。

【制作用法】将莱菔子、鸡内金水煎取汁,去药渣。将山药研粉,与药汁一起煮粥,调入白糖即成。连服 3～5 日。

【功效主治】消食导滞,健脾开胃。

2. 麦芽糕

【配料】麦芽 120g,陈皮、炒白术各 30g,神曲 60g,米粉 150g,白糖适量。

【制作用法】将麦芽淘洗干净,晒干,然后与陈皮、炒白术、神曲打成细粉,再与米粉、白糖混合拌匀,加少量清水调成粉团,做成小糕饼,放入蒸笼或饭锅上蒸熟即可。作点心食用。

【功效主治】健脾开胃,理气消食。

3. 薤白粥

【配料】薤白 30g,粳米 60g。

【制作用法】将粳米按常法煮粥,粥熟后加入薤白,再煮片刻即可,也可酌加调料。分早、晚 2 次服用。

【功效主治】下气导滞,和中养胃。

(二)寒泻型

临床表现 大便稀溏,色淡多沫,臭气轻,肠鸣腹痛,或伴发热、鼻塞、流清涕。苔白滑,脉浮。

食治原则 疏风散寒,化湿止泻。

药膳配方

1. 防藿葱蔻粥

【配料】防风 3～5g,藿香 2～3g,葱白 2 段,白蔻 1g,粳米 30g。

【制作用法】上四味加水共煎,沸后 10 分钟取汁去渣,另用粳米煮粥,待粥将熟时,加入药汁,煮成稀粥。每日分 2 次服完,连服 3 日。

【功效主治】祛风散寒止泻。

2. 胡椒鸡蛋

【配料】鸡蛋 1 个,胡椒 7 粒。

【制作用法】将鸡蛋打孔,胡椒为末,放入鸡蛋中,湿纸封口,壳外用湿白面团包裹 3～5mm厚,置于木炭中煨熟,去壳备用。每次 1 个,空腹时食用。

【功效主治】温中和胃,解表散寒。

3. 生姜红糖饮

【配料】生姜 5g,红糖 10g。

【制作用法】将生姜、红糖放入锅内,加水煮沸即可。趁热顿服。

【功效主治】散寒止泻。

(三)湿热证

临床表现 发热或不发热,大便如水样,内有不消化食物,色绿或黄,或有少许黏液,每天十余次,肛门灼热,便量少,色黄。舌红苔黄腻,指纹紫。

食治原则 清热利湿,安肠止泻。

药膳配方

1. 苡米白头饮(《补要袖珍小儿方论》)

【配料】薏苡仁 30g,白头翁 15g,高粱米、白糖各适量。

【制作用法】高粱米放锅内爆炒,取 6g 与薏苡仁、白头翁同煎取汁,加白糖即成。每日 1 剂,分 2~3 次服用,连服数日。

【功效主治】清热利湿,健脾止泻。

2. 石榴糖浆

【配料】石榴 1000g,白砂糖 500g。

【制作用法】将石榴放入沙钵内,捣烂取汁,倒入沙罐,加入白糖同熬至溶即可。每次 1~2匙,白开水送服,每日 2~3 次。

【功效主治】清热生津,收敛止泻。

(四)脾虚泄泻型

临床表现 大便时泻时止,日久不愈,大便稀溏或有不消化食物,食后即泻,面色苍白,睡眠露睛。精神倦怠,不思饮食,舌淡,苔薄白,脉沉无力。

食治原则 健脾益气,助运止泻。

药膳配方

1. 二君子粥

【配料】党参 6g,茯苓 9g,大枣 5 个,炒米 30g,红糖适量。

【制作用法】上四味加水煮粥。每日 1 剂,分次服用,连服 2~3 日。

【功效主治】补益脾胃,健脾止泻。

2. 栗子羹

【配料】栗子仁、白糖适量。

【制作用法】将栗子仁磨成粉,煮成稀糊,加白糖调匀。每日 1~2 次,连服 3~5 日。

【功效主治】养胃健脾、益肾止泻。

3. 醋煎白豆腐

【配料】白豆腐 2 块,醋 30ml,菜油、食盐各适量。

【制作用法】将豆腐切小块,锅内放油,烧热,加醋下豆腐入锅翻炒,待醋渗入豆腐,即可出锅。每日 1 剂,于空腹时食之,或佐餐食用。

【功效主治】开胃健脾,补气益精,收敛止泻。

第四节 痤 疮

痤疮是与性腺、内分泌功能失调有关的毛囊、皮脂腺慢性炎症性皮肤病。《医宗金鉴·外科心法要诀》对肺风粉刺记载曰："此证由肺经血热而成。每发于面鼻，起碎疙瘩，形如黍屑，色赤肿痛，破出白粉汁。"中医称之为"肺风粉刺"。其特点是多发生于青年男女颜面、胸、背等处，皮损为粉刺、丘疹、脓疱、结节或囊肿，易反复发作。

西医的寻常痤疮可参考本节内容辨证治疗。

一、药膳原则

(1)中医认为，大部分痤疮的发生与过食膏粱厚味辛辣之品有关。故饮食以清淡素食为主。

(2)食物宜选用性偏凉者，具清血热、肺热、胃热之功者为宜。

(3)多饮水，保持大便通畅，以利于热自便出。宜多食新鲜水果蔬菜，如青菜、菠菜、韭菜、胡萝卜、金针菇、荠菜、芹菜、生梨、香蕉、藕。

(4)少食动物脂肪，如肥肉、猪油及其他脂肪等。少食糖类食品。忌食辛辣刺激性食品，如辣椒、大蒜、葱、姜以及烟、酒等很容易诱发或加重痤疮。少食海鲜等发物，如海鱼、海虾、海蟹以及羊肉、香菇等物。少食油炸、煎烤食品以及各类炒货。

二、辨证施膳

(一)肺经风热证

临床表现 颜面潮红、油腻，丘疹色红，或为黑头粉刺，或有少量脓疱，自觉痒痛。伴有口干，心烦多梦，便干尿赤，舌红苔薄黄，脉浮数或滑数。

食治原则 宣肺清热。

药膳配方

1. 枇杷薏苡南沙参粥

【配料】鲜枇杷果 60g，薏苡仁 100g，枇杷叶 15g，南沙参 15g。

【制作用法】枇杷叶、南沙参洗净切碎，放大锅中，加适量水，煎煮至水沸后 10～15 分钟，捞取渣，再将薏苡仁淘洗干净后放入上述枇杷叶、南沙参所煮汁中，共煮成粥。另取鲜枇杷果去核、皮，切成碎丁放入粥中，搅匀即可食之。每日 1 次，可连服 7～10 日。

【功效主治】宣肺清热，健脾利湿。

2. 薏苡仁海带双仁粥

【配料】薏苡仁、枸杞子、桃仁各 15g，海带、甜杏仁各 10g，绿豆 20g，粳米。

【制作用法】将桃仁、甜杏仁用纱布包扎好，水煎取汁，加入薏苡仁、海带末、枸杞子、粳米一同煮粥。每日 2 次。

【功效主治】清热解毒、清火消炎、活血化瘀、养阴润肤。

3. 枇杷菊花粥

【配料】 净枇杷叶 10g,菊花 6g,生石膏 15g,粳米 60g。

【制作用法】 将枇杷叶、白菊花、生石膏先煎取汁,再入粳米煮成粥。佐餐食用。

【功效主治】 清热生津,调理肺胃。

4. 枇杷清肺饮

【配料】 净枇杷叶 10g,淡竹叶 10g,生槐花 10g,白茅根 30g,嫩桑叶 5g,菊花 5g,白糖适量。

【制作用法】 将上述诸物放入茶杯中,沸水冲泡 15 分钟,趁热频饮。代茶常饮。

【功效主治】 透热清肺,导赤生津。

5. 凉血五花膏(《疾病的食疗与验方》)

【配料】 银花 10g,槐花 10g,鸡冠花 10g,月季花 10g,玫瑰花 10g,生石膏 30g,蜂蜜、红糖适量。

【制作用法】 将生石膏加水煎煮 30 分钟取汁,放入诸花,加红糖适量,以大火煮沸后,用小火熬煮,待成膏状,放入蜂蜜适量,熬沸停火,置凉装瓶备用。每日服食 2～3 次,每次 1 匙,以沸水冲饮。

【功效主治】 清热凉血。

6. 雪梨柠檬饮

【配料】 雪梨 150g,柠檬 1/5 个,西红柿 1 个(150g)。

【制作用法】 将上三味一同捣烂绞汁。随时可饮。每日 1 次,连服 7～10 日为 1 个疗程。

【功效主治】 清热降火,润肺化痰。

(二)肠胃湿热证

临床表现 颜面皮肤油腻,伴有黑头粉刺、丘疹、脓疱、小结节及囊肿,红肿疼痛,口臭,便秘,尿黄,舌红苔黄腻,脉滑数。

食治原则 清化湿热。

药膳配方

1. 海藻薏米粥

【配料】 海藻、昆布、蒲公英、甜杏仁各 9g,薏苡仁 30g。

【制作用法】 将前四味加水 750ml,煎取汁液约 500ml,去渣,加薏苡仁同煮成粥。每日 1 剂,代早餐食用。连用 20～30 日。

【功效主治】 清化湿热,化痰散结。

2. 茵陈银花饮

【配料】 绵茵陈 30g,金银花 15g,藿香 6g,山楂肉 10g,土茯苓 30g,薏苡仁 3g,生地黄 20g,白糖少许。

【制作用法】 诸物共放锅中,加水约 1000ml,煎取汁液 500ml,去渣,加入白糖,再煮片刻至糖溶化。代茶分数次饮用,每日 1 剂,连服 10 日为 1 个疗程。

【功效主治】清热利湿，凉血解毒。

3. **夏枯草蜜粥**

【配料】夏枯草 20g，粳米 50g，蜂蜜适量。

【制作用法】先煎夏枯草取汁，入粳米煮成粥，加蜂蜜调味。佐餐食用。

【功效主治】清热散结，解郁和胃。

（三）冲任不调证

临床表现　多见于年青女性，局部症状常在月经前加重，月经后减轻，具有周期性变化。常见较多红色丘疹、脓疱及囊肿。月经不调或伴痛经，经前心烦易怒。乳房胀痛不适。舌紫暗，部分有瘀斑，苔薄黄，脉弦细数。

食治原则　调理冲任，养阴清热。

药膳配方

1. **黑豆益母草粥**

【配料】益母草 15g，丹参 15g，红花 6g，绿萼梅 6g，黑豆 60g，粳米 100g，红糖适量。

【制作用法】前四味放锅中，加水适量。煎煮至水沸后 30 分钟，捞去渣。取黑豆洗净后放入药液中，加适量水，煎煮至黑豆八成熟，再取粳米淘洗干净，放入继续煮至熟烂成粥。加入红糖搅匀溶化即可。早、晚服 1 剂，连服 7 日为 1 个疗程。

【功效主治】疏肝活血，调理冲任。

2. **荷叶贝母核桃粥**

【配料】荷叶半张，贝母、核桃仁、山楂各 10g，大米 60g。

【制作用法】将前 4 味水煎取汁，入大米煮粥。佐餐食用。

【功效主治】祛湿化痰，和胃益元。

3. **玫瑰露酒**

【配料】鲜玫瑰花 3500g，冰糖 2000g，白酒 15000g。

【制作用法】将玫瑰花花蕾与冰糖同浸酒中，用瓷坛或玻璃瓶储存，不可加热，密封月余即得。每日 2 次，每次饮服 10～30ml。

【功效主治】和血散瘀，理气解郁。

第五节　咽　炎

咽炎为咽部黏膜、黏膜下及淋巴组织的弥散性炎症。临床症状多样，常为咽部梗、胀、干、痒、痛，症状明显，但不影响吞咽。本病属中医学“喉痹”范畴，多由风热入侵、肺胃热盛，或脏腑亏损、虚火上炎所致。

一、药膳原则

（1）饮食宜清淡，多食有滋阴生津作用的食物，如百合、梨、甘蔗、蜂蜜、罗汉果等，或有清润作用的食物，如萝卜、柠檬、荸荠、无花果等。

(2)忌烟、酒,避免辛辣、过冷、过热食物。

二、辨证施膳

(一)风热侵咽证

临床表现 初起有恶寒发热,头痛脑涨,咽部红肿,口干灼热,明显疼痛,分泌物增多,舌红苔黄,脉滑数。

食治原则 疏风清热,利咽止痛。

药膳配方

1. 萝卜橄榄饮

【配料】 萝卜 100g,橄榄 50g。

【制作用法】 萝卜洗净,绞取汁;橄榄入锅,加适量水煎汤,两汁混匀。代茶饮,可常服。

【功效主治】 清肺利咽、健胃消食。

2. 雪梨山豆根

【配料】 山豆根 1 克,雪梨 1 个。

【制作用法】 将山豆根制成粉末,雪梨洗净去皮切成片状,将雪梨片放入锅内,加清水 100ml,煎煮至 50ml,放入适量白砂糖调味,再放入山豆根粉调拌均匀。日服 3 次,连服 7 日。

【功效主治】 清热解毒,生津润燥。

3. 双根大海饮

【配料】 板蓝根 15g,山豆根 5g,甘草 10g,胖大海 5g。

【制作用法】 将上述药品共置保温瓶中,用沸水冲泡,焖盖 20 分钟。当茶水频饮。

【功效主治】 清热解毒、利咽止痛。

4. 葱白利咽汤

【配料】 桔梗 6g,甘草 3g,葱白 2 根。

【制作用法】 将桔梗、甘草去杂质,切片,放大锅内,加水适量,用文火煮沸,煎 5~7 分钟,加入葱白,焖 1~2 分钟即可。热饮用,每日早、晚各 1 次,可常服。

【功效主治】 解表散寒、清利咽喉。

5. 鱼腥草猪肺汤

【配料】 猪肺 200g,鲜鱼腥草 30g,大枣 5 个,食盐、味精适量。

【制作用法】 先将猪肺用清水反复漂洗干净,挤干水后切成小块,再次洗净;鲜鱼腥草洗净切段;红枣去核,然后同放锅内加水适量,用大火煮沸后打去浮沫,再用小火慢煮 1 小时,然后取出鱼腥草再煮 10 分钟,加入食盐后即可出锅。喝汤,吃猪肺。

【功效主治】 清热解毒,宣肺利咽。

6. 罗汉果速溶饮

【配料】 罗汉果 250g,白糖 500g。

【制作用法】 罗汉果打碎,加水适量,煎煮,每 30 分钟取煎液 1 次,加水再煎,共煎 3 次,最后去渣，合并煎液，再继续以小火煎熬浓缩到稠黏将要干锅时，停火，待冷后，拌入干燥的白糖粉把汁液吸净，混匀，晒干，压碎，装瓶备用。每次10g，以沸水冲化，饮用，次数不限。

【功效主治】 清热润肺，生津利咽。

（二）肺热伤阴证

临床表现 咽部干燥不适，稍有疼痛，有明显异物感，痰多且稠，咽后壁颜色暗红，咽部有淋巴滤泡突起，舌红绛，苔黄，脉数。

食治原则 清肺滋阴，生津利咽。

药膳配方

1. 玄参萝卜清咽露

【配料】 白萝卜300g，玄参15g，牛蒡子15g，蜂蜜80g，黄酒20ml。

【制作用法】 萝卜洗净，切成薄片，玄参、牛蒡子洗净，用黄酒浸润备用。在盆中放入2层萝卜片，再放1层玄参、牛蒡子，淋上蜂蜜约10g。如此放置4～5层，余蜜加冷水20ml倒入盆中。旺火隔水蒸2小时，离火。以后每天蒸热食。每日2次。每次饮清咽露50ml，吃萝卜4片。

【功效主治】 解毒养阴，清利咽喉。

2. 罗汉果柿霜饮

【配料】 罗汉果9g，柿霜3g。

【制作用法】 将罗汉果、柿霜用开水泡服。每日数次，可常服。

【功效主治】 生津止渴、利咽喉。

3. 雪梨白莲粥

【配料】 雪梨3个，白莲10g，粳米50g。

【制作用法】 梨去皮、核，切薄片，先适量煮梨，继入白莲，煮烂后备用，将粳米煮粥，熟后掺入雪梨，白莲搅匀，加糖适量，待温服之。佐餐食用，每日2次。

【功效主治】 养阴润燥，清热利咽。

4. 地黄橄榄膏

【配料】 地黄100g，橄榄150g，蜂蜜适量。

【制作用法】 地黄、橄榄煎水取汁，浓缩，加蜂蜜熬成稠膏，每次吃2匙，每日3次。

【功效主治】 滋养肝肾，清热利咽。

5. 清咽饮

【配料】 生地15g，板蓝根10g，绿豆30g。

【制作用法】 将生地、板蓝根、绿豆同煮30分钟取汁。代茶频饮。

【功效主治】 养阴清咽利喉。

附：48道养生菜

参考文献

[1] 谢梦洲.中医药膳学[M].北京:中国中医药出版社,2016.
[2] 中国民族医药学会.常用特色药膳技术指南[M].北京:中国中医药出版社,2015.
[3] 倪世美.中医食疗学[M].北京:中国中医药出版社,2004.
[4] 吴翠珍.营养与食疗学[M].北京:中国中医药出版社,2012.
[5] 易蔚.中医药膳学[M].西安:西安交通大学出版社,2012.
[6] 季昌群,聂宏.100种调理滋补药膳[M].南京:江苏科学技术出版社,2011.
[7] 朱天民.中医营养与食疗学[M].北京:中国医药科技出版社,2016.
[8] 马有度,包明儒.四季药膳[M].重庆:重庆出版社,1988.
[9] 谭兴贵,谭楣,邓沂.中国食物药用大典[M].西安:西安交通大学出版社,2013.
[10] 中华人民共和国药典委员会.中国药典[M].人民卫生出版社,2015.
[11] 陈可冀.慈禧光绪医方选议[M].北京:中华书局,1981.
[12] 国家药典委员会.中华人民共和国药典·2015版[M].北京:中国医药科技出版社,2015.
[13] 刘炎.中华古今药膳荟萃[M].北京:北京医科大学出版社,1998.
[14] 谭兴贵.中医药膳学[M].北京:中国中医药出版社,2003.
[15] 周俭.中医营养学[M].北京:中国中医药出版社,2012.
[16] 翁维健.药膳食谱集锦[M].北京:人民卫生出版社,1982.
[17] 彭铭泉.中国药膳学[M].北京:人民卫生出版社,1985.
[18] 彭铭泉.大众药膳[M].成都:四川科学技术出版社,1984.
[19] 中国药学大辞典编委会.中国药学大辞典[M].北京:人民卫生出版社,2010.
[20] 方宣城.家庭药膳[M].北京:中医古籍出版社,2007.
[21] 王伟.瓜果蔬菜千金方[M].北京:中国古籍出版社,2003.
[22] 全国中草药汇编编写组.全国中草药汇编[M].北京:人民卫生出版社,1975.
[23] 王仙舟.华夏药膳保健顾问[M].北京:华夏出版社,1990.
[24] 雷载权等.实用食疗方精选[M].北京:中国古籍出版社,1998.
[25] 乐依士.药粥疗法[M].北京:人民卫生出版社,1983.
[26] 王文新,陈玉洁.家庭药膳手册[M].天津:天津科学技术出版社,1989.
[27] 马永基.御医推荐给皇帝的养生秘方[M].长春:吉林科学技术出版社,2007.
[28] 于忠学,聂宏,李彦龙.中医食疗药膳学[M].哈尔滨:黑龙江科学技术出版社,1989.